循证护理

证据临床转化理论与实践

Evidence-based nursing—
Evidence-clinical implementation: theory and practice

主　编　胡　雁　复旦大学护理学院
　　　　　周英凤　复旦大学护理学院
副主编　顾　莺　复旦大学附属儿科医院
　　　　　邢唯杰　复旦大学护理学院
　　　　　朱　政　复旦大学护理学院
编　委　陈　瑜　复旦大学护理学院
　　　　　张晓菊　复旦大学附属肿瘤医院
　　　　　顾艳荭　复旦大学附属上海市第五人民医院
　　　　　朱丽群　江苏大学附属医院
　　　　　黄晓燕　复旦大学护理学院
　　　　　杜世正　南京中医药大学护理学院
　　　　　卢芳燕　浙江大学医学院附属第一医院
　　　　　葛向煜　复旦大学护理学院
　　　　　傅　亮　浙江大学医学院附属金华医院（金华市中心医院）
　　　　　张　琦　复旦大学附属中山医院

复旦大学出版社

前言

在复旦大学循证护理中心的支持下，在各位编者齐心协力下，国内第一本旨在推动基于证据的临床决策的专著《循证护理——证据临床转化的理论与实践》终于与读者见面。

循证实践作为一种理念，近30年来，在包括临床医学、公共卫生、护理学、药学在内的卫生保健领域发展迅速，对促进医疗卫生领域的科学决策、推动健康照护的发展带来深远的影响，其核心思想是审慎地、明确地、明智地应用最新最佳证据，对不同服务对象的健康照护做出具有科学依据的决策。然而，证据与实践之间存在的差距严重影响了医疗照护质量的改进和有价值的卫生资源的有效利用，因此，循证医学学术界进一步提出了知识转化的概念，并结合实施性科学的理论基础和方法学，推动证据的可持续产生、传播、应用和评价，以促进证据临床转化和科学决策。

证据临床转化(clinical implementation of evidence, CIE)来源于"知识转化"的概念，以保证最新最佳的科学证据能够及时被检索、筛选、评价、总结，并应用于临床实践，指导科学有效的临床决策。为了推动证据临床转化，复旦大学循证护理中心从2010年起，致力于证据转化的理论、方法及实践的探索，并在2016年启动了中国第一个旨在推动证据向临床实践转化的培训项目，为护理人员提供证据转化的方法学支持，并带动中国有志于循证实践的专业人员推动循证护理实践的发展。在多年学术积累的基础上，以临床问题为出发点，以知识转化为宗旨，以实施性研究为方法学指导，以构建可持续的证据生态系统为目的，开展了系列证据转化与临床实施的理论探索和实证研究，形成了"证据临床转化模式"及方法学框架。

本书共有18章，前17章主要围绕证据临床转化的理论与方法学进行阐述，包括循证实践概述、证据临床转化、证据临床转化的理论模式、证据临床转化的选题及问题构建、证据资源检索、文献质量评价、证据总结的制作与撰写、证据的分级及临床适用性评价、审查指标的构建、证据临床转化与领导力、证据临床转化的障碍因素、证据临床转化中的促进者和促进策略、证据临床转化的变革策略构建、证据临床转化的研究设计、证据临床转化的效果评价、证据临床转化的变革维持、证据临床转化论文的写作。第十八章是证据临床转化案例分析。根据护理实践中常见情景和临床问题,纳入了12个具有专科特色的证据临床转化案例,包括外周静脉短导管选择与置入、经外周静脉置入中心静脉导管置管、中心静脉置管维护、气管插管非计划性拔管、肝胆胰外科短期留置与早期拔除导尿管、消化道手术患者的营养筛查与营养干预、放化疗患者口腔黏膜炎管理、恶性肿瘤患者心理痛苦管理、HIV/AIDS患者症状管理、促进NICU住院早产儿母亲早期泵乳、婴儿先天性心脏病营养风险筛查及评估、护士职业腰背痛管理。依据不同的证据临床转化模式,向读者呈现如何获取证据并推动证据向临床转化,具有很强的实用性。

本书可作为临床护理人员、护理教育者、护理管理者和决策者开展证据临床转化方法学培训及证据临床转化实践的参考用书。本书在编写过程中,遴选循证实践领域具有丰富的研究和实践经验的编者,在参考大量国内外文献的基础上,秉持科学、严谨、认真的学术理念,历经初稿、审核、修改、再审、定稿等步骤,确保本书的科学性和严谨性,在此向各位编者及支持本专著编写的人士表示诚挚的感谢!

本书也将随着证据临床转化领域方法学及理念的进展而定期更新。在撰写过程中,难免有疏漏之处,敬请读者批评指正。

编者

2021年8月

目 录

第一章

循证实践概述

循证实践起源于循证医学，近30年来，在包括临床医学、公共卫生、护理学、药学在内的卫生保健领域发展迅速。循证实践作为一种观念和工作方法，对促进医疗卫生保健事业的科学、有效、有序发展带来深远的影响，其核心思想是审慎地、明确地、明智地应用最新最佳证据，对不同服务对象的健康照护做出具有科学依据的决策。它要求医疗卫生保健领域的专业人员在计划其专业活动过程中，将最新最佳科学证据与实践经验、服务对象的需求和价值观相结合，制订周密的计划，为服务对象提供科学的、经济的、有效的医疗卫生保健服务。循证实践强调从实践中的具体问题出发，对促进医疗卫生保健相关决策的科学性、保证实践的安全性、提高医疗卫生保健措施的有效性、节约卫生资源等均具有重要的临床意义。循证实践的广泛开展将最终带来卫生保健服务质量的提高。本章主要阐述循证实践的起源和发展、循证实践的核心要素，以及循证决策。

第一节 循证实践的起源和发展

循证医学的初衷在于促进最佳的临床实践，使患者受益。这就要求专业人员掌握循证实践的相关理念，具备开展循证实践的能力，如提出临床相关的问题、有效地查找证据，培养具备批判性思维的能力、应用证据解决临床问题的能力和实践评价的能力。循证实践要求卫生保健人员注重与患者的沟通和交流，结合患者价值观和选择偏好，在充分知情的情况下做出合理的诊疗决策，提高决策的科学性和决策质量，建立基于科学证据、结合情景因素、患者充分参与的新型决策文化和决策体系。

一、循证医学的起源

循证医学起源于20世纪70年代，于1993年正式提出。循证医学的产生和发展是现代医学和卫生保健发展历史上的里程碑。证据是“可获得的事实”，也可以是一种信念、议题，或对某件事情是否真实有效的判断。循证实践起源于循证医学，在医疗卫生保健领域发展迅速，并拓展到社会学领域。对循证医学的最早阐述来源于英国临床流行病学家、内科医生 Archie Cochrane 于1972年的著作 *effectiveness and efficiency：a random reflections on health services* 关于“医疗卫生保健的疗效和效益问题”的论述，他强调“由于资源有效，应该采用被证明恰当且有明显效果的干预措施”。他在1979年的著作中进一步指出：“如果不能对我们专业的各专科和分支领域的所有相关随机对照试验定期地进行收集，并加以认真总结和评价，那么我们的专业将受到严厉的批评。”他认为，卫生资源是极为有限的，因此这些资源就应该被有效地利用；通过评价，证明利用这些资源达到了理想的效果。他强调随机对照试验在评价医疗干预是否有效上可以提供可信赖的信息，因此具有相当的重要意义。

20世纪90年代，在加拿大 McMaster 大学 David Sackett 教授和 Gorden Guyatt 教授的带领下，循证医学在全球迅速发展。Sackett 和 Rosenberg 在1995年指出，医疗实践应以最佳证据为基础，并严格评审相关研究报告的有效性(validity)和实用性(usefulness)，将数量迅速增长的证据与医学实践结合在一起。他们认为循证医学应基于以下观点：①临床医学及卫生保健其他领域的决策均必须依据以患者个体、群体、实验室资料为基础的最佳研究证据。②需要寻找的证据的属性及来源取决于特定的临床问题。③在确定最新最佳证据时，需应用流行病学、经济学、卫生统计学的原理，结合病理生理学知识及个人经验。④必须严格评审证据质量。⑤应用证据后应持续进行效果评价。Sackett 教授于1996年在 BMJ 发表论文，正式提出循证医学(evidence-based medicine, EBM)的定义：“循证医学是审慎地、明确地、明智地(conscientious, explicit, and judicious)运用最新最佳证据作出临床决策。循证医学实践意味着临床医生将其个人的临床经验与来自系统研究的最新最佳外来的临床证据结合。”

二、循证卫生保健的发展

临床流行病学和公共卫生领域的学者运用循证医学的理念和方法进行卫生保健系统的决策，以解决公共卫生、公共产品、公共服务和公共体系中的问题，由此提出了循证卫生保健的概念，将高级别证据用于更广泛的社区人群。循证卫生保健(evidence-based health care, EBHC)是指在卫生保健领域,制定决策及实践活动都应基于被严格的科学方法所证实的原则(Pearson 等, 2005)。医疗卫生保健领域循证实践的核心思想是:卫生保健领域的实践活动应以客观的科学研究结果为决策依据。以科学证据为基础来制定患者个体、患者组及人群决策,更明确的说法是基于证据的卫生保健服务或管理。循证卫生保健的产生既发扬了自然科学实验与理性的传统,又体现了现代医学对患者个人价值观和期待的重视。在全球各类数据库中收集某项卫生保健决策、治疗方法、护理措施、干预方法的所有原始研究结果,进行系统评价,通过筛选、汇总,必要时进行统计分析,以推广有效的科学手段,提出有效的方法。循证实践可提高医疗卫生保健领域决策的科学性、有效性,并可节约卫生资源。

三、循证护理的发展

循证卫生保健不仅应用于临床医学领域,而且给护理、药学、心理等领域带来深远的影响。英国 York 大学护理学院于 1995 年成立了全球第一个“循证护理中心”,首次提出“循证护理实践”(evidence-based nursing practice, EBN)的概念,并开展循证护理的研究、教育和培训;收集社区服务和健康促进方面的证据,由 Cochrane 协作网负责“伤口管理组”(wound care group)的证据总结和系统评价。1996 年,澳大利亚 Joanna Briggs Institute(JBI)循证卫生保健中心成立,于 2005 年提出 JBI 循证卫生保健模式。以该模式为指导,建立以护理为核心的循证卫生保健相关证据的整合、传播和应用的全球协作网,包括护理、助产、老年照护、心理治疗、感染控制、物理治疗、癌症患者支持等领域。构建上述领域的系统评价、证据总结、推荐实践等证据资源,并定期更新,发布在 OVID-JBI 数据库中。尤其关注证据的实践转化,推动了循证护理在全球的发展。2012 年国际护士理事会(International Council of Nursing, ICN)发布了题为“循证护理实践——缩短证据与实践之间的差距”(closing the gap: from evidence to action)的 ICN 白皮书,在全球护理领域引发了循证护理实践的热潮。中国于 2004 年在复旦大学护理学院成立首家循证护理中心,近年来中国已有近 10 家循证护理中心,形成了丰富的证据资源,构建了循证护理实践系列模式,推动了中国护理领域的循证实践。

四、循证社会学的起源

循证医学的发展也为社会科学开展实证研究和科学决策提供了借鉴,而不仅仅利用价值观代替寻求真理的理念和方法。2000 年,于美国宾夕法尼亚大学成立的 Campbell 协作网，标志着循证社会学的兴起。

循证社会科学是指不同的社会科学学科围绕要解决的社会问题，充分考虑服务对象的价值意愿和宏观环境因素，参考当前可获得的最佳研究证据进行决策和实践，通过学科在理论、研究、决策、实践的转化，最终实现学科更专业、决策更科学、服务更有效、服务对象更满意的目标。循证社会科学已经在心理治疗、社会工作、社会福利、残疾人服务、公共卫生、司法犯罪学等领域得到广泛应用。Campbell 图书馆有 300 多篇社会学领域的系统评价，并定期更新。这些资源以及循证社会学方法学的发展，为推动公共决策的发展起到重要作用。

五、循证实践的提出及定义

随着近 30 年来循证医学的理念和方法在临床医学、公共卫生、护理学、药学、口腔医学、社会学等领域的应用和发展，"循证实践"(evidene-based practice，EBP)作为涵盖上述领域的上层概念逐渐成熟。全球各类专业文献数量迅速增长，而忙碌地进行实践活动的专业人员却很难有时间从中选择并阅读对他们有用的文献。"循证实践"源于该需求，强调在专业领域的实践过程中，针对实践中拟解决的具体问题，对该专题全球范围内相关文献进行全面检索和系统评价，形成科学证据，然后根据该系统评价形成汇总性、可追溯性、针对性的证据总结，将这些浓缩性的专业信息或知识提供给实践中的卫生保健人员。同时，专业人员的实践必须以最新证据和知识为依据，充分考虑服务对象的需求和价值观，考量专业人员的专业判断和环境因素，开展相应的决策和专业干预活动。

六、循证卫生保健的相关全球协作网

(一) Cochrane 协作网

成立于 1993 年的 Cochrane 协作网(Cochrane collaboration)在全球发展和促进循证卫生保健中起着里程碑式的作用，并在开发和形成系统评价方法学上持续做出卓越贡献。Cochrane 协作网制定了严谨的方法学体系，针对某些特定医疗情形、患者人群、特定的卫生干预方法的随机对照试验(RCT)进行系统评价。Cochrane 图书馆已成为公认的临床疗效相关证据信息源，成为很多国家卫生决策的参考依据，影响这些国家的临床实践、卫生决策、医疗保险、医学教学、临床研究和新药开发，促进临床医学从经验医学向循证医学转变。

该协作网在全球有 20 余个系统评价组，并对来自世界各国的小组成员进行培训和支持。系统评价组遵循严谨、透明、可重复、信息化的原则，定期更新以往的系统评价。除主要覆盖疾病诊疗和药物治疗等临床医学领域外，还包括患者安全、症状管理等方面。例如，Cochrane 协作网的伤口管理组注重在伤口护理领域的系统评价和 Meta 分析。Cochrane 数据库提供的临床答案（clinical answers）则注重针对具体的临床问题提供来自系统评价的结论，为解决临床问题提供科学证据。

（二）Campbell 协作网

循证实践的范畴已经超越了临床医学领域，并对公共卫生决策、社会决策产生重要影响。在此背景下，Campbell 协作网于 2000 年在美国宾夕法尼亚大学成立，秘书处设在挪威，着重为政策制定者、服务提供者、教育者、专业研究人员提供关于社会学、心理学、教育学、司法犯罪和国际发展政策等领域的系统评价。Campbell 协作网与 Cochrane 协作网密切合作，其中最重要的合作是“Cochrane-Campbell 方法学协作组”，其主要目的是为实践性研究提供支持，以提高系统评价以及随机试验、非随机试验的可信度、严谨性、精确度。

（三）JBI 循证卫生保健中心

澳大利亚 JBI 循证卫生保健中心建立于 1996 年，是一个国际性循证卫生保健合作中心，主要活跃在护理、康复、老年、助产、精神卫生及其他卫生保健领域，目前在全球有 70 余个分中心。JBI 的目标是在护理及相关领域促进全球性循证实践活动，促进合作中心、协作组、临床专业人员、研究人员之间的沟通和协作，通过开展证据综合、证据传播、证据应用等系列活动，提高卫生保健实践活动的可行性（feasibility）、适宜性（appropriateness）、意义（meaningfulness）和有效性（effectiveness）。JBI 图书馆构建护理及健康相关领域的系统评价、证据总结和推荐实践，定期更新。JBI 致力于循证卫生保健领域相关方法学研究和信息化证据资源探索，促进卫生保健专业人员、专业机构可以利用最新最佳证据，并可应用循证实践工具进行证据的检索、评价、汇总和综合、传播、应用。

（四）指南国际网络

指南国际网络（guideline international network，GIN）是由加拿大 MCMaster 大学的循证医学专家，联合全球指南研究专家组建的临床实践指南研究、开发和实施相关学术组织，成立于 2002 年，创始人是 MCMaster 大学的 Holger Schünemann 教授。GIN 的宗旨是支持国际合作，领导、加强和支持临床实践指南的开发，包括指南编制、改编以及实施（guideline development，adaptation，and implementation）相关的学术活动和协作，促进临床实践指南的系统开发及其在实践中的应用，从而提高医疗卫生保健质量。GIN 致力于为卫生保健决策者、临床专业人员、研究者和其他利益相关者建立临床实践指南开发相关的学术交流平台和伙伴关系，探索临床实践指南编制、改编、传播和实施的高质量标准，协助成员组织交流临床实践指南开发相关经验，提高临床实践指南制定、改编、传播和实施的效率和效力。GIN 还建立学习和能力提升的机会，促进最佳实践。截至 2020 年，GIN 拥有 59 个国家的 113 名组织成员和 172 名个人成员。GIN 是全球最大的国际指南图书馆之一，截至 2021 年 6 月，GIN 图书馆已有 3 000 余篇各种语言的指南。

第二节 循证实践的核心要素和证据特征

一、循证实践的核心要素

循证实践是引导科学有效地开展实践决策的理念和方法，其核心要素为：①所有可获得的来自系统研究的最佳外部证据（the best available external evidence from systematic research）；②专业判断（professional expertise）；③服务对象的需求和偏好（client preferences）；④应用证据的场景（context）。

（一）最佳证据

2000 年，循证医学奠基人 David Sackett 等将临床证据定义为“以患者为研究对象的各种临床研究（包括防治措施、诊断、病因、预后经济学评价与研究等）所得到的结果和结论”（Sackett，2000）。这一概念明确界定了证据是由临床研究得出的结论，但忽视了临床经验或专家意见的重要性。此后，Gordon Guyatt 等指出：“任何经验性的观察都可以构成潜在的证据，不论该证据是否被系统或不系统收集”（Guyatt，2008）。这一定义将研究得出的结论、临床经验或专家意见都界定为证据。2005 年，加拿大卫生服务研究基金（Canadian health services research foundation）资助了一项研究，采用系统评价的方法将证据定义为：“证据是最接近事实本身的一种信息，其形式取决于具体情况，高质量、方法恰当的研究结果是最佳证据。由于研究常常不充分、自相矛盾或不可用，其他的信息就成为研究的必要补充或替代”。这一定义明确了证据具有等级性的特点，不再将专家意见或临床经验排斥在证据之外。但证据收集的不同形式，决定了其因果论证强度，高质量、方法恰当的研究结果是最佳证据。

在循证实践中，证据是指“经过研究及临床应用后，证明可信、有效、能够有力地促进临床结局向积极方向改变的措施和方法”（胡雁等，2018）。经过严格评价的研究结果可成为证据。最佳证据是指来自设计严谨且具有临床意义的研究的结论。不是所有的研究结论都可以成为循证实践的证据，证据需经过严格界定和筛选获得。通过各种途径查询得到的研究结果，需应用临床流行病学的基本理论、临床研究的方法学以及有关研究质量评价的标准，去筛选最佳证据，即看其研究的设计是否科学合理、研究结果是否具有真实性，干预方法是否对患者有益、是否对提高医疗卫生保健质量有利，并进行证据的汇总。只有经过认真分析和评价获得的最新、最真实可靠而且有重要临床应用价值的研究证据，才是循证实践应该采纳的证据。

（二）专业判断

专业判断是指专业人员对临床问题的敏感性，以及应用其丰富的临床知识和经验、熟练的临床技能做出专业决策。开展循证实践时，专业人员应能够敏感地察觉到实践中的问题，并将文献中的证据与实践问题实事求是地结合在一起，而不是单纯地照搬照套，这些都是解决循证实践问题的突破口。研究证据应用过程发现，多数证据应用项目是由一线医护人员发现证据与现有的临床实践存在差距所驱动。在证据临床转化过程中，它们之间的相互作用体现在适应性和变革性两种应用形态上。在适应性应用过程中，最新证据和医护人员目前的专业判断在实施过程中相互补充。通过证据检索，看到目前临床实践与最新的证据存在差距，而专业判断则促进证据真正地结合临床情景，植根系统。在变革性过程中，现有临床实践与证据存在较大差距。只要在应用过程中尊重一线医护人员的投入，反映出临床系统的内在文化和价值观，证据仍然有可能逐渐内化为护士新的实践经验。

（三）服务对象的需求和偏好

任何先进的诊治手段首先必须得到服务对象的接受和配合，才能取得最好的效果。循证实践应以患者为中心，患者的个人特征和行为影响着证据应用过程，与其相关的结局指标被认为是考量循证实践项目是否成功的标志。因此，循证实践必须充分考虑服务对象及其家庭的需求。由于患者的病情、个人经历和价值观、是否拥有医疗保险、对疾病的了解程度及家庭背景的差异等，患者可能不会表现出有什么需求，也可能会向医务人员表达其多样化的需求。

由于多数高等级的证据通常来自发达国家的研究结果，相关专业人士可能会考虑在证据临床转化时的可行性及文化兼容性等原因而希望“剪裁”部分证据。由于患者的偏好与自身的知识水平和文化背景密切相关，患者个体对证据的选择行为非医务人员所能替代，因此为让患者充分地参与证据应用，是否需要

“剪裁”证据应考虑患者的声音和参与，而不是以医护人员的单向判断为依据。所以强调在开展循证卫生保健研究过程中，专业人员必须秉持以患者为中心的观念，具备关怀照护的人文素质和利他主义的精神，注重对患者个体需求的评估和满足。

（四）应用证据的临床情景

证据的应用必须强调情景，在某一特定情景获得明显效果的研究结论并不一定适用所有的临床情景，这与该情景的资源分布情况、医院条件、患者的经济承受能力、文化习俗和信仰等均有密切的关系。从微观到中观和宏观，不同层面的情景因素可以对循证实践起到促进或阻碍的作用。证据应用可通过 3 条途径切入临床情景，即自上而下、自下而上和自外而内，反映不同的证据应用项目负责人在不同实施环境中的作用和重点。其中，实践者和管理者身处证据应用的系统中，来自学术机构的研究者来自临床系统外，所处位置决定了其看待问题的视角、对临床情景的分析和证据应用策略的不同侧重点。因此在开展循证实践过程中，除了要考虑采纳证据的科学性和有效性外，同时还应考虑证据在什么临床情景下实施，以充分评估证据应用的可行性、适宜性和是否具有临床意义。

二、证据特征

高质量的研究证据是循证实践的核心。正确认识证据的特征是开展循证实践的基础。证据具有等级性、多元性、时效性等特征。

（一）证据的等级性

证据具有等级性（hierarchical），这是证据最基本的特征。循证医学的最显著特点就是根据证据的质量将证据分级，在此基础上结合患者的价值观和意愿做出推荐。证据的等级系统包括证据的质量等级和推荐级别。证据质量是指对预测值的真实性有多大把握，常用高质量证据、中等质量证据、低质量证据等区分。推荐强度是遵循某一特定推荐意见的程度，常用强推荐或弱推荐区分。

DiCenso 等于 2009 年提出“证据 6S 模型”，将证据比作金字塔，证据由上至下包括 6 个层次，分别是决策支持系统（systems）、证据汇总（summaries）、系统评价概要（synopses of syntheses）、系统评价（syntheses）、研究概要（synopses of studies），以及原始研究（studies），如图 1－1 所示。目前国际循证实践领域普遍应用的证据等级系统包括 WHO 的 GRADE 系统、英国牛津大学循证医学中心证据分级系统，以及 JBI 循证卫生保健中心的证据预分级系统。

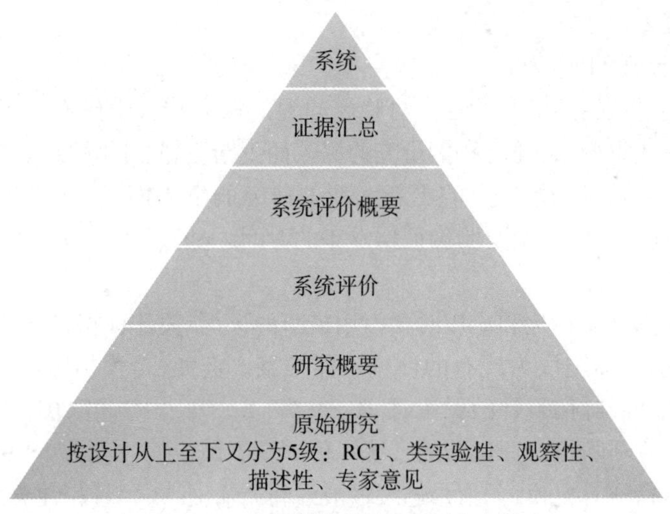

图 1-1　证据的等级性：证据金字塔

（资料来源：DiCenso A，Bayley L，Haynes RB. Accessing preappraised evidence：fine-tuning the 5S model into a 6S model. An Int Med，2009，151（6）：JC3-2，JC3-3）

（二）证据来源的多元性

证据的来源具有多元性。卫生保健领域的问题多种多样，因此研究方法也多种多样。医学的科学性和人文性决定了医学研究既重视随机对照试验等量性研究资料的价值，又注重质性资料和叙述性研究的意义。JBI 循证卫生保健中心主任 Pearson 教授认为，循证实践者应成为"多元主义者"。Sackett 教授也在 1997 年 BMJ 的编者按中呼吁："每一种研究方法都应该得到充分的发展和重视。量性研究与质性研究在优势上是相互补充的。当一种研究不能满意地回答某类问题时，另一种研究恰恰会克服前者的局限性。争论的焦点不应放在各种研究方法理论上应有的位置，而应放在解决不同研究问题中所可能发挥的独特作用。问题的关键是，针对解决的具体问题，哪一种方法能够提供切合实际的、可靠的、有用的决策依据。"卫生保健领域研究对象和研究方法的复杂性，决定了研究类型具有多样性。例如，慢性阻塞性肺疾病（COPD）患者开展家庭氧疗效果的 RCT 可告知家庭氧疗这种干预措施的效果，但却无法得知患者对家庭氧疗干预的依从性、家庭氧疗对患者日常生活的影响、被诊断为 COPD 对患者意味着什么、因为疾病和干预使患者的生活有了哪些改变等。而了解上述内容对提供高效、充满人文关怀的照护尤其重要。RCT 设计无法提供上述证据，而质性研究则可提供关于患者体验、需求、感受、反馈等丰富资料，为进一步的医疗卫生决策提供证据。

(三) 证据的时效性

时效性是证据的重要特征。对临床问题的探究和科学研究永无终止，因此证据不会一成不变，将随着科学研究的深入而不断更新。临床实践指南、系统评价报告等也将随着原始研究的更新和新的研究的发表而每 3～5 年定期更新。因此，在阐述证据时一定要明确证据发布的时间，一般近 5 年内发布的证据是参考价值较大的证据。

开展证据临床转化和应用时要引用最新的证据，关注证据发布的年份，不要将证据固化，更不能认为现有的证据不能推翻。例如，美国静脉输液协会 2011 年的指南强调静脉留置针的保留时间一般为 72～96 小时，但 2013 年 Cochrane 的一篇基于 5 项随机对照试验的系统评价更新了该证据，指出 72～96 小时更换与出现临床指征时更换，无论是连续输液或间断输液，在导管相性关血流感染和静脉炎的发生率方面均无统计学差异。基于该证据，美国静脉输液协会 2016 年的指南将静脉留置针的拔管指征修改为，根据评估结果判断是否拔管和更换。

第三节 循证决策

一、循证决策的概念和意义

卫生保健服务是通过各种各样、大大小小的决定和决策实现的，决策利用知识和信息预测行动的可能后果。决策的优劣是卫生保健服务质量和效益的关键，而决策的依据是否基于科学证据，则直接关系到决策的质量。

卫生保健决策分为两类：一类是关于群体的宏观决策，例如国家卫生部门对不同等级的医院专业人员配备要求的决策；另一类是微观决策，例如医护人员对肺癌患者手术后监护具体方案的制订。卫生决策涉及医疗卫生保健服务需要做什么、由谁来做、如何做等方面的决定，是影响实践质量以及医疗服务费用、效益的重要环节。

所有的医疗卫生领域的决策都受到 3 个因素的影响，即：证据(evidence)、资源(resource)以及资源分配中的价值取向(value)。传统的决策方式常常是经验式，例如为采用雌激素替代疗法的更年期妇女提供健康教育。如果专业人员在决定健康教育内容时，仅仅根据自己的临床经验、专业价值取向、可利用的资源，而没有对证据的作用引起足够的重视，就可能导致该健康教育泛泛而谈，没有针对性,忽略或简化患者所关心的问题。例如,该疗法是否会增加乳腺癌的危险性,是否容易发生心血管缺血性疾病,是否增加脑卒中的危险性等。

但随着医疗卫生资源紧缺压力的增加,全球的卫生决策模式正在由传统的经验式决策向新的循证决策模式转变。循证决策(evidence-informed decision making)是指决策者充分考量可获得的最新最佳证据、可获得的资源,以及利益关联人在资源分配中的价值取向,充分评估证据在特定情景中的适用性和可推广性,做出综合判断并形成方案,将决策付诸实践的过程。因此,决策者必须具备以下决策技能:①能够提出决策的核心问题;②能够通过文献检索找到所需证据;③能够评价相关研究的质量;④能够区分不同的证据及其适用性;⑤能够判断研究结果在类似人群中的推广性;⑥能够判断研究结果在本地人群中的适用性;⑦能够将依据证据的决策付诸实践。

在医疗卫生费用不断提高而资源相对紧缺的今天,患者、传媒、政府、社会各界都在呼吁增加卫生决策的透明度,提高卫生决策者的社会责任感。因此,现代社会的医疗卫生政策管理人员必须对决策所依据的研究证据进行明确的陈述,即使现有的证据有限或是根本不可靠,或即使最终不得不依照可用资源和价值取向做出决策,决策者仍然必须查找和评估现有的证据。针对当前医学领域存在的过度诊断和过度治疗的现实情况,国内外专家在循证实践过程中不断地产生对高质量、可信的证据的需求,减少或摒弃那些已经被证明无效甚至有害的措施。通过高质量证据的吸纳,建立及时的循证的临床实践指南,加强临床推广和使用,从而规范临床实践。政府医疗决策包括国家基本药物目录制定、医保目录、临床实践指南、临床路径、药物经济学评价、上市后再评价、药物安全性监测等,越来越重视引入循证决策的机制和方法。而循证决策的方法本身也在不断完善,包括并不限于政策调研、横断面调查、证据检索、专家咨询以及利益各方介入等。循证医学方法在指导中国临床实践指南的制定当中发挥了重要作用,尤其是在各种既往基于专家共识意见的指南向基于循证证据的指南转化中。国家卫计委正在制定中国指南的准入标准和拟建文库,适合于中国国情的指南评价体系也在建立,对于推动中国临床实践指南规范化发展起到重要作用。

二、循证决策的工具和循证决策步骤

循证决策强调进行决策时应基于现有的最佳证据,即获取、评价和使用证据进行决策的过程。卫生决策者需要一套系统的透明的工具和方法,获取、评价和使用证据。循证决策工具将系统透明地获取和评价证据的方法贯穿于循证决策的全过程,提倡查找被认为制作相对严谨、可信度较高的证据——系统评价来支持循证决策的每一个环节。然而，并非所有问题都应该首选查找系统评价，对于卫生系统的一个或多个复杂问题，单一的系统评价无法囊括所有的问题。此时，系统评价再评价（review of systematic review）是首选的证据来源。循证决策强调决策应基于当前所关注问题的全面的证据，故应全面查找、收集有关的证据。在查找证据的同时还应对纳入的证据进行质量评价。虽然系统评价质量较高，但也存在制作质量不一致的问题，即并非所有的系统评价都能减小偏倚。

循证决策的过程包含以下步骤：①查找系统评价、临床实践指南、证据总结等证据资源；②评估证据资源的可信度；③评估证据资源的适用性；④考虑公平性问题；⑤查找和使用有关当地的研究证据；⑥查找和使用关于资源利用和成本的研究证据；⑦通过后效评价，指导决策者制定政策监测和评估计划。

三、决策支持系统

（一）基本概念

决策支持系统（decision support system，DSS）是通过大数据、预测模型和整合性知识，帮助决策者以人机交互的方式进行半结构化或非结构化决策的计算机应用系统。卫生决策支持系统（health decision support system，HDSS）是医学工程、人工智能及信息技术发展的重要分支，是决策支持技术在医药卫生领域的具体应用，目前已成为国内外研究与应用的热点。HDSS是针对医药卫生领域的半结构化和非结构化决策问题，支持医疗卫生人员决策活动具有智能作用的人机交互式信息系统。它通过多种具有统计数据分析、数据挖掘、预测及其他功能的解决方案，对健康医疗信息进行深度分析和挖掘，将信息转换为知识，发现隐藏在海量数据之下的未知信息，预测未来趋势，对科学决策具有重要支撑作用。

（二）临床决策支持系统的分类

循证科学为严谨、规范、高效的决策支持提供最新证据来源。临床决策支持系统（clinical decision support system，CDSS）是卫生决策支持系统的分支，是帮助医疗保健专业人员做出临床决策的计算机程序，包括基于机器学习的CDSS和基于知识库的CDSS。

CDSS可以通过卫生信息化技术帮助医护人员收集、分析临床资料，并以一定形式与医学知识、最新证据相结合，为医护人员科学的临床决策提供关于诊断、预防、治疗、护理、随访、康复等方面的建议。近20年来，国际CDSS研究热点广泛，包括应用最新技术（信息技术、卫生信息技术、人工智能）、促进研究成果转化（转化医学、临床指南）、聚焦临床业务（药物相互作用、电子临床提醒、临床实践）并改善临床决策及结局（信息学应用评价）。信息技术是 CDSS 实现决策支持的必要条件。只有通过信息技术将医学知识和患者临床资料相结合，才能达到辅助临床决策、规范诊疗、改善结局的目的。

1. 基于知识库的 CDSS

基于知识库的 CDSS 是 CDSS 发展的主流，利用大量 if-then 条件逻辑规则形成结构化信息集，以复制人类决策者的逻辑和推理过程，达成最终判断。CDSS 的研究也在不断深入，通过与循证医学理念、方法、证据资源的密切结合，以减少医疗差错、改善医疗流程、减少成本浪费，最终提升医疗服务效率及质量。其中，基于知识库的 CDSS 通过信息技术规则（如 if-then 等）来存储和管理知识，并为临床实践人员提供信息推动决策。CDSS 目前已被越来越多地应用于临床，为专业人员提供决策支持。Oluoch 等（2016）基于知识库构建了一项以“接受抗反转录病毒治疗 HIV 患者免疫治疗失败”为主题的 CDSS，为医生提供依从性咨询、再次 CD4 细胞检测、病毒载量测量、更换治疗方案等建议，并能及时提醒 CD4 细胞检测。采用该 CDSS，在肯尼亚西部的 13 家 HIV 诊所开展了整群随机对照试验，纳入 40 000 余例患者。结果显示，有 CDSS 警报的临床医生对免疫治疗失败采取适当措施的可能性，要比无 CDSS 支持的临床医生高 3 倍（校正比值比 3.18，95%CI 1.02～9.87）。

2. 基于机器学习的 CDSS

基于机器学习的 CDSS 采用人工智能的形式，允许计算机从既往经验中或是其他临床资料中获得知识，常用的方法有人工神经网络、遗传算法、贝叶斯网络、产生式规则、逻辑条件、因果概率网络等。Waston 医疗就是此类 CDSS 的代表，它能通过自然语言理解技术，分析所有类型的数据；通过机器学习以及专家训练，不断优化模型并达成进步；通过假设生成，获取深入的洞察以及决策证据；最后，实现以自然的方式与人互动交流。中南大学湘雅二医院 Liu 等（2018）将 Waston 医疗的肿瘤相关 CDSS 应用于 182 例中国癌症住院患者，得到了 149 例患者的诊疗推荐意见，其中，65.8%（98/149 例）与临床医生的诊疗方案一致。Barra 等（2014）基于 ICU 患者安全、患者安全指标、照护质量指标、电子文件，开发了 5 种警告系统，即医源性气胸、护理相关感染、腹部或盆腔手术缝合处伤口裂开、血管通路丧失以及气管内意外拔管，能够通过患者临床情况的评估与记录结果，自动进行数据的关联与表达，生成相应警告内容，提高了护士临床推理和判断能力，保证了患者安全。

(三) 临床决策支持"Five Rights"原则

临床决策支持的 Five Rights 原则是构建 CDSS 遵循的经典模型，由 Osheroff 于 2009 年在 *improving medication use and outcomes with clinical decision support: a step-by-step guide* 中提出，其核心内容为：临床决策支持措施必须以正确的形式、经正确的渠道，让正确的信息在工作流中正确的时点出现，传递给正确的人员。

(1) 正确的信息　需要整合并提供当前情景需要的、信息量合适、可信可靠的信息。

(2) 正确的人员　需要考虑卫生保健领域中不同人员的角色、职责和决策支持需求。

(3) 正确的形式　即如何提供决策支持，如警报、提示、组套、按钮等。

(4) 正确的渠道　应选择可及的、确保信息安全的一个或多个渠道，包括电子病历、电子用药记录、移动手持设备、电子邮件、打印资料等。

(5) 工作流中正确的时点　通过工作流程映射，分析工作中信息、资源和任务的流向和关键环节。

作为医学信息领域经典理论，Five Rights 模型已获得广泛应用。

(四) 构建临床决策支持系统的关键

1. 依据最新最佳证据构建知识库并动态更新

CDSS 知识库的依据应来自最新最佳科学证据，保持动态更新。作为循证资源"6S"证据金字塔模型的塔顶，CDSS 是循证证据资源的最高等级，需要为医护人员提供实时的、基于证据的决策支持信息。2000 年，美国医学研究院发布报告《人非圣贤，孰能无过》(to error is human)，指出 CDSS 可以提供及时的、现场的诊疗决策支持，有效影响临床行为，减少医疗差错。Sim 等医院管理学者率先提出了"循证临床决策支持系统"(evidence-adaptive CDSS)的概念，并总结了构建循证 CDSS 的 5 大关键要素，其中居首位的就是"获取基于文献及基于实践的研究证据，并整合为机器可解读的形式"。虽然目前循证医学的理念已经在卫生保健研究领域得到了广泛认同，但在临床实践中仍面临诸多障碍。其中，知识整合及转化的滞后性问题最为严重。例如，广泛应用的证据汇总形式——临床实践指南，由于指南的制定是一个复杂的系统工程，循证指南的制订容易导致证据过时、更新不及时而使最佳证据的使用和传播受限。如今原始证据、实践指南、电子病历等快速发展，提高了 CDSS 在医院临床应用的门槛。然而，大量数据导致 CDSS 系统维护困难、更新缓慢。因此，如何快速整合最新最佳证据，形成"有活力"的证据生态系统,并将其整合入CDSS,以有效支持临床决策,目前这是制约CDSS发展、影响CDSS效能和效益的关键问题。

2. 通过结构化、标准化的方式使知识计算机化

用于表达知识的自然语言文本信息需要经结构化、知识化、标准化,才能转化为计算机可理解、支持并共享的信息,并基于规则构建有效支撑临床决策的知识库。大多数临床实践指南都是以文本信息存在的,即使将这些指南变成电子文本,存放在医院电脑上或者网上,医护人员也很少有时间查询、检索,以决定哪项指南与当前患者最相关、哪条指南的推荐意见最适用于当前患者。为解决上述问题,应做到以下3点。

(1) 通过结构化的方式,将基于自然语言的非结构化文本指南转化为基于计算机语言的结构化电子指南。目前指南的结构化方法主要包括使用多层次结构存储异构知识的GEM模型(guideline element model)、使用网络和模块化技术的DeGel框架(digital electronic guideline library),以及明确匹配自由文本和Asbru代码的GMT工具(guideline markup tool)等。例如,使用GEM进行指南结构化表达时,需要先选择特定的指南文本,然后将选择的文本放在GEM多层次结构适当的位置上,对指南内的知识组件进行识别和标记。其中,指南中的建议常表示为祈使句,措施常表示为条件句。条件句可被表示为[IF(decision variables have values)THEN(actions)]格式。例如"青霉素过敏患者禁止使用青霉素",将被转化为两个先设条件:①(某患者)医嘱药物类别=青霉素,②(某患者)过敏史信息=青霉素,以及一个判断语句"IF'①②同时为TRUE',Then'禁止用药'"。在GEM最后一步,就可以使用逻辑运算符(连词、析取、否定、条件和括号),将指南建议表示为逻辑声明,完成映射。

(2) 通过知识化,实现知识表示和知识推理,使计算机能高效地理解并执行结构化的临床实践指南。指南的知识化方法主要包括使用基于规则的Arden语法(Arden syntax)、基于逻辑的PROforma技术(proforma technology)、基于网络的PRODIGY模型及基于本体的GLIF格式(guideline interchange format)等。例如,使用PROforma时,首先指南会被建模为一系列任务和数据,而任务又会按照层次结构组成计划。然后,各个子任务会概括表示为有向图示,如圆角矩形表示计划、圆形表示决策、正方形表示行为、菱形表示询问。

(3) 通过标准化,实现同一内容使用同一标准化术语来表示。卫生保健体系日益复杂,同一患者的信息需要在不同部门(门诊、病区、药房、放射科、病理科、检验科等)、不同团队(医疗、护理等)、不同时期(初诊、复诊、随访等)甚至不同机构(医院、社区等)进行沟通和共享。而不同人员通过计算机实现快速、有效

沟通的基础就是统一规范的口径，即标准化术语。最著名的标准化术语就是国际疾病分类（international classification of diseases，ICD），目前已更新到第10版。其他常见的医学临床术语包括医学系统命名法临床用语（systematized nomenclature of medicine clinical terms，SNOMED-CT）、疾病诊断相关分类系统（diagnosis related group，DRG）等。全球护理组织也一直致力于发展护理领域的标准化术语，包括北美护理诊断协会的护理诊断（international north American nursing diagnosis，NANDA-I）、护理干预分类（nursing intervention classification，NIC）、护理结局分类（nursing outcome classification，NOC）、临床护理分类（clinical care classification，CCC）、国际护理实践分类（international classification for nursing practice，ICNP）、奥马哈系统（Omaha system）和护理最小数据集（nursing minimum data set，NMDS）等。因此，在有效给予决策支持之前，需要解决知识的结构化、知识化和标准化问题。

3. 通过融入临床情景的工作流，保证信息切题、明确、可行动

（1）CDSS应根据用户需求，实时提供信息　CDSS应在用户需要决策时自动提供建议，将被动式决策支持无缝整合到现有工作流中。如果要求医护人员像查字典一样，自己检索、寻求决策支持，可能导致医护人员在繁忙工作中无法有效利用这些决策支持信息。CDSS是否可改善临床实践包括的4个主要因素，即作为工作流程的一部分自动提供决策支持、提供建议而不仅是评估、在需要的时间和地点提供决策支持、基于计算机的决策支持。成功的CDSS需要把握关键时点和关键照护行为，其中依据工作流环节触发的自动提供最为重要。

（2）决策支持信息应密切结合工作流的要求　决策支持信息应与工作流相结合，根据工作流判断需要的决策及决策时需要的信息。例如，从构建护理元模型的角度分析“给药”这一行为，其有序工作流包括核对医嘱、检查药物有效期、制备药物、床边核对、给药等13个步骤；过程中的决策包括医嘱是否需要更新、如何正确制备药物、给药前中后需要哪些评估及结果等15个决策；而决策时需要的信息则包括患者身份信息、相关医嘱、药物有效期、备药信息、相容性信息、过敏及警报、给药信息（速度、给药途径）等21项信息。各个步骤所需的决策及相关决策信息共同构成了有效决策支持的基础。

（3）决策支持信息应明确表达，且可行动　决策支持信息要帮助决策者进行下一步行动，无论是评估或操作，否则大量不可行动的报警会严重损害CDSS的有效性。如果决策支持信息是“请正确给药”“请严密观察患者状况”“请做好用药指导”等空洞语句，系统就失去了支持决策的价值。而“控制速度，至少1小时输注”（万古霉素）、“注意有无恶心呕吐、出血性膀胱炎、骨髓抑制、口腔炎”（环

磷酰胺）、“需逐渐减量，切勿随意停药”（甲泼尼龙）才能真正为医护人员提供可行动明确的信息。因此，如何将正确的知识在正确的时间提供给用户，对 CDSS 的成功应用至关重要。

（4）应尽量避免警报疲劳　作为最常见的决策支持形式，警报越来越多地应用于各类 CDSS。但近年来诸多研究表明，大量警报导致的“警报疲劳”层出不穷，忽略警报的比例很高。虽然所有消除事件都有合理的临床解释，但少部分的消除事件导致了药物不良反应。针对警报疲劳的问题，已有学者探索了不同的策略。例如，采用互动式系统设计，根据临床角色、临床情景裁剪，警报分级，人因学设计，避免处方过程中的打断式警报模式，可降低警报疲劳，提升 CDSS 在药物安全方面的应用效果。

综上所述，随着循证实践方法和技术的快速发展，CDSS 已成为医学信息学发展的焦点之一，也为相关领域的设计、发展、应用、评价等工作带来了新的挑战。随着人工智能、大数据技术迅速发展、CDSS 应用范围将不断拓展，未来 CDSS 还需要克服一系列问题，才能实现从基因组水平、到个体、社区或群体水平的决策支持，做到在用户需要决策时提供及时的实时信息，并在尽量不干扰工作的情况下将其整合到用户工作流程中。

（胡　雁）

参考文献

[1] 代涛，钱庆，洪娜，等. 面向卫生决策支持的模型库设计与构建[J]. 中国卫生资源，2013，16(4)：240－243.

[2] 关于 UpToDate 临床顾问. https://www.uptodate.cn/home/about-us

[3] 胡雁，郝玉芳. 循证护理学[M]. 第二版. 北京：人民卫生出版社，2018.

[4] 胡雁，周英凤，邢唯杰，等. 推动证据临床转化(一)：促进健康照护领域科学决策[J]. 护士进修杂志，2020，35(7)：606－610.

[5] 李军莲，陈颖，邓盼盼，等. 国外基于人工智能的临床决策支持系统发展及启示[J]. 医学信息学杂志，2018，39(6)：2－6.

[6] 李澍，王浩，任海萍. 临床决策支持系统技术现状及质量评价思路初探[J]. 中国药事，2019，33(9)：1015－1021.

[7] Barra DC, Dal Sasso GT, Baccin CR. Warning systems in a computerized nursing process for Intensive Care Units [J]. Rev Esc Enferm USP, 2014, 48(1): 127－134.

[8] DiCenso A, Bayley L, Haynes RB. Accessing pre-appraised evidence:

fine-tuning the 5S model into a 6S model [J]. An Int Med, 2009,151(6): JC3-2,JC3-3.
[9] IBM Watson for oncology [EB/OL]. https://www.ibm.com/products/clinical-decision-support-oncology
[10] Liu C, Liu X, Wu F, et al. Using artificial intelligence (Watson for oncology) for treatment recommendations amongst Chinese patients with lung cancer: feasibility study [J]. J Med Internet Res, 2018,20(9): e11087.
[11] Middleton B, Sittig DF, Wright A. Clinical decision support: a 25 year retrospective and a 25 year vision [J]. Yearb Med Inform, 2016, Suppl 1 (Suppl 1): S103-S116.
[12] Oluoch T, Katana A, Kwaro D, et al. Effect of a clinical decision support system on early action on immunological treatment failure in patients with HIV in Kenya: a cluster randomised controlled trial [J]. Lancet HIV, 2016,3(2): e76-e84.
[13] Pearson A, Wiechula R, Court A, et al. The JBI model of evidence-based healthcare [J]. Int J Evid-Based Hea, 2005,3(8): 207-215.
[14] Poirier TI, Giudici RA. Drug interaction microcomputer software evaluation: drug therapy screening system (DTSS)[J]. Hosp Pharm, 1990,25(8): 738-744.
[15] Sackett DL, Rosenberg WC, Gray JM, et al. Evidence-based medicine: what it is and what is isn't [J]. BMJ, 1996,312: 71-72.
[16] Sittig DF, Wright A, Osheroff JA, et al. Grand challenges in clinical decision support [J]. J Biomed Inform, 2008,41(2): 387-392.

证据临床转化

证据与实践之间存在的差距会严重影响医疗照护质量的改进和有价值的卫生资源的有效利用。因此，循证医学学术界进一步提出了知识转化(knowledge translation, KT)的概念，并结合实施科学(implementation science, IS)的理论基础和方法学，促进证据临床转化和科学决策。本章主要阐述在知识转化模式和实施科学框架下证据临床转化的背景、意义、实施要点以及证据临床转化模式。

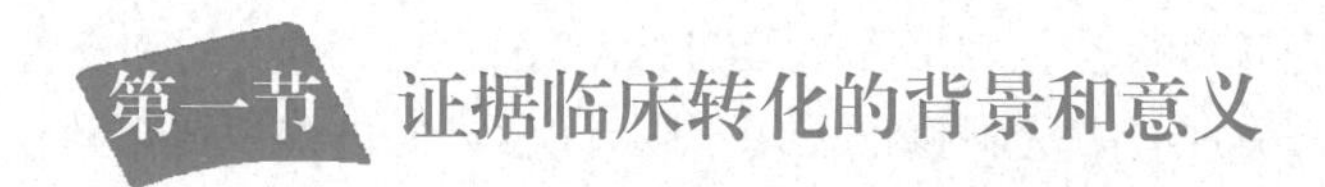

第一节 证据临床转化的背景和意义

一、证据临床转化的概念起源

证据临床转化(clinical translation of evidence, CTE)来源于“知识转化”的概念，加拿大卫生研究院于2000年首先将知识转化定义为：“为了促进健康，提供有效的卫生服务和产品，增强卫生保健体系能力，而对知识进行整合、传播、交换以及符合伦理的合理使用的动态循环过程”(Sudsawad, 2007)。为弥合科学证据与临床实践之间的差距，世界卫生组织(WHO)于2005年进一步将知识转化定义为：“利益相关者(stakeholders)对知识的整合、交换和应用，以加速全球或区域性变革，加强卫生保健系统，促进人群健康。”知识转化项目顺应了循证卫生保健发展的趋势，通过寻求可能的最好机制，加强研究人员与卫生保健知识用户之间的关系，促进对知识的理解能力，加速知识有益于卫生保健应用的流程。

针对知识转化的程度，国外主要有两种分类方法。第一种，根据知识利用的类型，将知识转化分为3类，即以研究成果直接应用为特征的工具性使用、以研究结果启发感知或理解为特征的概念性使用和以运用研究结果说服他人/系统改变为特征的说服性使用。第二种，根据知识利用的过程，将知识转化分为 6 个阶段，即知识传播、形成认知、参考借鉴、采取行动、形成影响和推广应用。

二、证据临床转化应遵循的原则

循证实践的具体实施虽然从临床实践中某一具体专题开始，但从宏观角度分析，开展循证实践一直被视为一项从观念更新到实践方式改革的系统工程，也就是将知识转化到临床实践中的过程。在不同临床情景中，证据转化不可能出现整齐划一的线性程式，探究现象背后的逻辑也不能简单地套用线性逻辑。根据 Stephen Pepper 的生命周期发展学说中的"情景辩证观"，变革来源于系统内部和外部，是互动性的、处理性的、合作性的，证据临床转化就是一个变革的过程，证据、人(证据应用的受益者、实践者和管理者等)、环境不可避免地发生着碰撞和互动，最终影响护理行为和临床效果。

因此，证据临床转化应遵循下列原则：①研究者传播研究结果；②政策制定者和卫生保健专业人员应用研究结果；③通过知识转化将证据应用到政策和实践中。因此，实现知识转化要求研究结果能够影响决策的制定，研究者应与决策者、实践者形成有效的合作式的工作关系，并保证研究与实践的密切关联性。

必须首先获得行政管理层和决策机构对循证实践的认同和支持，这是实施循证实践的关键所在。为促进证据用于临床实践，促进知识转化到临床实践，保证科学决策，医疗卫生领域的管理者必须具备以下循证决策技能：①能提出决策的核心问题；②能通过文献检索找到所需证据；③能评价相关研究的质量；④能区分不同等级的证据及其适用性；⑤能判断研究结果在类似人群中的推广性；⑥能判断研究结果在本地人群中的适用性；⑦能将依据证据的决策付诸实践。

三、证据临床转化的影响因素

证据的临床转化是循证实践各个环节中最具挑战性的部分，但证据绝非是以机械决定论视角所认为的"处方"，证据应用过程也绝非单向线性的"输入-输出"的过程。卫生保健系统是人员、物资、环境、制度等诸多因素相互影响的复杂系统。证据临床转化的实质上就是临床变革和质量持续改进的过程。主要影响因素包括：①证据本身的质量，即证据的来源、质量等级和时效性。其中，证据所关注的健康问题、证据与现有实践的差距、证据的可行性和有效性是主要影响因素。②实践者因素，包括证据转化中的管理者和一线医护专业实践者的循证准备度。在证据应用项目负责人方面，影响因素包括项目负责人的专业视角、影响力和关注点，以及一线实践者的循证实践动机、以往的工作经验、学历、个人特征、知识准备、循证实践态度、实践行为、日常实践的工作量、临床多学科团队成员间的互动等因素。③组织内部因素，组织文化和决策方式、证据转化是否获得机构上级管理者和领导者的支持，并为证据临床转化创造氛围和环境条件。例如，证据转化所需的资源与材料、系统目标、人力配置、评价机制、行政管理体系、不同学科间的互动。④组织外部因素，包括国家政策和区域规范、学术发展的要求等。

证据的临床转化往往涉及专业人员个人层面和实践系统组织层面。在证据应用之前应评估相关因素，制订相应措施，以降低阻碍因素的影响。中国传统文化和价值观念也影响着人们的生活和思维方式，对循证实践也产生影响。例如，中国的工作文化中强调尊重等级和与他人和谐相处。集体主义、自律和合作是团队中个人成员所期待的社会行为，追求秩序及和谐可成为医护人员在临床实践中开展证据应用的动力。

四、采用整合的方式规划证据临床转化过程

证据整合于实践的观点贯穿证据应用的始终。一旦将循证实践与临床实践的日常工作割裂，医护人员会把证据临床转化项目作为临床实践的竞争性事项，即日常工作以外的额外工作，而管理者则会把证据临床转化作为一项需要完成的任务。这种情形易导致角色负荷过重，即证据应用者与临床实践者、证据应用促进者和管理者之间的角色冲突，这必将影响证据临床转化的可持续性。应采取整合的方式规划证据临床转化的整个环节，可从个体和系统两个层面做到循证理念、证据、流程、实践和管理上的整合。在个体层面，循证实践能力要包含在医护人员个人专业能力的发展中，医护人员在日常实践中应随时提出质疑，关注实践相关的最佳证据，参与甚至发起证据的应用；在系统层面，及时比较现有规范和流程与可获得的最佳证据，一旦发现差距需及时结合临床情境进行调整甚至变革。这样可推动证据临床转化与临床实践、持续质量改进密切结合，真正融入临床实践中，并成为临床实践和内容不断更新的动力。

五、实施科学为知识转化提供方法学指导

（一）实施科学的概念和意义

关于如何推动知识转化方面，实施科学提供了方法学框架。实施科学是研究如何在日常实践中促进采纳、应用、转化研究结果的一门科学。2013 年，WHO 在其《健康领域实施性研究的实践指南》中，将实施性研究界定为“在实施

过程中明确哪些干预措施有效、实施成功或失败的原因、实施成功的方法”。相同的干预内容需根据不同的实践环境制定不同的实施策略，最终产生不同的实施效果。此为实施性研究的特点。

实施科学促进研究结果以及基于证据的干预措施整合到卫生政策和卫生保健实践中。在方法学上，实施科学应用临床流行病学和循证医学、社会科学、卫生经济学、社会政策学、政策分析学的方法，解决干预方案实施中的问题，探索如何在卫生保健真实情景中落实和应用基于证据的干预，以弥合理论与行动、证据与实践之间的差距。也就是说，实施科学解释哪些措施有效？为什么有效？在什么情况下有效。

（二）实施性研究的概念、作用及对证据临床转化的影响

在实施科学指导下，证据的转化采用实施性研究加以实现。实施性研究（implementation research）是探索如何在日常实践中促进系统采纳研究结果与其他基于证据的实践方法的科学过程，该过程以提高卫生保健服务质量和有效性为目的，通过构建、评价、解决实践中常见的关键问题的可操作性方案，以促进这些方案的实施。

实施性研究具有系统性、情景性、多学科合作性以及复杂性，往往是非线性、演变性、多变量性及政策相关性的。实施性研究的主要作用：①明确阻碍干预措施可及性、卫生服务可提供性以及基于证据的干预可用性的实施问题，并明确主要决定因素；②构建和测试针对区域常见问题的、以具体卫生系统和实践环境为目标领域的解决方案；③明确基于证据的干预措施、工具、服务方案应如何根据真实世界的场景（包括中低收入国家）进行修正，以促进可持续的卫生影响（sustained health impacts）；④确定在卫生体系中引入实践解决方案的最佳途径，并促进其实施、评价、修正；⑤促进研究结果在日常实践中的采纳、应用和转化；⑥总结某一项目在实施中遇到的问题，以促进类似项目在类似场景中应用。美国国立癌症研究院的研究指南中也倡导，通过实施性研究，整合癌症患者症状管理的临床实践指南，为患者及实践者提供决策支持，促进研究证据向临床实践的转化。

（三）实施性研究的相关问题往往聚焦实施过程

实施性研究所提出的问题不同于效果评价的研究问题。例如，在“髋关节置换术后鼓励患者穿弹力袜以预防深静脉血栓”的项目中，有效性评价的问题是“髋关节置换术后患者穿弹力袜对预防术后深静脉血栓的效果如何？”而实施性研究所询问的问题是“在髋关节置换术后鼓励患者穿弹力袜以预防深静脉血栓

措施实施的过程中如何克服障碍因素，促进其有效落实?”实施性研究主要探索在干预方案设计、实施、管理、运作过程中，发生了什么，结果是不是我们所期待的和需要的，为什么会出现这样的结果，如何解决问题，如何促进干预措施达到预期效果。

(四) 实施性研究的主要步骤和关键要素

实施性研究包括6个主要步骤：①准备阶段，组建项目组，明确目标，咨询利益关联人的建议，开展情景分析、需求分析及挑战分析等3大分析，以明确可能遭遇的障碍以及项目拟解决的问题；②构建项目方案；③计划和落实；④分析资料；⑤传播研究结果；⑥监测和评价项目，针对实施性研究的特点，研究的结局往往采用质性研究和量性研究结合的混合设计进行分析和测量。质性部分是探索实施者的感受、反思和改进建议，而量性部分则是评价实施过程的结局(如准备度如何等)和患者结局指标(如结局改变了多少)。其中，方案采纳、指导、反馈、持续监控始终贯穿于实施性研究的整个过程。

实施性研究成功与否受5个关键要素影响：①外部环境，即影响实施的社会、经济、政治因素，包括患者需求、资源、同行压力、外部政策、组织开放程度等；②内部环境，如组织内部的结构、网络及内部沟通方式、文化、氛围等；③实施过程，个体和组织层面促进干预方案被采纳的策略，包括计划、参与、质性、评估及反思，其中参与是指通过宣传、教育培训、榜样示范等方式激励人员参与实施；④实施者，干预实施的参与者，包括利益关联个体对干预方案的认识、信念、效能、组织认同度等，实施者在实施性研究的角色和职能(如卫生服务提供者，或是管理者，或是政策制定者)也直接影响了实施性研究的成败；⑤干预措施的特征，指针对特定实践环境制定的干预方案。

(五) 实施性研究的主要设计方法

实施性研究的目标是促进基于科学证据的干预措施向临床实践转化，该过程面临多层面的障碍因素，如来自干预措施本身的障碍因素(如花费高、时间长、证据临床适用性不高等)、来自研究设计的障碍因素(如目标群体缺乏代表性等)、来自实践环境的障碍因素(如医疗机构、社区、学校等)，以及3个因素的交互作用。为了减少研究设计的障碍因素对研究结果的负面影响，在实施性研究中引入严谨的研究方法至关重要。常用的设计方法包括类实验性设计、非连续的时间序列设计、阶梯试验设计、非连续的回归设计等，以验证干预措施的临床效果。实施性研究也可通过随机对照研究的设计验证其效果，但在真实情景中往往因伦理问题、样本量问题等操作性因素较难开展。类实验性设计、非连续的时间序列设计及阶梯试验设计是最常用的3种方法。非连续性的时间序列设计可在缺少对照组，难以设置同期对照的情况下，通过收集干预前后多个时间点的结局数据，对因变量开展持续的、自然的观察，精确地建立模型，评价干预措施的变化趋势。该设计可较好地控制被试者个人因素和试验中的环境因素，并有利于测量累积效应，通过对结局指标的多次测量，降低由于测量次数较少而产生偏倚的概率。阶梯设计整群随机试验（stepped wedge cluster randomized trial，SWCRT）是一种群组化、分阶段干预的随机对照研究，纳入的群组按一定的规则逐渐进行干预，未纳入的群组保持空白，直至所有群组均接受干预。该设计常常用于评价"利大于弊"干预措施的效果。但需要纳入更多的群组，且干预效果往往需要多个时间段以后才能完全显现。

第二节 证据临床转化模式

一、证据临床转化模式的产生背景

复旦大学循证护理中心根据多年循证实践的探索和研究，以临床问题为出发点，以知识转化为宗旨，以实施性研究为方法学指导，以构建可持续的证据生态系统为目的，开展了系列证据转化与临床实施的理论探索和实证研究，形成了证据临床转化模式（evidence clinical translation model，ECT）及方法学框架。该模式以基于证据、团队协作、项目管理、持续改进为核心概念，突出证据转化的起点是科学证据，强调证据临床转化的关键是建立多学科协作的团队，提出实现证据临床转化的方式是开展项目管理，注重证据临床转化的渠道是开展持续质量改进。该模式的步骤包括准备、实施、评价和维持4个阶段，具体分为14个步骤，如图2-1所示。

二、证据临床转化模式的主要步骤和内容

（一）准备阶段

1. 正确理解循证实践的核心概念和理论模式

循证实践是审慎地、明确地、明智地将科研结论与临床情景、专业判断、患者愿望和偏好相结合，做出临床决策的过程。通过持续培训、项目设计等方式，可帮助临床专业人员理解循证实践的核心要素，明确证据的等级性、情景关联性、多元性和时效性，深刻领会循证实践的内涵。证据的临床转化是一个复杂、系统

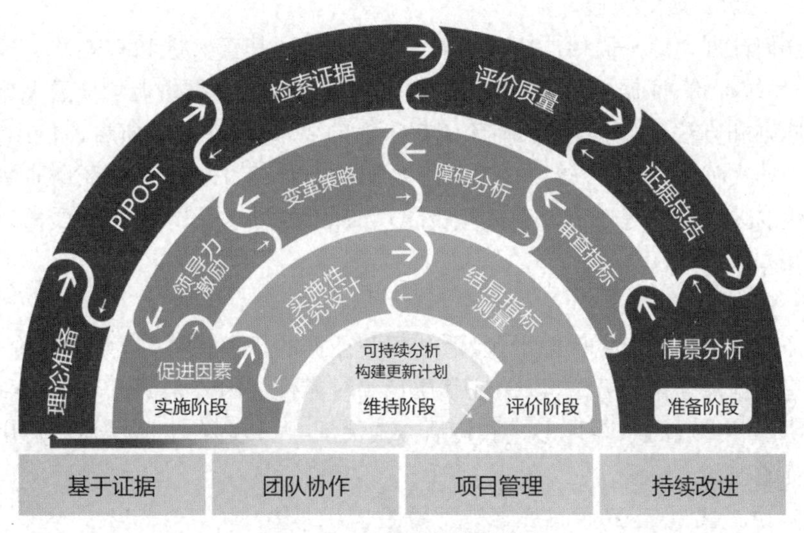

图 2-1　证据临床转化模式

（资料来源：胡雁，周英凤，邢唯杰，等. 推动证据临床转化（一）：促进健康照护领域科学决策. 护士进修杂志，2020，35(7)：606-610）

的过程，涉及多种人财物等资源的协调和多因素交互影响，因此循证医学及知识转化的概念模式和理论框架往往为证据转化的有效实施提供了理论指导。

2. 明确循证实践中的问题并采用 PIPOST-D 模型结构化

以证据临床转化为目的的项目，应首先明确临床问题，并采用 PIPOST-D 模式将问题结构化，以准确检索到相应的证据资源，明确证据转化的关键要素。其中，P(population)是指证据转化和临床应用的目标人群；I(intervention)是指系列干预措施；P(professional)是指证据转化过程涉及的多学科相关专业人员，；O(outcome)是指证据转化产生的结局(包括系统结局、实践者结局、患者结局)；S (setting)是指对证据应用场所的情景分析和与证据之间的差距分析；T (type of evidence)即证据资源类型，证据的转化倾向于采纳高质量的整合性二次研究证据，例如来自临床实践指南、系统评价、证据总结、权威专业学术组织公开发布的专业共识等证据；D(design)是指证据转化研究的设计。

3. 检索证据资源

证据来源于各类专业数据库、专业组织网站等渠道，应根据证据的 6S 模型，从证据金字塔上层开始检索证据资源，充分利用临床实践指南、系统评价、证据总结等整合性的二次研究证据资源。权威专业学术组织公开发布的专业共识、多中心 RCT 也是检索的目标范畴。

4. 评价证据的质量

任何证据资源都需要严格的质量评价，以保证其真实性和有效性。多中心RCT、系统评价、证据总结、临床实践指南、专业共识等证据资源均应遵循循证医学的原则和方法学规范，按照临床流行病学的要求，组建文献质量评价小组，对拟纳入的文献按照公开、透明的方法学要求进行严格评价。评价证据质量是证据转化的技术性关键环节，应通过系统的培训和案例分析，掌握文献质量评价的原则和方法。

5. 形成证据总结

证据总结是对卫生保健干预、活动相关证据的概要提炼，与系统评价一样，需构建依据标准化的方法，以保证其质量和可靠性。因其来源可靠、高度提炼、简洁明了、可读性强、表现形式和传播方式灵活，尤其适合于证据临床转化前的证据资源准备。

6. 通过情景分析，评估证据的可用性

证据在临床转化前应开展情景分析，通过基线资料审查、机构管理数据、利益相关者会议及调查等，针对证据对机构的实践现状进行差距分析（包括系统、实践者和患者 3 个方面）；进一步了解证据是否适用于当地的目标人群、干预措施实施的成本、患者是否接受等，以确定证据是否能够引入当地情景；同时还应评估临床情景对引入证据的准备度，包括领导力、组织结构、组织文化及资源配置等，了解当地环境在物理上、社会上、文化上、结构上、系统上及专业上是否适宜证据的应用，以明确组织环境是否有利于证据转化。

（二）实施阶段

1. 构建质量审查指标并开展基线审查

根据科学证据，制定临床质量审查指标，以决定最佳实践及临床质量改进要达到的目标。审查指标应符合以下 3 点要求：依据证据、简洁明了、可测量。审查指标应尽量涵盖结构、过程及结果层面的内容，以全面评价临床实践现状及最佳实践实施状况。确定后的审查指标应以恰当的方式发布，以促进利益相关群体，包括决策者、管理者、实践者以及患者，明确证据变革拟达到的效果，并增强其参与感与认同感。在实践现场选择一定的样本量开展基线审查，可明确变革前的质量现状及存在的问题。

2. 分析障碍因素

证据的临床转化作为一个系统变革过程，针对问题开展的变革必然会遇到系统层面和个体层面的阻力。变革可能会导致原有的工作模式被打破、工作流程需要重造、利益相关人群的习惯被改变等。受到不同临床背景和系统文化的影响，管理者的行政权力、评价机制、系统内权威和团队成员之间的互动，或为促进因素，或为障碍因素。在层级化明显的临床系统中，管理者应用行政力量从系统顶层快速将证据作为强制性要求应用到临床系统。但是，在一个扁平化管理或民主氛围主导的系统中，行政权威不能发挥最大的促进证据应用的作用。随着证据应用的深入，不同的影响因素亦可能发生改变，需要系统管理者和项目负责人持续地评估和采取相应的措施。因此，需要评估证据应用过程中可能遇到的障碍因素。

可采用鱼骨图分析、SWOT分析或柏拉图等方法分析障碍因素。不管采用哪种方法，障碍因素均应包括系统、实践者和患者/照护者3个层面。系统层面的障碍因素包括制度、流程、规范、资源等；实践者层面包括实践者的知识、态度、技能、偏好、习惯等；患者/照护者层面包括知识、态度、需求、偏好、经济状况等。明确障碍因素有助于构建行动策略，促进变革成功。

3. 构建变革策略

应用变革理论，充分考虑人、财、物、时间、空间、信息等各方面的资源，规划有效的多元化变革策略和行动方案。在组织层面上，可构建自上而下的支持体系，组建多学科团队，优化沟通渠道，完善管理规范，进行流程再造、领导力培训等，为证据临床转化提供良好的顶层设计；在实践者层面上，可优化操作规范，提供教育培训和技能指导，应用信息化技术优化程序，提供简便有效的操作性工具等，促进护士专业知识的提高和态度、行为的转变，提升护士的专业胜任能力；在患者/照护者层面上，鼓励患者参与，提供多种形式的健康指导，制定生动、多样化的教育资料，提供支持性工具等，提高患者依从性，改善患者结局。

4. 通过领导力促进变革

领导力是促进变革的关键要素，往往通过激励多学科合作团队，构建合作的组织氛围，组织证据解读，通过项目引导、流程优化和工具完善，适时进行人力配置和岗位职责调整，强化培训，制作健康教育材料，外请督导，制定激励措施等方式激发和维持变革。管理者应重点关注实施过程中诸多情景因素，包括主流文化、人际关系和领导方式、管理方法，通过相应的促进因素，改变护理人员的态度、习惯、技能、思维方式和工作方法。

5. 分析证据临床转化过程中的促进因素和促进者角色

促进因素是促使组织中的个人、小组或团队有效地一起工作，达到共同目标的因素。促进是通过促进者的领导力，帮助个人和团队对如何应用被引入的新知识来改善其行为，进行创造性思考。不同类型的促进者角色可能会存在部分重叠或替代。研究者会为如何将新的证据植入日常工作实践而努力；基层管理者将乐于了解团队成员个人学习和发展的需求，并为其提供相应的机会和资源。

（三）评价阶段

1. 实施性研究设计

实施性研究以促进基于证据的干预措施向临床实践转化为目的。该过程面临来自干预措施本身（如花费高、时间长、证据临床适用性不高等）、研究设计（如目标群体缺乏代表性等）、实践环境等障碍因素（如医疗机构、社区、学校等），以及3个因素的交互作用。为了减少研究设计的障碍因素对研究结果的负面影响，在实施性研究中应考虑多重影响因素的作用，往往可采用阶梯试验设计、类实验性设计、非连续的时间序列设计等实施性研究，比较实践现状与审查指标之间的差距。

2. 结局指标的构建及测量

证据转化后应进行效果评价，以了解证据引入对组织及利益相关群体的影响。因此，应制定护理敏感性指标，从结构、过程及结果层面全面评价证据的应用对系统、实践者及患者所产生的影响。确定每一条审查指标以准确、无偏倚的方法收集资料，并确保数据的有效性和可靠性。问卷调查、观察法、访谈法、查看病史记录等，均可以作为资料收集方法。

（四）维持阶段

在维持阶段应开展项目可持续性分析和策略构建。通过制订更新计划，确保证据及推荐建议被持续采纳和应用。同时整合到实践系统中，促进变革程序化及常规化。同时对证据、采纳者和系统进行持续的评估，对变革中出现的问题积极响应并及时调整。

三、证据临床转化模式应用案例

证据临床转化模式自2020年提出以后，在多项循证实践项目中得到应用，现以张霞等的“促进机械通气患者早期康复运动的循证实践”项目（张霞等，2020）为例，分析该模式的应用及效果。

研究背景及目的 早期康复运动对ICU机械通气患者有益，虽然临床指南有推荐，但执行情况不佳。据报道，机械通气患者早期活动率为19.2%，离床运动率为10%，气管插管患者的离床运动率低至2%。本项目旨在促进ICU机械通气患者的早期康复，具体目标包括基于科学证据制定ICU成人机械通气患者早期康复运动方案与流程，以提升ICU成人机械通气患者早期康复运动率和离开ICU时的肌力及生活自理能力。

PIPOST-D ①P：ICU 成人(年龄≥18 岁)机械通气患者；②I：早期康复运动的措施；③P：某三甲医院 ICU 的护士、医生、康复师；④O：患者结局包括早期运动率、肌力、躯体活动能力、生活自理能力，医护人员结局包括医护人员对 ICU 机械通气患者早期活动的知信行，系统结局包括 ICU 机械通气患者早期活动的质量评价指标、相关流程；⑤S：某大学附属医院 ICU 的两个病区，共 60 张床，ICU 正在倡导早期活动，但缺乏流程和质量控制指标；⑥T：相关临床实践指南、系统评价、专家共识、证据总结；⑦D：非随机同期对照临床试验。

证据获取 按照证据金字塔从上至下的原则，根据检索策略，系统检索国内外相关指南库和文献数据库，获取 2 篇指南、3 篇系统评价、2 篇专家共识、1 篇证据总结和临床实践。通过质量评价和证据提取，形成证据总结报告，汇总为 24 条 ICU 成人机械通气患者早期康复运动的证据，部分证据如下。

(1) 机械通气患者早期运动开始时间暂无定论，但患者血流动力学稳定后应尽早开展。

(2) 患者进入 ICU 后尽早实施快速评估，对于有并发症风险的患者实施综合评估以识别患者的康复需求，且应充分评估患者是否具有早期运动的指征。

(3) 评估工具至少包含急性与慢性健康评分、Barthel 指数评分、肌力、格拉斯哥昏迷评分、快速临床评估、综合临床评估。

(4) 评估内容包含 ICU 环境，以及患者疾病诊断、生理状态、意识水平、依从性、气道稳定性、神经系统、呼吸系统、心血管系统、管道、内外科情况、生理与非生理相关并发症发病风险。

(5) 无论何时何地对机械通气患者进行早期主动运动，都需要采用安全监测标准对患者进行评估或监测。

(6) 早期康复运动计划的制定。患者的运动目标由患者自身的肌力、耐受力及安全标准确定；患者的运动方式由患者的运动目标决定。康复运动是具有连续随访审查及更新的个性化、结构化的方案，应包含营养支持及非生理与生理并发症发病风险因素的预防。

(7) 为促进机械通气患者早期运动的实施，协商过程需纳入主要利益相关者，团队成员应包括护士、医生、探视家属。

(8) 准备便携式呼吸机、监护仪，所有治疗设备处于备用状态。

(9) 床上主动活动、床旁站立不宜超过 30 分钟，以患者能耐受为宜。

(10) 逐渐延长活动时间，1 次活动不超过 60 分钟，以患者能耐受为宜。

(11) 制定早期康复运动启动指征和暂停指征(证据的来源和证据质量等级见原文)。

构建审查指标 通过FAME过程，结合所在医院ICU的具体情景，组织专家组和项目团队，评价证据的可行性、适宜性、临床意义和有效性，并综合循证实践小组和利益关联者的意见，形成了12条审查指标：①病房有机械通气患者早期康复运动实施方案；②病房配备有实施早期康复运动设备，并处于备用状态；③实施早期康复运动人力资源充足；④医务人员有接受早期康复运动相关知识培训；⑤患者机械通气24～72小时内进行快速评估，以确定患者是否有早期康复运动禁忌证；⑥对无早期康复运动禁忌证的患者立即实施综合评估；⑦机械通气患者有个性化的早期康复运动计划；⑧符合标准的患者在机械通气24小时内开始进行早期康复运动；⑨早期康复运动实施者知晓安全监测指标；⑩早期康复运动时间以患者能耐受为准，最长不超过1小时；⑪家属或(与)照护者参与到患者的早期康复运动中；⑫家属或患者了解早期康复运动的目的、方法及注意事项。

基线审查 根据审查指标编制现况审查表，通过现场观察和问卷调查、现场访谈的方式，以64名ICU医护人员、30例机械通气患者、2名康复师、30名照护者为研究对象，分析12项审查指标的依从性，以了解该ICU早期运动的制度、意识、措施、工具、人员配备等情况。发现有5条指标的依从性为0%，4条为13.3%～79.7%。说明开展证据临床转化的必要性。

障碍因素和促进因素 经分析，得出10条障碍因素、13条促进因素，最终拟定了14条行动策略。例如，针对指标⑪和⑫，要求“家属或(与)照护者参与到患者的早期康复运动中；家属或患者了解早期康复运动的目的、方法及注意事项”。在实施中的主要障碍因素是：①医护人员、家属担心患者安全而不敢让患者早期运动；②家属大多来自农村，获取早期康复运动知识的渠道有限，早期康复意识不足，不认为运动对康复有帮助；③医护人员对家属早期康复运动宣教不到位，患者和照护者不知如何带着机械通气装置进行康复运动；④家属较多，照护人员不固定而影响运动的落实。

有以下促进因素：①对于提升患者治疗效果的措施，家属参与意愿高，可动员性强；②家属每日有探视时间，可在家属进入ICU探视时开展康复运动；③患者入科时、每月公休会有家属宣教项目，可深入宣传早期康复的意义、方法和注意事项。

针对上述障碍因素和促进因素的分析，制定下列行动策略：①制作早期康复运动宣传册或视频，上传微信公众号，或放于家属等候区供家属查阅；②利用入科宣教、家属探视时间、家属见面会对家属进行宣教；③告知家属在患者早期康复运动时尽量固定照护人员；④低危患者的早期康复运动选择家属参与完成。

实践变革　采取以下变革措施：①建立以康复护士为主导，医生、照护者协助的ICU机械通气患者早期康复运动团队；②根据证据制定ICU机械通气患者早期康复的适应证、禁忌证、综合评估内容、康复需求评估内容、康复运动启动指征、康复运动暂停指征、运动方案，并提交专家团队审核；③将早期康复运动方案纳入护理常规，利用早交班、质控会议、医护联合查房等机会对ICU的医生、护士、进修生、规培生开展ICU机械通气患者早期康复运动的培训；④制定早期康复运动健康教育手册、康复运动操作手册、拍摄早期康复视频，操作手册放于床旁和电脑操作台旁，方便医护人员翻阅，视频发给医护人员微信群方便随时浏览；⑤护士采用启动指征评估患者，符合启动指征者立刻实施康复运动，实施过程中采用暂停指征监测患者；⑥改良测量工具，提高信效度；⑦设计适合机械通气患者下床活动的多功能病号服和专用早期离床活动助行车，解除患者离床运动的障碍。

研究对象和方法　以某三甲医院ICU机械通气的106例患者作为研究对象，采用非同期临床对照研究设计，2019年5～7月的患者为对照组，2019年8～12月的患者为试验组，比较进行证据临床转化后，两组患者早期康复运动人次率、离床运动人次率、巴氏指数评分、患者出ICU时机械通气时间、ICU住院时间等指标。

研究结果　经过半年的变革，在12条审查指标中，3条指标临床依从性为100%，5条指标临床依从性0%，4条指标临床依从性13.33%～79.68%；机械通气患者早期康复运动人次率从49.8%上升到74.1%，离床运动人次率从5.0%提高到15.2%。试验组($n_1=61$)的机械通气时间减少，ICU住院天数显著减少，生活自理能力巴塞尔指数得分提高，与对照组($n_2=45$)相比，差别有统计学意义。

效果评价　综合ICU成人机械通气患者早期康复运动护理证据与实践存在较大差距，通过证据临床转化，尤其是运动方案和流程的制定和实施，促进了ICU机械通气患者早期康复运动的开展，尤其是实施的规范性得到提高。在实施过程中，研究场所的管理层高度重视和积极参与，ICU医护人员对项目的积极动员、高度热情，是有力的促进因素。另外，该ICU医护患的有效沟通、充分把握健康教育的沟通时机，照护者积极配合、对安全管理的高度重视是证据转化成功的重要情境因素。项目实施者充分挖掘可用资源，启动新型实用创新设计，如设计多功能病号服、机械通气患者离床活动辅助车，极大地方便了机械通气患者离床活动，成为该项目的另一个创新点。

案例点评　该证据临床转化案例的临床问题明确，按照证据转化的模式，开展的每一个环节及技术路线清晰流畅，方法规范；证据转化的关键环节把握准确，将临床问题与最新证据、临床情境、专业判断和患者需求密切结合；通过组织领导力带动变革的文化，克服障碍因素，促进了 ICU 机械通气患者的早期康复运动；在系统层面上及实践者能力建设上开展系列变革，具有可持续性。

第三节 指南临床转化和应用的 MAGIC 体系

随着循证医学的迅速发展，基于系统评价和科学证据制定的临床实践指南资源更加丰富。为促进临床实践指南向临床转化和实施，2009 年挪威奥斯陆大学 PerOlav Vandvik 教授和加拿大麦克马斯特大学 Gordon Guyatt 教授共同提出建立一套快速、科学的临床实践指南制定和转化体系，并于 2016 年正式成立促进全球健康照护领域循证实践发展为宗旨的 MAGIC 体系(making GRADE the irresistible choice)。

一、MAGIC 体系产生的背景

随着循证医学迅速发展，以证据推荐分级的评估、制订与评价(grading of recommendations assessment, development, and evaluation, GRADE)为基础的证据转化理念逐步深入，临床实践指南越来越受到国内外的广泛关注。截至 2020 年 1 月，国际指南协作网(GIN)创建的全球最大国际指南数据库已经收录了 6 579 部来自世界各地不同机构和组织制订的多语种指南。陈耀龙教授的团队于 2018 年发表于《英国医学杂志》的文章指出，虽然中国临床实践指南的发表数量与日俱增，但存在着巨大挑战：由于指南制订的方法和质量参差不齐，导致推荐意见可信度不够；循证指南制订耗时长，导致临床医生和专业协会参与指南制订的可操作性受限及证据过时；指南更新不及时，导致最佳证据的使用和传播受限；指南推荐意见的使用情况不佳，导致临床实践与指南之间的巨大鸿沟。

解决这些问题的关键是建立一套快速、科学的临床实践指南制定体系，形成推荐意见的应用生态系统，以满足临床实践中对最新证据和推荐的需求。基于此，MAGIC 体系旨在快速实现临床实践指南和决策辅助工具的构建、传播和动态更新，以克服传统指南制定的质量参差不齐、周期长、更新不及时、传播受限、使用情况不佳等问题。

二、MAGIC 体系的构成

MAGIC 体系主要由 3 个关键系统构成。

1. 指南推荐快速制订体系

该体系是 MAGIC 体系的核心，提倡通过主要利益相关方（服务提供者、方法学专家、患者、医学期刊等）多方面合作，快速生成临床证据，形成可靠的指南推荐。该体系要求选择那些可改变临床实践的问题，短时间内快速完成临床证据合成和指南推荐意见（系统评价 45 天，指南推荐意见 60 天），并在可能改变实践的证据发表后 90 天内更新推荐意见和决策支持工具。例如，Bekking 等根据一项新发表的系统评价，快速制定了亚临床甲状腺功能减退激素疗法的指南，在 BMJ、MAGIC 网站上同步发表了证据总结、决策支持工具。目前 MAGIC 组织已与《英国医学杂志》（BMJ）达成合作，快速推荐的内容会在 BMJ 快速推荐合作项目发布。目前已发表的主题包括抗反转录病毒治疗妊娠合并艾滋病病毒感染、糖皮质激素治疗咽喉痛、皮肤脓肿切开引流术后抗生素的应用等。

2. 指南意见发布系统

该发布系统通过 MAGIC App 实现，以促进数字化和结构化的证据概要、指南推荐和决策辅助工具的创建、传播和动态更新，可实时查找和使用。对于指南推荐意见制定者而言，MAGIC App 提供了快速制定可靠指南的标准方法，并提供发布平台进行指南意见的传播；临床证据评价者可以使用 MAGIC App 创建和发布已有系统评价的证据概要；临床医护人员和患者可以使用 MAGIC App 上的指南推荐意见和证据概要，辅助临床决策。MAGIC 的结构化使其具有被整合进入电子病历系统的可能性，以实现证据到临床的无缝连接。

3. 证据生态系统

MAGIC 提出了要构建数据化可信的证据生态系统，并认为该系统是 MAGIC 体系的宗旨。证据生态系统强调，最佳证据应在开展原始研究及证据综合的研究者、推动证据传播、应用和效果评价的专业实践者之间，实现证据的有效传递，以促进证据的可持续循环，如图 2 - 2 所示。证据生态系统的可持续循环基于 5 项核心要素：①电子化结构化的数据；②可信的证据；③方法上的共识；④分享的文化和氛围；⑤工具和平台。这 5 项要素促进证据从原创性研究向临床实践不断流动，发现证据不足，整合相关证据并反哺和促进指南的制订，形成证据从生产、转化到使用的完整闭环，推动持续质量改进和科学决策。最佳证据需要在原始研究的研究者、证据合成的研究者、证据传播和证据应用的专业实践者之间无缝转化，以实现可持续循环，促进良性高效运作。

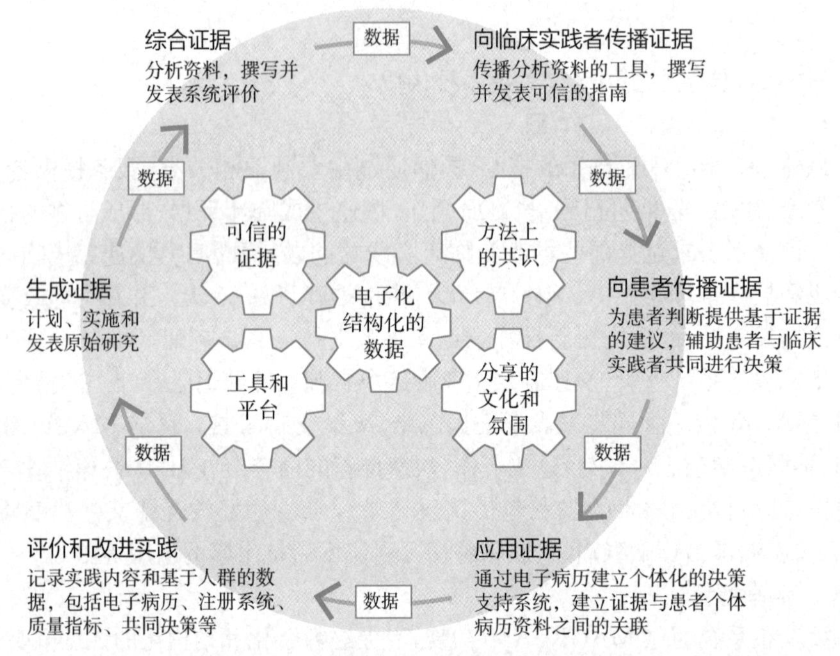

图 2－2 基于数据化可信的证据生态系统

（资料来源：Magic Project. The digital and trustworthy evidence ecosystem：personalisede health solutions to increase value and reduce waste in health care. http://magicproject.org/tools-research/the-evidence-ecosystem/）

在广泛合作的基础上，MAGIC 体系可以结合 GRADE 系统和最新的网络信息技术，采用直观的设计，开放和相互链接的数据化结构证据，最终实现 3 个关键系统的有效整合和链接。高质量临床证据的快速评价和指南推荐意见的快速制定、发布和应用，无疑会对全球临床医疗和卫生决策模式产生强有力的推动和发展。

综上所述，证据临床转化是一个系统化的生态过程，临床需要调整组织目标，优化内部的激励和评估机制，以推动开展符合最佳证据的临床实践。在证据临床转化过程中，需要持续地评估临床情景、系统的结构、资源和文化等影响因素。管理者应注意在临床实践中营造循证实践文化氛围，指导、支持参与最新证据应用一线实践者，将现有最佳证据纳入实践流程，开展证据更新的培训和质量审查，推动临床质量的持续改进。

（胡　雁）

参考文献

[1] 成磊,冯升,胡雁,等.我国循证护理实践中证据应用概念模式的构建[J].护理学杂志,2019,3,77-82.

[2] 葛向煜,胡雁,徐建鸣,等.研究者管理者实践者协作性循证实践工作模式[J].护理学杂志,2015,32(4):23-25.

[3] 顾莺,胡雁,张玉侠,等.儿科外周静脉留置针维护的最佳证据应用[J].护理学杂志,2014,29(15):52-55.

[4] 胡雁,郝玉芳.循证护理学[M].第二版.北京:人民卫生出版社,2018.

[5] 胡雁,周英凤,邢唯杰,等.推动证据临床转化(一):促进健康照护领域科学决策[J].护士进修杂志,2020,35(7):606-610.

[6] 胡雁,周英凤,朱政,等.通过循证护理实践,促进护理知识的转化[J].护士进修杂志,2015,30(11);961-963.

[7] 卢芳燕,李茜,金静芬,等.肝胆胰外科短期留置和早期拔除导尿管的最佳证据应用[J].中华护理杂志,2018,53(6):650-655.

[8] 张霞,付贞艳,王雨,等.促进机械通气患者早期康复运动的循证实践[J].中华急危重症护理杂志,2020,1(4):341-346.

[9] 周英凤,胡雁,顾莺,等.促进基于证据的最佳实践,持续改进临床质量[J].护理研究,2016,30(12B):4432-4434.

[10] 朱政,胡雁,周英凤,等.构建数据化和可信的证据生态系统:首届全球循证高峰论坛报道[J].中国循证医学杂志,2017,17(12):1378-1380.

[11] Bekkering GE, Agoritsas T, Lytvyn L, et al. Thyroid hormones treatment for subclinical hypothyroidism: a clinical practice guideline. BMJ, 2019, 365: l2006.

[12] Cheng L, Broome M, Feng S, et al. Taking root: a grounded theory on evidence-based nursing implementation in China [J]. Int Nurs Rev. 2018,65(2): 270-278.

[13] Chen Y, Wang C, Shang H, et al. Clinical practice guidelines in China [J]. BMJ, 2018,360: j5158.

[14] Damschroder LJ, Aron DC, Keith RE, et al. Fostering implementation of health services research findings into practice: a consolidated framework for advancing implementation science [J]. Implement Sci, 2009,4(1): 50.

[15] DiCenso A, Bayley L, Haynes RB. Accessing pre-appraised evidence:

fine-tuning the 5S model into a 6S model [J]. Ann Int Med, 2009,151(6): JC3-2, JC3-3.
[16] Jacobsen PB, Snyder CF. Improving pain assessment and management in routine oncology practice: the role of implementation research [J]. J Clinic Oncol, 2018,36(13): 1272-1274.
[17] Munn Z, Lockwook C, Mola S. The development and use of evidence summaries for point of care information systems: a streamlined rapid review approach [J]. World Evid-Based Nurs, 2015,14: 131-138.
[18] World Health Organization. Bridging the "Know-Do" gap: meeting on knowledge translation in global health. Retrieved September 25,2006, from http://www.who.int/kms/WHO_EIP_KMS_2006_2.pdf
[19] Zhu Z, Hu Y, Li HW, et al. The implementation and evaluation of HIV symptom management guidelines: a preliminary study in China [J]. Int J Nurs Sci, 2018,5(4): 315-321.

证据临床转化的理论模式

循证卫生保健作为21世纪医疗卫生保健领域的核心指导思想，旨在强调临床实践应以最新最佳证据为基础。为了推动研究成果向实践的转化，世界卫生组织（WHO）倡导应用循证医学的理念和方法加速知识转化，并将知识转化界定为“利益关联人群对知识进行整合、交换和应用，促进基于证据的干预措施在实践中被采纳，以提高卫生保健系统绩效和改善人群健康。”但研究成果的转化是一个系统复杂的变革过程，涉及循证实践的各个环节，如证据的临床适用性、采纳者的态度、卫生保健机构的组织特征、患者的意愿等，均会影响证据的成功应用。因此，为了更好地理解证据临床转化过程，明确各种要素之间如何相互影响，在证据应用过程中需要采用理论模式或概念框架作为指导，推动证据有效并符合伦理地转化，制定科学的变革策略及恰当的效果评价指标。

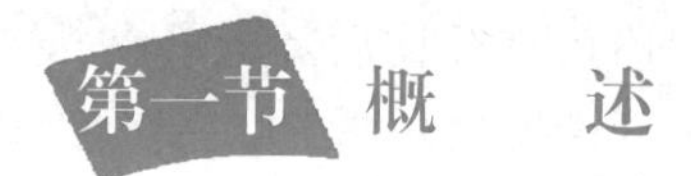

第一节 概述

理论、模式和概念框架3个术语常因为缺乏一致性的定义而被研究者混用，尽管它们在内涵上有所差异，但均可为推动证据向实践转化提供指导。

（一）理论、概念框架和模式

1. 理论

理论（theory），一般是以阐述特定现象或观点特征的概念构成的（Fawcett等，2001）。理论来源于对实践的反思，往往比较具体，可通过实践得以验证。根据其目的不同，理论可分为描述性、解释性和预测性理论3类。描述性理论是描述某种现象的性质、特征及品质；解释性理论是解释某种现象与其他相关现象的因果关系和内在机制；而预测性理论则是预测某种现象的各种特征或层面之间的关系。在推动证据向临床转化的过程中，理论可以为行动计划的制定、干预策略的构建、结局评价及推动理论的发展提供指导。由于证据实施的水平不同，变革者可采取针对不同变革水平的理论，指导其证据临床转化。如针对个体水平的实践变革，可采取社会认知理论（social cognition theory）、计划行为理论（theory of planned behavior）等，分析和预测个体行为在多大程度上影响证据被采纳。针对团队水平的变革，可采取社会网络理论（social network theory）、领导力理论（leadership theory）等，探讨团队成员之间，以及团队成员与其他成员之间的互动对实践变革的影响。针对组织水平的变革，可采取组织文化理论（organizational culture theory）、组织学习理论（organizational learning theory）等，有助于理解组织中的情景因素（如政策、文化、习俗等）对促进成功循证实践变革的影响。

2. 概念框架

概念框架（conceptual framework），也称为概念模式（conceptual model），是由一系列可整合为有意义观点的概念构成的，即对概念进行分门别类地组织，为概念之间的逻辑关系提供清晰的框架。概念框架应具有较好的内在一致性和可用性，如概念框架为特定现象相关理论要素的确定，提供一致性表述，有助于促进新理论的发展，识别相似理论之间的优势和劣势，指导开展研究并产生新发现等。在推动证据向临床转化过程中，概念框架可以为障碍因素和促进因素的评估及形成干预方案提供思路。

3. 模式

模式（model），是理论的具体呈现，通常由一系列被明确界定的概念组成，是反映概念间的联系、解释现象、陈述命题的抽象性、相关结构。虽然理论模式与概念框架经常被混用，但前者往往比后者更聚焦、更精确、更具体化。由于知识转化过程的复杂性，单一理论模式往往难以完整解释知识转化过程。因此，既往研究者从不同层面发展了多个理论模式，以指导和阐述知识转化的复杂过程，包括组织层面，如创新双元核心模式（dual core model of innovation）；社会科学层面，如知识驱动模式（knowledge-driven model）；研究应用层面，如 Stetler 模式、IOWA 研究应用模式等；健康促进层面，如变革准备度模式（readiness to change model）。

（二）理论模式在证据临床转化中的作用

证据临床转化是系统、科学、严谨的研究过程。理论模式可帮助决策者、研究者及实践者，在应用证据的过程中有计划地制定变革方案，科学地检索和评价证据，确保证据的质量；帮助研究者反思所采取的理论、模式或概念框架是否能有效促进证据向临床转化，明确证据转化过程中有哪些关键影响因素；反过来，也可进一步促进理论、模式及概念框架的发展和完善。因此，从证据临床转化的过程分析，循证实践理论模式有3大作用。

1. 评估障碍因素

证据临床转化的过程，本质上是一个实践变革的过程，变革必然会遭遇各种抵触。根据卢因的变革理论，只有当推动力大于阻碍力的时候，变革才会成功。因此，识别证据临床转化过程中的障碍因素是推动证据应用于实践、促进变革成功的关键。而循证实践理论模式则为证据临床转化过程中障碍因素的评估提供了指导。如渥太华研究应用模式提出，将研究应用于实践之前，首先应当评估证据应用的障碍因素和促进因素，可从3个方面评估，即以证据为基础的变革、潜在采纳者和实践环境。卫生服务领域研究成果应用行动促进框架（prometing action on research implementation in health service framework，PARIHS框架）认为，成功的循证实践取决于证据、组织环境和促进因素3者之间的功能状态，因此，可从这3个方面分析证据应用的障碍因素和促进因素。

2. 制定变革策略

制定适宜、科学的变革策略是推动证据临床转化的重要措施。循证实践理论模式可为变革策略的制定提供理论指导。变革策略的制定主要包括两种：基于障碍因素分析制定变革策略和基于现有证据制定变革策略。如知识转化框架（KTA）指出，针对临床实践中的问题，首先应明确障碍因素和促进因素，然后根据不同层次的障碍因素，选择、剪裁和制定相应的干预措施，包括个人、组织和环境层面的干预策略。而IOWA循证实践模式则指出，权衡现有证据、应用情景及可能的风险和收益后，如果有充分的证据支持变革，则发展实践变革方案，推动变革的开展。

3. 测量结局指标

循证实践旨在推动实践变革，而变革的可行性和有效性是衡量变革成功与否的评价指标。循证实践理论模式可为结局指标的选择和测量提供思路和指导。如渥太华研究应用模式指出，应从患者、实践者和系统3个层面评价变革的影响和效果；而IOWA循证实践模式则指出，从结构、过程及结果3个层面对实践变革的效果进行评价，具体包括实践变革对组织环境、实践者、患者及成本等方面的影响。

（三）如何选择合适的理论模式

推动研究成果转化的理论模式有上百种，如何选择科学、有效的理论模式指导证据转化，成为研究者和实践者面临的挑战。既往研究者从理论模式的内在构成及外部应用提出了以下6个评价标准，可以作为选择合适理论模式的依据。

（1）稳健性（robust） 指该理论模式的构建应有理论依据，构成理论模式的各概念应清晰明确。研究者可以从以下几个方面判断理论模式的稳健性：该理论模式是否针对特定学科领域？该理论模式的构建者是否在该领域具有较高的影响力？该理论模式的发展过程是否清晰透明？该理论是否有实证基础？

（2）逻辑性（logical） 指该理论模式的内部一致性，各个概念之间应有清晰的逻辑关系。可以从以下两个方面判断理论模式的逻辑性：该理论模式中涵盖的所有概念的阐述是否具有一致性？所有概念之间的联系是否具有逻辑性？

（3）普适性（generalizable） 指该理论模式的外部一致性。理论模式的表达应简洁，适用于不同的研究领域。可以从两个方面判断理论模式的普适性：该理论模式是否简洁但仍能囊括所针对的特定现象？该理论模式是否能运用到所关注的领域？

（4）验证性（testable） 指该理论模式经过实践运用和验证，有研究和数据支持其有效性和可用性。可以从以下 3 个方面判断理论模式的验证性：该理论模式是否已验证所提出的假设或观点？是否有实践数据支持该理论模式？该理论模式是否能运用到不同方法学中？

（5）有用性（useful） 指该理论模式能够对开展研究提供指导。可以从以下两个方面判断理论模式的有用性：该理论模式是否有助于研究者理解所要研究的问题？该理论模式是否有助于发展研究方案？

（6）适宜性（appropriate） 指该理论模式应适合特定的研究目的。可以从以下两个方面判断理论模式的适宜性：该理论模式是否适合研究的目标人群？该理论模式是否适合具体的研究情景，包括实践环境和证据转化的主题。

第二节 常用的理论模式

遵循逻辑性、适用性、有效性及适宜性 4 项原则，选择 7 个比较常用的促进证据向临床转化的理论模式进行介绍，为研究者开展证据临床转化提供思路、框架和指导。

一、渥太华研究应用模式

渥太华研究应用模式（Ottawa model of research use，OMRU）是由加拿大渥太华大学 Logan 和 Graham 通过文献回顾及对变革过程的反思，以变革理论为依据，于 1998 年提出（Logan 等，1998），2004 年及 2006 年对该模式进一步更新，旨在为研究成果应用及促进实践变革提供框架和指导，如图 3-1 所示。

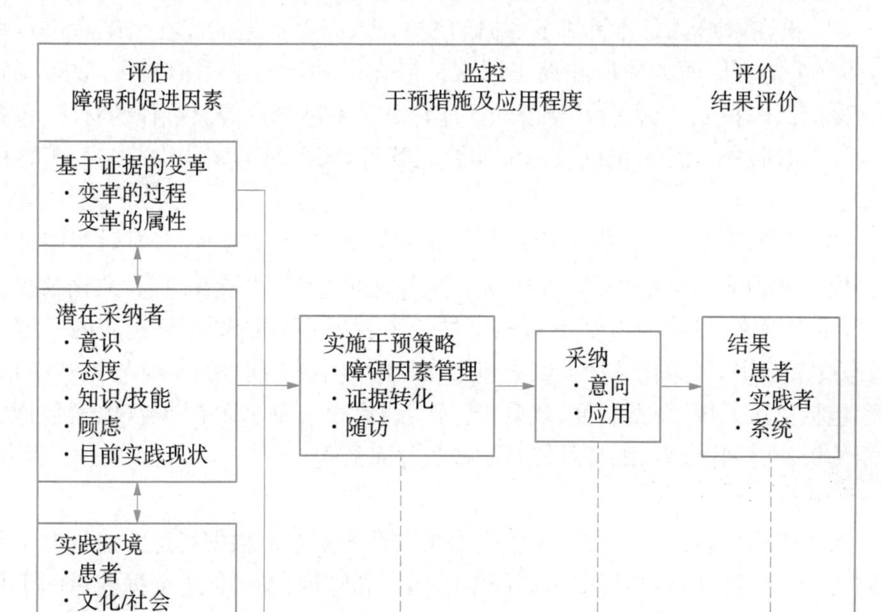

图 3-1　渥太华研究应用模式

（资料来源：Graham I & Logan J. Innovations in knowledge transfer and continuity of care. Can J Nurs Res，2004，36(2)：89-103）

（一）主要内容

渥太华研究应用模式强调研究成果的应用过程包括基于证据的变革、潜在实践者、实践环境、干预措施、变革采纳和结果评价 6 个关键要素。该模式认为研究应用是一个动态、互动的过程，包括 3 个阶段：评估、监控和评价。

1. 评估

应用于实践之前，首先应当评估研究应用的障碍因素和促进因素，从 3 个方面进行评价，即基于证据的变革、潜在采纳者和实践环境。既可采用定量方法（如对潜在采纳者进行调查），也可以采用定性方法（如关键知情人、焦点小组访谈等），以确定哪些因素会阻碍或促进证据在实践中的应用。

（1）基于证据的变革　该模式强调研究应用是一个变革的过程。变革应以研究证据为基础，根据特定的情景，结合专业人员的判断，将研究结果以政策、程序、指南或其他易于转化为实践的工具等形式，即根据特定情景对研究结果不断地裁剪,以促进证据的转化。

(2) 潜在采纳者　开展基于证据的变革前,应对证据的潜在采纳者进行评估,明确采纳者层面的障碍和促进因素。潜在采纳者包括医护人员、政策制定者、管理者、医护人员、患者甚至公众。应评估其对变革内容及过程的看法,包括态度、知识、技能、习惯、偏好及目前实践现状等,明确目前实践现状与变革之间的差距。

(3) 实践环境　指证据应用的特定情景。在证据应用前,需要对实践环境进行促进和阻碍因素的评估,可从以下5个方面评估,即患者因素、文化及社会因素、组织因素、经济因素及不可控事件。患者因素包括患者对疾病的了解程度、态度及知识等;文化及社会因素包括当地的政治、文化、习俗、领导力等;组织因素包括决策系统、规章制度、政策、现行实践流程及专业标准;经济因素包括可利用的资源、医疗设备、酬金系统及法律支持系统等。

2. 监控

第二阶段是发展干预方案及监控干预方案的实施。根据特定的情景对干预措施进行针对性裁剪,通过对阻碍因素的控制和管理、发展促进证据转化的干预实施策略、定期随访,及时识别证据应用过程中的问题,确保潜在采纳者对变革的认识符合其期望值,并通过持续监控,确定现行的干预策略是否需要修改或增加新的措施,以提高实践者采纳证据的意愿,直至真正被采纳。

3. 评价

第三阶段是评价证据应用的效果和影响。可通过现场调查、质量审查、临床数据分析、经济学分析或证据实践者访谈等方法,评价证据应用对患者、实践人员及系统的影响。

(二) 应用现状

渥太华研究应用模式关注研究应用过程,为推动基于证据的变革提供了普适性和综合性的框架,适用于推动不同层面的变革,包括个体、团队、机构、系统层面等,目前已被广泛应用于临床,指导研究证据向实践的转化。如1999年,开展了基于证据的压疮皮肤管理(Logan等,1999),验证该模式指导证据转化的有效性。2004年,该模式应用于新生儿院内转运管理的循证实践中(Hogan等,2004)。2016年,复旦大学护理学院朱政等以渥太华研究应用模式为指导,基于课题组构建的《艾滋病症状管理临床护理实践指南》,开展了针对艾滋病患者症状管理的循证实践(朱政等,2016)。2017年,张晓菊等以渥太华研究应用模式为指导,在障碍因素和促进因素评估的基础上,开展了针对经外周置入中心静脉导管(PICC)置管的循证实践项目(Xiaoju Zhang等,2017)。

尽管该模式在整体上清晰地呈现了证据应用的过程，但整体呈线性结构，未能体现证据应用的动态、循环过程。因此，研究者在采纳该模式时，应当了解证据转化是动态变革的过程，需要持续评估变革内容、采纳者及实践环境，同时对干预措施及证据应用进行持续的监控，对变革结果进行持续的评价。此外，该模式也未考虑到变革的持续性，对如何持续的变革缺乏描述。因此，在应用该模式指导不同情境的变革时，应注意克服这些局限性。

二、知识转化框架

知识转化框架（knowledge-to-action framework，KTA 框架）源于 2004 年加拿大卫生研究所（CIHR）资助的一个理论研究项目，该项目旨在分析多学科计划变革的理论模式。Graham 和 Logan 研究团队在全面检索文献的基础上，对 1983～2006 年发展的 31 个计划变革理论进行了系统分析，以此为理论依据，于 2006 年构建了知识转化框架，如图 3-2 所示。

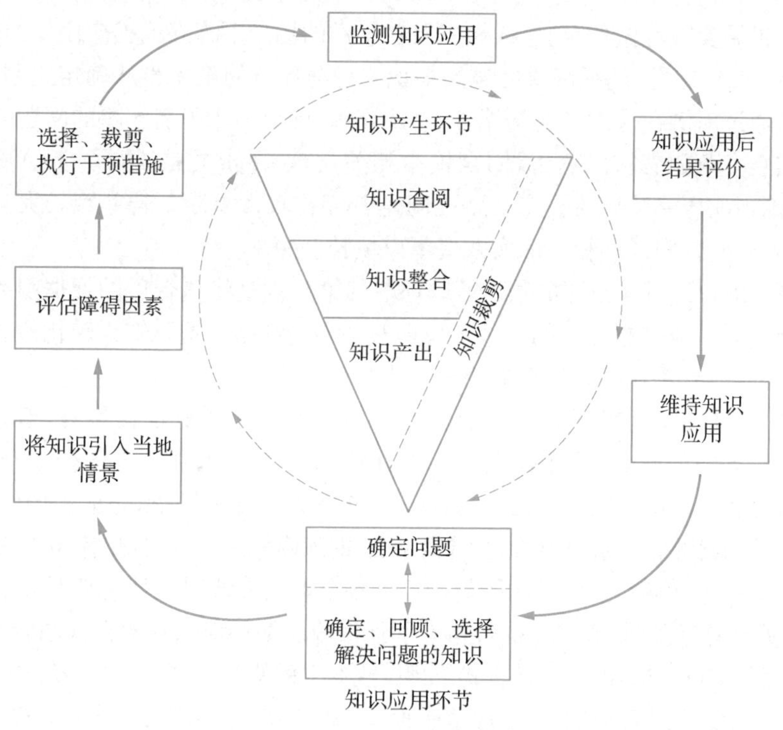

图 3-2 知识转化框架

（资料来源：Graham ID，Logan J，Harrison MB，et al. Lost in knowledge translation：time for a map. J Contin Educ Health Prof，2006，26(1)：13-24）

(一) 主要内容

KTA 框架主要由知识产生和行动两个环节组成。

1. 知识产生环节

知识产生环节包括知识查阅、知识整合和知识产出 3 个步骤。知识产生的过程可看作倒置的漏斗，顶部为各种类型的知识，特点是信息量大，未经梳理且质量参差不齐。因此，需要采用科学严谨的方法系统地整合知识，形成有用的知识产品。由此可见，知识产生环节是一个"因地制宜"、不断裁剪的过程，从知识查阅到知识产品的形成，通过对知识科学的梳理和整合，从漏斗的顶端向下层层筛选、裁剪(tailoring)，知识不断地得到提炼，最后形成最有效、最符合利益相关人群需要的知识产出。

2. 行动环节

行动环节是在计划行动理论指导下，促进整合后的知识向实践转化的变革过程。该环节包括 7 个步骤，可以按顺序进行，也可以同时进行。知识产生环节可以融入知识应用环节的各个步骤中，为实践变革提供理论依据。知识应用环节旨在指导实践者做什么、怎样做以及在怎样的场景下开展证据应用。

(1) 确定问题，选择解决问题的知识　行动环节的第一步从确定问题开始。研究者通过对潜在采纳者的访谈、问卷调查等，确定临床亟需解决的问题并评估开展实践变革的需求。然后，回顾检索相关文献、评价文献质量并汇总研究结果，明确当前研究结果与临床实践之间是否存在较大差距。若差距较大且临床变革需求强烈，则开展相应的实践变革以填补差距。

(2) 将知识引入当地情景　行动环节的第二步是将整合后的证据引入特定的临床情景。应根据具体的实践环境剪裁和调整证据。这是知识转化过程中至关重要的一步，旨在提高证据的临床适用性。

(3) 评估障碍和促进因素　证据应用的成功与否受到证据本身、潜在采纳者和实践环境的影响。因此，行动环节的第三步，应当识别来自证据本身(证据的有效性和临床适用性)、潜在采纳者(个人的态度、知识、技能、习惯和偏好等)和实践环境(文化因素、组织因素、经济因素等)的障碍因素及可利用的促进因素。

(4) 选择、剪裁、执行干预措施　行动环节的第四步是在明确障碍和促进因素后，研究者应选择、剪裁和执行相应干预措施。如针对来自潜在采纳者个人的障碍因素，进行反馈式沟通、教育式干预以改变个体的态度，提高知识和技能；针对组织和环境层面的障碍因素，则应争取管理层的支持，适当增加实践者的权限并提高实践者的决策参与度。根据实践者的反馈，研究者需及时调整和裁剪干预策略。

(5) 监测知识的应用　干预措施一旦实施，应对证据应用进行过程监测，包括证据应用的范围、证据的临床适应性、干预措施的有效性、是否出现新的障碍因素，以及是否需要制定新的干预措施等。

(6) 知识应用后的结果评价　证据应用后，应进行阶段性的结果评价，通过定性或定量的方法评价证据转化对实践者、患者及系统 3 个方面的影响。证据应用可分为 3 种形式：概念性应用(证据应用于临床以改变采纳者的态度和观念)、工具性应用(证据应用改变采纳者的行为，以改善临床实践，提高患者健康结局)及策略性应用(将证据作为工具，以证明实践行为的合理性，提高自身能力并获取一定利益)。研究者应当根据不同的证据应用形式制定不同的效果评价计划。

(7) 维持知识应用　行动环节的第七步是维持知识的持续应用。影响证据持续应用的障碍因素可能与初始阶段不同，因此研究者应定期了解实践者的反馈，制定促进证据持续应用的干预策略，提高实践者对证据的依从性，保障证据应用的持续性。知识应用是动态的循环过程，对于尚未解决的问题或新出现的问题，应当进入下一个循环过程。因此，行动环节是循环动态的过程，7 个步骤相互作用，并受知识产生环节的影响。

(二) 应用现状

KTA 框架包含了知识产生和应用的动态过程，强调根据情景调整知识，根据预期变化维持和强化知识的应用，即知识产生者(科研人员)和知识应用者(实践者)合作、互动，形成一个整体，体现了从知识产生到应用的完整循环，为知识向实践的转化提供了清晰的概念框架。目前，KTA 框架已被广泛应用于众多领域的循证实践中。如结直肠手术患者术后快速康复(Mcleod 等，2015)、癌症放化疗患者口腔黏膜炎的预防和管理(顾艳荭，2014)等项目，均以 KTA 框架为指导开展循证实践。KTA 框架为开展循证实践变革提供了简明、流畅的理论框架，为研究者和实践者获取证据及促进证据向实践的转化提供了清晰的步骤和思路。

作为指导知识转化的概念框架，KTA 框架也存在一定的局限性。首先，KTA 框架对证据应用过程每一环节的细化描述，在一定程度上限制了研究者和实践者的灵活使用，容易导致实践者机械地按照其步骤，简单地进行知识转化，知识应用环节可能会遇到反复和循环又缺乏清楚的阐述。在采用 KTA 框架指导实践变革时，研究者除了按照 KTA 框架的步骤来设计变革的计划，特别注意，应当根据具体的实践环境制定针对性的干预策略，以保证干预策略的有效性。其次，KTA 框架强调在知识产生和应用两个环节中研究者与实践者的合作。但在实践中，实现两者之间的合作与互动是非常具有挑战性的。因此，建议研究者和实践者构建有效的合作模式。研究者不仅起到提供证据内容的作用，也是制定和监控临床变革计划的重要参与人员;实践者不仅起到执行和反馈变革过程的作用,也可参与到知识获取的过程中,以促进知识产生和知识应用的交叉和融合。

三、JBI 循证卫生保健模式

JBI 循证卫生保健模式(JBI model of evidence-based healthcare)如图 3-3 所示。

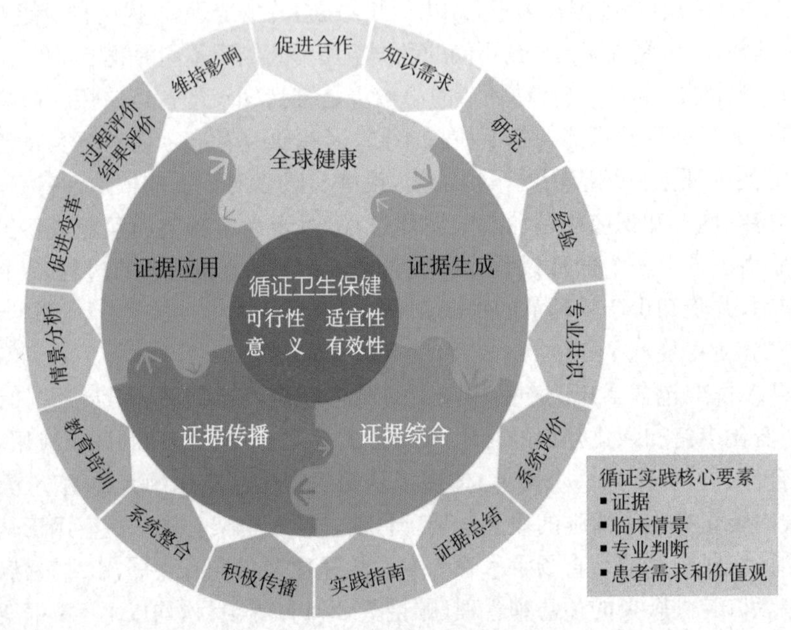

图 3-3 JBI 循证卫生保健模式

(资料来源:Jordan Z, Lockwood C, Aromataris E, et al. The updated JBI model for evidence-based healthcare. Joanna Briggs Institute, 2016)

(一) 主要内容

该模式阐述了循证卫生保健的过程及相关变量之间的逻辑关系,认为循证实践是临床决策的过程,其核心内容包括最佳证据、临床情景、患者的需求和偏好,以及卫生保健人员的专业判断。基于该模式,循证实践包括 4 个步骤:证据生成、证据综合、证据传播及证据应用。

为了弥合知识转化和证据应用之间的差距,JBI 循证卫生保健研究中心于 2005 年开展了基于证据的临床质量审查项目,并开发了促进证据应用的临床质量管理工具——临床证据实践应用系统(practical application of clinical evidence system, PACES)。借助 PACES,推动临床专业人员依据现有的最佳证据,结合临床判断及患者的需求及偏好做出临床决策，并通过证据引入实践（getting research into practice，GRiP）系统分析证据引入实践的障碍因素，发展有效的应对策略，促进开展基于证据的最佳实践，不断改进临床质量。基于证据的临床质量审查包括3个步骤：界定最佳实践、测量与比较及实施变革。

1. 界定最佳实践

该阶段主要是确定质量改进的主题，研究者根据自己的专业领域结合临床需求及现状，确定具体的临床问题，作为质量审查的切入点；根据JBI的证据总结界定最佳实践，制定质量审查指标。审查指标应尽量涵盖结构、过程及结果层面，以全面评价临床实践现状及最佳实施状况。

2. 测量与比较

选择审查场所及审查对象，与所选主题相关的人群，包括医生、护士、患者、患者家属等，均可以作为质量审查的对象。确定资料收集方法，制定核查表，并开展基线审查。计算在临床实践中审查指标的执行率，然后分析和比较，明确目前临床实践现状及存在的问题。

3. 实施变革

JBI循证卫生保健中心采用GRiP系统指导审查者，分析推动最佳实施过程中可能遇到的障碍因素，并发展可利用资源，促进实践变革。然后，采用与基线审查相同的方法开展第二轮审查，评价每一条审查标准执行率是否改善，并分析原因，进入下一轮循环。

（二）应用现状

在澳洲政府的资助下，JBI循证卫生保健中心于2005年启动了基于证据的临床质量审查培训项目，并率先在老年照护领域内实施。自2006年开始，该项目扩展到整个卫生保健领域，并将培训拓展到全球30多个国家。目前，在JBI的PACES系统中已经收录了400多条临床质量审查题目，涵盖了老年、肿瘤、心血管、慢性病、重症、助产、儿科、肾脏疾病、康复等18个领域的健康问题，为卫生保健人员开展临床质量改进提供了证据、方法和工具支持。在中国，复旦大学JBI循证护理合作中心是最早在护理领域开展基于证据的临床审查及对护理人员开展培训的机构。从2010年起，与澳大利亚JBI循证卫生保健中心合作，在复旦大学中山医院最早启动了3项基于证据的临床审查项目，即ICU重症患者眼睛护理（郑文燕等，2012）、老年住院患者跌倒预防及提高ICU护理人员手卫生依从性。

尽管JBI循证卫生保健中心开展的基于证据的临床审查，给护理人员提供了将证据应用到实践中的结构化思路和方法，但也存在一定的局限性。首先，

JBI仅以其证据资源库JBI COnNECT+(即循证照护和治疗临床在线网络)的证据总结作为证据来源,并将其审查指标发布在PACES系统中,这限制了未订购该资源库用户的使用。其次,PACES系统虽然给护理人员提供了在线工具,但也容易导致实践者机械地按照其操作步骤,简单地进行证据应用,形式大过内容。此外,在推动证据应用后如何维持证据的持续应用,也缺乏系统阐述。因此,研究者在采纳JBI循证卫生保健模式开展证据转化时,应注意克服这些局限性。

四、PARIHS框架

PARIHS框架由伦敦皇家护理学院研究所的Kitson于1998年提出,并于2011年修订。该框架的核心观点认为,循证实践行动的成功与否取决于证据水平及性质、证据应用的组织环境和证据转化为实践的促进措施3大核心元素,如图3-4所示。2016年基于该框架实践应用的反馈,Kitson等将PARIHS由原

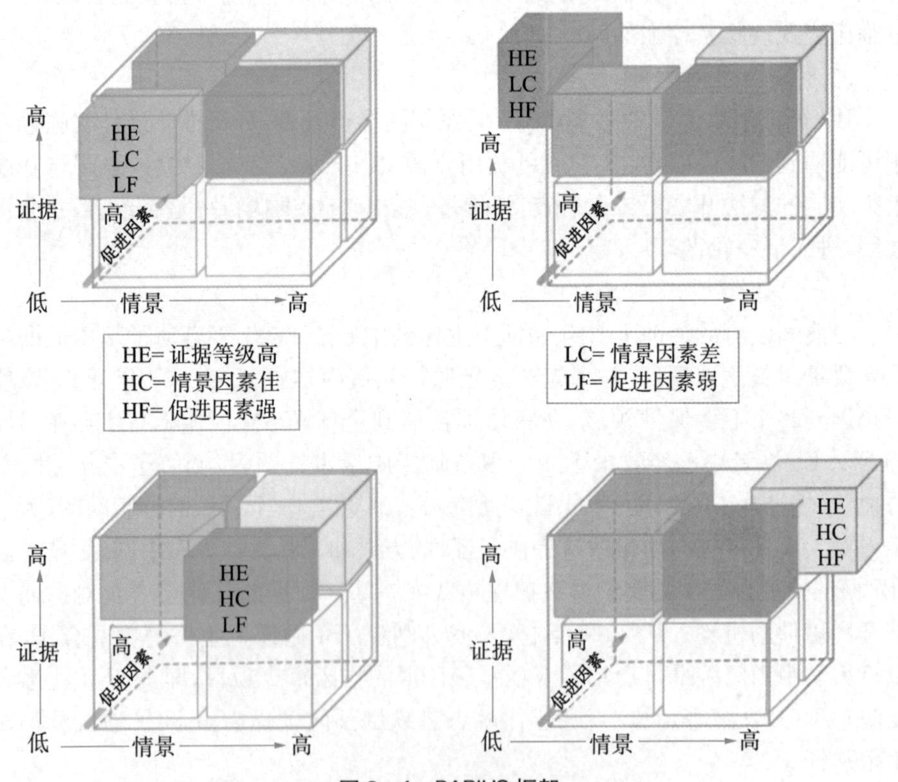

图3-4 PARIHS框架

(资料来源:Kitson A, Harvey G, McCormack B. Enablingthe implementation of evidence based practice: a conceptual framework. Qual Health Care, 1998,7(3):149-158)

来的三维立体框架改为螺旋线形结构(i-PARIHS),并对核心概念内涵进行了重新界定,如图 3-5 所示。

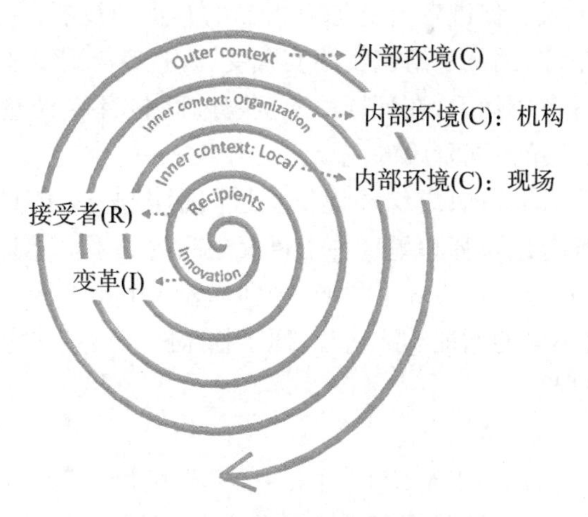

图 3-5 i-PARIHS 螺旋线形框架

(资料来源:Kitson AL, Harvey G. Methods to succeed in effective knowledge translation in clinical practice. J Nurs Scholarsh, 2016,48(3):294-302)

(一)主要内容

1. PARIHS 框架

PARIHS 多维框架源于 SI=f(E, C, F)等式。其中,SI(successful implementation)为证据的成功应用;E(evidence)为证据;C(context)为证据实施的组织环境;F(facilitation)为促进因素;f(function)为证据、环境以及促进因素3者之间关系的功能状态。

(1) 证据 PARIHS 框架认为,证据是多元的,包括研究证据、临床专业人员的经验、患者和照护者的经验以及当地的数据和信息。因此,PARIHS 框架强调临床决策应依据科研证据,结合专业人员的实践经验、患者需求和偏好,同时考量当地的医疗和文化背景、相关的数据和信息资料。

(2) 组织环境 是指证据实施时的机构和环境,涵盖多项亚元素,包括组织文化、领导力及评估机制。PARIHS 框架认为,学习型组织、分权决策、良好的上下级关系是善于接受实践变革的组织文化,变革型领导、角色职责明确、有效的团队合作、良好的组织结构,以及善于激励员工等,是有利于实践变革的领导力类型。而有利于实践变革的评估机制应能够通过多种途径、收集全面信息,对系统、团队及个体等多个层面进行有效的绩效评价，并建立良好的反馈机制。

(3) 促进因素　即促进循证实践开展的途径和方式，包括促进者自身特点、角色定位及促进方式。促进者自身拥有恰当的知识和技能，在证据转化为实践的过程中可推动个体、团队及组织实施实践变革，并参与到实践变革中。促进者在过程驱使而非任务驱使下，在证据引入实践过程中，不断调整自身的角色及促进方式，满足实践变革不同阶段的需求。

以上 3 个元素，即证据、组织环境及促进因素构成 PARIHS 的三维立体框架(矩阵)，清晰、充分地解释和呈现各个要素之间的关系，E、C、F 分别为矩阵的长、宽、高，以中心点分割形成 8 个象域，分别代表 3 个元素从高级到低级的不同组合，适用于各种不同的循证实践情境，便于临床医务人员在应用过程中比照并做出决策和预测结果。

2. i-PARIHS 框架

在 2016 年修订后的 i-PARIHS 框架中，核心概念等式修订为 $SI=Fac^{n}(I+R+C)$。其中，SI 仍然为证据的成功应用；Fac(facilitation)为促进；I(innovation)为变革；R(recipient)为接受者；C(context)为组织环境；n 次方根为“促进”这一核心元素的作用触及变革、接受者和组织环境的各个层面。更新后的框架强调“证据”是嵌入变革中的多维元素，而“促进”为活性元素，通过评估、调整并整合入其他 3 个概念结构中，促进证据成功应用于实践。

(1) 促进　使个人、小组或团队有效合作以实现共同目标的过程。促进作为证据应用的活性元素，可激活概念框架中任何其他元素，各种促进因素和促进者都是推动证据应用的驱动力。i-PARIHS 确定了 3 种促进者角色，包括新手型促进者、经验型促进者和专家型促进者。

(2) 变革　是循证实践项目的核心或内容，强调证据的特征将影响其在不同环境中的传播和应用，因此，需要对证据适当裁剪，以适应特定情境。证据的来源、临床适用性、变革的创新性、可能遇到的障碍因素、变革结果的可测量性等，都会影响变革的实施。

(3) 接受者　新增加的核心元素，是指直接参与实践变革并受影响的利益关联人。接受者对变革的认知、态度、信念、时间、资源等，会对变革的实施产生影响。

(4) 组织环境　分为内环境(包括现场环境和组织机构环境)和外环境。在 i-PARIHS 螺旋线形结构中，由内向外依次为现场环境、组织机构环境、外部环境。内环境的领导力、文化氛围、操作流程等，以及外环境中的卫生政策、法律法规等，都会影响变革的实施。

修订后的 i-PARIHS 框架更系统、全面地阐述了证据临床转化的复杂过程及影响因素。“变革”作为需要改变和创新的内容，“接受者”作为参与整个证据应用过程的人群，位于螺旋线形结构的最中间；内部环境和外部环境作为影响变革实施的“组织环境”，则位于螺旋线形结构的外层；而“促进”作为活性元素，则位于螺旋线形结构之外，可影响概念框架中的其他元素。

（二）应用现状

PARIHS 框架充分考虑了证据应用过程中的 3 个核心要素，为研究者在不同情境下推动证据临床转化提供了指导性框架，已被广泛应用于社区保健、儿童保健、围术期护理、精神疾病护理等领域。2011 年，Brown 等针对老年患者疼痛管理，以 PARIHS 框架作为指导，评估开展循证实践在组织、环境层面的障碍因素；Balbale 等于 2015 年针对耐甲氧西林金黄色葡萄球菌预防，也以 PARIHS 框架为指导，评价指南在脊髓损伤中心的实施效果；顾莺等于 2018 年针对婴儿先天性心脏病营养风险筛查及评估，也以 PARIHS 框架为指导，在评估证据应用场所的循证实践准备度及障碍因素的基础上，推动指南的推荐意见应用到临床实践中。

由于 PARIHS 框架中 3 个元素的关系并不清楚，且缺乏具体的方法学指导；对核心概念的概况性描述限制了实施者对该框架的具体应用，导致该框架在实践应用中的可操作性较差。而更新后的 i-PARIHS 框架的有效性和对实践的指导意义尚需要更多的研究证实。

五、CAN-IMPLEMENT

CAN-IMPLEMENT 是由加拿大 Queen 大学护理学院及癌症研究合作中心于 2012 年发展的指南整合和应用工具包（Harrison 等，2012）。该工具包借鉴了国际 ADAPTE 协作网提出的指南整合方法——ADAPTE 方法，并将指南整合与应用融入到了 KTA 框架中，并进行了重新梳理，如图 3-6 所示。

（一）主要内容

CAN-IMPLEMENT 依据 KTA 框架，分为知识产生和知识应用 2 个环节，以及明确实践问题、制定解决方案和评价及维持证据应用 3 个阶段。知识产生环节包括知识查找、知识整合和知识产出，即第一阶段，对现有证据进行检索、评价和选择整合为指南；知识应用环节是知识向实践转化的变革过程，即第二阶段和第三阶段，将整合后的指南引入具体的临床环境中，监测和评价指南应用的过程，并维持上述应用和变革。

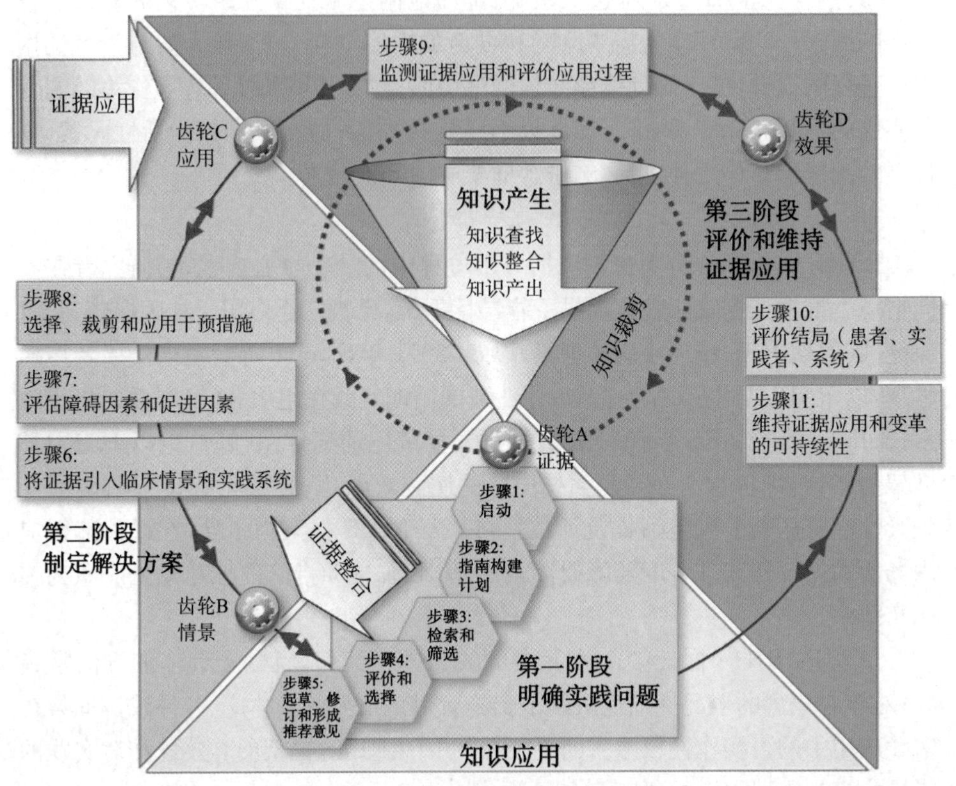

图 3－6 CAN-IMPLEMENT

（资料来源：Harrison MB and van den Hoek J（for the Canadian Guideline Adaptation Study Group）. CAN-IMPLEMENT：a guideline adaptation and implementation planning resource. Ontario：Queen's University School of Nursing and Canadian Partnership Against Cancer，2012）

1. 明确实践问题

第一阶段是明确实践问题，主要是指南的整合，包括以下 5 个步骤。

（1）启动　工作小组明确指南整合的目的和主题。

（2）计划　明确指南的范围，采用 PIPOH [P（population）表示目标人群；I（interventions）表示干预措施；P（professionals）表示专业人员（患者），也就是指南使用者；O（outcome）表示证据临床转化的结局，包括患者结局、系统结局、实践者结局；H（health care setting）表示指南应用的情景] 模式界定指南涵盖的健康问题，通过初步检索现有的指南，确定指南整合的可行性；成立指导委员会和工作小组，明确其在指南整合过程中的职责，确定达成共识的方法和过程，然后撰写指南整合工作计划。

(3) 检索与筛选　全面检索与主题相关的指南，并补充查找相关的系统评价、卫生技术评估报告和研究论文，并按照纳入及排除标准对检索结果进行筛选。

(4) 评价和选择　严谨地评价纳入的文献，包括评价其方法学的严谨性、证据的时效性、推荐意见和证据的一致性、推荐意见的可接受性和可应用性，然后提交指导委员会和工作小组进行选择与决策。

(5) 起草、修订与发布　工作小组撰写指南初稿，经过反复内部评审和修订后，邀请未参加指南整合的利益相关者进行外部评审，最后形成指南终稿，并制定更新计划。

2. 制定解决方案

第二阶段构建解决方案，主要是促进第一阶段整合的指南应用于当地情景并构建实践方案，包括以下 3 个步骤。

(1) 将知识引入当地情景　确定指南应用的机构，构建指南应用核心团队，明确所需的资源，获得参与者的支持，制定指南应用计划。然后，正式和非正式地调查收集信息，确定临床实践和最新推荐意见之间的差异，并进行差距分析。

(2) 评估障碍和促进因素　评估指南应用过程可能遇到的障碍和促进因素。从指南角度，应评估指南中推荐意见的特征、推荐意见与临床常规之间的兼容性、推荐意见的复杂性、变革的相对优势等；从使用者角度，了解实践者的行为和实践现状，了解患者的认知和期望等；从实践环境角度，评估组织机构的规章制度、临床环境的硬件设施、医务人员的工作负荷等。此外，经济、文化、社会等因素也会促进或阻碍指南的应用。

(3) 选择和裁剪干预策略　在确定障碍和促进因素后，应选择和裁剪促进指南应用于当地情景的干预策略，包括障碍因素管理、运用知识转化策略和随访策略。

3. 评价和维持指南应用

第三阶段为指南应用、评价和维持。

(1) 监测指南应用及评价应用过程　指南应用小组应构建有效的评价机制，实时评价指南应用的效果。

(2) 评价结局　指南应用小组可从结构、过程及结果 3 个层面，评价指南应用对组织机构、患者、实践者、费用等方面的影响。

(3) 维持指南应用和变革的可持续性　变革的维持是指南应用的难点，可通过流程、规范等促进实践行为的固化，将推荐意见嵌入到实践常规中，便于持续应用。

(二) 应用现状

CAN-IMPLEMENT 将指南整合和指南应用融合在一起，以 KTA 模式为指导，为推动指南的应用提供了思路和方法。此外，CAN-IMPLEMENT 发展的一系列工具包，也为指南的整合和指南应用提供了具有可操作性的资源支持。因此，CAN-IMPLEMENT 为研究者和实践者提供了完整的指南整合和应用的资源与方法。该工具包发布以来，已被应用到多项指南的整合及推动指南应用的研究中。2003 年，加拿大安大略儿科肿瘤团队以 CAN-IMPLEMENT 作为指导性框架(Dupuis 等，2003)，系统检索现有证据，汇总了预防儿童癌症患者因抗肿瘤药物治疗引起的急性恶心和呕吐的推荐意见，为实践者提供证据来源。2018 年，该工具包被复旦大学循证护理中心汉化引入到中国。傅亮等于 2018 年以 CAN-IMPLEMENT 为指导框架，对恶性肿瘤患者心理痛苦相关的指南进行整合并推动指南的应用。2021 年，浙江大学医学院附属第二医院崔念奇等也以 CAN-IMPLEMENT 为指导性框架，针对重症患者身体约束，在系统检索现有指南的基础上，对指南进行整合和改编，并推动指南的临床应用。

六、复旦循证护理实践路径图

复旦循证护理实践路径图由复旦大学 JBI 循证护理合作中心主任胡雁教授及其团队，在多年循证护理理论及实践研究的基础上于 2015 年提出(胡雁等，2015)，是中国首个循证护理实践路径图，如图 3-7 所示。该路径图在知识转化的大背景下，充分考虑中国国情和临床实践环境，聚焦证据临床转化的证据综合、证据传播和证据应用的全过程，构建了适用于中国护理学科现况和实践情形的证据临床转化路径图。

(一) 主要内容

该路径图指出，循证护理实践是一个不断循环的过程。针对实践问题获取证据，促进证据传播并推动证据在实践中的应用，并进行效果评价，对存在的问题转入下一个循环或开展原始研究。该路径图将循证护理实践分为以下 4 个环节。

1. 证据综合

循证护理实践的第一个环节是证据综合。首先从临床情景分析出发，结构化地提出护理问题。可采用 PICOs、PECOs、PICos 模式将临床问题结构化(P 即研究对象，I 即干预，C 即对照，O 即结局，s 即研究类型，E 即暴露因素，I 即研究关注的现象，Co 即研究所处的情景)。来自干预性研究、观察性研究、质性研

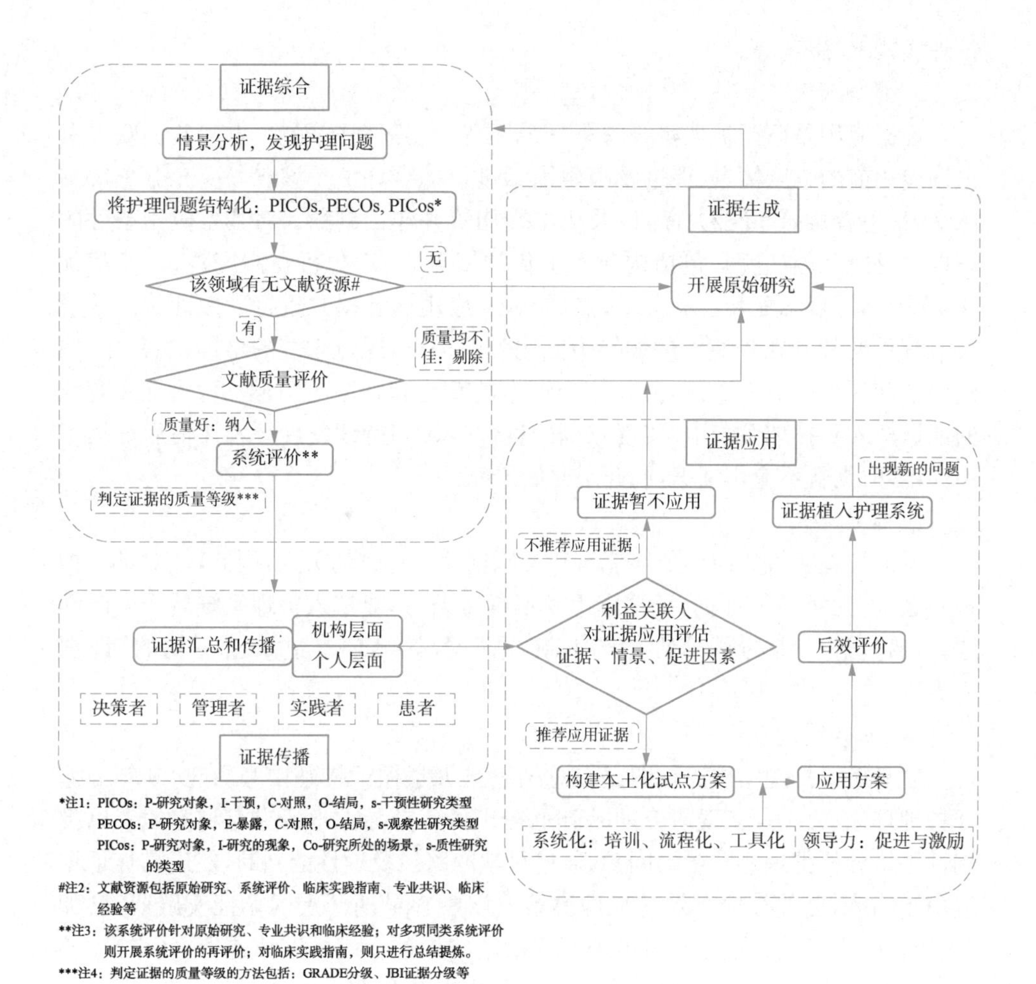

图3-7　复旦循证护理实践路径图

（资料来源：胡雁，周英凤，朱政，等.通过循证护理实践促进护理知识转化.护士进修杂志，2015，30(11)：961-963）

究、专业共识、专家经验的结果，均可通过方法学质量评价，判定是否是严谨的证据，并通过系统评价进行证据综合。若无相关证据或缺乏高质量证据，则应开展原始研究。若存在高质量证据，则转入下一个环节。

2. 证据传播

第二个环节是传播证据。采取有效的方法促进证据在机构层面和个人层面的积极传播，如构建临床实践指南、证据总结、循证实践方案、开展教育培训等。证据传播的对象是临床实践中的利益关联人群，包括决策者、护理管理者、临床护理实践者、患者等。

3. 证据应用

证据应用是循证护理实践的第三个环节。在证据应用前，由利益关联人对证据应用前的临床情景、促进及障碍因素进行综合评估。该阶段应充分考虑临床情景、患者意愿、专业判断，以及成本费用等并作出判断。对具备应用条件的证据，应推荐试点应用，包括构建本土化的试点方案，分析在制度建设、流程优化、人财物等资源配套上的要求；然后，试点应用该证据并进行后效评价。该阶段尤其重要的是在强有力的领导力激励和促进下，通过系统的培训、流程化、构建评估和评价工具等方式，真正实现证据的转化和临床应用；最后，将证实有效的证据植入到护理系统中，实现系统的良性运转和持续发展。若评估后证据可用性不好，则暂不应用证据，或开展原始研究。

4. 证据生成

循证护理实践的前3个环节与开展原创性研究密切关联，因此，针对某一护理问题，若无可用的证据、证据应用尚不具备条件，或植入护理系统后产生新问题，应通过进一步的科学研究产生新的证据，该循环又进入新一轮的“证据生成”。

（二）应用现状

复旦循证护理实践路径图是在总结复旦大学循证护理中心历时10年的循证护理理论、方法及实践研究的基础上提出的。指导护理研究者和实践者以批判性思维分析护理实践中的问题，通过科学的路径及理性的判断，促进最佳证据应用于临床，促进科学有效的护理决策。该中心早期开展的循证实践研究，如“老年住院患者跌倒预防临床护理实践指南的构建及应用”（成磊等，2011）、“预防气管插管非计划拔管的循证实践研究”（葛向煜等，2015）、“儿科住院患者用药差错预防临床护理实践指南的构建与应用”（杨红红等，2015）等课题，均遵循该路径图，针对某一临床问题，汇总现有的最佳证据，并构建指南或循证实践方案，促进证据传播，推动证据在临床实践中的应用。这些研究证实了该路径图具有较强的可操作性。但另一方面，该路径图过于细节化的描述可能会限制使用者的灵活使用。因此，研究者和实践者在采纳该路径图时，可将科学的研究方法创造性地应用到证据综合、传播和应用阶段，避免按照其步骤简单、机械地转化。

七、基于证据的持续质量改进模式图

基于证据的持续质量改进模式图由复旦大学JBI循证护理合作中心于2017年提出（周英凤等，2017）。该模式图以持续质量管理PDCA循环原则为指导，遵循循证护理的理念和业务流程管理思路，将循证护理实践的理念与持续质量改进相融合，旨在为推动证据应用、促进临床质量持续改进提供思路和方法，如图 3-8 所示。

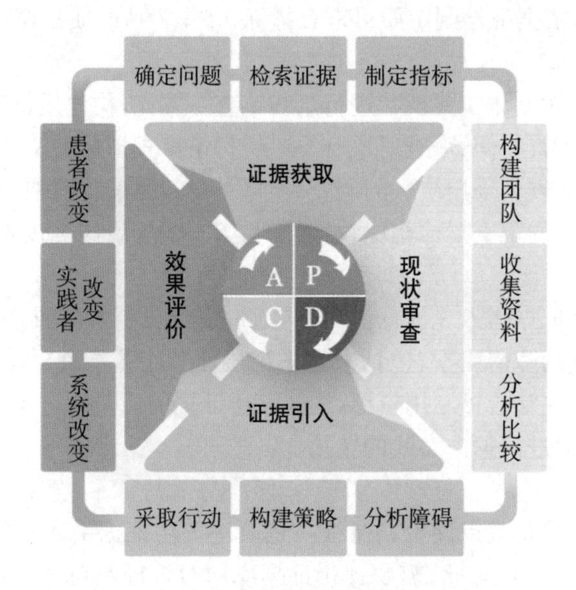

图 3-8　基于证据的持续质量改进模式图

（资料来源：周英凤，胡雁，顾莺，等．基于证据的持续质量改进模式图构建．中国循证医学杂志，2017，17(50)：603-606）

（一）主要内容

该模式图的核心是，将循证理念融入到持续质量改进中。将持续质量改进的全过程分为 4 个阶段（证据获取、现状审查、证据引入及效果评价）、12 个步骤，阐述了针对临床实践中的问题，科学地检索及评价现有的证据，并制定基于证据的质量审查指标；通过现状审查，明确实践与证据之间的差距；通过对具体情境的障碍因素分析，构建针对性的策略，推动证据向实践的转化，缩短实践与证据的差距；最后，通过对证据应用后的效果评价，明确证据应用对系统、实践者及患者的影响；将存在的问题转入下一个循环，不断推动临床护理质量持续改进。

1. 证据获取

第一阶段，研究者或实践者通过临床情景分析，根据临床现状及需求确定具体的临床问题，采用 PIPOST 模型将临床问题结构化；依据证据的 6S 模型从证据顶端开始检索;根据检索到的文献类型,采用不同的质量评价工具进行严谨的质量评价,确保证据真实、严谨、可靠。然后,评价证据的可行性、适宜性、临床意义及有效性[即证据的 FAME 属性(feasibility, appropriateness, meaningfulness, effectiveness)],依据证据制定质量审查指标,并作为持续质量改进的标准。

2. 现状审查

第二阶段是对临床实践现状进行基线审查。首先,构建质量改进团队,确定质量改进场所、审查时间、审查对象、样本量、每条审查指标的资料收集方法和工具;由经过培训的人员采用统一的调查表收集资料,明确目前临床实践现状及存在的问题;与制定的审查指标相比较,明确临床实践与最佳实践的差距。

3. 证据引入

第三阶段是证据引入。证据应用前,通过情景分析确定推动最佳实践实施过程中可能遇到的障碍因素,包括来自系统层面和个人层面的障碍因素。根据障碍因素的分析并整合可利用资源,构建基于证据的质量改进策略和实施方案。然后,采取行动促进证据向实践的转化。

4. 效果评价

最后一个阶段是效果评价。持续质量改进关注证据引入对系统、实践者和患者 3 个层面的影响,因此,需要评价证据应用对管理及对系统资源的影响,对实践者的影响及对患者的影响。

通过以上 4 个阶段,针对临床实践中的问题,推动证据临床转化,将发现的问题纳入下一个循环。如此循环往复,不断推动证据应用与最佳实践的实施,促进临床护理质量持续改进。

(二) 应用现状

该模式图将循证理念融入到护理人员最常用的持续质量改进中,搭建了证据和实践之间的桥梁,为实践者将证据融入临床实践、促进临床护理质量持续改进提供了框架和流程。在复旦大学循证护理中心于 2016 年开展的"证据转化与临床应用工作坊"中,该模式图作为模式框架(周英凤等,2016),指导证据应用项目的开展。目前已被广泛应用于症状管理、围手术期管理、导管管理、血管通路管理、安全管理等领域,指导临床实践人员以某一具体的临床问题作为切入点,通过证据获取、现状审查、证据引入到效果评价,帮助护理人员遵循证据,科学决策,促进临床护理质量持续改进。

但该模式图过于流程化的描述仍然有可能限制护理人员在证据应用中的灵活性和创造性。因此,研究者和实践者在采纳该模式时应避免机械性照搬,避免证据应用形式大过内容。此外,应将严谨的研究思路和方法融入到每一阶段中,如基线审查阶段样本量的计算、资料收集方法和工具的选择、障碍因素分析的方法等，以提高基于证据的持续质量改进的科学性和规范性。

（周英凤）

参考文献

[1] 顾艳荭. 癌症放化疗患者口腔黏膜炎预防和护理的循证实践研究[D]. 复旦大学，2014.

[2] 胡雁，周英凤，朱政，等. 通过循证护理实践促进护理知识转化[J]. 护士进修杂志，2015，30(11)：961-963.

[3] 周英凤，胡雁，顾莺，等. 基于证据的持续质量改进模式图构建[J]. 中国循证医学杂志，2017，17(50)：603-606.

[4] 朱政，胡雁，鲍美娟，等.《艾滋病临床护理实践指南》临床应用效果研究[J]. 中国循证医学杂志，2016，16(5)：505-509.

[5] Dupuis LL, Boodhan S, Holdsworth M, et al. Guideline for the prevention of acute nausea and vomiting due to antineoplastic medication in pediatric cancer patients [J]. Pediatr Blood Cancer, 2013，60：1073-1082.

[6] Fawcett J, Watson J, Neuman B, et al. On nursing theories and evidence [J]. J Nurs Scholarsh, 2001，33(2)：115-119.

[7] Harrison, M. B. and van den Hoek, J. The Canadian Guideline Adaptation Study Group. CAN-IMPLEMENT：a guideline adaptation and implementation planning resource[R]. Ontario：Queen's University School of Nursing and Canadian Partnership Against Cancer，2012.

[8] Hogan D, Logan J. The ottawa model of research use：a guide to clinical innovation in the NICU[J]. Clin Nurs Specialist Journal, 2004, 18(5)：1-7.

[9] Logan J, Graham ID. Toward a comprehensive interdisciplinary model of health care research use [J]. Science Communication, 1998，20：227-246.

[10] Logan J, Harrison MB, Graham I, et al. Evidence-based ulcer practice：the Ottawa model of research use [J]. Ca J Nurs Res, 1999，31(1)：37-52.

[11] Mcleod R, Aarts M-A, Chung F, et al. Development of an enhanced

recovery after surgery guideline and implementation strategy based on the knowledge-to-action cycle [J]. Ann Surg, 2015,262: 1016 - 1025.

[12] Xiaoju Zhang, Zhenqi Lu, Yan Hu, et al. Evidence-based implementation of peripherally inserted central catheters (PICCs) insertion at a vascular access care outpatient clinic [J]. Worldviews Evid-Based Nurs, 2017,14 (2): 163 - 167.

第四章

证据临床转化的选题及问题构建

循证实践是将公开报道的研究结果进行组织、整理、评价、整合、分类、遴选和有效利用，以解决临床实践问题为最终目的的科学程序。研究结果转化为临床实践平均需要 17 年，因此有越来越多的研究聚焦于缩小研究与实践之间的差距。这种趋势也推动了证据临床转化向实施科学的快速发展，“采用科学的方法，将研究结果和其他循证实践系统地纳入临床实践中，从而提高卫生服务的质量和有效性。”

第一节　概　述

选题和问题构建是开展证据临床转化研究的第一步。如何选择有价值的证据临床转化问题，什么问题属于证据临床转化的范畴，如何将临床问题转化为证据临床转化问题，是研究者和临床实践者经常会提出的疑问。证据临床转化的选题及问题来源于临床实践，应具备临床价值，并有可能通过循证解答问题，指导临床实践，提高护理质量。

一、提出证据临床转化问题的重要性

证据临床转化强调以高质量证据为基础，并以临床实践中特定的、具体的、结构化的护理问题为出发点，注重终点指标，将来自科研的结论与临床实践技能、知识和经验、患者需求相结合，做出临床护理决策并实施，进行后效评价和质量管理。正确构建证据临床转化问题可在短时间内找出当前的最佳证据。实施证据临床转化的首要步骤就是找出证据和临床之间的差距，明确并构建可回答的问题。因此，明确并构建既有临床意义又可回答的证据临床转化问题是战略性决策，贯穿证据临床转化的全过程。只有发现证据和实践的差距，并将证据临

床问题转化为结构化、具体化的问题，才可能进行结构化的检索证据。问题太大太泛，难以实施证据临床转化。

二、提出好的证据临床转化问题的基础

一个好问题的提出，是具备丰富的理论知识和临床经验相关的医学科研方法学、社会学、心理学知识和较强的责任心的专业人员，以最大限度地服务于患者、提高护理质量为最终目的而自发的思考。如果不善于观察和思考，就难以挖掘出相应的临床问题。开展证据临床转化时，护士必须具备对临床问题的敏感性，这与丰富的临床经验和熟练的临床技能密切相关。有丰富经验和实践技能的护士往往能够应用其临床技能和以往的经验，判断患者个体或群体的健康状况、所面临的问题、需求和喜好、干预活动的潜在益处等，并为患者和家庭提供其需要的信息。需要注意的是，一个好的临床问题并不一定是一个好的证据临床转化问题。临床问题来源于临床实践、文献阅读和专业思考；而证据临床转化问题虽然来源于临床问题，但需要在临床问题的基础上进一步提炼，并使其具体化、结构化。例如，"如何预防 ICU 患者的呼吸机相关性肺炎?"是一个临床问题，但不是一个好的证据临床转化问题。因为这样的临床问题涉及面太广，难以进一步聚焦开展专题检索。应将问题具体化、结构化，即把临床问题转化为证据临床转化问题。

三、证据临床转化问题的选题原则

对证据临床转化而言，问题主要来源于临床护理实践的需求。而对于机构或组织实施的证据临床转化，问题既可直接来自临床实践，也可来自护理质量评估中发现的不足。这类问题很可能是目前证据与临床实践中差异较大、需求较大的内容，具有重要的临床相关性。证据临床转化问题的选题有 3 项原则，即实用性、创新性和证据的可用性。

(一) 实用性

开展证据临床转化的目的是将现有最佳证据系统地纳入到临床实践中，改变目前的临床实践内容。其目的有别于以验证干预措施疗效和有效性为最终目标的一般干预性研究。证据临床转化中的干预措施是已通过原始研究验证有疗效的措施。所以，证据临床转化的选题应更侧重于实用性，选题应来源于应用场景中的临床需求，以解决临床实践中存在的关键问题。在选题过程中应思考研究者所在临床情景中存在哪些实践问题，什么是迫切需要解决的实践问题。

需要护士根据一定的原则来对这些问题进行取舍和排序，初步确定优先问题。应该考虑如下因素：①明确哪个问题对患者的生命健康最重要、最能改善患者当前不良结局，痛苦最小；②护理学科发展的哪些问题与临床护理工作的关系最大，最能改善护理效果，最能节省护理资源的消耗，最能提升护理价值；③目前临床护理实践中哪些问题与证据推荐内容差异性最大？④研究者擅长且在护理中有重要意义的研究领域和问题中，哪些问题最有临床研究价值、最有兴趣？

（二）创新性

虽然证据临床转化是应用已证明有疗效的干预措施，但仍然应考虑研究的创新性。证据临床转化通常使用复杂干预等措施，这类干预广泛应用于护理学、心理学和公共卫生领域。复杂干预不同于单一药物干预，通常由多种干预措施组合，或是由单一干预措施构成，但其影响因素较多。复杂干预是真实世界中最常见的干预方式。在真实世界中，患者群体、干预强度和频率、措施的协同效应、治疗方式等因素都是临床随机对照试验中不可能完全涵盖的。因此验证某种干预措施的外部真实性（研究结论的外推性）和有效性，亦可作为研究的创新性。在选题过程中需要思考，是否已发表过基于相同人群、相同干预措施的证据临床转化，如果存在人群和干预措施相似的研究，研究者所在的应用情景是否有其特殊性。

（三）证据的可用性

有可用的证据，是开展证据研究的最基本条件。为了更好地改善临床结局，提高患者的生活质量，研究者应关注临床证据的特征，即证据的等级性、多元性、情景相关性和动态变化性，选择高质量且贴合具体临床情景的证据。

四、证据临床转化选题的路径

并非所有临床问题都能开展证据临床转化研究，为了厘清选题方法，本章将证据临床转化选题的思考路径分为以下 4 个步骤，如图 4-1 所示。

第一步：鼓励研究者根据临床具体情景确定证据临床转化的“兴趣点”。此时的“兴趣点”可以是初步的实践构想、实施措施，也可以是较为模糊和笼统的策略。

第二步：初步检索指南网站，如英国国家卫生与临床优化研究所（NICE）、美国指南网（NGC）、复旦大学循证护理数据库等，确认是否有可用的证据支持选题。如果没有证据支持，建议回到第一步重新确定证据临床转化的选题。

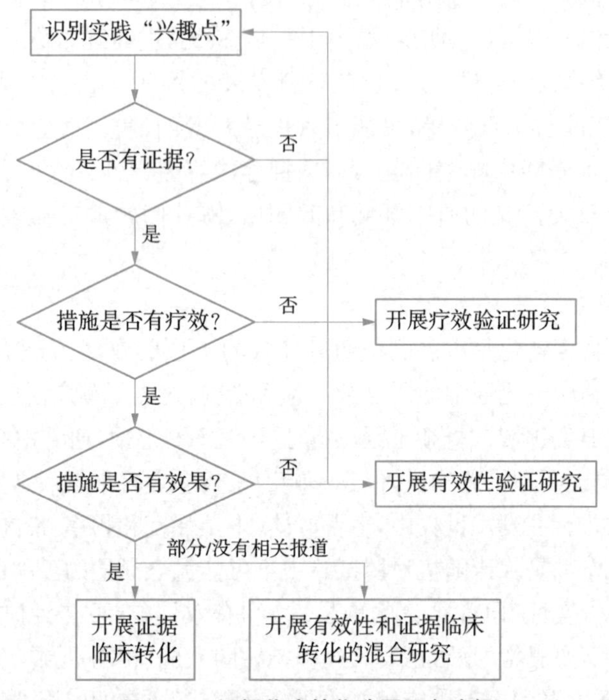

图 4-1　证据临床转化选题思考路径

第三步：当确定有证据支持选题时，应考虑实施措施是否有疗效。若所有实施措施在既往的研究中，在严格控制和理想随机化的条件下(如临床药物试验)仍不能改善临床结局时，应考虑放弃该项证据临床转化，重新确定选题。若没有研究聚焦于疗效的评价，则应开展随机对照试验，进一步验证干预措施的疗效。

第四步：当确定实施措施有疗效，应考虑实施措施是否在真实世界研究中依然有效。真实世界研究是指患者全免费的前瞻性随机对照研究以外的所有研究。与随机对照试验相对，真实世界研究更贴近临床实践的具体情景，其结果更能反映实施策略的真实效果。如果真实世界研究显示，所有实施措施对所有结局指标均无作用，则该选题没有应用价值，应重新选题。若既往没有研究聚焦于验证实施措施在真实世界中的有效性，或部分结局指标显示无效，则可以开展有效性和证据临床转化的混合型研究。若已有相关研究验证了实施策略在真实世界的有效性，则可以开展证据临床转化。

第二节　证据临床转化问题的构建

证据临床转化的第一步，是提出一个可以回答的临床问题，并进一步转化为结构化的证据临床转化问题。证据临床转化的问题应具有一定的构成要素，从而保证循证的顺利实施。

一、提出结构化的证据临床转化问题

开展证据临床转化的关键是将临床问题转化为结构化的证据临床转化问题。结构化的证据临床转化问题与证据检索、设定证据纳入和排除标准等有着直接关联。错误的结构化问题会导致证据检索遗漏，以及证据临床转化的策略和实施内容不清晰等一系列问题。证据转化问题不同于临床问题。一般来说，临床问题分为背景问题和前景问题。背景问题通常是比较普遍的疾病特征和干预措施等方面的临床问题，主要与病因、病理生理特征或预后等相关，如什么是静脉溃疡，病理生理特征如何。这类背景问题的答案通常可以在教科书找到。前景问题是只能通过现有的最好的研究来回答关于诊断、评估或患者治疗，或是理解患者健康问题的意义或预后等问题。例如，加压治疗对促进静脉溃疡愈合有效吗？通过这样的问题来找出治疗静脉溃疡最有效的方法。证据临床转化问题是以解决临床实践中的问题为最终目的，提出问题的基础必须有证据支撑，并且是结构化的。

（一）PIPOST 模型

目前最经典的循证问题构建的方法是 PICO 模型，已广泛应用于医学、护理学和公共卫生领域中，使研究者能够通过构建一个结构化、简明和准确的循证问题，快速指导开展系统评价。但对于证据临床转化而言，诸多关键要素如实践者、证据临床转化场所和证据的种类，并不能在 PICO 模型中体现。复旦大学循证护理中心提出的 PIPOST 模型可较好地阐述证据临床转化中的关键要素，已被国内学者广泛采用。

（1）P（population）证据转化和临床应用的目标人群　可以是患者，也可以是卫生系统中的专业人员，取决于证据的目标对象。例如，“病房医生和护士可以采取哪些措施降低癌症化疗患者口腔黏膜炎的发生”，其证据临床转化的目标人群为癌症化疗患者；“什么措施可以提高 ICU 护士交班内容的准确性和速度”，其目标人群为 ICU 护士。

(2) I(intervention)干预措施　通常是复杂干预。研究者通过选题时的检索，可以初步明确证据临床转化策略中包含的部分内容，这些内容需要罗列在结构化的证据临床转化问题中。例如，“如何对胃肠道手术患者术前管理减少住院时间”，经过初步文献查阅，确定干预措施为“术前肠道准备相关的措施包括不行常规灌肠清洗，术前 6 小时禁食，2 小时禁水，2 小时静脉输注 10% 葡萄糖 200 ml 等”。

(3) P(professional)证据转化过程涉及的多学科相关专业人员　通常是指卫生系统的专业人员，如护士、医生、麻醉师、社工等。能够帮助研究者明确参与证据临床转化的主体和其他利益相关者，以组建跨学科团队，克服由于职责和分工不同所带来的障碍。

(4) O(outcome)证据转化产生的结局　证据临床转化的结局是多样化的，需要描述以下 3 类结局指标：①系统结局，卫生系统中因引入新证据后造成的改变，如流程和规范的改变、新增患者健康教育材料、修改护士培训项目的内容等。②实践者结局，实践者自身因证据引入造成的知识和行为方面的改变，如证据引入前后护士对证据的知晓率、接受度和执行率等。③患者结局，因新证据引入造成的直接和间接结局的改变。其中，直接结局指标是与干预措施最相关的主要结局指标，如“癌症疼痛管理”的直接结局指标是患者疼痛。除了直接的主要结局指标外，也可以增加次要的间接结局指标，如患者生活质量、满意度等。

(5) S(setting)对证据应用场所的情景分析和与证据之间的差距分析　证据临床转化研究强调临床情景，不同的证据临床转化场所使用的策略、遇到的障碍和促进因素都不相同。因此，在问题构建的阶段需要明确证据临床转化的场所，如“某三甲医院普外科病房”。

(6) T(type of evidence)证据类型　证据具有等级性、多元性、情景相关性和动态变化性，所以在证据临床转化研究中应选择位于证据金字塔顶端的证据资源，如指南、证据总结和系统评价。只有在指南、证据总结和系统评价中找不到相关的证据，才考虑纳入原始研究，避免将低质量的原始研究结论纳入证据临床转化研究中。

PIPOST 问题构建实例

临床问题　在某三甲医院 PICC 门诊，专科护士采用什么 PICC 导管固定相关证据可以减少导管连接处的移动，并预防导管脱落，但不影响对穿刺部位的评估、血液循环和药物的输注？将临床问题转化为结构化的 PIPOST 证据临床转化问题的步骤如下。

P：PICC 置管患者。

I：PICC 导管固定相关证据，包括 PICC 导管固定装置的选择、辅料的选择、穿刺部位的保护等。

P：PICC 专科护士。

O：①系统结局，PICC 置管和固定流程的改变、辅料及其他耗材的变更等；②护士结局，审查指标执行率的改变、PICC 固定相关知识的改变等；③患者结局：导管脱落率、患者满意度等。

S：某三甲医院 PICC 门诊。

T：指南和证据总结。

（二）PICOs 模型

在开展系统评价前应明确循证问题。一个理想的循证问题应包括下列 5 个要素：研究对象、干预类型或暴露类型、评价的结局和研究的设计类型。目前国际通用的模式为 PICOs 格式：

（1）P(population)特定人群　主要描述什么是目标人群，这类患者需要考虑的特征有哪些。

（2）I(intervention/exposure)干预措施或暴露因素　主要描述哪些是需要考虑的干预措施或暴露因素，也可能是预后因素或诊断性试验。

（3）C(control/comparator)对照组或另一种可用于比较的干预措施　主要描述要考虑什么比较或对照。当两种干预措施的效果进行比较或与两种或两种以上的诊断测试进行比较时，这个成分是非常必要的。但是，它在单纯的一个预后问题或是检查一种干预措施或诊断时则不实用。

（4）O(outcome)结局　描述感兴趣的结局是什么，找出循证问题所需要获得的证据。

（5）s(study design)研究设计　主要是限定研究设计的类型，可以针对性地找出循证问题所需要获得的证据。

二、构建证据总结的结构化问题模型

研究者可能会先构建研究主题相关的证据总结，此时会使用到一系列综合证据所用的结构化循证问题模型。基于多元化证据观的理念，护理领域中常用的不同类型循证问题的构建模型见表 4－1(朱政等，2017)。

表4-1 循证问题构成一览表

循证问题类型	问题构成
有效性评价	PICO
质性研究评价	PICo
成本与经济评价	PICO-Co
发病率和流行趋势评价	CoCoPop
诊断性试验评价	PIRD
病因和风险评价	PEO
文本和专家意见评价	PICo
混合性研究评价	PICO 或 PICo 或 PIRD 或 CoCoPop 或 PEO 或其他
系统评价再评价	PICO 或 PICo 或 PIRD 或 CoCoPop 或 PEO 或其他
系统文献范畴综述	PCC
证据应用	PIPOST

(1) 干预性评价的循证问题构成(PICO) 见 PICO-D 模型。

(2) 质性研究评价的循证问题构成(PICo) 质性研究系统评价是指针对体验、感受、观念等类型的研究问题,系统检索后纳入质性研究并对其评价、整合、分析并形成结论的过程。目的在于从研究对象的角度去了解与解释如行为、观点、态度和经验等现象。例如,参加药物试验患者的治疗体验是什么?某些糖尿病患者为什么不能如约来医院复诊?同样针对某种干预措施,质性研究的系统评价可从另外一个视角进行分析。例如,提供参与者对其接受程度和依从性证据,为深入了解患者感受和需求,为进一步开展定量研究提供深入的背景信息准备,弥补单纯定量研究的不足。构建质性研究系统评价的问题采用 PICo 模式。P(population)为研究对象或特定人群,主要描述是哪些研究对象,这类人群的主要特征是什么;I(interest of phenomena)为感兴趣的现象,主要描述拟研究的现象、体验或过程;Co(context)为具体情景,描述所处的具体情景有什么特点。如“参加临床药物试验的乳腺癌内分泌治疗患者治疗期间有哪些经历?什么因素影响了她们服药的依从性?”然后,转化为 PICo 循证问题:P 是内分泌治疗期间的乳腺癌患者,I 是患者的治疗依从性问题,Co 是这些患者参加临床药物试验这个现象。

(3) 成本与经济学评价的循证问题构成(PICO-Co) 成本和经济评估的目的是评价某一干预措施、干预过程或某一程序的成本和经济效益,为制定健康服务政策、新的卫生技术以及临床指南开发等提供卫生经济层面的决策依据。构建成本和经济评价的问题采用 PICO-Co 模式。P(population)为研究对象或特定人群，主要描述目标人群和主要特征；I(intervention)为干预措施；C(control/comparator)为对照组或另一种可用于比较和对照的措施；O(outcome)为结局指标；Co(context)为具体情景。如“在发达国家，非黑色素瘤患者使用莫氏显微手术的成本效率优于传统射频消融术吗?”转化为 PICO-Co 循证问题：P 是非黑色素瘤患者，I 是莫氏显微手术，C 是传统射频消融术，O 是成本效率，Co 是发达国家情景。

（4）发病率和流行趋势评价的循证问题构成(CoCoPop)　开展发病率和流行趋势评价的目的在于评价不同地理分布和小组之间疾病发病率的变化（如性别或社会经济地位），并评估疾病发生率（疾病发生的频率）和流行率（具有某种疾病人口的比例）的变化趋势，使政府、政策制定者、卫生专业人员和普通群众了解疾病的流行情况，为政策制定者在卫生保健规划和资源分配提供决策的依据。构建发病率和流行趋势评价的问题采用 CoCoPop 模式。第一个 Co(condition)为研究对象的状态，主要描述目标人群的健康状况、某种疾病、症状或某一个因素；第二个 Co(context)为具体情景；Pop(population)为研究对象或特定人群。人群的特征需要进行具体的阐述。如“中国女性围产期抑郁症的发病率和流行率是多少?”第一个 Co 研究对象的状态为围产期患有抑郁症的女性，第二个 Co 为中国，Pop 为围产期的女性。

（5）诊断性试验评价的循证问题构成(PIRD)　诊断性试验系统评价的目的是筛选和评价当前所有可得的具有特异性指标的检测证据，或评价多个检测方法的内容。因此，诊断性试验评价也是临床决策者做出诊断的最高级证据来源。构建诊断性试验评价的问题采用 PIRD 模式。P 为研究对象或特定接受试验的人群，主要描述目标人群和主要特征；I(index test)为待评价的试验，主要描述需要进行评价的试验；R(reference test)为参考试验，一般认为参考试验应是检验的金标准；D(diagnose of interest)为诊断结局，主要描述疾病、损伤或病理状况的结局。如“与人体测量学指标（身高及体重 Z 值）作为金标准相比，将 STRONGkids 量表用于先天性心脏病婴儿营养风险筛查是否具有较好的敏感性和特异性，可准确筛查营养风险高的患儿。”转化为 PIRD 循证问题：P 为先天性心脏病婴儿，I 为 STRONGkids 营养风险筛查量表，R 为人体测量学指标（身高及体重 Z 值），D 为高度营养风险的正确诊断。

（6）病因和风险研究评价的循证问题构成(PEO)　病因和风险评价的目的在于评估多种变量与结局指标之间的关联。例如，哪些人群容易患 1 型糖尿病?

1型糖尿病在哪些地区高发？什么因素和1型糖尿病有关？病因和风险评价不能确定变量与变量之间的因果关系，只能推断变量之间的相关性。开展病因和风险评价可以进一步了解卫生资源分配的情况，为卫生政策制定者提供决策的依据。构建病因和风险评价的问题采用PEO模式。P为研究对象或特定接受试验的人群；E(exposure of interest)为待评价的暴露因素，主要描述与结局相关的一个或多个因素；O(outcome of response)为结局，描述感兴趣的结局是什么。如“母亲在怀孕期间吸烟，是否会导致儿童童年肥胖的风险增高？”转化为PEO循证问题：P为儿童，E为母亲在怀孕期间吸烟，O为童年肥胖。

(7) 文本和专家意见评价的循证问题构成(PICo)　文本和专家意见评价的目的在于评估专家意见、政策和相关的材料，为从业人员与决策者提供实际的指导。专家的意见既可以与现有的证据相佐证，也可以在缺乏相关研究的情况下，独立作为证据进行补充。构建文本和专家意见评价的问题采用PICo模式。P为研究对象或特定人群，主要描述目标人群；I(intervention/phenomena of interest)为感兴趣的现象或干预措施，主要描述某个现象、体验、过程或具体的干预措施；Co(context)为具体情景。构建文本和专家意见评价问题并不需要包含每一个PICo要素，而是应根据研究的目的进行选择。例如，“在中国，哪些策略可以减少妇女怀孕和分娩死亡率？”转化为PICo循证问题：P为怀孕和分娩的妇女，I为减少死亡率的策略，Co为中国。

(8) 混合性研究评价的循证问题构成　由于护理学科广泛的特点，护理研究也具有复杂的特性。很多研究为了解释一个研究目的，采取了定量和定性相结合的方法。混合性研究就是在科研设计中包含一种完整的科研方法，同时又从另外一种次要的、不同的方法中引申额外补充的设计。混合性研究评价的目的在于评估这类混合性研究，综合多个混合性研究设计的结论。构建混合性研究评价的问题可以采用PICO、PICo、PIRD、CoCoPop和PEO模式。需要根据研究目的，采用以上任意一种或多种模式，也可以对模式中的要素进行组合使用。例如，“2型糖尿病患者的自我血糖监控与标准常规照护相比，对于改善患者血糖的有效性和提升积极的自我管理体验的最佳证据是什么？”转化为循证问题：P(population)为2型糖尿病患者，I(intervention)为自我血糖监控，C(comparator)为自我血糖监控常规照护，O(outcome)为血糖，I(phenomena of interest)为临床意义。

(9) 系统评价再评价中循证问题的构成　系统评价再评价是全面收集同一疾病或同一健康问题的治疗、病因、诊断、预后等方面的相关系统评价，是综合研究方法。开展系统评价再评价，综合特定领域内的系统评价，可解决该领域内矛盾或不相符的结论。构建系统评价再评价的问题可以采用 PICO、PICo、PIRD、CoCoPop 和 PEO 模式。其问题需要根据研究的目的和纳入系统评价的研究类型选择相应的模式。例如,“怎样的非药物干预措施可以管理老年痴呆患者的攻击行为?”转化为循证问题：P 为老年痴呆患者,I 为非药物干预措施管理患者的攻击行为。

(10) 系统文献范畴综述中循证问题的构成(PCC)　开展系统的文献范畴综述,可以确定一个领域中文献的数量和内容涵盖的范围,针对某一个概念,阐述这一概念的操作定义和内容边界。开展文献范畴分析可以进一步识别新出现的证据,并指导未来系统评价的选题。构建文本和专家意见评价的问题采用 PCC 模式。P 为研究对象或特定人群,主要描述目标人群,必须明确指出人群的特征或排除的标准;第一个 C(concept)为核心概念,必须具有一定的深度和范围;第二个 C(context)为具体情形,描述具体的情景是什么。构建文本和专家意见评价问题并不需要包含每一个 PCC 要素,应根据研究的目的进行选择。例如,“什么理论和框架可以指导医疗卫生机构中证据向实践转化?”证据转化为 PCC 循证问题：第一个 C 为应用理论和框架指导证据向实践转化,第二个 C 为医疗卫生机构。再如,“在接种 HPV 疫苗的人群中会产生什么神经学反应?”转化为 PCC 循证问题：P 为接种 HPV 疫苗的人群,C 为神经学反应。

(11) 证据应用中循证问题的构成(PIPOST)　见 PIPOST 模型。

(朱　政)

参考文献

[1] 胡雁,郝玉芳.循证护理学[M].第二版.北京：人民卫生出版社,2018.
[2] 朱政,胡雁,邢唯杰,等.不同类型循证问题的构成[J].护士进修杂志,2017,32(21)：1991-1994.
[3] 朱政,胡雁,周英凤,等.推动证据向临床转化(三)：研究的选题和问题构建[J].护士进修杂志,2020,35(9)：796-799.

证据资源检索

循证实践是将临床经验、患者意愿与最新最佳证据结合，填补从研究到实践之间的差距，推动卫生领域的科学决策，提升健康照护质量。临床实践者首先需要检索到最新最佳证据，才能评价证据是否能够引入并整合到临床工作中。因此，证据检索与获取是循证实践中的关键步骤，也是证据临床转化的必要基础。本章阐述和总结了证据临床转化时的证据检索环节，包括证据资源的分布与类型、以临床转化为目的的证据检索流程，旨在促进护理人员理解证据检索的原则、方法与策略，规范证据检索程序，促进证据实施。

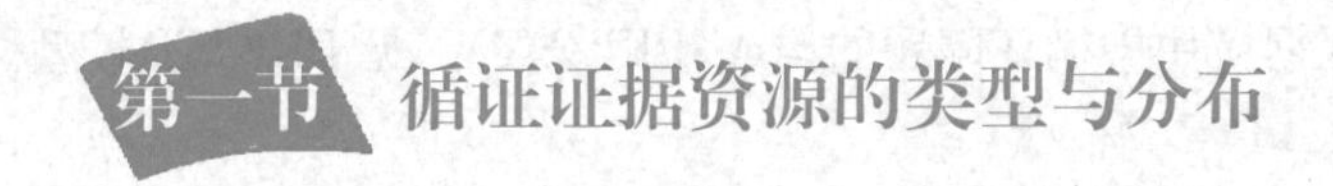

第一节 循证证据资源的类型与分布

一、常用证据资源的类型

国内外关于证据资源最经典的分布模型为6S证据资源金字塔，如图1-1所示。

(1) 计算机决策支持系统(system)　是指针对某个临床问题，概括总结所有相关和重要的研究证据，将电子病历系统、医院信息系统与循证知识库整合，主动向临床实践者提供关于诊断、治疗、用药及护理等循证决策信息并定期更新，是循证证据资源的最高等级。

(2) 专题证据汇总(summaries)　主要包括循证临床实践指南、循证综合知识库和证据总结。临床实践指南是以系统评价为依据，由专业学会组织专家制定和发布，具有权威性，对实践具有重要指导意义的证据。循证综合知识库是围绕一个疾病或特定状况，对已有证据的概览与汇总，并给出相关背景知识、专家推荐意见、推荐强度和证据等级。证据总结是围绕一个或一组特定主题，对关于卫生保健干预、活动相关证据（主要是指南、系统评价及高质量原始研究）的概要提炼与汇总。

（3）系统评价摘要（synopses of syntheses） 将系统评价按固定格式提炼的摘要，可帮助专业人员在更短的时间内获取相关实践的循证证据，从而高效做出临床决策。

（4）证据综合/系统评价（syntheses） 围绕某一特定问题，系统全面地收集国内外所有发表或未正式发表的研究结果，遵循正确的文献质量评价原则，筛选出符合纳入标准的研究文献，并对其进行定量分析或（和）定性分析、综合，最终得出可靠的结论。

（5）原始研究摘要（synopses of studies） 遵循严格的文献质量评价标准，从方法学和临床重要性两方面评价重要的原始研究，以筛选出高质量的原始研究，并以结构式摘要的形式再次出版，同时附上专家推荐意见。

（6）原始研究（studies） 研究人员针对某一研究问题，设计及实施研究方法，收集和分析一手资料，进行有关病因、诊断、预防、治疗和护理等研究。单个原始研究可能存在内部真实性及外部推广性的偏倚风险，因此，基于原始研究的证据必须通过严格质量评价和适宜性考量才能使用。不建议将未经评价的原始研究直接作为循证实践的证据。

二、常用证据资源的来源

（一）计算机决策支持系统

计算机决策支持系统证据高度整合，并嵌入医院信息管理系统或电子病历系统，主动推送证据，辅助临床决策过程，使得应用者“不由自主”遵循证据，真正做到了证据嵌入临床实践。计算机决策支持系统是目前循证实践中蓬勃发展的领域，但尚处于探索阶段，可供参考的案例还较少。孙玉娇等基于循证知识库建立了低血糖护理决策支持系统，开发了智能录入、智能提醒、根据血糖值建立结构化护理措施的模板（孙玉娇等，2020）。王桢絮等对公开发表的儿童中心静脉导管维护证据进行系统检索、提取和总结，建立了包含护理诊断、护理干预、护理评估的知识库，并使用临床护理分类作为工具对知识库进行标准化编码，构建了儿童中心静脉导管维护的临床决策支持系统。其主要功能包括弹窗提醒/警告、模板生成、信息识别、自动关联、自动推送等，并生成结构化的护理书写模板，在护理程序的各环节为护士提供循证决策支持（王桢絮，2021）。以往将 BMJ 最佳临床实践（BMJ best practice）、UpToDate 临床顾问（UpToDate）归入计算机决策支持系统，但现在普遍认为，只有将这些证据嵌入到电子病历或信息管理系统中,才能称为计算机决策支持系统。

(二) 专题证据汇总

1. 循证证据综合知识库

目前较为成熟且被广泛应用的有以下 3 个。

(1) BMJ 最佳临床实践　是英国医学杂志出版集团(BMJ 集团)推出的循证综合知识库,以个体疾病为单位,涵盖基础、预防、诊断、治疗和随访等关键环节,覆盖疾病诊疗全过程。内容涵盖了 32 个临床专科的 1 000 余个疾病和症状主题,收录了 3 000 余个诊断分组、12 500 余个细分的诊疗方案和 6 000 余篇国际指南;囊括了 700 余个关联的 Cochrane 临床答案(Cochrane clinical answers)、4 000 多个临床图像和 250 多个医学计算器。其主体已有中文版本,与中华医学会合作推出,除将全文翻译成中文并及时更新外,还添加了 250 余篇中国指南的链接和专家评述,内容更贴近国内医疗环境。BMJ 最佳临床实践根据全球最新的临床证据持续更新,年度常规更新内容达整体内容的 30%,药物警示或危及生命的临床证据改变在 24～48 小时内更新,改变临床实践的证据在 1 个月之内更新。BMJ 最佳临床实践内容高度结构化,提供标准编码和接口,适宜与电子病历等局域网内信息系统的集成。集成后可通过电子病历,在不同的诊疗阶段主动、精确地智能推送诊疗知识,给临床实践人员提供实用决策支持(访问地址 https://bestpractice.bmj.com)。

(2) UpToDate 临床顾问　是荷兰威科集团(Wolters Kluwer)开发的循证综合知识库。以整合当前针对某一临床主题的所有高质量证据、帮助实践者形成当前最合理的决策为宗旨,利用先进的信息检索技术为临床实践者提供决策支持。UpToDate 临床顾问覆盖了 25 个专科超过 12 000 余篇临床专题文章和 9 300 多条推荐意见,涵盖大部分疾病的诊断、治疗方法和用药指导,所有专题文章由全球 7 000 多名知名临床专家基于高质量的循证医学证据而撰写。每篇专题由一名该领域的医学专家撰写,至少两名独立的医生评阅者进行同行评议。除专题文章外,还收录了 35 000 多张图表或视频资料、190 多个医学计算器、6 900 多种英文药物专论和 1 400 多种中文药物专论,以及 1 500 多篇患者教育信息。中文版本由国内三甲教学医院临床专家翻译,中文医学编辑审核,国内专家对翻译稿进行同行评议,保证专题内容的正确性与准确性。作者与编辑持续追踪临床最新进展,保证内容即时更新。使用方便快捷,临床医生可以迅速查找到其需要的信息(访问地址 https://www.uptodate.cn/home)。

(3) 每日更新循证医学主题评论及临床决策支持工具(DynaMed)　是美国 EBSCO 公司推出的让临床医护人员能够快速查找问题解答的循证参考工具。其内容由国际权威医师团队基于证据整合，同时提供了易于理解的证据分级方法，便于读者快速找到并确定最佳证据的质量。DynaMed 涵盖了 3 200 余个临床主题证据，是全球唯一的“每日更新”循证综合知识库（访问地址 www. dynamed. com）。

2. 临床实践指南

（1）世界卫生组织（World Health Organization，WHO）　WHO 的一个核心职责是制作全球性基于证据的临床实践指南，包括儿童健康、传染性疾病、环境健康、营养学、患者安全、结核病等 12 个专题（访问地址 http://www. who. int/publications/guidelines/en/）。

（2）全球指南协作网（Guidelines International Network，GIN）　为全球性网络，成立于 2002 年。目前已经收录了来自 76 个国家的 96 个组织的 6 000 多份指南（访问地址 http://www. g-i-n. net/）。

（3）英国国家卫生与临床优化研究所（National Institute of Clinical Evidence，NICE）　是促进健康和防治疾病而提供国家性指导意见的独立机构，是全球最大的国家级资助指南制定项目。目前已发表了 1719 个指南（访问地址 https://www. nice. org. uk）。

（4）苏格兰校际指南网（Scottish Intercollegiate Guidelines Network，SIGN）　由英国国家健康服务部（National Health Service，NHS）制定的基于证据的临床实践指南，目前收集指南 100 余篇（访问地址 http://www. sign. ac. uk）。

（5）各种专业协会　如美国综合癌症网络（National Comprehensive Cancer Network，NCCN，https://www. nccn. org）是 23 个美国知名癌症中心所组成的非营利性学术组织。每年发布的各种恶性肿瘤临床实践指南，已成为国际公认的肿瘤领域实践标准。加拿大安大略注册护士协会（Registered Nurses Association of Ontario，RNAO，http://www. rnao. org）始建于 1904 年，致力于制定临床护理实践的标准和指南。目前，该网站公布了 50 余份指南，均可免费下载。另外，美国心脏病协会（www. heart. org）、美国艾滋病资讯协会（www. aidsinfo. nih. gov）、美国输液护士协会（www. insl. org）、美国急症护理协会（www. ena. org）等专业学会也向全球发布临床实践指南，在其官方网站上可免费获得指南全文。

（6）其他指南检索工具　如医脉通公司开发的临床指南频道（http://guide. medlive. cn），汇集了国内外最新临床指南、专家共识和推荐意见，覆盖 30 个临床专科，可提供分类、主题检索和全文下载阅读。

3. 证据总结

多个循证机构已规律制作和发布了证据总结，包括澳大利亚 JBI 证据总结

(JBI evidence summaries)、荷兰循证管理中心(Center for Evidence-Based Management, CEBMa)的严格评价主题汇总(critically appraised topics, CAT)、曼彻斯特皇家医院的最佳证据主题汇总(best evidence topics, BET)、澳大利亚 Flinders 大学的证据评价等。除此之外,越来越多的研究者将证据总结发表于各类期刊上。其中,JBI 证据总结数量最多且公开发布,至今已有 2 000 余条,发布于 JBI COnNECT+数据库中(访问地址 https://connect.jbiconnectplus.org),也可在 OVID-JBI 数据库中检索。

(三) 系统评价摘要

1. Cochrane 数据库相关资源

(1) 疗效评价摘要数据库(Database of Abstracts of Reviews of Effects, DARE) 该文摘库的信息来自英国约克大学国家卫生服务评价和传播中心,对已发表的非 Cochrane 系统评价进行收集、整理,对其方法学质量进行再评价,并按规定的格式制作详细的结构式文摘,目前已有 19 000 多条记录。

(2) Cochrane 临床答案 基于系统评价制作,每个临床答案包括一个临床问题和一个简短答案,以及来自 Cochrane 系统评价的结果数据,以表格形式展示,可读性好,目前已有 2 900 余条信息(访问地址 https://www.cochranelibrary.com)。

2. 美国医师学会期刊俱乐部

美国医师学会期刊俱乐部(American College of Physicians Journal Club, ACP Journal Club)由美国医师学会于 1991 年创办,按照一定标准选择 100 多个内科核心期刊的病因、诊断、预防、治疗或经济管理的原始和综述性文献,编成结构式文摘,配以临床医学专家对其研究方法、临床应用的概括性评价,供医务人员使用(访问地址 https://www.acpjournals.org)。

(四) 证据综合/系统评价

常用的系统评价数据库有 Cochrane 系统评价数据库(Cochrane Database of Systematic Review, CDSR)、JBI 系统评价和证据应用报告数据库(JBI Database of Systematic Reviews and Implementation Reports)、Campbell 协作网系统评价。英国国家健康研究所的国际系统评价预先注册数据库(international prospective register of systematic reviews, PROSPERO)可检索到健康相关的系统评价注册信息和简要结果。此外,一些循证期刊如 *Evidence-Based Medicine*、*Worldviews of Evidence-Based Nursing*、*Cancer Treatment Reviews* 也会刊出较多高水平系统评价,可通过 PubMed、EmBASE 等数据库检

索到发表于期刊杂志的系统评价。

1. Cochrane 系统评价

Cochrane 系统评价是现有系统评价中撰写格式最为规范、学术审核最为严谨、质量保证措施最为完善的系统评价。其系统评价均发表在 CDSR，包括系统评价全文和方案数据库两个部分。系统评价全文数据库（Completed Review）收集了由 Cochrane 系统评价各专业组完成的系统评价论文的全文，同时，评价者会根据系统评价专业组的要求，针对读者的建议和评论以及检索到的新的临床证据，在规定的时间内更新系统评价，目前已收录 8 600 多篇。系统评价的方案是各专业组评价者在协作网上注册的研究方案，包括摘要、背景、目的、筛选研究文献的标准、检索策略、评价方法、潜在的利益冲突、支持的来源、封面、参考文献等，目前已有 2 400 余条记录（访问地址 https://www.cochranelibrary.com）。

2. JBI 系统评价

JBI 循证卫生保健中心的系统评价资源主要关注护理、老年、助产、康复、心理等领域，由经过 JBI 系统评价培训的研究员制作完成，并要求在 JBI 网站进行方案注册。JBI 将其 70 余个中心制作的系统评价发布于 JBI COnNECT＋数据库中，也可在 OVID-JBI 数据库中检索到，部分高质量的系统评价刊登于 JBI 证据整合（JBI ecidence synthesis）期刊（访问地址 https://connect.jbiconnectplus.org）。

3. Campbell 系统评价

Campbell 协作组织聚焦管理、犯罪、司法、失能、教育、社会福利、营养、国际发展等主题，目前已发布了 200 多篇系统评价。该图书馆提供 Campbell 协作网系统评价的制作指南，均可在其主页免费下载（访问地址 https://www.campbellcollaboration.org）。

4. PROSPERO 系统评价注册数据库

该数据库由英国国家健康研究所属下的评价和传播中心于 2011 年 2 月正式启动，为非 Cochrane 系统评价提供了一个注册途径，涉及领域为健康和社会关怀、公共卫生、教育、司法犯罪和国际发展等，可以注册干预性、诊断试验、质性研究等多种系统评价，目前已有 11 万余条注册记录（访问地址 https://www.crd.york.ac.uk/prospero/）。

（五）原始研究摘要

除了提到的 ACP Journal Club 摘要数据库外，Cochrane 随机对照试验中心注册数据库（Cochrane Central Register of Controlled Trials，CENTRAL）也提供经过评价的临床对照试验摘要及相关信息，由 Cochrane 协作网各中心、各专业组和志愿者检索 MEDLINE 和 EMBASE 数据库等，收集随机对照试验或临床对照试验信息等，并按规定的格式整理为摘要，目前已有 90 多万条记录。

（六）原始研究

常用的收录医学领域原始研究的数据库包括 MEDLINE 数据库、荷兰医学文摘数据库（EMBASE）、中国生物医学文献服务系统（SinoMed）、护理学及医疗相关文献累计索引数据库（CINAHL）等。除了大量的原始研究，这些综合性数据库中也有公开发表的指南、证据总结、系统评价、专家共识等资源。

1. MEDLINE

由美国国立医学图书馆（national library of medicine, NLM）建立的全球最权威的生物医学文献数据库，包括 70 多个国家出版的 3 900 多种期刊的近 960 万条记录，并每年递增 30～35 万条，涉及基础医学、临床医学、环境医学、营养卫生、职业病学、卫生管理、护理学、牙科学、兽医学等领域。可通过 Ovid 平台检索，也可通过免费的 PubMed 平台检索。PubMed 除了包含 MEDLINE 数据库的题录外，还包含了一些最新的尚未被索引的文献（访问地址 https://pubmed.ncbi.nlm.nih.gov）。

2. EMBASE

EMBASE 是荷兰医学文摘的在线版本，由荷兰爱思唯尔（Elsevier）出版集团推出，涵盖了整个临床医学和生命科学，是最新、被引用最广泛和最全面的药理学与生物医学书目数据库。包含了超过 8 300 种期刊（其中 3 000 种期刊在 MEDLINE 数据库上无法检索到），共有 3 440 万条生物医学记录，每天增加超过 6 000 条。每年有 7 000 个会议的 295 多万条会议摘要收录其中（访问地址 http://www.embase.com）。

3. SinoMed

SinoMed 是由中国医学科学院医学信息研究所于 1994 年研制开发的综合性中文生物医学文献服务系统，包含中国生物医学文献数据库、中国医学科普文献数据库等。收录了自 1978 年以来 1 800 多种中国生物医学期刊以及汇编、会议论文的文献 820 余万篇，学科覆盖范围涉及基础医学、临床医学、预防医学、药学、中医学以及中药学等生物医学领域的各个方面。全部题录均根据美国国立医学图书馆的《医学主题词表》以及中国中医科学院图书情报研究所新版《中医药学主题词表》进行主题标引，并根据《中国图书馆分类法·医学专业分类表》分类标引。同时对作者机构、发表期刊、所涉基金等进行规范化加工处理，支持在线引文检索，是目前国内医学文献的专业检索工具（访问地址 http://www.sinomed.ac.cn/）。

4. CINAHL

CINAHL 是目前全球最大的护理及相关健康领域文献数据库，收集了护理学、医学、心理学、行为科学、管理学领域的 5 500 种期刊文献，共计 530 万余条数据记录，以及美国护理协会、美国国家护理联盟出版的高质量资源。CINAHL 是检索获取护理学学术文献资源最重要的入口。不仅收录了约 1 500 种 PubMed 未收录的护理学出版物，其独有的专门针对护理学科的主题词表 CINAHL Heading，也大大提高文献检索的准确性和便捷性（访问地址 https://www.ebsco.com）。

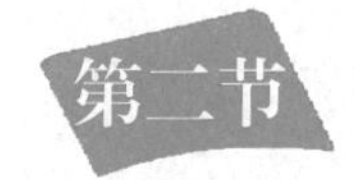

第二节 以临床转化为目的的证据检索流程

一、以临床转化为目的的检索特点

以临床转化为目的的证据检索与证据生成、证据整合时的文献检索最重要的区别在于检索目标与优先顺序。开展原始研究时的文献检索，以检索最新的同类研究和研究综述为主，掌握学术动态、启发立题思路、明确研究方向。制作系统评价时的文献检索，以结构式问题为引导，检索目标为原始文献，通过对原始文献的筛选、评价、梳理、汇总和统计分析（Meta 分析），最终产生新的证据（孙文茜等，2016）。制作指南时的文献检索，通常为多个结构式问题，查找证据的类型包括临床实践指南、系统评价或 Meta 分析、以随机对照试验为主的原始研究，以及专家意见、临床共识等（梁丹丹等，2018）。而以临床转化为目的证据检索，其核心目的是寻找高层次、高质量、易于被实践人员理解与应用的证据，因此其检索起始点为金字塔的最顶层。通过优先选择检索计算机决策支持系统类数据库，依次逐级向下检索证据总结、系统评价摘要、系统评价类数据库（Windish 等，2013），权威专业学术组织公开发布的专业共识、多中心 RCT 也是检索的目标范畴。如仍不能得到所需要的证据，才需大规模检索原始研究。

二、以临床转化为目的的检索流程

基于经典的文献检索方法与以循证资源分布特点，提出了以临床转化为目的的证据检索流程，如图 5-1 所示。

（一）结构化研究问题

结构化研究问题，能够使研究者准确、简明、清晰地分解临床情景中的关键

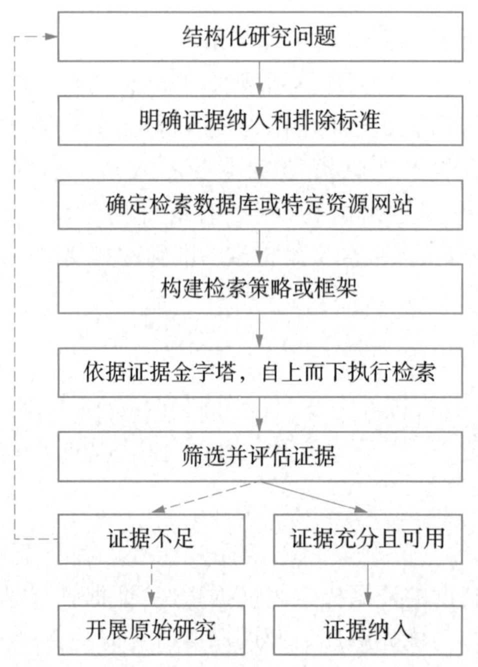

图 5-1 以临床转化为目的的证据检索流程

要素,促进临床问题转化为研究问题。最经典的循证问题构建的方法是 PICO 模型和复旦大学循证护理中心提出的 PIPOST 模型。前者常用于指导系统评价;后者较好地阐述了证据实施中的关键要素,被国内学者广泛运用于证据临床转化中。在结构式研究问题模型中,P、I、O、T 是证据检索时最常用的要素。例如,在“术中液体加温预防围手术期患者低体温”的证据临床转化研究中,研究者采用 PIPOST 方法结构化研究问题,即 P 为成人全麻手术患者,I 为液体加温,P 为手术室护士,O 为围手术期低体温发生率,S 为某手术室,T 为指南、系统评价、证据总结、专家共识等。在检索时,手术、液体加温、围手术期低体温、指南、系统评价、证据总结、专家共识为核心检索词(余文静等,2019)。

(二) 明确证据纳入和排除标准

在界定证据的纳入和排除标准时,最重要的考虑元素就是 PIPOST。此外,还可补充证据发布时间、语种、是否公开发表等限制条件。应注意证据的时效性,重点检索近 3～5 年来的证据。如在“术中液体加温预防围手术期患者低体温”的证据临床转化中,研究者明确证据的纳入标准为:研究对象为“年龄≥18 岁的全麻择期手术患者”,干预措施为“使用任何加温装置对术中输注液体进行加温”;对照措施为“输注液体为室温或其他保暖措施”;结局指标为“围手术期非计划性低体温的预防或纠正”;应用场所为“手术室”;研究类型为指南、专家共识、证据总结、系统评价、随机对照试验;语种为英语或中文。排除标准为:研究对象排除局麻和神经阻滞联合麻醉患者,以及烧伤、严重创伤、体外循环手术以及体温调节中枢受损的脑损伤患者。

(三) 确定检索数据库或特定资源网站

参考本章第一节所述循证证据资源的分布与类型,根据研究者所能触及的资源,逐层确定检索的数据库或特定资源网站。如在“术中液体加温预防围手术期患者低体温”的证据临床转化中,研究者逐层确定的检索数据库:循证综合知识库为 UpToDate,指南相关网站为加拿大安大略护理学会网、苏格兰院级指南网、英国国家医疗保健优化研究所、美国医疗保健研究与质量局、围手术注册护士协会指南库、中国指南网,证据总结数据库为澳大利亚 JBI 循证卫生保健中心数据库,系统评价数据库为 Cochrane 图书馆、澳大利亚 JBI 循证卫生保健研究中心数据库,综合性数据库为 MEDLINE、CINAHL、中国知网、万方数据库和中国生物医学文献数据库。

(四) 构建检索策略或框架

由于专题证据汇总(包括循证综合知识库、指南网)及更顶层的循证资源数据库的信息高度汇集和结构化,检索方法较为简洁。只需输入核心检索词,甚至按照结构化菜单浏览即可获得相应的结果。随着检索下移,则需不断细化检索策略。检索策略的关键要素为检索词、检索运算符和检索途径。

1. 检索词

检索词是能够概括检索内容的核心词汇,通常从 PIPOST 挑选核心词,在 CBM 主题词表中检索主题词,再根据临床经验与前期积累扩展同义词或同类词。如“术中液体加温预防围手术期患者低体温”的证据临床转化中,研究者使用 P——手术,I——液体、加温,O——围手术期非计划性低体温,T——指南、系统评价、共识、证据总结、随机对照试验为核心检索词。接着,在第一组 P 相关的检索词中,扩展了术中、围手术、全麻;在第二组 I 相关的检索词中,扩展了补液、冲洗、加热等;在第三组 O 相关的检索词中,扩展了低体温、低温、失温、体温降低等;在第四组 T 相关的检索词中,扩展了 Meta 分析、证据汇总、RCT 等。扩展检索词的渠道主要依赖于临床经验和前期预检索结果,汇总检索词的方法有概念图法、逻辑框架法。表 5－1 为应用逻辑框架法扩展检索词。

表 5-1 应用逻辑框架法呈现检索词

P	手术、术中、围手术、全麻
I	液体、补液、冲洗、加温、加热
O	低体温、低温、失温、体温降低
S	指南、共识、证据总结、证据汇总、系统评价、系统综述、Meta 分析、随机对照试验、RCT

2. 检索运算符

检索运算符是检索词之间的逻辑关系符，最常用的有 AND 和 OR。被 AND 连接的两个词都必须出现在文献中才符合检索要求，被 OR 连接的两个词只要有一个出现就符合检索要求。一般来说，在检索逻辑框中同一行的属于同义词、同类词，通常用 OR 连接，不同行的检索词使用 AND 连接。在上述案例中，I 相关的检索词有两层含义，一部分表达“液体”，另一部分表达“加热”，两部分含义必须同时出现才符合检索要求，因此前后两部分检索词需用 AND 连接。表 5-2 呈现了补充检索运算符以后的逻辑框架。

表 5-2 在检索词之间补充检索运算符

P	手术 OR 术中 OR 围手术 OR 全麻
I	（液体 OR 补液 OR 冲洗） AND （加温 OR 加热）
O	低体温 OR 低温 OR 失温 OR 体温降低
S	指南 OR 共识 OR 证据总结 OR 证据汇总 OR 系统评价 OR 系统综述 OR Meta 分析 OR 随机对照试验 OR RCT

3. 检索项

检索项可以理解为检索词出现在目标文献中的位置，如标题、摘要、关键词、主题词、全文等。由于在标题中查找最为精准、在全文中查找最为全面，为寻求平衡，通常选择同时检索标题、摘要、关键词或主题词。例如，PubMed 中的“tiab”检索项可同时检索标题和摘要，中国生物医学文献数据库中的“常用字段”检索项可同时检索标题、摘要、主题词和关键词，中国知网中的“主题”检索可同时检索题目、关键词和摘要。补充了检索项后的逻辑框架见表 5-3。

表 5-3 根据数据库特点补充检索项

P	常用字段＝手术 OR 术中 OR 围手术 OR 全麻
I	常用字段＝（液体 OR 补液 OR 冲洗） AND （加温 OR 加热）

续 表

O	常用字段＝低体温 OR 低温 OR 失温 OR 体温降低
S	常用字段＝指南 OR 共识 OR 证据总结 OR 证据汇总 OR 系统评价 OR 系统综述 OR Meta 分析 OR 随机对照试验 OR RCT

（五）依据证据金字塔自上而下执行检索

完成前面 4 步准备工作后，即可依据证据金字塔分布模式，自上而下逐层执行检索。检索数据库时，使用最核心、最简练的检索词。当此类数据库的检索结果无法解决问题时，使用上述扩展的检索框架，检索系统评价、研究摘要及原始研究数据库。在执行检索时，要善于利用数据库本身的结构特点及过滤条件提高检索效率。如在 JBI 图书馆，可勾选“Evidence Summaries”“Systematic Reviews”等标签筛选证据种类。在 PubMed 检索时，可通过勾选“Clinical Trial”“Review”限制文献类型。科研团队可分工合作，分别执行单库检索。以中国生物医学文献数据库检索为例，将表 5－3 生成的检索词逐类输入到检索框中，选择检索项为“常用字段”，一类输入完成后，发送到检索历史，如图 5－2 所示。全部检索词输入完成，发送到检索历史后可以看到 5 次检索记录，如图 5－3 所示。将 5 次检索记录同时勾选，并选择“AND”运算符后完成检索，得到 24 篇文献。

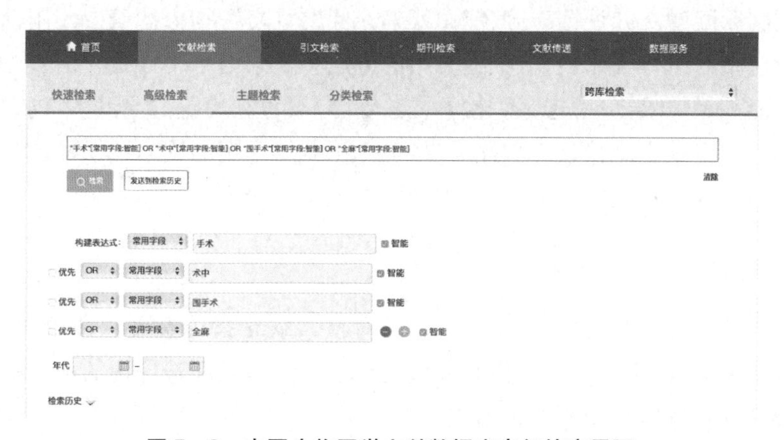

图 5－2　中国生物医学文献数据库高级检索界面

（六）筛选并评估证据质量

在各数据库或资源网站得到检索结果后，使用文献管理软件（如 Endnote、Noteexpress 等）合并检索结果并去重。接着，按照第二步制定的纳入标准和排

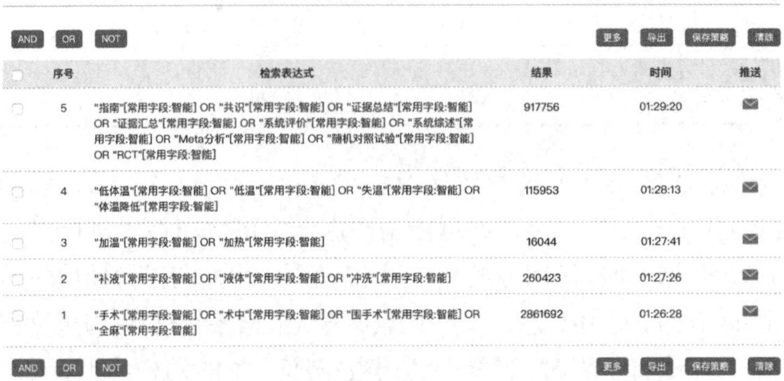

AND OR NOT 更多 导出 保存策略 清除

序号	检索表达式	结果	时间	推送
5	"指南"[常用字段:智能] OR "共识"[常用字段:智能] OR "证据总结"[常用字段:智能] OR "证据汇总"[常用字段:智能] OR "系统评价"[常用字段:智能] OR "系统综述"[常用字段:智能] OR "Meta分析"[常用字段:智能] OR "随机对照试验"[常用字段:智能] OR "RCT"[常用字段:智能]	917756	01:29:20	
4	"低体温"[常用字段:智能] OR "低温"[常用字段:智能] OR "失温"[常用字段:智能] OR "体温降低"[常用字段:智能]	115953	01:28:13	
3	"加温"[常用字段:智能] OR "加热"[常用字段:智能]	16044	01:27:41	
2	"补液"[常用字段:智能] OR "液体"[常用字段:智能] OR "冲洗"[常用字段:智能]	260423	01:27:26	
1	"手术"[常用字段:智能] OR "术中"[常用字段:智能] OR "围手术"[常用字段:智能] OR "全麻"[常用字段:智能]	2861692	01:26:28	

AND OR NOT 更多 导出 保存策略 清除

图5-3 中国生物医学文献数据库检索记录界面

除标准，筛选检索结果。筛选是检索完成后的重要环节，筛选的透明性和可重复性关系着证据来源的可靠性。在筛选时，通常应先阅读标题和摘要进行判断，对符合标准的文献再阅读全文进行判断。在全文阅读阶段剔除的文献需要记录具体原因，筛选的过程可使用流程图记录和呈现。

对符合纳入标准的证据进行方法学质量和可用性评价（证据的方法学质量、可用性评价将在第六章、第八章中详细介绍）。最后，审视证据能否回答第一步提出的临床问题。如证据充分、能回答临床问题且可在临床情景中使用，则对证据进行总结后进行临床转化（证据总结的方法将在第七章中详细介绍）。如检索结果不能满足需求，应考虑是否检索方法不当，可重新界定、扩展检索词，重新选择数据库后再次尝试检索。如此反复，仍无法获得理想的检索结果，说明该领域尚缺乏能够临床转化的证据，应考虑开展相关原始研究。

三、证据检索的常见问题与建议

（1）研究问题界定不清或问题太大，对检索缺乏指导意义　建议研究者使用结构化模型，明确具体界定研究问题，这不仅是检索、筛选证据的根本标准，也是贯穿证据临床转化全程的重要准则。

（2）不熟悉证据的分布特点，检索时将重点放在原始研究数据库、忽略金字塔顶层资源　建议研究者按照证据资源6S金字塔自上而下逐层检索，重视高级别证据资源对解决临床问题的意义。

（3）难以确定检索的终点　有3～5年内的指南、证据总结、系统评价能够回答临床问题时，可以结束检索，进入下一环节。当金字塔上层的证据较为陈旧

(超过5年以上),应全面检索原始研究,查找更新的证据。

(4) 报告检索过程"头重脚轻" 详细交代了检索数据库、检索词、纳入和排除标准,但一笔带过证据的筛选过程。建议使用PRISMAR流程图报告证据的检索、筛选、排除过程,以增加这一过程的透明性与可重复性。

证据资源检索是开展证据临床转化的关键环节。依据证据资源分布的层次从高到低逐层检索,是证据资源检索的核心原则。通过检索,找到解决临床问题的证据资源,才有可能继续实施证据,弥补实践与证据的差距。因此,循证实践者应熟悉证据资源的类型、等级与相应数据库,理解以临床转化为目的的检索特点与流程,高效准确检索所需证据,为证据临床转化奠定基础。

(邢唯杰)

参考文献

[1] 梁丹丹,刘洁,曾宪涛,等.临床实践指南制订方法——证据的检索及评价[J].中国循证心血管医学杂志,2018,10(6):641-646.

[2] 孙文茜,赵晨,高维洁,等.循证护理实践中的证据检索方法及资源[J].中国循证心血管医学杂志,2016,8(3):263-272.

[3] 孙玉娇,史婷奇,张宁,等.低血糖护理决策支持系统的设计及应用[J].中华护理杂志,2020,55(07):1028-1032.

[4] 王桢絮.儿童中心静脉置管维护的临床决策支持系统的构建与应用研究[D].复旦大学,2021.

[5] 余文静,肖瑶,胡娟娟,等.预防围手术期患者低体温的最佳证据总结[J].中华护理杂志,2019,54(4):589-594.

[6] Alper BS, Haynes RB. EBHC pyramid 5.0 for accessing preappraised evidence and guidance[J]. Evid Based Med, 2016,21(4):123-125.

[7] Windish D. Searching for the right evidence: how to answer your clinical questions using the 6S hierarchy[J]. BMJ Evid-Based Med, 2013,18(3):93-97.

第六章 文献质量的评价

随着学科的不断发展，研究的数量呈现爆炸式增长，如何甄别研究方法的质量成为了证据临床转化研究中的关键问题。文献质量评价是证据临床转化选题及问题界定和证据资源检索后的关键阶段。从哪些方面评价方法的质量，采用什么工具进行方法的质量评价，如何判断证据纳入证据临床转化研究的依据，是研究者和临床实践者经常会提出的疑问。因此，本章将详细介绍证据临床转化研究中文献质量评价的原则和方法。

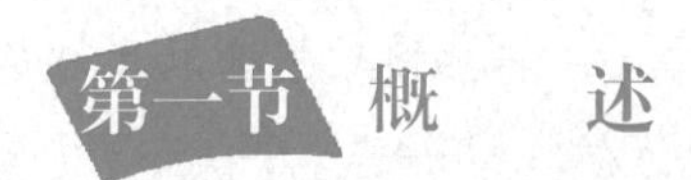

第一节 概　述

对文献质量进行评价，从而审慎地将最佳证据应用到临床决策中，是证据临床转化中的重要环节。

一、文献质量评价的目的和意义

对文献进行质量评价是证据临床转化中的重要环节，这一过程称为文献质量评价(critical appraisal)，又称为文献质量评鉴，其目的和意义主要体现在以下几个方面。

(1) 选择高质量的证据　不真实的研究结果进入临床应用，必然会产生严重的后果，轻则干预措施无效，重则危及患者生命。因此，对纳入的每一项原始研究进行质量评价，是针对一个临床问题进行系统评价的必要步骤，只有纳入质量合格的证据，才能最终改善临床结果。

(2) 为临床护理人员节省宝贵的时间　评价文献质量是为了去伪存真，从大量的证据中寻找真正有实用价值、有科学性和可靠性的证据。护理人员仅花费少量的宝贵时间，从来源众多、良莠不齐的研究结果中查阅到所需要的信息，为患者选择有效的护理方案，从而改进临床护理决策，提高护理质量，确保患者安全。

（3）为卫生政策制定者提供可靠依据 对文献进行质量评价可以为卫生行政部门决策者制定政策提供真实、可靠的依据，避免错误的证据误导决策者，以确保政策制定的正确性。

二、文献质量评价的基本要素

在进行文献质量评价时，应依据科学、规范的评价标准，而不是靠评价者的主观感觉、临床或研究经验来判断。通常，文献质量评价的基本要素包括文献的内部真实性和外部真实性两个方面。

（一）内部真实性

内部真实性是指某个研究结果接近真值的程度，即研究结果受各种偏倚的影响程度。影响内部真实性的主要因素是研究设计的科学性和研究实施过程等，如研究对象的分配方法、干预实施的过程、结局指标的测评方式及控制等。因此，评价文献的内部真实性应重点关注研究方法是否科学、合理、严谨。偏倚主要来源于以下几个方面。

1. 选择偏倚

选择偏倚是指各组的基线特征不同导致的系统差异，主要发生在选择和分配研究对象时。在分配研究对象时，如果采用的随机方法不完善，可能会造成各组基线资料不具有可比性；如果用于分组的随机序列公开化，研究者或研究对象能够预计到下一个研究对象将会入选到哪一组，可能会掺杂主观因素，带来偏倚。降低选择偏倚的措施是，随机分配研究对象，并对随机分配方案实施分配隐藏。分配隐藏的措施包括：由不直接参与研究的工作人员控制随机分配方案、采用相同外观的按顺序编号的药物容器、使用按顺序编号的不透明密闭信封等。分配方案的隐藏应至少维持到实际分配研究对象时，确定某研究对象分配到哪一组后，不要随意改变分组情况。

2. 实施偏倚

实施偏倚是指除了要验证的干预措施外，各组接受的其他措施不同所导致的系统差异，主要发生在干预实施过程中。降低实施偏倚的措施是，将干预方案标准化，并对干预者和研究对象实施盲法。如果干预者知道研究对象接受的是哪一种干预措施，会有意无意地对干预组的研究对象提供格外关注；如果研究对象知道自己接受的是哪一种措施，会倾向于报告更多的症状。对照组的研究对象由于各种原因有意或无意地应用了试验组的措施，也会导致实施偏倚。例如，对照组的对象与试验组的对象交流，学到了干预方法的一部分，并应用到了自己身上，从而造成沾染，干扰研究结果。

3. 测量偏倚

测量偏倚是指在测评结局指标时，由于测评方法不可信或各组采用的测评方法不一致所造成的系统差异，尤其当结局指标是由测评者主观判断时。例如，某研究以静脉炎作为结局指标，研究者通过观察做出判定。如果测评者知道研究对象属于试验组还是对照组，可能会有意或无意地倾向于对某一组的研究对象做出过高或过低的评价，从而影响结果的真实性。因此，为了降低测量偏倚，在测评各组的结局指标时，应采用统一、标准化、可信度高的测评方法和结果判定标准，并对结果测评者实施盲法。

4. 失访偏倚

失访偏倚是指各组因退出、失访、违背干预方案的人数或失访者的特征不同而造成的系统差异。失访的原因往往是发生不良反应、疗效差、出现并发症、搬迁、死亡等。如果失访率较高或各组间失访情况不一样，会使研究结果失真。因此，应尽量采取措施减少失访的发生，尽量将失访率控制在20%以内。应尽量获取失访者的信息，采用意向性分析(intention to treat analysis, ITT)，将失访对象的资料也纳入数据分析中，减少由于失访对结果带来的影响。

5. 报告偏倚

报告偏倚是指报告与未报告的结果之间存在的系统差异。在发表的论文中，如果作者选择性报告各组间存在统计学差异的结果，而不报告各组间无统计学差异的结果，则会产生报告偏倚。为了降低报告偏倚，应将所有预先设定的结局指标均报告出来。

(二) 外部真实性

外部真实性又称为普遍性，是指研究结果能否推广应用到研究对象以外的人群。最佳证据的应用和推广必须结合患者的病情和接受程度、经济水平、医疗条件、社会环境等因素。外部真实性主要与研究对象的特征、干预措施的实施方法、研究背景、结局评估标准等密切相关。研究人群与其他人群的特征差异、社会环境、经济因素等均会影响证据的适用性。因此，在评价证据的外部真实性时，应从以下几个方面来考虑。

1. 研究对象及其来源和代表性

任何研究所产生的证据均不能照搬用于每个具体的患者，一定要与患者的实际情况相结合，否则会出现偏差。在评价其适用性时，应重点考虑证据中研究对象的纳入标准与自己所护理的患者是否相符，尤其在人口社会学特征(如年龄、性别、文化程度、种族、经济状况）及临床特征上（如疾病严重程度、病程、合并症）是否存在很大差异。如果以上特点大体一致，则该证据可适用于拟护理的患者；如果存在很大差异性，该证据就不一定适用。

2. 研究实施的场所与具体环境

对拟采用的有效防治措施，需考虑拟应用对象所处的医疗环境是否具备应用该证据所需的人力、技术力量、设施和设备条件、社会经济因素等。否则该措施即使被证明有效，也无法在实际工作中实施。

3. 试验结局指标和不良反应

研究所设置的结局指标也应满足临床需求，否则会降低结果的推广应用价值。在结局指标的分析中应考虑以下几个方面。第一，分析研究是否设置长效指标。临床实践中对疾病预后的判断通常是基于长效指标而定。如药物干预高血压，其预后指标通常是心、脑、肾等重要器官受损的不良事件发生率以及病死率等长效指标；而临床试验中通常以收缩压/舒张压等短效指标为主。第二，分析研究中的中间指标。研究中应慎重选择中间指标，中间指标并不能等同于结局指标。第三，合理分析主观指标。临床实践中患者主观评价或生活质量等结局指标，在预后评价中发挥了重要作用。而在研究中，这类患者报告结局指标的应用并不理想，并且由于使用的量表与评分标准缺乏统一和规范，直接限制了研究结果的推广应用。第四，分析结局指标的全面性。若临床研究中未报告不良反应或报告不充分，将影响研究的推广应用。

4. 服务对象自身对使用该措施的意愿

循证实践强调任何临床决策的制订应结合个人的专业知识和经验、当前最佳的研究证据和患者的选择进行综合考虑，应以患者为中心，而不是单纯治病。目前在医疗护理工作中，越来越多地强调患者参与医疗决策。由此可见，在决策对服务对象应用某措施之前，应尊重服务对象的意愿及其经济承受能力，了解其价值观及其对治疗或护理结局的期望。

第二节　文献质量评价的原则

证据按照其设计的不同分为随机对照试验、类实验性研究、队列研究、病例-对照研究、描述性研究、诊断性试验、质性研究等；系统评价为二次研究论文；非研究类论文分为个案报告、案例系列、专业共识和专家意见等。根据证据金字塔从上至下的原则进行文献质量评价。首先应选定适于该文献类型的质量评价工具，并按下列程序进行质量评价：①由 2 名评价者（指南评价至少 4 人）对同一篇文献分别进行独立评价，根据该文献的类型选择相应的文献质量评价工具，对照评价工具中的每个条目分别做出结果判定。②2 名评价者（指南评价至少 4 人）一起讨论各自的评价结果。在每个评价项目的结果判定出现意见分歧时，由 2 名评价者协商；不能达成一致时应请第三人共同讨论。③对该文献做出纳入、排除或审慎纳入的决定。

对文献质量的评价是定性评价，各条目的权重也并不一致，因此不主张采用评分的方式判断文献的总体质量，也不推荐计算条目得分确定最终是否纳入研究，而是根据总体评价结果，由研究者判断研究是否被纳入。具体做法是，由 2 名评价者独立评价后讨论，争议处共同协商或请第三方共同讨论决定。指南评价是由至少 2 人、最佳 4 人进行单独评价。由于不同条目造成研究偏倚的程度不同，评价的过程应该透明、公开、可重复。投稿时，多人质量评价的结果应作为附件上传。

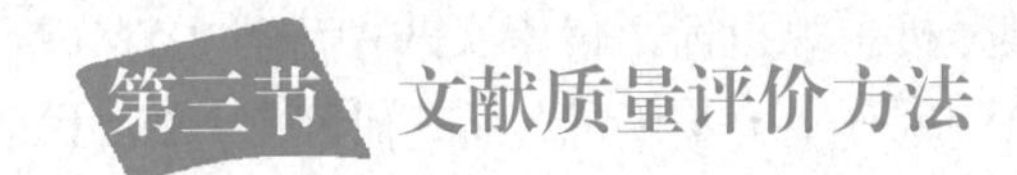

第三节 文献质量评价方法

一、指南的方法学质量评价

指南可分为循证指南和专家共识指南。循证指南是针对某一特定问题、特定的人群，由特定的组织和人员按照规范化的流程，集合当前最佳的证据，制定证据等级和推荐等级，用于指导临床实践的指南。专家共识指南是指由某一特定专家团体针对特定问题，通过现场讨论和专家咨询的方式确定临床实践推荐的指南。由于专家共识指南并非基于大量研究结果，而是基于专家个人的意见和经验，因此专家共识指南通常归类为专家意见类的证据。

采用 AGREE Ⅱ 指南评价工具对于循证指南的方法学质量进行评价。AGREE Ⅱ 是由 AGREE 协作网于 2009 年制定并发布的指南研究与评价工具，于 2017 年再次更新。AGREE Ⅱ 由 6 个领域（23 个条目）和 2 个总体评估条目组成（表 6 - 1）。AGREE Ⅱ 中推荐评价指南的人数至少为 2 人，最佳 4 人。AGREE Ⅱ 每个条目评分为 1～7 分，1 分表示指南完全不符合该条目，7 分表示指南完全符合该条目。

表 6-1 AGREE Ⅱ指南评价工具

领域和条目	条目内容解读
领域一 范围和目的	
1. 明确阐述指南的总目标	明确指南对社会、目标人群及个人的健康影响，并落实到具体的临床问题和健康问题中
2. 明确阐述指南所涵盖的卫生问题	主要包括目标人群、干预或暴露、结局指标和卫生保健背景等
3. 明确阐述指南所要应用的目标人群	包括人群的年龄、性别、临床表现和并发症，如有明确的排除标准也应阐述
领域二 参与人员	
4. 指南制定组包括所有相关的专业人员	阐述指南在制定过程中各个阶段所涉及的专业人员，如指导小组、筛选和评估证据的人员、参与形成推荐意见的人员等，但不包括参与指南外审（条目15）和指南目标人群（条目5）。指南中应明确人员的姓名、研究领域、单位、地址和研究分工
5. 考虑到目标人群的观点和选择	指南的推荐意见应考虑目标人群的意见，可通过现况调研和文献综述等方法获取目标人群的观点和选择，或目标人群代表以外审人员的形式参与到指南的制定和审核中。指南中应描述目标人群的观点是如何影响推荐意见的形成，且提供证据显示指南制定过程考虑到了患者和公众的意见
6. 明确阐述指南的适用者	应明确指南的适用者，以方便读者判断指南是否适用于他们
领域三 制定的严谨性	
7. 采用系统方法检索证据	明确罗列检索证据时所使用的检索策略，包括检索数据库、检索时间和检索词。所使用的检索策略应避免偏倚，描述时应尽量细致且可重复
8. 明确阐述选择证据的标准	提供证据的纳入和排除标准，并描述这些标准的形成依据
9. 清晰描述证据的优势和不足	详细说明指南形成过程中是否采用了规范工具，评价证据的偏倚风险
10. 明确阐述形成推荐意见的方法	详细阐述推荐意见制定的方法和过程，以及如何解决争议的问题
11. 在形成推荐意见时考虑了对健康的效益、副作用和风险	在制定指南的推荐意见时，研究团队应考虑推荐对健康的效益、副作用和风险，平衡利弊后给出合适的推荐意见

续 表

领域和条目	条目内容解读
12. 推荐意见和支持证据之间有着明确的联系	每条推荐意见应与关键证据的描述和(或)参考文献相联系,以确保使用者可以找到推荐对应的支持证据
13. 指南在发布前经过专家的外部评审	指南在发布前应由外部人员审核,制定小组成员不能作为外审人员。外审人员可以是相关领域的临床专家、方法学专家和指南的目标人群代表。指南中应公开外审的方法及外审人员的名单和信息
14. 提供指南的更新	提供详细的更新信息,包括是否会更新、更新的方法、更新的时间和周期
领域四　表达的清晰性	
15. 推荐意见不含糊	应明确阐述推荐意见在何种情况下对何种患者适用,并指出有无证据支持。具体内容包括陈述推荐、推荐的目的、明确适用人群和适用条件
16. 明确列出针对某一情况或卫生问题的不同选择	疾病管理的指南应明确考虑涉及筛查、预防、诊疗和治疗中存在的不同选择,并在指南中提到其他选择
17. 主要推荐意见清晰易辨	应对所有推荐意见突出显示并分类汇总,如采用表格、流程图、加粗和下划线的方式等
领域五　应用性	
18. 描述应用过程中的促进因素和障碍因素	应阐述推荐意见实施中可能存在有利因素和不利因素
19. 提供推荐意见如何应用于临床的建议和(或)配套文件	应提供相关的配套文件和建议,如培训工具、预实验结果、评估和筛查工具等
20. 考虑应用推荐意见时的资源投入问题	应讨论新增的人力成本、新的设备和新药物的投入所带来的影响
21. 提供监控和审查的标准	推荐意见中应有明确的监控和审查的标准,包括过程指标、行为指标、临床和卫生指标
领域六　编辑的独立性	
22. 赞助单位观点不影响指南的内容	应明确声明资助机构的观点或利益不会对指南的制定产生影响
23. 指南有记录并考虑了制定小组成员的利益冲突	明确声明每一位指南制定小组成员是否存在任何利益冲突
全面评价条目	
指南总体质量评分	
指南总体推荐评分	

2017年AGREE团队对工具中各领域的标准化得分进行补充，具体包括：①确定优先领域（周芬，2018），通过专家共识确定评价标准的优先领域，界值可以由优先领域得分来设立。②阶段性评价，如果某个领域被认为比其他领域重要，可以优先仅对该领域进行指南评价，只有满足该领域的界值后（如70%标准分），才可继续评价其他5个领域。③考虑所有领域得分，通过专家共识，设立6个领域中的界值。④根据时间推移改进界值。

二、证据总结的方法学质量评价

证据总结是针对某一特定循证问题，由特定组织和人员按照规范化流程，集合当前最佳的证据，用于指导临床实践的文献类型。目前国内外有大量机构和期刊发表证据总结，证据总结也是证据应用研究中被广泛使用的证据资源类型。虽然有工具来评价证据总结，但由于方法学质量评价工具质量较差，推荐采用追溯参考文献的方法，评价所用推荐对应研究的方法学质量。例如，“临床工作者使用短管进行外周静脉穿刺时，尝试次数不超过2次，总次数不超过4次”，这一推荐来源于2016年美国《输液护理指南》，因此应采用AGREE Ⅱ对该指南进行评价。若推荐来源于原始研究，则采用对应的原始研究评价工具进行评价。

三、系统评价的方法学质量评价

1. JBI关于系统评价方法学质量的评价工具

系统评价是根据某一具体的临床问题，采用标准方法，选择评估相关的原始研究，筛选符合纳入标准的研究，并从中提取数据并分析。系统评价包括定量和定性的系统评价。护理领域中较多采用JBI标准对系统评价的方法学质量进行评价，评价工具包括11个条目（表6-2），每一个条目采用“是”“否”“不清楚”和“不确定”进行判定（Joanna Briggs Institute，2017）。

表6-2 JBI关于系统评价方法学质量的评价工具

条目	条目内容解读
1. 所提出的循证问题是否清晰明确	阐述明确的结构化的循证问题，如PICO
2. 文献的纳入标准是否恰当	原始研究纳入的标准应与系统评价的问题保持一致，根据系统评价的要素（如PICO）定义纳入标准和排除标准

续 表

条 目	条目内容解读
3. 采用的检索策略是否恰当	系统评价应提供证据的检索策略，便于定位证据的来源
4. 研究论文的来源是否恰当	系统评价需要全面的检索策略，纳入主要的数据库，如 PubMed/MEDLINE、MEDLINE（OVID）等。检索策略中也需明确灰色文献的来源
5. 文献质量标准是否恰当	应呈现文献质量评价的工具，并提供具体的条目信息
6. 是否由 2 名或 2 名以上的评价者独立完成文献质量评价	应由 2 名或 2 名以上研究者独立进行，应阐述如何解决评审间的分歧
7. 提取资料时是否采用措施减少误差	应阐述在资料提取过程中减少偏倚和系统误差的方法，常用的策略包括在重复和独立的情况下提取数据，使用特定工具提取资料，培训研究人员等
8. 综合/合并研究的方法是否准确	研究结果综合的方法应适用于系统评价的问题和类型，以及研究类型
9. 是否对可能的发表偏倚进行评估	全面的检索策略是减少发表偏倚的重要因素，研究者也可采用统计学方法评估可能的发表偏倚
10. 是否在报道数据的支持下对政策和(或)实践提出推荐意见	系统评价的推荐意见应与结果存在明确的联系，形成推荐意见过程中应考虑证据的强度和质量
11. 对进一步的研究方向是否提出建议	系统评价应识别研究间的差距，在论文的讨论部分提出未来的研究方向

2. AMSTAR 2

AMSTAR 2 是在 AMSTAR 的基础上，于 2017 年发布的系统评价方法学质量评价工具，具有较好的实用性。AMSTAR 2 使用范围包括基于随机对照研究和非随机干预研究的系统评价，但不包括诊断性试验系统评价、网状 Meta 分析和各类质性研究整合。与 AMSTAR 相比，AMSTAR 2 保留了 10 项内容，但作了相应的文字修改，并添加了 4 项新的内容(表 6-3)。回答选项中根据评价标准的满足程度分为“是”“部分是”和“否”。AMSTAR 2 不计算总分，重点考虑关键条目是否存在方法学偏倚，并根据系统评价的总体质量进行分级，包括“高质量”“中质量”“低质量”和“极低质量”(表 6-4)。

表6-3　AMSTAR 2评价清单

评 价 标 准	选项
1. 研究问题和纳入标准是否包括PICO部分 “是”： □人群 □干预措施 □对照组 □结局指标 备选(推荐)： □随访期限	□是 □否
2. 是否声明在系统评价实施前确定了系统评价的研究方法，与方案不一致时是否进行说明 “部分是”：作者声明有成文的计划书或指导文件，包括以下内容： □研究问题 □检索策略 □纳入/排除标准 □偏倚风险评估 “是”：在“部分是”基础上，计划书应已注册，同时还应详细说明以下几项： □如何做Meta分析，有相应的方案 □分析异质性原因的方案 □说明与研究方案不一致的理由	□是 □部分是 □否
3. 系统评价作者在纳入文献时是否说明纳入研究的类型 “是”满足以下一项即可： □说明仅纳入随机对照研究的理由 □或说明仅纳入非随机干预性研究的理由 □或说明纳入随机对照研究和非随机对照干预性研究的理由	□是 □否
4. 系统评价作者是否采用了全面的检索策略 “部分是”应满足以下各项： □至少检索2个与研究问题相关的数据库 □提供关键词和(或)检索策略 □说明文献发表的限制情况，如语言限制 “是”应包括以下各项： □检索纳入研究的参考文献 □检索试验/研究注册库 □纳入/咨询相关领域合适的专家 □检索相关灰色文献 □在完成系统评价的前24个月内实施检索	□是 □部分是 □否
5. 是否采用双人重复式文献选择 “是”满足以下一项即可： □至少应有2名评价员独立筛选文献，并对纳入的文献达成共识 □或2名评价者选取同一文献样本，且取得良好的异质性(kappa值≥80%)，余下的可由1名评价员完成	□是 □否

续 表

评 价 标 准	选项
6. 是否采用双人重复式数据提取 “是”满足以下一项即可： □至少应有 2 名评价者对纳入研究的数据提取达成共识 □或 2 名评价者选取同一文献样本，且取得良好的异质性（kappa 值≥80%），余下的可由 1 名评价员完成	□是 □否
7. 系统评价作者是否提供了排除文献清单并说明其原因 “部分是”： □提供了全部有关研究的清单，这些研究被全文阅读，但从系统评价中排除 “是”应满足以下条件： □说明从系统评价中每篇文献被排除的原因	□是 □部分是 □否
8. 系统评价作者是否详细描述了纳入的研究 “部分是”需满足以下各项： □描述研究人群 □描述干预措施 □描述对照措施 □描述结局指标 □描述研究类型 “是”应包括以下各项： □详细描述研究人群 □详细描述干预措施（包括相关药物的剂量） □详细描述对照措施（包括相关药物的剂量） □描述研究场所 □随访期限	□是 □部分是 □否
9. 系统评价作者是否采用合适工具评估每个纳入研究的偏倚风险 随机对照研究 “部分是”需评估以下偏倚风险： □未进行分配隐藏 □评价结局指标时，未对患者和评价者进行施盲（对客观指标则不必要，如全因死亡率） “是”还必须评估： □分配序列不是真随机 □从多种测量指标中选择性报告结果，或只报告其中指定的结局指标	□是 □部分是 □否 □仅纳入非随机干预研究
非随机干预研究 “部分是”需评估以下偏倚风险： □混杂偏倚 □选择偏倚 “是”还必须评估： □用于确定暴露和结局指标的方法 □从多种测量指标中选择性报告结果，或只报告其中指定的结局指标	□是 □部分是 □否 □仅纳入随机对照研究
10. 系统评价作者是否报告纳入各个研究的资助来源 “是”： □必须报告各个纳入研究的资助来源情况	□是 □否

续　表

评 价 标 准	选项
11. 开展Meta分析时，系统评价作者是否采用了合适的统计学方法合并研究结果 随机对照研究 “是”： □说明合并数据的理由 □且采用合适的加权方法合并研究结果，当存在异质性时予以调整 □且对异质性的原因进行分析 非随机干预研究 “是”： □说明合并数据的理由 □且采用合适的加权方法合并研究结果，当存在异质性时予以调整 □且将混杂因素调整后再合并非随机干预研究的效应评估，并非合并原始数据；当调整效应评估未被提供时，需说明原始数据合并的理由 □且当纳入随机对照研究和非随机干预研究时，需分别报告随机对照研究合并效应评估和非随机干预研究合并效应评估	□是 □否 □未进行Meta分析 □是 □否 □未进行Meta分析
12. 进行Meta分析时，系统评价作者是否评估了每个纳入研究的偏倚风险对Meta分析结果或其他证据综合结果的影响 “是”： □仅纳入偏倚风险低的随机对照研究 □或当合并效应评估是基于不同等级偏倚风险的随机对照研究和非随机干预研究时，应分析偏倚风险对总效应评估可能产生的影响	□是 □否 □未进行Meta分析
13. 系统评价作者解释或讨论每个研究结果时是否考虑纳入研究的偏倚风险 “是”： □仅纳入偏倚风险低的随机对照研究 □或随机对照研究存在中度或重度偏倚风险或纳入非随机研究时，讨论偏倚风险对研究结果可能产生的影响	□是 □否
14. 系统评价作者是否对研究结果的任何异质性进行合理的解释和讨论 “是”： □研究结果不存在有统计学意义的异质性 □或存在异质性时，分析其来源并讨论其对研究结果的影响	□是 □否
15. 如果系统评价作者进行定量合并，是否对发表偏倚(小样本研究偏倚)进行充分的调查，并讨论其对结果可能产生的影响 “是”： □采用图表检验或统计学检验评估发表偏倚，并讨论发表偏倚存在的可能性及其影响的严重程度	□是 □否 □未进行Meta分析
16. 系统评价作者是否报告了所有利益冲突的来源，包括所接受的任何用于制作系统评价的资助 “是”： □报告不存在任何利益冲突，或描述资助的来源及如何处理利益冲突	□是 □否

表6-4 系统评价质量4个等级的含义

质量等级	含义
高	无或仅有1个非关键条目不符合：针对研究问题，系统评价基于可获取研究的结果提供了准确而全面的总结
中	超过1个非关键条目不符合：基于可获取研究的结果，系统评价可能提供了准确的总结
低	1个关键条目不符合且伴有或不伴有非关键条目不符合：基于可获取研究的结果，系统评价可能不会提供准确而全面的总结
极低	超过1个关键条目不符合，伴有或不伴有非关键条目不符合：基于可获取研究的结果，系统评价不可能提供准确而全面的总结

四、专家意见和专业共识类文章的方法学质量评价

基于多元化证据理念，护理领域中将专家意见和专业共识纳入了证据的范畴。在缺乏大量高质量原始研究的情况下，专家意见和专业共识类文章对临床实践起到了巨大的作用。目前，多采用JBI标准对专家意见和专业共识类文章的方法学质量进行评价，评价工具包括6个条目(表6-5)，每一个条目采用“是”“否”“不清楚”和“不确定”进行判定(Joanna Briggs Institute, 2017)。

表6-5 JBI关于专家意见和专业共识类文章的方法学质量评价工具

条目	条目内容解读
1. 是否明确标注观点的来源	是否标注了作者的姓名。如果是期刊、杂志或报纸上的未署名的编辑片段，则该观点尚留有较多探讨的空间
2. 观点是否来源于该领域中有影响力的专家	应注明作者及其团队的资质、目前的职务、所属单位名称等信息。评价者可根据这些信息判断作者在该领域是否具有一定的影响力和权威性
3. 所提出的观点是否以研究相关的人群利益为中心	主要关注文章提出的观点是否以促进研究人群的健康为中心，或是以学术团体获益为中心。要剔除学术文章中某些为企业代言或具有商业利益性质的论文
4. 陈述的结论是否基于分析的结果，观点的表达是否有逻辑性	需考虑下列问题：结论部分提出的主要论点是什么，论据是什么，论述是否有逻辑性，是否对一些重要术语进行了清晰的界定，论据是否能支持该观点
5. 是否参考了其他文献	提出的观点是否参考了其他文献，是否对其进行了推理、分析或论证
6. 所提出的观点与以往文献是否不一致	所推荐的观点或建议是否已引注以往的文献作为支撑，观点是否有外部文献的参照，与以往文献的观点是否有不一致的地方

五、随机对照试验的方法学质量评价

随机对照试验(RCT)是将研究对象随机分组,对不同组实施不同的干预措施,比较不同干预措施的效果有无不同。RCT 是原始研究中质量最高的证据,但并非每一个 RCT 都具备高质量。尤其是该 RCT 是否具备随机化、对照、盲法等基本特征,对研究结果的真实性有很大影响。因此,在各循证医学中心对 RCT 论文的评价标准中,均侧重对随机化、盲法、组间基线是否具有可比性等方面的评价。对 RCT 进行方法学质量评价的常用工具包括 Cochrane 风险偏倚评估工具、JBI 循证卫生保健中心的评价工具、CASP 清单等。

1. Cochrane 风险偏倚评估工具

Cochrane 协作网在 2011 年更新的“对干预性研究进行系统评价的 Cochrane 手册 5.1.0 版”(Cochrane handbook for systematic reviews of interventions-version 5.1.0)中,提出从 7 个方面对 RCT 进行偏倚风险评价(表 6-6)。评价者需对每个项目做出偏倚风险低、偏倚风险高、不清楚的判断。

表 6-6　Cochrane 协作网对 RCT 的真实性评价

评价项目及偏倚类型	条目解读
选择偏倚	
1. 随机序列的产生	详细描述产生随机分配序列的方法,以评估组间可比性
2. 对随机方案的分配隐藏	详细描述隐藏随机配分序列的方法,判断是否能预知干预措施分配情况
实施偏倚	
3. 对研究对象及干预者实施盲法	详细描述对研究者和受试者实施盲法的方法,以防其知晓受试者的干预措施
测量偏倚	
4. 对结果测评者实施盲法	详细描述对评价者实施盲法的方法,以防其知晓受试者的干预措施
失访偏倚	
5. 结局指标数据的完整性(失访情况)	完整报告每个主要结局指标的数据,包括失访及退出情况和退出的原因
报告偏倚	
6. 选择性报告研究结果的可能性	描述的信息可供评价者判断选择性报告研究的可能性和相关情况

续 表

评价项目及偏倚类型	条目解读
其他偏倚	
7. 其他方面的偏倚来源	除上述偏倚外，评价是否存在引起偏倚的因素

（1）随机序列的产生　论文中应详细描述随机序列的产生方法，让评价者能判断用这种方法分配的各组之间是否具有可比性。可按下列依据做出判断：①偏倚风险低，提及下列随机方法，如采用随机数字表、抛硬币、掷骰子、抽签。②偏倚风险高，提及下列分组方法，如按出生日期的单双号顺序、按入院日期的某种规律、按住院号的某种规律进行分组；或明显的非随机分组方法，如根据医生的判断、根据患者意愿、根据实验室检查结果、根据干预的可得性进行分组等。③不清楚，未明确提及关于随机顺序产生过程的信息，只是简单提及将研究对象随机分为试验组和对照组，未描述具体的随机分组方法。单凭这样的描述，评价者无法判断随机序列的产生过程。

（2）随机方案的分配隐藏　论文中应详细描述对随机方案实施分配隐藏的方法，让评价者能判断该研究是否真正做到了分配隐藏。可按下列依据做出判断：①偏倚风险低，提及下列方法，如通过电话、网络或药房控制随机分配方案，使用相同外观、按顺序编号的药物容器，使用按顺序编号的不透明密闭信封。②偏倚风险高，提及下列内容，使研究者或研究对象能预见分配顺序，如使用公开的随机分配表、用于分组的信封未密闭或是透明的、采用轮流或交替分组的方式，按出生日期或病历号的某种特征进行分组。③不清楚：关于分配隐藏的信息不充分，让评价者无法判断。如论文中未提及分配方案的隐藏，或仅提及使用信封进行分组，但未明确描述信封是密闭、不透明的。

（3）对研究对象及干预者实施盲法　论文中应详细描述如何对研究对象和干预者实施盲法的。可按下列依据做出判断：①偏倚风险低，提及对研究对象及干预者实施了盲法，且不容易被识破；或虽未实施盲法，但不会对结果产生影响。②偏倚风险高，未对研究对象及干预者实施盲法，且会对结果产生影响；或虽试图对研究对象和干预者实施盲法，但很容易被识破，且结果会因此受到影响。③不清楚，关于盲法的信息描述不充分，令评价者无法判断是否真正对研究对象和干预者实施了盲法。

（4）对结果测评者实施盲法　论文中应详细描述在测评每个指标时如何对结果测评者实施盲法的。注意对每个主要结局指标均进行评价，可按下列依据做出判断：①偏倚风险低，提及对结果测评者实施了盲法，且不容易被识破；或未对结果测评者实施盲法，但不会对结果测评产生影响，如死亡率等客观性指标。②偏倚风险高，未对结果测评者实施盲法，且结果测评会因此受到影响，如症状、功能的评定；或虽试图对结果测评者实施盲法，但很容易被识破，且结果测评会因此受到影响。③不清楚，关于盲法的信息描述不充分，或方法中未提及该结局指标，令评价者无法判断该研究是否真正对结果测评者实施了盲法。

(5) 结局指标数据的完整性　论文中应详细描述每项结局指标中不完整的结局数据，报告各组失访和退出的人数及其原因。可按下列依据做出判断：①偏倚风险低，研究中无失访；失访的原因与结局指标关联不大（如存活率）；各组失访的人数及原因相似；失访的比例或效应值不足以对干预效果产生临床意义上的影响；采用恰当方法将失访的数据纳入了结果分析中。②偏倚风险高，各组失访的人数或原因不均衡，并很可能与结局有关；失访的比例或效应值足以对干预效果产生临床意义上的影响；丢弃干预组大量失访数据进行结果分析。③不清楚，对失访和退出的信息描述不充分，如未描述随机分组时的人数、失访的人数及原因，或方法部分未提及该结局指标。

(6) 选择性报告研究结果的可能性　系统评价的作者应阐述如何判断选择性报告结果的可能性，以及是否出现了选择性报告结果的情况，选择性报告研究者所期望的结果会导致报告偏倚。可按下列依据作出判断：①偏倚风险低，有研究计划书，论文结果中报告了研究计划书预先设定的、该系统评价所关注的所有结局指标；或看不到研究计划书，但论文中报告了所有相关的结局指标。②偏倚风险高，结果中没有报告事先列出的所有结局指标；结果中报告了一个或多个方法中未事先列出的测评工具和测评方法的结局指标；系统评价中所关注的一些指标在该研究中报告不全，无法纳入 Meta 分析中。③不清楚，信息不充分，令评价者无法判断，但这种情况较少见。

(7) 其他方面偏倚的来源　应阐述导致偏倚的其他因素。例如，试验组与对照组的基线是否具有可比性；除了要验证的干预措施外，试验组和对照组接受的其他措施是否相同；是否采用相同的方式对各组研究对象的结局指标进行测评。

2. JBI 关于 RCT 真实性评价工具

澳大利亚 JBI 循证卫生保健中心（2016）的 RCT 论文质量评价工具包含 13 个评价项目（表 6－7）。评价者需对每个评价项目做出“是”“否”“不清楚”“不适用”的判断，并经过小组讨论，决定该研究是纳入、排除，还是需获取进一步的信息。

表 6-7 澳大利亚 JBI 循证卫生保健中心对 RCT 真实性评价

评价项目	条目解读
1. 是否对研究对象真正采用了随机分组的方法	核实论文随机分组过程的细节信息，判断该研究是否真正采用了随机分组方法
2. 是否做到分配隐藏	核实论文实施分配隐藏的细节信息，判断该研究是否采用了恰当的分配隐藏过程
3. 组间基线是否具有可比性	核实各组基线资料的具体数据及比较组间差异的统计分析结果，判断各组的基线资料是否具有可比性
4. 是否对研究对象实施了盲法	核实对研究对象实施盲法的细节信息，判断该研究对研究对象施盲的过程是否恰当
5. 是否对干预者实施了盲法	核实对干预者实施盲法的细节信息，判断该研究对干预者实施盲法的过程是否恰当
6. 是否对结果测评者实施了盲法	核实对结果测评者实施盲法的细节信息，判断该研究对结果测评者实施盲法的过程是否恰当
7. 除了要验证的干预措施外，各组接受的其他措施是否相同	核实各组干预措施的细节信息，判断除了要验证的干预措施外，各组研究对象接受的其他措施是否存在差异
8. 随访是否完整，如不完整，是否采取措施处理失访	核实对研究对象进行随访的细节信息，以及对随访不完整者采取了哪些措施
9. 是否将所有随机分配的研究对象纳入结果分析	核实该研究是否采用了意向性分析
10. 是否采用相同的方式对各组研究对象的结局指标进行测评	核实关于结局指标测评方法的细节信息，判断各组的测评工具、施测方式、测评时间等是否相同
11. 结局指标的测评方法是否可信	核实关于结局指标测评方法的细节信息，判断测评工具及方法的可信性，如测评者的人数、是否对测评者进行了培训、评定者间一致性、测评工具的信度等
12. 资料分析方法是否恰当	判断该研究统计分析的目的、采用的统计分析方法是否恰当，是否使用了恰当的效应值等
13. 研究设计是否合理，在实施研究和资料分析过程中是否不同于标准 RCT	交叉设计仅在恰当的情景下使用，如研究对象是慢性疾病患者或情况稳定、干预产生短期效应的情景下，且确保干预之间有恰当的洗脱期；如果采用的是区组随机分组，应将区组作为一个分析单元，并报告区组内的相关系数

六、类实验性研究的方法学质量评价

类实验性研究亦称为准实验性研究，与实验性研究的区别在于，类实验性研究未按随机原则分组或未设立对照组，或两个条件都不具备，但一定有对研究对象的干预措施。在以人为研究对象的临床研究中，由于临床实践或伦理学规范的限制，有时很难做到理想化的随机分组。因此类实验性研究在护理研究中普遍存在。虽然类实验性研究对因果关系的论述强度较弱，不如 RCT 的可信度高，但也能从一定程度上说明干预措施与结局指标之间的因果关系。

澳大利亚 JBI 循证卫生保健中心的类实验性研究论文的质量评价工具包含 9 个评价项目（表 6－8）。评价者需对每个评价项目做出“是”“否”“不清楚”“不适用”的判断，并最终经过小组讨论，决定该研究是纳入、排除，还是需获取进一步的信息。

表 6－8　澳大利亚 JBI 循证卫生保健研究中心对类实验性研究的真实性评价（2016）

评价项目	条目解读
1. 是否清晰阐述研究中的因果关系	如果因果关系不清晰，会导致读者对哪个变量是因、哪个变量是果产生混乱
2. 组间基线是否具有可比性	研究对象基本特征的系统性差异也会导致不同结局。核实各组基线资料的具体数据及比较组间差异的统计分析结果，判断各组的基线资料是否具有可比性
3. 除了要验证的干预措施外，各组接受的其他措施是否相同	与干预措施同时发生的事件会干扰干预效应。核实各组干预措施的细节，判断除了要验证的干预措施外，各组研究对象接受的其他措施是否存在差异
4. 是否设立了对照组	对照组能控制因疾病的自然演变进程对结局的影响，可以是同期对照、历史性对照或自身前后对照
5. 是否在干预前后对结局指标实施多元化的测量	随时间进展，研究对象即使不接受干预也可能会出现一些改变，这会干扰干预的效应。有时研究对象被选择施加干预是因为其在某些测量指标上得分较高或较低，如果因为某些测量指标存在极端数值而被选择，而其他测量指标不一定是极端值，应在干预前后对结局指标实施多元化的测量
6. 随访是否完整，是否报道失访并采取措施处理失访问题	如果研究对象未能完成所有的干预措施，或未能完成结局指标的测评，则会给干预效应带来假象。核实对研究对象进行随访的细节信息，以及对随访不完整者采取了哪些措施

续 表

评价项目	条目解读
7. 是否采用相同的方式对各组研究对象的结局指标进行测评	核实关于结局指标测评方法的细节信息，判断各组的测评工具、施测方式、测评时间等是否相同
8. 结局指标的测评方法是否可信	核实关于结局指标测评方法的细节信息，判断测评工具及方法的可信性，如测评者的人数、是否对测评者进行了培训、评定者间一致性、测评工具的信度等
9. 资料分析方法是否恰当	判断该研究统计分析的目的、采用的统计分析方法是否恰当，是否使用了恰当的效应值等

七、队列研究的方法学质量评价

队列研究(cohort study)是将某一特定人群按是否暴露于某可疑因素或暴露程度分为不同的亚组，追踪观察两组或多组成员的结局(如疾病)，比较各组之间结局发生率的差异，从而判定这些因素与该结局之间有无因果关联及关联程度的一种观察性研究方法。队列研究通过前瞻性的"由因及果"的方法，探讨疾病的病因。根据是否暴露于某因素而分组，无法通过随机的方法进行分组。可通过匹配方式，使暴露组与非暴露组具有可比性。

澳大利亚JBI循证卫生保健中心的队列研究论文的质量评价工具包含9个评价项目(表6-9)。评价者需对每个评价项目做出"是""否""不清楚""不适用"的判断，经过小组讨论，决定该研究是纳入、排除，还是需获取进一步的信息。

表6-9 澳大利亚JBI循证卫生保健中心对队列研究的真实性评价

评价项目	条目解读
1. 各组研究对象是否具有相似的特征，并来源于同一研究总体	仔细核实论文对研究对象的描述，判断各组研究对象除了暴露因素不同外，在其他特征上是否相似。论文应清晰阐述研究对象的纳入标准和排除标准
2. 是否采用相同方式测评暴露因素，将研究对象分配至暴露组和非暴露组	论文应阐述暴露因素是如何界定及测评的，使评价者判断研究对象是否具备/不具备研究所关注的暴露因素
3. 对暴露因素的测评方法是否有效、可信	应清晰描述对暴露因素的测评方法。判定其效度时需有金标准；信度通常包括内部一致性信度、评定者间信度

续　表

评价项目	条目解读
4. 是否考虑了混杂因素	除了要研究的暴露因素不同外，各组间的其他因素也不同，会干扰结果，这些因素就是混杂因素。典型的混杂因素包括两组研究对象的基线特征、预后因素、与要验证的暴露因素同时存在的其他暴露因素。高质量的队列研究应考虑这些潜在的混杂因素，并尽可能对其进行测评。但难以测评的是行为、态度、生活方式等方面的混杂因素
5. 是否采取措施控制了混杂因素	应在研究设计和数据分析中采取措施，控制混杂因素的影响。例如，在研究设计中对研究对象进行匹配或分层抽样；在数据分析中，采用多因素统计分析方法控制混杂因素的干扰，如 Logistic 回归
6. 是否描述在暴露或研究开始时研究对象未出现观察结局	在入组时，研究对象应该未出现研究中所关心的结局。评价者需仔细阅读论文方法部分对研究对象及抽样、纳入和排除标准、对变量的界定等方面的描述
7. 结局指标的测评方法是否有效、可信	阅读论文的方法部分。如果结局指标的判定是依据公认的标准或明确的定义，可将该项目评定为“是”。还应关注测评是如何实施的，结果判定者是否接受过测评工具使用方法的培训；如果有多名结果测评者，应判断他们的教育水平、临床经验、研究经验、在该研究中承担的责任等是否类似
8. 是否报告了随访时间，随访时间是否足够长，能观察到结局指标	随访时间因研究人群、暴露因素、疾病的特征而异。在判定随访时间是否恰当时，需阅读多篇类似的论文，从中获取随访时间范围的数据；临床专家或研究者的经验也是确定恰当随访时间的重要依据
9. 随访是否完整，是否描述并分析失访的原因	通常失访率要控制在 20%以内，失访率≤5%对结果没有太大影响；如果失访率≥20%，会影响结果的效度。在决定是否因失访率过高而纳入或排除该研究时，应考虑暴露组和非暴露组失访的原因，以及失访率是否相似，是否采取措施尽力追踪失访对象，是否对失访原因、排除原因和退出的情况进行清晰的阐述等。如果缺乏清晰的阐述，该项目可评定为“否”
10. 是否采取措施处理失访问题	在队列研究中，有些研究对象可能因为死亡、变换工作等而退出研究，但关键是对其结局指标是否进行了测评。如果随访不完整，就会产生选择偏倚。因此，应在数据分析中将不同随访时间考虑进去

续 表

评价项目	条目解读
11. 资料分析方法是否恰当	应判断该研究是否有更恰当的统计分析方法。论文的方法部分应详细阐述采用了哪些统计分析方法、如何测评和控制混杂因素的；如果采用了回归分析，应明确阐述有哪些自变量；如果采用了分层分析方法，应阐述是依据什么变量来分层的

八、病例-对照研究的方法学质量评价

病例-对照研究(case-controlled study)是以现在确诊的患有某特定疾病的患者作为病例组，以不患有该病但具有可比性的个体作为对照组，通过询问、实验室检查或复查病史，收集既往各种可能的危险因素的暴露史，比较病例组与对照组中各因素的暴露比例有无差异，以探讨暴露因素与疾病之间的关联。也就是说，通过回顾性“由果及因”的方法，探讨疾病的病因。无法随机分组，而是通过匹配的方式找到与病例组相匹配的对照组。由于与暴露因素有关的信息是通过回忆来获取，因此容易产生回忆偏倚。

澳大利亚 JBI 循证卫生保健中心的病例-对照研究论文的质量评价工具包含 10 个评价项目(表 6－10)。评价者需对每个评价项目做出“是”“否”“不清楚”“不适用”的判断，并经过小组讨论，决定该研究是纳入、排除，还是需获取进一步的信息。

表 6－10　澳大利亚 JBI 循证卫生保健中心对病例-对照研究的真实性评价

评价项目	条目解读
1. 病例组与对照组除是否患有该疾病不同外，其他因素是否具有可比性	通常采用一对一匹配的方式，使对照组的每个个体在除是否患有该疾病之外的其他因素上与病例组相似
2. 病例组与对照组的匹配是否恰当	应清晰界定研究人群的来源
3. 是否采用相同的标准招募病例组和对照组	需判定该研究中纳入患者时是否依据公认的诊断标准或明确的定义，从而最大限度地降低选择偏倚；如果没有公认的标准或定义，应阐述根据哪些关键特征来匹配研究对象的。对照组的个体除了不患有该疾病外，应符合其他所有的纳入标准

续　表

评价项目	条目解读
4. 是否采用标准、有效、可信的方法测评暴露因素	应清晰描述对暴露因素的测评方法。判定其效度时需有金标准；信度通常包括内部一致性信度、评定者间信度。在病例-对照研究中，可能会调查到多个暴露因素，此时评价者应对系统评价中所关心的主要暴露因素进行评价
5. 是否采用相同的方法测评病例组和对照组的暴露因素	如同条目 4，应清晰描述对暴露因素的测评方法。应判定该研究是否采用相同的标准和程序，对病例组与对照组的暴露因素进行测评
6. 是否考虑混杂因素	典型的混杂因素包括两组研究对象的基线特征、预后因素、与要验证的暴露因素同时存在的其他暴露因素
7. 是否采取措施控制混杂因素	应在研究设计和数据分析中采取措施控制混杂因素带来的影响。例如，在研究设计中对研究对象进行匹配或分层抽样；在数据分析中，采用多因素统计分析方法控制混杂因素的干扰，如 Logistic 回归
8. 是否采用标准、有效、可信的方法测评结局指标	阅读论文的方法部分。如果结局指标的判定是依据公认的标准或明确的定义，可将该项目评定为“是”。此外，还应关注测评是如何实施的，结果判定者是否接受过测评工具使用方法的培训；如果有多名结果测评者，应判断他们的教育水平、临床经验、研究经验、在该研究中承担的责任等是否类似
9. 暴露时间是否足够长	暴露时间过短或过长，都会影响结局，需根据专业判断暴露时间是否合适
10. 资料分析方法是否恰当	应判断该研究是否有更恰当的统计分析方法，应判定该研究采用的统计分析方法与研究假设是否相符

九、分析性横断面研究的方法学质量评价

描述性研究(descriptive study)不对研究对象进行任何的人为干预，而是在自然状态下描述某人群的特征以及疾病或健康状况。按照研究目的可分为分析性横断面研究和现况调查类横断面研究。

澳大利亚 JBI 循证卫生保健中心分析性横断面研究的质量评价工具包含 8 个评价项目(表 6 - 11)。评价者需对每个评价项目做出“是”“否”“不清楚”“不适用”的判断，最终经过小组讨论，决定该研究是纳入、排除，还是需获取进一步的信息。

表 6-11 澳大利亚 JBI 循证卫生保健中心对横断面研究的真实性评价

评价项目	条目解读
1. 是否清晰界定了研究对象的纳入标准	论文应清晰描述研究对象的纳入和排除标准，纳入和排除标准应具体
2. 是否详细描述研究对象及研究场所	应详细描述研究对象的来源及特征，包括人口学资料、场所、取样时间
3. 是否采用有效、可信的方法测评暴露因素	应清晰描述对暴露因素的测评方法。判定其效度时需有金标准，信度通常包括内部一致性信度、评定者间信度
4. 是否采用客观、标准的方法测评健康问题	判断该研究纳入的患者是否依据公认的诊断标准或定义；如果没有使用公认的诊断标准或定义，应阐述是依据什么关键特征来匹配研究对象的
5. 是否明确混杂因素	典型的混杂因素包括各组研究对象的基线特征、预后因素、与要验证的暴露因素同时存在的其他暴露因素
6. 是否采取措施控制混杂因素	应在研究设计和数据分析中采取措施控制混杂因素带来的影响。例如，在研究设计中对研究对象进行匹配或分层抽样；在数据分析中采用多元回归分析方法
7. 是否采用有效、可信的方法测评结局指标	阅读论文的方法部分。如果结局指标的判定是依据公认的标准或明确的定义，可将该项目评定为“是”。此外，还应关注测评是如何实施的，结果判定者是否接受过测评工具使用方法的培训；如果有多名结果测评者，应判断他们的教育水平、临床经验、研究经验、在该研究中承担的责任等是否类似
8. 资料分析方法是否恰当	应判断该研究是否有更恰当的统计分析方法。论文的方法部分应详细阐述采用了哪些统计分析方法、如何测评和控制混杂因素的；如果采用了回归分析，应明确阐述有哪些自变量；如果采用了分层分析方法，应阐述是依据什么变量来分层的。此外，还应判断采用的统计分析方法与研究假设是否相符

十、其他类型研究的方法学质量评价

其他类型研究还包括描述性横断面研究、病例报告研究、病例系列研究和质性研究等，在证据临床转化中较少纳入作为实际使用的证据，在此不作赘述。研究者可以采用澳大利亚 JBI 循证卫生保健中心的质量评价工具对这些类型研究进行评价。

（朱　政）

参考文献

[1] 张方圆,沈傲梅,曾宪涛,等. 系统评价方法学质量评价工具 AMSTAR2 解读[J]. 中国循证心血管医学杂志,2018(1):14-18.
[2] 周芬,郝玉芳,丛雪,等. 指南研究与评价工具 AGREE Ⅱ及各领域分值的补充解释及思考[J]. 护理学报,2018,25(18):61-63.
[3] 朱政,胡雁,周英凤,等. 推动证据向临床转化(五):证据临床转化研究中的文献质量评价[J]. 护士进修杂志,2020,35(11):996-1000.
[4] Joanna Briggs Institute. Joanna Briggs Institute reviewers' manual: 2017 edition [M]. Australia: The Joanna Briggs Institute, 2017.

第七章

证据总结的制作与撰写

证据总结(evidence summary)是围绕一个或一组特定主题,对关于卫生保健干预、活动相关证据(主要是指南、系统评价及高质量原始研究)的概要提炼与汇总(Khangura 等, 2012)。证据总结与系统评价、临床实践指南共同构成了证据综合的主要形式(Jordan 等, 2018)。临床实践指南篇幅较长、数量有限,系统评价数量众多,但信息零散,因此需要短小、精炼、高度聚焦的证据,以促进证据的理解、传播与应用。证据总结主题聚焦、来源可靠、检索全面、内容精炼、易于理解和传播,可帮助实践人员高效理解所需证据,尤其适合于证据转化前的证据资源准备(Petkovic 等, 2016)。证据总结的质量直接影响证据临床转化的科学性和有效性。因此,本章将重点阐述证据总结的制作流程和撰写方法,旨在促进护理人员正确整合证据,促进证据实施。

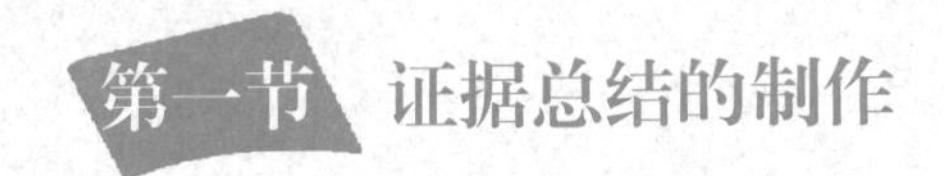

第一节 证据总结的制作

一、证据总结的方法学概述

对于证据总结的制作方法,目前尚缺乏全球广泛认可的标准化流程。2020年,Whitehorn 等针对证据总结的定义、方法、评价工具开展了一项范围综述,发现除了研究者自行发表在期刊上的证据总结外,有多个循证机构规律制作和发布证据总结,包括 BMJ Best Practice 最佳实践、UpToDate 临床顾问、DynaMed 每日更新循证医学主题评论及临床决策支持工具、澳大利亚 JBI 循证卫生保健中心的 JBI 证据总结、荷兰循证管理中心(CEBMa)严格评价主题汇总(critically appraised topics, CAT)、曼彻斯特皇家医院的最佳证据主题汇总(best evidence topics, BET)、澳大利亚 Flinders 大学的证据评价等。BMJ Best Practice 最佳实践、UpToDate临床顾问、DynaMed每日更新循证医学主题评论及临床决策支持工具兼有循证知识库和证据总结资源，其网站介绍了资源的制作准则，但没有公布资源的制作流程。JBI证据总结和CAT的制作流程如下。

1. JBI证据总结

JBI证据总结概述了有关医疗保健干预或实践的现有国际证据，由JBI各个专业小组制作，发布于JBI COnNECT＋数据库。作为简化、快速评价的一种，JBI证据总结强调检索关键数据库，优先聚焦系统评价证据，其方法如图7－1所示。

问题/主题构建	· 基于医疗保健专业人员的需求或专家委员会的推荐构建问题或主题
结构化文献检索	· 检索Cochrane图书馆、JBI图书馆、疗效评价摘要数据库(DARE)、MEDLINE和CINAHL
文献筛选	· 筛选检索结果，以确定文献符合纳入标准
质量评价	· 使用JBI文献质量评价工具进行方法学质量评价，以确保使用最佳的证据来指导实践
资源发展	· 基于通过质量评价的文献，发展供专业人员使用的证据资源（如证据摘要）
同行评议	· 初步完成的资源经过两轮同领域专业人员的同行评议
反馈修改	· 根据同行审议和专家委员会的建议修改资源，根据需要再次进行同行评议
资源上传	· 全球卫生保健专业人员均可使用

图7－1　JBI证据总结的制作方法

（资料来源：Munn Z，Lockwood C，Moola S. The development and use of evidence summaries for point of care information systems：a streamlined rapid review approach. World Evid-Based Nurs，2015，12(3)：131－138）

2. CEBMa严格评价主题汇总

CAT是围绕临床问题应用系统化方法搜索和评价基础研究，用标准化摘要的形式快速、简洁地呈现某个干预或实践问题的已知证据，是循证医学领域常见的证据总结形式（Sadigh等，2012）。为了提高制作证据总结的效率，搜索时可以查询数量有限的数据库，文献纳入类型只限于 Meta 分析和(或)临床对照研究；数据提取时只聚焦关键数据，如样本量、主要发现和效应量；质量评价通常仅限于方法学质量。CAT 证据总结制作和撰写方法(Barends 等，2017)包括：研究背景、研究问题、纳入标准、检索策略、文献筛选、数据提取、质量评价、结果呈现(自变量、因变量定义，因果机制，主要发现)、研究结论、局限性、实践启示和推荐意见。

二、中国证据总结的方法学现状

郝玉芳等使用“证据总结”为检索词检索近 5 年中国知网、万方数据库、维普数据库中发表的证据总结类论文 78 篇，应用 JBI 证据总结方法 8 个要素中的前 6 个要素，即提出循证问题、结构化检索、证据筛选、证据评价、证据综合、同行评议作为评价要素，分析了中国证据总结的方法学质量。结果发现其循证问题的提出、证据的检索、筛选、评价以及证据的分级和推荐强度的制定等方面均存在一些共性问题，见表 7－1。

表 7－1 证据总结核心要素的具体内涵及文献评价结果($n=78$)

核心要素	具体内涵	不符合(%)
提出循证问题	按照 PICO 模式提出循证问题	0(0)
	描述临床现状及需求	0(0)
	描述证据现状	38(48.7)
结构化检索	确立检索顺序及检索模式合理	73(93.6)
	设定检索网站类型全面	39(50.0)
	详细描述检索策略	42(53.9)
	合理确立检索时限	0(0)
证据筛选	合理设置纳入和排除标准	20(25.6)
证据评价	选择适宜的评价工具	65(83.3)
	客观清晰地呈现评价结果	0(0)
证据综合	描述推荐意见综合原则	76(97.4)
	描述证据等级划分过程	72(92.3)
同行评议	运用 FAME 模式对证据进行评价(描述证据推荐等级的确立过程)	72(92.3)

(资料来源：郝玉芳，王斗，晏利姣，等. 近 5 年我国护理证据总结类论文的方法学质量分析. 中国护理管理，2020，20(4)：501－505)

三、复旦大学循证护理中心证据总结制作方法

基于以上证据总结的方法学概述，以及中国证据总结论文中常见的方法学问题，复旦大学循证护理中心提出了证据总结的制作方法如图 7-2 所示。

问题确立	· 明确证据总结的目的、意义与适用范围 · 使用结构化方法构建证据总结的具体问题（如PICOs）
结构化文献检索	· 按照证据金字塔自上而下逐层检索可能的证据 · 注意证据的时效性，尽量选择3~5年内的证据
文献筛选	· 确定清晰的文献纳入和排除标准（结合PICOs） · 使用透明、可重复的方法筛选文献（如文献筛选流程图）
文献质量评价	· 根据文献类型，采用公开、有说服力的方法学质量评价工具 · 每一篇文献至少由2名研究者独立评价
证据汇总与分级	· 逐篇阅读纳入的文献，提取证据内容、出处、源头与等级 · 根据主题汇总证据，根据需要使用有说服力的工具对证据分级
形成实践建议	· 形成简明、清晰的实践建议 · 发展配套资源（如工具、手册、流程图、视频资源等）

图 7-2 复旦大学循证护理中心证据总结的制作流程

1. 问题确立

（1）确立问题的原则 证据总结的选题应基于临床需要，明确证据总结的目的、意义与使用范围。在确立问题时应充分聚焦，不宜太大。问题太大，会导致检索、筛选和汇总的工作量不可控。如“成人输液港管理的证据总结”选题相对偏大，涉及置入、维护、拔除、并发症预防等多个问题，需要分解为多个 PICO，检索工作量非常大。建议选择其中一个主题，如“成人输液港堵塞的预防与处理”进行证据总结。

（2）确立问题的方法 应使用结构化方法如 PICO 原则构建证据总结的具体问题。如“成人输液港堵塞预防与处理的证据总结”一文中，采用 PICO 模式对上述案例进行结构化，即研究对象为植入静脉输液港的成年患者；干预方法包括静脉输液港堵塞预防和处理的相关措施；结局为静脉输液港堵管发生情况（吴超君等，2018）。

（3）避免重复制作 在制作证据总结前，应首先检索是否已有 PICO 相同的证据总结。如果有，则应评估其方法学质量、可用性和时效性，判断其是否符

合临床转化的需求。如果已有证据总结且符合实践需求，则没有必要重复制作证据总结；已有证据总结，但不全面或较陈旧，可在原有证据总结的基础上更新或补充。

2. 结构化文献检索

（1）文献检索原则　依据证据金字塔分布模式，自上而下逐层检索可用资源。

（2）文献纳入类型　需要强调的是，所有类型的证据包括循证综合知识库、证据总结、临床实践指南、系统评价、专家共识、原始研究等，都可作为证据总结的资源。考虑到制作效率，应优先检索和纳入指南、系统评价、专家共识等经过严格质量评价的证据，也可根据研究问题从已有的证据总结、循证综合知识库中提取部分证据。如无此类资源，再扩大检索和纳入高质量的原始研究。应注意证据的时效性，尽量纳入3～5年内的证据。

3. 文献筛选

（1）文献筛选原则　在结构化研究问题的基础上，制定文献的纳入和排除标准，并使用透明、可重复的方法筛选文献。如“ICU成人患者规范化身体约束证据总结”，作者制定证据纳入标准为与ICU成人患者身体约束相关、用中英文发表、可获取全文的指南、证据总结或系统评价，并使用流程图（图7-3）报告证据筛选过程（曹锐等，2018）。

（2）避免纳入证据与应用证据的人群不一致　在文献筛选过程中，常见的问题是检索到的证据与应用人群不完全一致。如研究目的是汇总老年患者术后谵妄非药物管理措施的相关证据，而检索到的证据是术后患者谵妄非药物管理措施的指南。此时需谨慎分析证据内容、追溯证据来源并结合临床经验判断证据能否被纳入。为了避免经验判断带来的偏倚，应尽可能保持纳入的证据与应用证据的人群一致。

4. 文献质量评价

（1）文献质量评价的原则　纳入证据总结的所有文献均需评价。应根据文献类型，采用公开、有说服力的评价工具，由2名研究者独立对纳入文献的方法学质量进行评价。如使用AGREE Ⅱ对指南进行评价，应采用AMSTAR对系统评价的方法学质量进行评价，使用JBI工具对专家共识进行评价。

（2）对证据总结或循证综合知识库的评价　目前尚缺乏权威的工具对证据总结或循证知识库资源的方法学质量进行评价。如果制作证据总结时，纳入了已有的证据总结或循证综合知识库，有两种做法：①对证据总结或循证综合知识库中所用证据的原始文献进行追溯，再根据文献类型选择相应的评

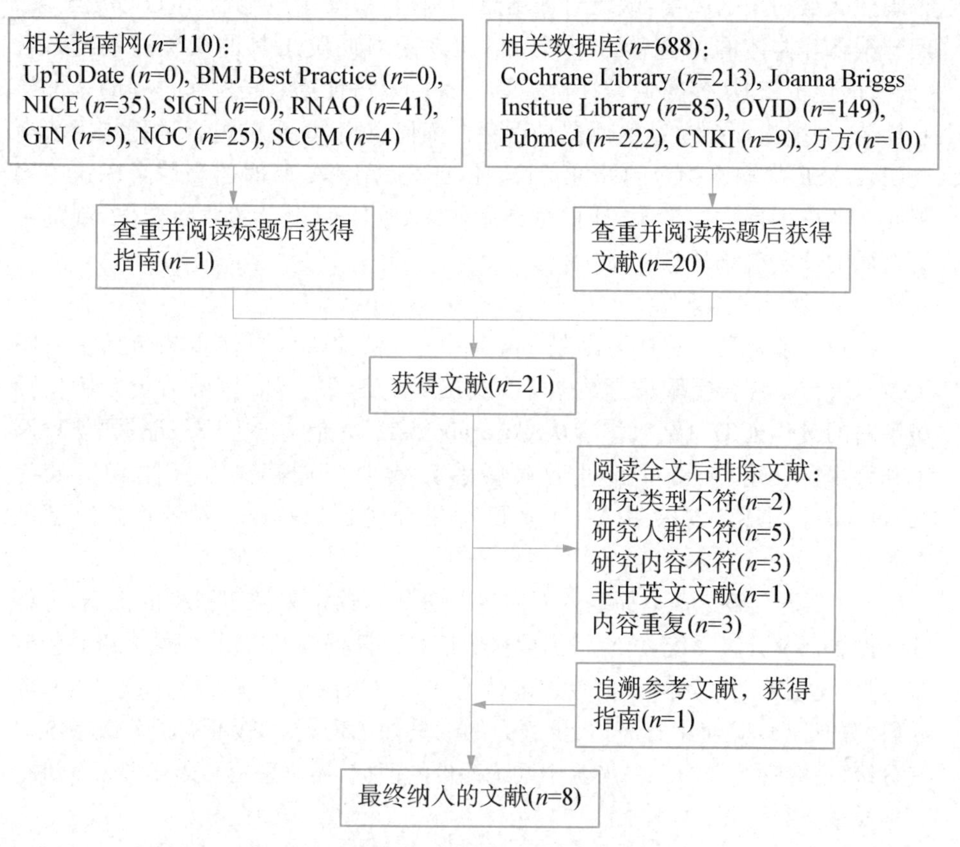

图 7-3 证据总结过程中文献筛选流程图案例

(资料来源:曹锐，胡芬，朱小平，等. ICU 成人患者规范化身体约束证据总结. 中国护理管理，2018，18(12):1600-1607)

价工具。如“机械通气患者误吸预防及管理的最佳证据总结”，作者纳入了 2 篇临床决策和 1 篇证据总结作为实践依据。追溯这 3 篇文献，提取的证据分别来源于 3 篇系统评价、3 篇随机对照试验、3 篇队列研究和 1 篇专家共识。作者使用 AMSTAR 工具对系统评价的方法学质量进行评价，使用澳大利亚 JBI 循证卫生保健中心的方法学质量评价工具对随机对照试验、队列研究和专家共识进行了评价(米元元等，2018)。②Foster 等开发了证据总结质量评价工具(critical appraisal for summaries of evidence, CASE)，从汇总主题、汇总方法、证据内容、证据应用 4 个方面对证据总结的方法学质量进行评价(Foster 等，2013)。CASE 是目前为数不多的证据总结评价工具，但其发展过程仅基于既往文献和头脑风暴，缺乏对证据总结制定者、临床使用者、循证方法学家、期刊编辑等群体的调查、访谈与咨询，也缺乏对同类工具的系统回顾与参考（如指南评价工具、专家共识评价工具），难以覆盖证据总结制作过程的全部核心环节，如纳入证据总结的证据是否存在偏倚风险、证据的整合过程是否清晰透明，CASE都缺乏相应的评价条目。因此，使用CASE时需谨慎考虑这些局限性。期待循证方法学家、证据总结制作者、临床使用者的共同合作，制定更为全面的证据总结质量评价工具。

5. 证据汇总与分级

（1）证据提取　总体原则是忠于原文、保留痕迹。具体步骤包括逐篇阅读纳入文献、逐条提取证据内容，以及出处与源头。如“医务人员针刺伤预防策略的最佳证据总结”，作者从Cochrane系统评价提出了一条证据“外科医生和手术室工作人员可通过戴双层手套减少病毒感染”，标注其出处为“Cochrane图书馆”，源头为“基于随机对照研究的Cochrane系统评价”（邸红军等，2017）。

（2）证据分级　证据提取的同时进行分级。通常来源于指南的证据，已标注证据级别及分级系统，可直接提取这些信息。证据来源广泛，原始分级系统较多，建议使用单一工具对证据级别进行统一。对来源于系统评价、专家共识、原始研究的证据，应使用有简洁、说服力的工具如JBI 2014版证据预分级系统对其分级（王春青等，2015）。来源于系统评价的证据，还可采用GRADE系统进行证据质量分级。

（3）主题汇总　对相似或同类证据可进行主题汇总。主题设置应基于证据内容、符合实践思路。如“医务人员针刺伤预防策略的最佳证据总结”，作者将“手术室工作人员在执行各项操作时应该戴双层手套以减少锐器伤”“外科医生和手术室工作人员可通过戴双层手套减少病毒感染”“在执行高度危险的外科和产科操作时，执行操作的医务人员应该戴双层手套”这3条具有类似内涵的证据汇总为主题“戴手套”。将其余14条证据汇总为“回套针帽”“使用钝针”“中立区传递器械”“使用安全医疗器械”“锐器回收容器”“培训”共6个主题（邸红军等，2017）。

（4）证据呈现　证据呈现可配合表格，如“医务人员针刺伤预防策略的最佳证据总结”应用表格（表7-2）逐条呈现证据内容、所属主题、证据来源和证据类型（邸红军等，2017）。当来源不同的证据结论不一致时，可遵从高等级、高质量、新发表优先的原则。也可将所有原始表述及追溯信息呈现出来，在后续环节中通过团队共识会或专家论证会探讨合并方法（王晋芳等，2018）。

表 7-2　医务人员针刺伤预防策略的证据呈现

证据	证据描述	来源	出处	等级
戴手套	手术室工作人员在执行各项操作时应该戴双层手套以减少锐器伤	JBI 图书馆	基于专家意见	5
	外科医生和手术室工作人员可通过戴双层手套减少病毒感染	Cochrane 图书馆	基于随机对照研究的 Cochrane 系统评价	1
	在执行高度危险的外科和产科操作时，执行操作的医务人员应该戴双层手套	Uptodata	随机对照研究、文献综述	5
回套针帽	不应该回套针帽	JBI 图书馆	基于专家意见	5
	不应该回套针帽、故意弯曲、折断、分离丢弃注射器针头	美国疾病控制和预防中心网站	专家意见和文献综述	5
使用钝针	手术期间使用钝针可减少外科医生和助手的针刺伤，减少感染	Cochrane 图书馆	基于 10 个随机对照试验的 Cochrane 系统评价	1
	手术中在缝合筋膜和肌肉时推荐使用钝针，以减少针刺伤	JBI 图书馆	基于专家意见	5
中立区传递器械	手术期间推荐通过中立区传递锐器，以减少手术室工作人员的感染概率	JBI 图书馆	基于专家意见	5
	手术中应将锐器置于金属托盘中进行传递	Pubmed	基于专家意见和文献综述	5
使用安全医疗器械	如果可能，推荐使用无针器械或设备（如电刀和钛钉）	JBI 图书馆	基于专家意见	5
	使用带有自动保护套的针头、用后能自动回缩的针头、柳叶刀和安全采血针等预防针刺伤	JBI 图书馆	基于专家意见	5
	使用安全医疗器械或设备，可以从技术上减少针刺伤的发生，但并不能完全消除危险	Cochrane 图书馆	基于 4 个随机对照研究、2 个成组随机研究、4 个时间序列研究和 7 个自身前后对照研究	2

续 表

证据	证据描述	来源	出处	等级
锐器回收容器	将锐器回收容器置于工作人员容易操作的位置	JBI 图书馆	基于专家意见	5
	废弃的注射器、针头、刀片和其他锐器丢弃于防刺破容器中，容器应靠近锐器使用的地方	JBI 图书馆	基于专家意见	5
	锐器收集容器应能防刺破和防漏，尺寸应合适，能容纳各种锐器；锐器收集容器应易被识别，靠近使用锐器的地方且及时更换	Pubmed	非随机对照性研究、文献综述	5
培训	所有的新员工应该接受有关预防锐器伤的培训，老员工应该接受周期培训	JBI 图书馆	文献综述	4
	所有可能暴露于血液和污染体液中的医务人员必须每年接受一次血源性传播疾病的相关培训	Uptodata	基于专家共识和文献回顾	5

（资料来源：邸红军，施月仙，臧红新，等. 医务人员针刺伤预防策略的最佳证据总结. 中华护理杂志，2017，52(1)：93－98）

6. 形成实践建议

（1）给出简洁清晰、可读性强的实践建议　如“医务人员针刺伤预防策略的最佳证据总结”中，作者基于最佳证据汇总，建议在实践中“医务人员应通过戴双层手套、不回套针帽、使用钝针、中立区传递锐器、使用具有安全特征的锐器和锐器收集容器、培训并规范使用锐器的临床实践行为来保证个人安全”（邸红军等，2017）。

（2）发展配套资源　如工具、手册、流程图、视频等，增强证据的传播力与可读性。如“ICU 成人置管患者合理身体约束最佳证据的临床应用”，研究者基于证据汇总，制作了 ICU 成人置管患者合理身体约束流程图，如图 7－4 所示，编写了《合理身体约束》培训手册，以及《身体约束》《身体约束评估工具的使用》等视频，以促进证据的传播与实施（吴娟等，2019）。

（3）不强调给出证据的推荐级别　在制作证据总结的环节，并不强调必须给出证据的推荐级别。证据内容仅是推荐意见制定的决定因素之一，而干预风险、利弊对比、经济成本、所需资源、卫生服务水平或能力、患者价值观及意愿等均是考虑因素。从证据到推荐意见形成的方法学可参考指南推荐意见的形成方法，借鉴

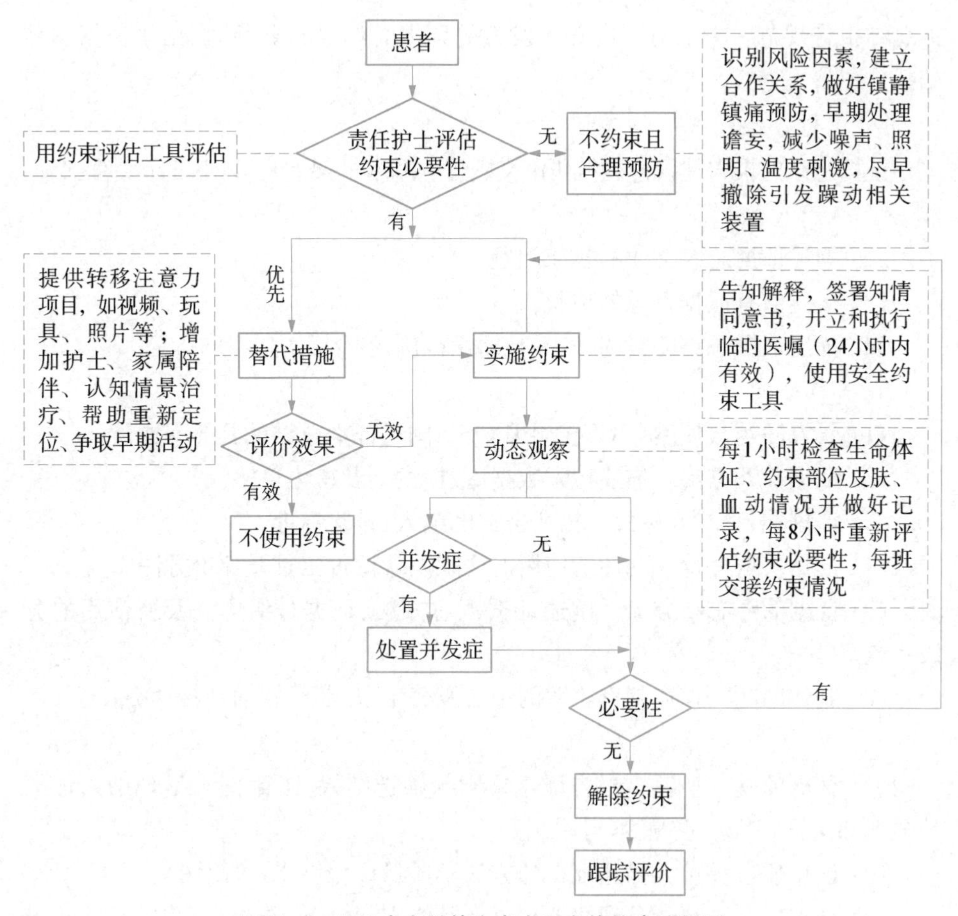

图 7-4 ICU 成人置管患者合理身体约束流程图

（资料来源：吴娟，钱海兰，胡雁，等. ICU 成人置管患者合理身体约束最佳证据的临床应用. 中国护理管理，2019，19(9)：1395-1402）

GRADE 系统、JBI 的 FAME 模式，组织多学科工作组借助于预先设计好的内容框架或辅助工具，辅以现场论证、德尔菲法等方法，给出科学可靠的推荐级别。

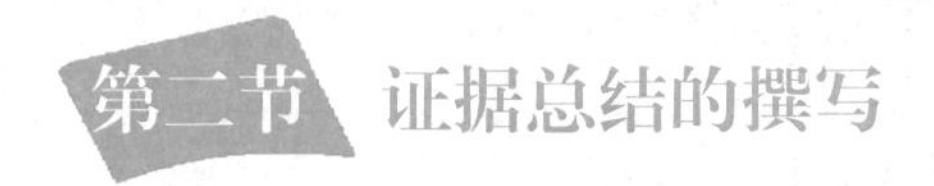

第二节 证据总结的撰写

证据总结既是证据转化前的证据资源准备，更是证据临床转化的重要依据。一份清晰、扎实的证据总结，能够帮助实践者建立临床转化的自信，既要基于科学的方法构建证据总结，还应遵从报告建议。但目前尚缺乏全球广泛使用的证据总结报告规范。本节对国内外已发表的证据总结进行分析，提出了证据总结的报告建议。

（一）证据总结的报告建议

证据总结的报告建议遵循科研论文报告的基本框架，包含以下5个关键部分。

1. 背景

（1）阐述证据总结关注的临床问题。

（2）概述已有证据资源的现状。

（3）描述证据总结的目的、意义与适用范围。

2. 方法

（1）研究问题　使用 PICO 或 PIPOST 阐述证据总结的具体问题。

（2）证据检索方法　描述检索数据库、检索词及检索策略。

（3）证据纳入、排除标准　描述证据的纳入、排除标准。

（4）证据质量评价　阐述所使用的文献质量评价工具及评价方法。

（5）证据的汇总与分级　阐述证据汇总方法、证据分级方法及所使用的分级系统。

（6）制作团队　描述制作团队的组成及分工，声明潜在的利益冲突。

3. 结果

（1）证据的基本情况　报告证据检索与筛选结果（可附图），呈现纳入证据的概况如类型、来源、主题等（可附图）。

（2）证据质量评价　描述证据的方法学质量评价结果（可附图）。

（3）证据内容　清晰呈现每条证据及其级别，并标明出处（可附图），给出流程图、手册、视频等配套资源的获取方式（如有）。

（4）实践建议　用清晰、简洁、易懂的语言给出实践建议。

4. 讨论

（1）概述证据总结的价值。

（2）分析证据总结的方法学质量。

（3）指出对未来科研或实践的启示。

5. 小结

（1）概述证据总结的关键发现。

（2）概述未来研究或实践建议。

（二）证据总结的报告案例

为了帮助读者更好地理解和应用证据总结的报告建议，以“预防婴儿猝死综合征的安全睡眠环境证据总结”为案例(邢唯杰等,2020),就报告建议所涉及的5个部分逐一解读。

1. 背景

(1) 阐述证据总结关注的临床问题,显示开展证据总结的重要性　婴儿猝死综合征(sudden infant death syndrome, SIDS)指的是1岁以下婴儿猝死,多发生于婴儿睡眠中,经过全面案例调查后仍无法解释死因。在美国,每年约发生3 500例睡眠相关的婴儿死亡,包括SIDS、意外窒息等。在中国,SIDS也是新生儿期后婴儿死亡的主要原因,占婴儿死亡原因的15%~20%,仅次于肺炎和先天性畸形。SIDS的发生和睡眠关系密切,采用正确、有效的方法促进婴儿睡眠安全,是预防SIDS的重要措施。

(2) 概述已有证据现状,是否有开展证据总结所需的证据基础　美国儿科学会(The American Academy of Pediatrics, AAP)于2011年发布了促进婴儿睡眠安全以预防SIDS的技术报告并不断更新,BMJ最佳临床实践、UpToDate临床顾问也随之发布临床决策建议。但这些证据篇幅庞大,内容较为分散,缺乏对睡眠环境这一主题的聚焦提炼,也缺乏面向护理人员和婴儿照顾者简要、易读的实践指导。中国护理实践对婴儿睡眠环境尤其是睡眠姿势的选择上仍然存在争议,婴儿照护者在婴儿睡眠位置、睡眠环境、辅助睡眠选择等领域也存在误区。

(3) 阐述证据总结的目的、意义,声明证据总结的适用范围　本研究聚焦于“婴儿安全睡眠环境”这一主题,通过系统检索和提取国内外高级别的循证资源汇总证据并提出实践建议,将有助于促进临床护理人员开展安全的婴儿护理,并为医务人员指导婴儿照顾者的照顾行为提供教育依据。本证据总结的适用范围为常规医疗机构或在家庭的婴儿(包括早产儿),但不包括需要在监护室接受特殊治疗(如俯卧位通气)的早产儿。

2. 方法

(1) 使用PICO或PIPOST阐述证据总结的具体问题,并基于结构化的研究问题阐述证据的纳入与排除标准　采用PIPOST模式构建证据总结的具体问题,并据此界定证据的纳入标准:证据应用目标人群为婴儿及照护者,尤其是早产儿、低出生体重儿、自主神经调节失调、心肺功能调节不成熟、母亲年龄<20岁、出生前或出生后有吸烟、酒精暴露的婴儿;干预方法包括促进婴儿睡眠安全、降低婴儿猝死综合征的睡眠环境相关措施;应用证据的专业人员为临床医务人员及婴儿照护者;结局指标为婴儿猝死综合征发生率或发生风险;证据应用场所为婴儿照护机构或家庭;证据类型为临床决策、推荐实践、证据总结、临床实践指南、技术报告、专家共识、系统评价。排除标准:因本证据总结重点关注婴儿睡

眠环境与睡眠用具，故没有纳入母乳喂养、免疫接种、戒烟戒酒等其他预防 SIDS 的证据。

（2）描述检索数据库、检索词及不同层次数据库的具体检索策略　按照证据资源 6S 模型，采用自上向下的检索原则，计算机检索 BMJ 最佳临床实践、UpToDate 临床顾问、JBI 图书馆、Cochrane 图书馆、Campbell 合作网、美国指南网、加拿大安大略注册护士协会指南网、苏格兰学院间指南网、英国国家卫生与临床优化研究所指南网、国际指南网等循证资源数据库。补充检索综合数据库 PubMed、EMBASE、中国生物医学文献数据库，以及美国儿科学会、欧洲儿科学会网站。纳入证据类型包括临床决策、推荐实践、证据总结、临床实践指南及系统评价。检索临床决策、推荐实践、证据总结、临床实践指南及专业学会网站时，中文检索词包括婴儿、睡眠安全、婴儿猝死综合征，英文检索词包括 infant、sleep safety、sudden infant death syndrome。检索系统评价时，中文检索策略为（婴儿 OR 新生 OR 早产儿）AND（卧位 OR 睡姿 OR 环境 OR 同室 OR 同床 OR 襁褓 OR 安抚奶嘴）AND（猝死 OR 窒息），英文检索策略为（infant OR baby OR newborn OR neonates OR preterm）AND（sleep position OR back-to-sleep OR sleeping location OR bed-sharing OR co-sleeping OR room-sharing OR bedding OR cribs OR swaddling OR wearable blanket OR pacifier）AND（sudden infant death syndrome OR sudden unexpected infant death OR sudden death OR sleep related death OR SIDS OR SUID）。检索时间为建库至 2019 年 8 月。

（3）阐述文献质量评价工具及评价方法　根据证据的类型，选择相应的质量评价工具。临床决策、技术报告、证据总结均属于证据 6S 金字塔中的专题证据汇总类证据，具有相似的制定过程，因此采用证据总结的质量评价工具对纳入的临床决策、技术报告和证据总结进行评价，共包含 10 个条目，每个条目以“是”“部分是”“否”进行评价。采用临床指南研究与评价系统（AGREE Ⅱ）对指南进行质量评价，包括 23 个条目，从范围和目的、参与人员、制定的严谨性、呈现的清晰性、应用性、编写的独立性 6 个领域对每个条目按 1～7 分评价，计算每个领域计算总分并标准化为百分比，将指南分为 3 级：6 个领域得分≥60％为 A 级推荐，30％～60％为 B 级推荐，＜30％为 C 级推荐。采用澳大利亚 JBI 循证卫生保健中心的文献质量评价工具对系统评价进行质量评价，共包含 11 个条目，每个条目以“是”“否”“不清楚”“不适用”进行评价。纳入的文献由 2 名经过系统循证方法学培训的研究人员独立完成。评价意见有冲突时，由团队中第 3 名研究者参与讨论，并最终形成一致结论。

（4）阐述证据的汇总方法　逐篇阅读纳入的证据，根据 PIPOST 对证据进行逐条提取，对同类证据进行主题汇总。当不同来源的证据结论存在冲突时，遵循高质量证据优先、新发表的证据优先。

（5）描述证据分级方法及所使用的分级系统　使用2014版JBI证据预分级及证据推荐级别系统，按照生成最佳证据所纳入的原始文献的类型，对不同来源的证据进行分级。证据及其原始来源提取完成后，由2位研究者独立进行分级。意见不一致时，由第3名研究者参与讨论，并最终形成一致结论。

（6）描述制作团队的组成、分工及对潜在利益冲突的声明　参与本证据总结制作和撰写的所有作者均接受系统的循证护理教育，在证据分级、推荐分级及证据质量评价方面具有丰富的经验，均具有新生儿照护领域的临床经验。参与本证据总结制作和撰写的所有作者没有接受任何婴儿用品公司的资助或建议。

3. 结果

（1）报告检索与筛选结果　应报告证据检索与筛选结果，以及证据概况，如发表年代、来源、类型、主题等。通过对上述电子数据库进行检索，共检索到2 778篇文献。将所有文献导入Endnote文献管理软件去重后，剩余2 216篇文献。由2位研究者独立阅读所获文献题目和摘要，排除明显不符合纳入标准的文献。对可能符合纳入标准的文献获取全文，通过阅读全文确定是否真正符合纳入标准。2位研究者在文献筛选方面有分歧时，由第3位研究者参与讨论决定是否纳入。筛选过程中有3篇系统评价引起讨论。2篇系统评价发表于PubMed，其内容与本主题高度相关，但仔细阅读全文后，发现该系统评价的目的是评价促进婴儿睡眠安全证据实施的措施，不符合本研究的研究问题，故剔除。另一篇系统评价发表于Cochrane图书馆，但因该领域没有符合要求的文献，故没有研究结果，也无法提供证据，故剔除。最终符合纳入标准的证据共11篇。

（2）报告纳入证据的方法学质量评价结果　本研究纳入1篇技术报告、2篇临床决策，分别来源于美国儿科学会、BMJ最佳临床实践和UpToDate临床顾问，其中前2篇作者相同。3篇文献制定过程严谨，内容依据翔实。由2名评价员应用证据总结的质量评价工具独立评价。纳入1份临床实践指南，来源于英国国家卫生与临床优化研究所，由2位评价者根据AGREE对指南进行质量评价后，各领域标准化百分比分别为：范围和目的89.4%，牵涉人员68.7%，指南开发的严格性50.6%，指南呈现的清晰性48.7%，指南的适用性73.2%，指南编撰的独立性94.3%。其中≥60.0%的领域数为4，≥30.0%的领域数为6。故推荐级别为B。共纳入7篇系统评价，1篇来源于JBI数据库，剩余7篇来源于PubMed数据库。尽管部分系统评价发表时间已超过10年，但因没有更多更新的系统评价及原始研究，故仍然全部纳入本研究。由2位评价者应用澳大利亚JBI循证卫生保健中心的文献质量评价工具对系统评价进行质量评价。结果见表(略)。

(3) 用文字或表格呈现每条证据及其级别　标明出处,如有流程图、手册、视频等配套资源,给出获取方式。通过对纳入研究的11篇文献进行阅读,提取相对可用的证据33条,对证据进行归纳分析后,最终形成睡眠姿势、睡眠位置、睡眠环境、辅助睡眠工具4个证据大类,包含9个证据主题。

表7-3　预防SIDS安全睡眠环境证据汇总

证据主题	证据描述	来源	出处	等级
睡眠姿势				
1. 始终保持婴儿仰卧位睡姿(A级推荐)	为减少SIDS发生风险,婴儿包括早产儿应该在每个睡眠阶段都置于仰卧位睡觉,直到1岁时。侧卧位不安全、不稳定,不应被推荐	美国儿科学会	多项病例-对照研究	3
	仅让婴儿采取俯卧睡姿一次都会增加SIDS的风险;侧卧睡姿与俯卧睡姿同样危险	BMJ最佳临床实践	4项病例-对照研究	3
	所有的婴儿,包括曾经是早产儿的婴儿,在任何睡眠阶段都应该放置在仰卧位,即使他们能够自己从仰卧位翻转到俯卧位	UpToDate	多项病例-对照研究	3
	和仰卧位相比,俯卧位、侧卧位和其他卧位的婴儿SIDS发生率显著升高	PubMed	40个观察性研究的系统评价	3
	在医院环境中,早产儿可能从俯卧位受益,但必须有持续的心肺和血氧饱和度监护,以预防SIDS	JBI图书馆	21个随机-对照试验和11个类实验性研究的系统评价	1
睡眠位置				
2. 婴儿睡眠应与父母同室,但不同床(A级推荐)	与父母同室明显降低SIDS风险,而与父母同床显著增加SIDS风险。建议婴儿在出生第一年、至少在出生6个月内,睡在父母的房间里,靠近父母的床,但在一个单独的床上	美国儿科学会	多项病例-对照研究和2项系统评价	3
	与吸烟、喝酒或使用药物的父母同床,在置有枕头和毛毯的床铺上同床,增加SIDS风险,3个月以上的婴儿尤其如此。鼓励父母与婴儿在同一房间中睡,但须将婴儿单独置于婴儿床、摇篮中	BMJ最佳临床实践	多项病例-对照研究	3
	风险最低的环境,应该是睡在父母的房间,但不是同一张床。至少在婴儿6个月内,使用婴儿床、摇篮或其他专门为婴儿设计的睡眠工具	UpToDate	多项病例-对照研究和1项系统评价	3
	与父母同床显著增加SIDS风险,尤其是12周以内的婴儿和母亲吸烟的婴儿。所有家庭都应该被警告婴儿与父母同床睡眠的危险	PubMed	11个病例-对照研究的系统评价	3
	尽管母婴同床提高了母乳喂养率,但也显著升高SIDS发生率。应谨慎看待母婴同床带来的益处与风险	PubMed	21个观察性研究的系统评价	3
	应告知所有照顾者,与父母同床睡眠与SIDS的发生相关,尤其对于父母吸烟、饮酒、使用药物的婴儿,以及低出生体重儿、早产儿	英国国家卫生与临床优化研究所	12项病例-对照研究	3
3. 不要让婴儿睡在婴儿床以外的工具上(A级推荐)	将婴儿放置在沙发或扶手椅上睡觉将极大增加SIDS风险	美国儿科学会	6个病例-对照研究	3
	无论在医院还是家中,都不建议常规将婴儿放置在汽车座椅、婴儿车、摇椅、婴儿背带和婴儿吊带中睡眠,特别是对于年幼的婴儿	美国儿科学会	1个病例-对照研究	3
	除旅行需要,否则不建议将婴儿放置在汽车座椅或其他坐具(推车、背带、提篮)中常规睡眠	UpToDate	多项回顾性研究	4

睡眠环境				
4. 将婴儿安置在牢固的物体表面睡眠(A 级推荐)	应将婴儿放置在牢固的睡眠表面（例如，安全认可的婴儿床中的床垫）上，使用适合的床单覆盖，不得使用其他床上用品或软物，以减少 SIDS 和窒息的风险	美国儿科学学会	专家意见及1项质性研究	3
	使用硬床垫、紧密贴合的床单来为婴儿创造安全的睡眠环境	BMJ 最佳临床实践	专家意见	5
	应该始终将婴儿放置在经过认证的婴儿摇篮或者有着牢固表面的婴儿床上睡觉	UpToDate	专家意见	5
5. 婴儿床上不放置任何软物（A 级推荐）	床上不应该有任何柔软或松散的床上用品，如枕头、被子、毯子、羊毛制品、不合适的床单等，或任何可能阻碍婴儿呼吸或者导致过热的物品	美国儿科学会	多项病例系列研究、案例报告与专家意见	4
	柔软的床面是 SIDS 的独立危险因素，使得 SIDS 发生风险增加 5 倍。婴儿睡眠环境中避免使用羊毛制品、枕头和盖被	BMJ 最佳临床实践	2 项病例-对照研究	3
	柔软的床上用品、松散的床上用品增加 SIDS 风险（5 倍）。枕头、毛绒玩具、羊皮和毯子应该放置在婴儿床、摇篮以外的地方	UpToDate	3 项病例-对照研究及多项病例系列研究	3
6. 不使用婴儿床栏防撞垫（A 级推荐）	符合安全标准的婴儿床没有头部安全风险，因此不推荐使用床栏防撞垫。床栏防撞垫可能与窒息、被困、缠绕有关	美国儿科学会	1 项病例系列研究及专家意见	4
	婴儿床栏防撞垫也与窒息所致的婴儿死亡有关，不推荐使用婴儿床防撞垫	UpToDate	2 项病例系列研究	4
7. 避免睡眠环境过热和使用婴儿盖头（A 级推荐）	避免过热及头部遮盖。婴儿衣物、毯子的数量与 SIDS 的风险增加有关。使用婴儿盖头使 SIDS 发生风险增加 7 倍	美国儿科学会	4 项病例-对照研究和 1 项系统评价	3
	在睡眠期间不应遮盖婴儿头部，可能会出现过热的睡眠环境	BMJ 最佳临床实践	专家意见	5
	SIDS 的发生风险随着婴儿衣物、盖被和室温的增加而增加，睡眠过程中使用风扇降低 SIDS 风险	UpToDate	2 项病例-对照研究	3
	发生 SIDS 的婴儿有 1/4 头部被覆盖，头部覆盖增加 SIDS 的发生风险 8 倍	PubMed	10 项病例-对照研究的系统评价	3
辅助睡眠工具				
8. 不推荐使用婴儿襁褓辅助睡眠（A 级推荐）	尽管曾经有研究认为婴儿襁褓能减少 SIDS，但仍不推荐使用婴儿襁褓。婴儿被包裹后，一旦滚动到俯卧位，发生 SIDS 的风险将增加。如果使用婴儿襁褓，将始终保持婴儿仰卧位。一旦婴儿出现翻滚的迹象或能力，就不应该再使用襁褓	美国儿科学会	多项病例-对照研究、病例系列研究	3
	婴儿襁褓似乎会增加 SIDS 风险，尤其对于较大月龄和/或没有仰卧位睡眠的婴儿	UpToDate	1 项系统评价	3
	尽管证据较薄弱，但 Meta 分析结果仍显示婴儿襁褓增加 SIDS 风险，尤其对于 6 个月以上的婴儿	PubMed	4 项病例-对照研究的系统评价	3
9. 可考虑使用安抚奶嘴（B 级推荐）	安抚奶嘴有明显保护作用，可以降低 50%～90% 的 SIDS 风险。可考虑在婴儿小睡和正式睡眠中给予安抚奶嘴。尽管多项观察性研究认为安抚奶嘴的使用会影响母乳喂养，但系统评价证实安抚奶嘴不会降低母乳喂养率	美国儿科学会	10 个病例-对照研究和 2 个系统评价	3
	安抚奶嘴有明显保护作用，含着安抚奶嘴入睡的婴儿唤醒阈值较低，睡眠期间使用安抚奶嘴可减少 SIDS 风险（比值比 0.1～0.4），可考虑鼓励睡眠期间常规使用安抚奶嘴	BMJ 最佳临床实践	1 项系统评价和 3 项病例-对照研究	3
	虽然机制未明，但在婴儿睡眠过程中给予安抚奶嘴可能会减少 SIDS 发生	UpToDate	1 项系统评价	3
	使用安抚奶嘴可显著降低 SIDS 风险，尤其是在婴儿睡觉时（比值比 0.39～0.47）	PubMed	7 项病例-对照研究的系统评价	3

（4）用清晰、简洁、易懂的语言给出实践建议　无论是正常婴儿还是早产儿，睡觉时都应始终采用仰卧位。婴儿应与父母同室睡眠，但不同床。婴儿应睡在符合安全标准的婴儿床上，而不是沙发、摇篮、座椅中。婴儿床表面应坚固平整，不放置任何软物，不安装防撞垫。婴儿入睡后，保持环境通风，穿着合身睡衣，不加盖松软盖被，不遮挡婴儿头部，不使用婴儿襁褓。根据婴儿需要，可使用安抚奶嘴。

4. 讨论

（1）概述证据总结的价值　无论在国内还是国外，SIDS 都是威胁 1 岁以内婴儿安全的首要因素。婴儿睡眠环境与婴儿睡眠相关性死亡的发生密切相关，也是最容易被干预的预防行为。但多项研究发现，中国临床护士在婴儿睡眠卧位选择上仍然存在与证据不一致的现象。部分研究强调俯卧位对早产儿的益处或侧卧位对新生儿预防反流窒息的效果，忽视了在不能持续监护的情况下，不稳定姿势将增加 SIDS 风险。而住院期间的婴儿睡眠姿势安置，将潜移默化影响婴儿照顾者的照顾行为。此外，父母与婴儿同床睡眠、婴儿床摆放柔软松散物品、使用床栏防撞垫、衣物盖被过多等行为，也是中国婴儿照顾者常见的行为误区。尽管美国儿科学会、BMJ 最佳临床实践、UpToDate 临床顾问均发布了 SIDS 预防相关的技术报告或临床决策支持信息，但这些证据内容庞大、篇幅较长、语言较难被护理实践者理解。本证据总结充分聚焦婴儿睡眠相关证据，涵盖婴儿睡眠相关的关键要素，将有助于护理实践者高效获取和理解证据，建立标准化的婴儿院内及院外睡眠安全环境管理流程，促进婴儿安全照护，预防 SIDS 的发生。

（2）分析证据总结的方法学质量　本研究遵循循证方法学，通过 PIPOST 界定研究问题，按照 6S 模型逐层检索证据。在证据汇总过程中，采用列表呈现每条证据的内容、来源、出处和等级，在此基础上进行主题合并与提取，更具有透明性。本研究所产生的证据等级多数为 3 级，但考虑到 SIDS 结局指标的特殊性，病例-对照研究已是现有的最高等级证据，因此可以作为实践的最佳依据。部分证据年代较老，缺少新研究结果。在安抚奶嘴的应用方面，临床实践仍存在争议。一篇发表于 2005 年的系统评价认为安抚奶嘴对预防 SIDS 有积极作用。但 2017 年 Cochrane 系统评价认为该领域缺乏随机对照试验，因此无法给出结论。一些新的研究证据认为安抚奶嘴对母乳喂养有不良影响。如何平衡安抚奶嘴对预防 SIDS 和影响母乳喂养的利弊，哪些婴儿应优先考虑使用安抚奶嘴，目前尚缺乏有说服力的证据。

（3）指出对未来科研或实践的启示　尽管既往研究和本证据总结对婴儿睡

眠姿势、睡眠位置、睡眠环境、辅助睡眠工具给出了推荐建议，但临床实践情况不容乐观。Hirai 等对美国 29 个州 4 万余名母亲的调查显示，78%的照顾者将婴儿置于仰卧位睡眠，但仅有 57.1%的家庭做到婴儿与父母同室不同床睡眠。冯围围等对中国 5 个城市 156 例婴儿 0～3 月龄期间家长睡眠养育行为的监测显示，与家人同床睡眠、同屋但单独小床睡眠、家人抱着睡眠以及单独房间睡眠的比例分别为 53.8%、42.4%、2.0%和 1.8%；随着月龄增加，与家人同床睡眠的比例逐步增多。研究显示，由专业人士对照顾者进行指导和教育能有效增加婴儿安全睡眠行为。所以，正如 SIDS 研究重点的国际共识所建议，在护理实践领域，未来研究应在更新临床医务人员照护知识的基础上，发展多种途径的干预措施和多种形式的教育材料并评估其实施效果，分析推动最佳证据实施过程中可能遇到的障碍，尤其是社会和文化因素对影响照护者睡眠行为选择的作用，找到更精准的行动策略，推动证据向临床实践、向家庭的持续转化。

5. 小结

用精练的语言概述证据总结的关键发现和对未来研究或实践的建议。本研究通过系统检索国内外高级别的循证资源，汇总了婴儿安全睡眠环境的最佳证据，并从睡眠姿势、睡眠位置、睡眠环境、辅助睡眠工具 4 个方面提出实践建议，旨在促进医务人员和婴幼儿监护人遵照最佳证据，规范婴儿照护实践行为。下一步将开展婴儿安全睡眠环境最佳证据的应用研究，推动证据的实施与落实，保证婴儿睡眠环境安全，预防 SIDS。

（邢唯杰）

参考文献

[1] 曹锐，胡芬，朱小平，等. ICU 成人患者规范化身体约束证据总结[J]. 中国护理管理，2018，18(12)：1600-1607.

[2] 邸红军，施月仙，臧红新，等. 医务人员针刺伤预防策略的最佳证据总结[J]. 中华护理杂志，2017，52(1)：93-98.

[3] 郝玉芳，王斗，晏利姣，等. 近 5 年我国护理证据总结类论文的方法学质量分析[J]. 中国护理管理，2020，20(4)：501-505.

[4] 米元元，沈月，王宗华，等. 机械通气患者误吸预防及管理的最佳证据总结. 中华护理杂志，2018，53(7)：849-856.

[5] 王春青，胡雁. JBI 证据预分级及证据推荐级别系统(2014 版)[J]. 护士进修杂志，2015，30(11)：964-967.

[6] 王晋芳,徐杨,陈延亭,等.顺产产妇会阴损伤预防与修复护理最佳证据总结[J].中国护理管理,2018,18(8):1142-1147.
[7] 吴超君,缪晶,张昕童,等.成人输液港堵塞预防与处理的证据总结[J].中华护理杂志,2018,53(3):346-351.
[8] 吴娟,钱海兰,胡雁,等.ICU成人置管患者合理身体约束最佳证据的临床应用[J].中国护理管理,2019,19(9):1395-1402.
[9] 邢唯杰,周菲菲,王靖,等.预防婴儿猝死综合征的安全睡眠环境证据总结[J].中国护理管理,2020,20(12):1831-1837.
[10] Jordan Z, Lockwood C, Munn Z, et al. Redeveloping the JBI model of evidence based healthcare [J]. Int J Evid-Based Hea, 2018,16(4):1.
[11] Khangura S, Konnyu K, Cushman R, et al. Evidence summaries: the evolution of a rapid review approach [J]. Sys Rev, 2012,1:10.
[12] Munn Z, Lockwood C, Moola S. The development and use of evidence summaries for point of care information systems: a streamlined rapid review approach [J]. World Evid-Based Nurs, 2015,12(3):131-138.
[13] Petkovic J, Welch V, Jacob MH, et al. The effectiveness of evidence summaries on health policymakers and health system managers use of evidence from systematic reviews: a systematic review [J]. Implement Sci, 2016,11(1):162.
[14] Sadigh G, Parker R, Kelly AM, et al. How to write a critically appraised topic (CAT)[J]. Acad Radiol, 2012,19(7):872-88.
[15] Whitehorn A, Porritt K, Lockwood C, et al. Methodological components and quality of evidence summaries: a scoping review protocol[J]. JBI Evid Synth, 2020, 18(10):2157-2163.

证据的分级及临床适用性评价

决策者面对浩瀚的信息海洋，如何获取真实、可靠的证据指导其临床决策成为信息社会的最大挑战。对决策者、实践者甚至患者来说，基于证据进行临床决策时，不仅要关注证据的内在真实性，更应关注证据的外在真实性，以确保临床决策的有效性，避免将不恰当、无效甚至错误的证据应用到实践中。

第一节 证据的分级

等级性是证据最重要的特征，20 世纪 60 年代，美国两位社会学家 Campbell 和 Stanley 首次提出对证据进行分级，引入内部真实性和外部真实性的概念，评价教育领域部分原始研究的设计，将随机对照研究作为最高级别的证据。之后，加拿大卫生部成立的定期体检工作组于 1979 年首次基于试验设计对证据进行等级划分，并给出推荐意见。目前被广泛接受和使用的证据分级系统主要有澳大利亚 JBI 循证卫生保健中心、GRADE 工作组及牛津大学循证医学中心提出的证据分级系统。

一、JBI 证据分级系统

澳大利亚 JBI 循证卫生保健中心于 2003 基于证据多元性的特点，提出了证据的 FAME 属性，制定了 JBI 证据分级与推荐级别，并于 2006 年、2010 年对该系统进行了更新。随着 GRADE 系统的推广，2014 年 JBI 循证卫生保健中心制定了证据预分级标准，并根据证据的 FAME 属性制定了相应的推荐级别。

JBI 证据预分级标准将量性研究和质性研究区分开来，分别划分等级。JBI 证据预分级标准体现了证据的多元性，将两种证据放在了同等重要的位置，避免了既往证据等级系统中将质性研究的证据等级置于量性研究之后的偏见，有利于对单篇文献进行快速筛选和分类。JBI 证据预分级标准保留了按照研究设计分级的思路，便于使用者快速理解和应用。

（一）量性研究的证据预分级标准

对单篇文献的真实性进行严格评价后，按照文献的研究设计，将证据分为1～5 级。将实验性研究定义为 1 级证据，类实验性研究定义为 2 级证据，观察性研究定义为 3 级证据，描述性研究定义为 4 级证据，专家意见及基础研究定义为 5 级证据。在同一级别的证据中，又根据证据是否被整合分为亚级，定义整合后的证据级别高于单项原始研究（表 8－1）。

表 8－1　JBI 量性研究证据预分级标准（2014）

证据级别	研究设计	具体描述
1	RCT/其他实验性研究	1a：多项 RCT 的系统评价 1b：多项 RCT 及其他干预性研究的系统评价 1c：单项随机对照试验 1d：准随机对照试验
2	类实验性研究	2a：多项类实验性研究的系统评价 2b：多项类实验性研究及其他低质量干预性研究的系统评价 2c：单项前瞻性有对照组的类实验性研究 2d：前后对照、回顾性对照的类实验性研究
3	观察性-分析性研究	3a：多项队列研究的系统评价 3b：多项队列研究及其他低质量观察性研究的系统评价 3c：单项有对照的队列研究 3d：单项无对照组的观察性研究
4	观察性-描述性研究	4a：多项描述性研究的系统评价 4b：单项横断面研究 4c：病例系列研究 4d：个案研究
5	专家意见及基础研究	5a：专家意见的系统评价 5b：专家共识 5c：基础研究、单项专家意见

（二）质性研究的证据预分级标准

对单篇文献的真实性进行严格评价后，按照质性研究整合与否，将证据分为

1～5级。将混合设计研究的系统评价定义为1级证据，质性研究的Meta整合定义为2级证据，单项质性研究定义为3级证据，专家意见的系统评价定义为4级证据，单项专家意见定义为5级证据（表8-2）。

表8-2　JBI质性研究证据预分级标准(2014)

证据级别	研究设计	具体描述
1	混合设计研究的系统评价	1：多项质性研究或混合设计研究的系统评价
2	质性研究的Meta整合	2：多项质性研究或混合设计研究的整合
3	描述性质性研究、现象学研究、扎根理论、人种学研究等	3：单项质性研究
4	专家意见的系统评价	4：对专家意见的系统评价
5	单项专家意见	5：专家意见

（三）推荐级别

JBI建议依据证据的FAME属性（表8-3），充分考虑证据的可行性、适宜性、临床意义及有效性，将推荐级别划分为A级推荐（即强推荐）和B级推荐（即弱推荐）。由于推荐级别的确定不完全取决于证据级别，所以高级别的证据未必做出强推荐，低级别的证据也未必做出弱推荐（表8-4）。

表8-3　证据的FAME属性

FAME	描　述
证据的可行性	开展该项实践的成本效果如何 开展该项实践所需的资源是否具有可及性 是否具有足够的经验和能力开展该项实践
证据的适宜性	该实践方式是否在文化上可接受 该实践方式是否可在大多数人群中转化或应用 该实践方式是否适合于各种不同的场景
证据的临床意义	开展该实践是否与患者的积极体验相联系 开展该实践是否会导致患者出现不良体验
证据的有效性	开展该实践是否获益 开展该实践是否具有安全性

表 8-4 JBI 推荐级别(2014)

推荐级别	判断标准
A 级推荐	(1) 明确显示干预措施利大于弊或弊大于利 (2) 高质量证据支持 (3) 对资源分配有利或无影响 (4) 考虑患者的价值观、意愿和体验
B 级推荐	(1) 干预措施利大于弊或弊大于利,但证据尚不明确 (2) 支持应用的证据质量不高 (3) 对资源分配有利,或无影响,或有较小影响 (4) 部分考虑或未考虑患者的价值观、意愿和体验

(四) JBI 证据预分级系统在证据临床转化中的应用

JBI 证据预分级系统与其他证据分级系统并不矛盾。因为医疗卫生保健领域问题的复杂性,证据的来源也是多元化的,在采纳诸如 GRADE 系统对证据体进行质量分级之前,首先采用 JBI 证据预分级系统,依据单篇文献的研究设计类型对证据进行预分级,实现对证据的快速分类。目前 JBI 证据分级系统被广泛应用于 JBI 及 50 多个国际分中心所构建的循证资源中,包括证据总结、最佳实践信息册、推荐实践等。

在推动证据向临床转化的过程中,研究者针对临床实践中的问题,通过系统、全面的文献检索,对纳入文献进行严谨的方法学质量评价。制作证据总结后,可采纳 JBI 证据预分级系统对汇总的证据进行分级。以“预防婴儿猝死综合征的安全睡眠环境证据总结”(邢唯杰等,2020)为例,阐述如何应用 JBI 证据预分级系统对证据分级。

关于婴儿的睡眠姿势这一主题中,作者分别纳入了来自美国儿科学会、BMJ 最佳临床实践、UpToDate、PubMed、JBI 图书馆等 5 篇文献,分别阐述了婴儿在睡眠中不同姿势的安全性。其中,前 4 条证据均来源于观察性研究(病例-对照研究),故给出了 3 级证据。而第 5 条证据则来源于包含随机对照试验的系统评价,故给出了 1 级证据(表 8-5)。

表 8-5 预防 SIDS 最佳证据及分级

主题	证据描述	来源	出处	级别
婴儿睡眠姿势	(1) 为减少 SIDS 的发生风险,婴儿包括早产儿应该在每个睡眠阶段都置于仰卧位。侧卧位不安全、不稳定,不应被推荐	美国儿科学会	多项病例-对照研究	3

续　表

主题	证据描述	来源	出处	级别
	(2) 仅让婴儿采取俯卧位睡姿一次都会增加SIDS的风险，侧卧睡姿与俯卧睡姿同样危险	BMJ 最佳临床实践	4 项病例-对照研究	3
	(3) 所有婴儿(包括早产儿)在任何睡眠阶段都应该为仰卧位，即使能够自己从仰卧位翻转到俯卧位	UpToDate	多项病例-对照研究	3
	(4) 和仰卧位相比，俯卧位、侧卧位和其他卧位的婴儿 SIDS 发生率显著升高	PubMed	40 个观察性研究的系统评价	3
	(5) 在医院环境早产儿可能从俯卧位受益，但必须有持续的心肺和血氧饱和度监护，以预防 SIDS	JBI 图书馆	21 个随机对照试验和 11 个类实验性研究的系统评价	1

JBI 证据预分级系统在 GRADE 系统对证据进行质量分级前，首先对不同设计类型的研究进行预分级，有利于体现证据来源的多元性。同时将质性研究和量性研究分开，认同两者提供的证据具有相同重要的价值，避免了既往将质性研究的等级置于量性研究之后的偏见。在推动证据临床转化的过程中，有利于根据研究设计快速定位文献，对单项研究进行快速分类，对证据总结中汇总的证据进行快速分级。JBI 证据预分级系统保留了传统按照单项研究设计分级的思想，已被证实具有较好的可操作性，便于使用者理解和应用，有利于开展教育和培训。

二、GRADE 证据分级系统

2000 年，包括 WHO 在内的 19 个国家和国际组织共同成立了 GRADE 工作组，纳入了 67 名临床指南专家、循证医学专家、各权威标准的主要制定者及证据研究者，通力合作制定了国际统一的证据质量分级和推荐强度标准，于 2004 年正式推出。该系统首次明确界定了证据质量和推荐强度，突破了既往单纯从研究设计角度去确定证据质量的局限性，综合考量了研究设计、研究质量、研究结果的一致性、精确性和证据的直接性。该系统重视评价不同治疗方案的重要结局，不同级别证据的降级和升级有明确的标准，且从使用者而非研究者角度制定证据质量分级标准，拓宽了应用范围。考虑了证据的时效性，即随着证据的更新而更新。因此，该系统推出后对研究证据的分级产生了重大影响，目前已被多数国际组织、指南制定机构和专业协会所采纳。

(一) 证据质量分级标准

GRADE 系统首次明确定义了证据质量，指出证据质量是指在多大程度上能够确信疗效评估的正确性。GRADE 系统对证据质量分级的方法始于研究设计，将随机对照试验定义为高质量证据，观察性研究定义为低质量证据，然后依据 5 个可能降低证据质量的因素(即偏倚风险、不精确性、不一致性、间接性及发表偏倚)以及 3 个可能提高证据质量的因素(即效应量大、剂量反应、可能的混杂因素)，将每一结局相对应的证据进行质量分级，分为高、中、低和极低 4 个等级(表 8-6)。

表 8-6 GRADE 证据质量分级标准(2004)

证据质量	具体描述
高	非常确信真实的效应值接近效应估计
中	对效应估计值有中等程度的信心，真实值有可能接近估计值，但仍存在两者大不相同的可能
低	对效应估计值的确信程度有限，真实值可能与估计值大不相同
极低	对效应估计值几乎没有信心，真实值很可能与估计值大不相同

(二) 推荐强度分级

GRADE 系统中的推荐强度是指在多大程度上确信遵守推荐意见利大于弊或弊大于利。证据的质量等级并不等于证据的推荐等级。推荐强度除了考虑证据质量外，还需考虑干预措施的利弊平衡、结论的可推广性、适宜人群、成本及卫生保健有关的其他因素。决定推荐强度的 4 个关键因素包括证据质量、利弊平衡、患者价值观及资源利用，将推荐强度分为强推荐和弱推荐两级(表 8-7)。

表 8-7 GRADE 推荐强度分级标准(2004)

推荐强度	具体描述
强	明确显示干预措施利大于弊或弊大于利
弱	利弊不确定或无论质量高低的证据均显示利弊相当

(三) GRADE 证据分级系统在证据临床转化中的应用

GRADE 系统代表了当前对研究证据进行分类分级的国际最高水平，包括 WHO 和 Cochrane 协作网在内的各大国际组织、协会均已采纳其分级标准。

GRADE 系统主要适用于制作系统评价、卫生技术评估及临床实践指南的开发等。在推动证据临床转化过程中，针对特定的临床问题，研究者如果需重新制作系统评价或构建临床实践指南，则可以采纳 GRADE 系统进行证据质量分级及确定推荐强度。其基本思路是针对卫生保健领域的临床问题，开展系统评价，形成每个结果指标的效应估计；然后，针对每个结果进行证据质量分级，基于随机对照试验整合后的结果起始于高质量证据，观察性研究整合后的结果起始于低质量证据；然后，依据降级或升级因素进行证据质量调整。确定每个结果的证据质量后，再权衡结果的利弊、患者偏好及资源消耗，确定推荐方向及推荐强度。以《儿童静脉输液治疗临床实践指南》为例（儿童静脉输液治疗临床实践循证指南工作组，2021），指南制定小组针对“儿科人群使用肝素涂层与无涂层导管预防 CVC 导管相关血栓的效果”这一问题，检索到 1 篇 2014 年发表于 Cochrane 图书馆的系统评价，包含两个结局指标，针对第一个结局指标“导管相关性血栓”，共纳入 2 篇随机对照试验，因此，起始证据质量为高。但是，由于结果的效应估计值不够精确（置信区间过宽），给予降 2 级，由高降为低。而针对第二个结局指标“置管后血小板减少症”，也纳入 2 篇随机对照试验，起始证据质量为高。但是，由于结果的效应估计值不够精确（置信区间过宽），给予降 1 级，由高降为中，详见表 8－8。

表 8－8　儿童使用不同涂层导管预防导管相关血栓的证据质量

问题：儿科人群使用肝素涂层与无涂层导管预防导管相关血栓的效果比较

患儿或人群：儿科　场所：医院　干预：使用肝素涂层导管　对照：使用无肝素涂层导管

结局 患儿数量 （研究数量）	相对效应值 （95% CI）	预期绝对效应值（事件数/千导管日）			证据质量	降级说明
		对照组风险	干预组风险	风险差（95% CI）		
预防导管相关性血栓 患儿数量：144/143（2 篇 RCT 的系统评价）	*RR*＝0.34（0.01～7.68）	175/1 000	59/1 000	－116/1 000	低	不精确性：置信区间过宽（－2）
置管后血小板减少症 患儿数量：144/143（2 篇 RCT 的系统评价）	*OR*＝0.73（0.38～1.39）	133/1 000	97/1 000	－36/1 000	中	不精确性：置信区间过宽（－1）

GRADE 系统突破了既往单纯依据研究设计考虑证据等级的局限性，更全面考虑影响证据质量的因素。除了干预性研究的系统评价外，也逐渐拓展到其他类型，包括质性研究整合后的证据质量评价。但 GRADE 系统过于复杂的降

级和升级处理，降低了该系统的可操作性。在证据临床转化过程中，研究者制作证据总结的目的在于快速获取证据，作为实践变革的依据。所以，GRADE 系统不太适合于证据总结的制作。

三、牛津大学循证医学中心证据分级系统

1998 年，包括 Bob Phillips、Chris Ball、David Sackett 在内的多位临床流行病学和循证医学领域的专家共同制定了证据分级与推荐级别系统，于 2001 年正式发表在牛津大学循证医学中心网站上。该系统首次在证据分级的基础上提出了对证据进行分类的概念。按照研究目的的不同，将证据分为治疗、预防、病因、预后、诊断及经济学评价 7 个方面，具有较强的针对性和适用性，成为循证医学教学和循证临床实践中公认的经典标准，也是当时使用最广泛的标准。

随着 GRADE 系统的推广，牛津大学循证医学中心在 2011 年更新了证据分级系统。该证据分级系统包括诊断性研究、预后性研究、干预性研究和危害性研究 4 个方面。表 8-9 中的“行”表示卫生保健人员检索证据时遵循的步骤，“列”表示在临床实践中可能遇到的不同类型的问题。证据分为 1～5 级。参考 GRADE 的理念，在证据分级的基础上再进一步评价，考虑研究质量、不精确性、不直接性、绝对效应量大小等，对证据进行降级或升级。同时删除了推荐意见的等级标准。

表 8-9　牛津大学循证医学中心证据分级系统(2011)

问题	步骤 1 (1 级*)	步骤 2 (2 级*)	步骤 3 (3 级*)	步骤 4 (4 级*)	步骤 5 (5 级*)
问题的普遍性如何	当地和当前随机样本调查性研究(或共识)	与当地环境想匹配的调研性论文的系统综述**	当地的非随机样本调查研究	病例系列研究**	
诊断性或筛查性研究是否准确(诊断性研究)	基于横断面研究设计的诊断试验(公认的金标准进行独立盲法比较)的系统评价	单个横断面研究设计的诊断试验(公认的金标准进行独立盲法比较)	非连续性研究；横断面研究设计的诊断试验(未与公认的金标准进行独立盲法比较)**	病例-对照研究；与金标准比较不佳或与金标准非独立比较的横断面研究设计的诊断试验**	基于机制的推理

续　表

问题	步骤 1 (1 级*)	步骤 2 (2 级*)	步骤 3 (3 级*)	步骤 4 (4 级*)	步骤 5 (5 级*)
如果不提供某项治疗措施，结果会怎样(预后性研究)	队列研究的系统评价	队列研究	队列研究或随机试验的对照组	病例系列研究、病例对照研究或质量欠佳的预后性队列研究**	
干预的效果如何(干预性研究)	RCT 的系统评价或单病例试验的系统评价	RCT 或效应量大的观察性研究	队列研究或随访研究**	病例系列研究、病例-照研究或历史性对照研究**	基于机制的推理
干预的常见风险有哪些(治疗危害)	RCT 的系统评价；巢式病例-对照研究的系统评价；与临床问题患者特征相同的单病例研究的系统评价；效应量大的观察性研究的系统评价	RCT 或效应量大的观察性研究	队列研究或随访研究(长期及足够样本的随访并未发现一般的不良反应)**	病例系列研究、病例-对照研究或历史性对照研究**	基于机制的推理
干预罕见的风险有哪些(治疗危害)	RCT 的系统评价或单病例试验的系统评价	RCT 或效应量大的观察性研究			
早期检测值得做吗(筛查性研究)	RCT 的系统评价	RCT	队列研究或随访研究**	病例系列研究、病例-对照研究或历史性对照研究**	基于机制的推理

注：* 如果存在研究质量不佳、不精确性、不直接性(研究中的 PICO 与所提出的临床问题不匹配)、绝对效应量太小等问题，证据等级可能降级。如果出现大的效应量或极大的效应量则证据需升级。
** 一般来说，系统评价证据级别优于单个原始研究。

尽管该系统删除了部分研究设计(如经济学评价研究和决策分析)，也对同一证据下的许多亚分级进行了整合，并参考了 GRADE 理念，在证据分级的基础上再进一步评价合并效应值的精确性、间接性等问题，弥补了之前单纯考虑研究设计的局限性。但相比于 JBI 证据预分级系统，该系统不适合对纳入的文献进行快速分级；相比于 GRADE 证据分级系统，该系统对证据质量降级或升级的描述不够清晰。因此，该系统目前在实践中的应用有一定的局限性。

第二节 证据的临床适用性评价内容

一、证据评价的基本要素

证据评价的基本要素包括内在真实性和外在真实性两个方面。证据的内在真实性是外在真实性的前提,若一项证据缺乏内在真实性,则没有必要再去评价其外在真实性。

(一) 内在真实性

内在真实性(internal validity)是指某个研究结果接近真实值的程度,即证据本身应真实可信。在研究设计和实施过程中,系统误差和随机误差可影响研究结果的真实性。随机误差一般是由偶然因素导致的,没有方向,但可以通过增加样本量来减少随机误差。而系统误差是由研究设计和实施过程中的偏倚风险导致的,有明确的方向性,可以高估或低估研究结果的真实性。

在循证实践中,将证据应用到实践前应首先对证据的内在真实性进行评价,明确研究方法是否科学、合理、严谨,避免将错误、虚假的证据应用到实践中。

(二) 临床意义

临床意义是指研究结果是否具有临床应用价值,即证据对研究对象的重要性。在卫生研究中,一般采用量化的指标并借助统计学分析和推断来评价研究结果的统计学意义。如在疗效评价研究中,可采用某特定临床结局的发生率或某观测指标的均数和标准差等,评价干预措施的临床效果。但研究结果具有统计学意义并不一定意味着具有临床意义。其临床意义还需要评价干预措施的效应值大小及精确度如何,即了解干预措施是否有效,能引起多大程度的变化。

(三) 外在真实性

外在真实性(external validity)是指研究结果能否推广到研究对象以外的人群,即证据是否具有一定的外推性及适用性。外部真实性主要与研究对象的特征、干预措施的实施方法、研究背景的差异及结局指标评价标准等有关。由于证据的情景相关性特征,在应用证据时应考虑患者的病情、接受程度、当地的经济水平、医疗条件、文化及政策等因素,明确证据的适用性。

1. 研究对象是否具有相似的特征

任何研究产生的证据都不可太可能直接照搬到每一个具体患者身上,因此,在应用证据前，应重点评估具体情景中的患者与证据中的研究对象是否具有相似的特征，包括人口学特征（年龄、性别、种族等）、社会学特征（经济收入、文化水平等）、病理生理学特征（疾病类型、严重程度、病程等），可以通过研究对象的纳入和排除标准与当前患者进行比较。

2. 干预措施是否具有可行性

由于不同情景下的政策、经济、卫生服务系统均不完全一致。因此，在应用证据前，应对有效的干预措施在当前环境下实施的可行性进行评估，了解当前环境是否具备应用证据所需的技术、资源、设备、经济条件等。

3. 证据的利弊权衡

某些干预措施在研究证明有效的同时，也可能给患者带来一定的不良效应或影响。因此，任何临床决策均需要评价应用该证据的利弊，只有利大于弊且费用合理时才能更好地用于患者。

4. 患者的价值观和意愿

循证实践强调任何临床决策均应以患者为中心，尽管大多情况下医务人员与患者的价值观是趋同的。医务人员通常都是基于患者利益作出决策，但医务人员更倾向于从专业角度看问题，而患者则有不同的社会、文化、经济背景，对某些决策的偏好可能与医务人员存在一定差异。因此，在应用证据时，应考虑该证据是否符合患者的价值观、期望及经济承受能力。

二、证据评价的策略

不同的研究者从不同的角度对证据的内在和外在真实性进行评价，目前最常用的评价依据包括 FAME 策略和 VIP 策略。

1. FAME 策略

FAME 属性从 4 个方面对证据的内在真实性（即有效性）和外在真实性（即可行性、适宜性和临床意义）进行评价。

（1）证据的可行性（feasibility）　主要指证据在多大程度上可应用于实践，包括证据应用所需的资源是否具有可及性、是否有足够的经验和能力开展该实践、开展该项实践的成本效果如何等。

（2）证据的适宜性（appropriateness）　主要指证据应用与特定情景是否适合或匹配的程度，包括该实践方式在文化、政策、伦理、组织上是否可接受，该实践方式可否在大多数人群中转化或运用等。

（3）证据的临床意义（meaningfulness）　主要指证据应用给患者带来的积极体验的程度，包括证据应用是否给患者带来积极或不良体验，是否符合患者的价值观、意愿或信念。

(4) 证据的有效性(effectiveness) 关注证据的内在真实性,主要指证据应用在多大程度上能达到预期效果,包括该项实践活动是否获益、是否具有安全性、是否改善患者健康结局等。

2. VIP 策略

VIP 策略从 3 个方面评价证据的内在和外在真实性。

(1) 证据的真实性(validity) 主要指证据是否真实、可靠,以及评价研究设计和实施过程中各种偏倚风险对证据内在真实性的影响程度。

(2) 证据的重要性(importance) 主要指证据是否具有临床应用价值,即评价结局指标的统计效应量包括效应值的大小及结果的精确度,然后结合专业判断,评价结局指标是否具有临床意义。

(3) 证据的适用性(practice) 主要指证据的外部真实性,即证据是否适合具体的临床情景、证据产生的情景与应用的情景是否一致、研究对象是否具有相似的特征、证据应用是否符合患者的意愿及价值观、证据应用可能的获益与风险、证据应用所需的技术与资源是否具备等。

第三节 证据的评价方法

一、证据内在真实性评价方法

内在真实性评价主要是针对研究的方法学质量进行评价,其评价方法在各大循证医学及循证护理教科书中已经有非常系统、规范的描述,并且针对不同研究设计的原始研究和二次研究均提供了清晰的评价清单。

二、证据外在真实性评价方法

(一) 定量评价法

定量评价方法是通过数学计算得出评价结论的方法,是指按照数量分析方法,通过数学运算及统计分析,从客观量化角度对研究现象进行评价与筛选(陈英耀等,2007)。定量分析方法具有科学性、客观性及严密性等特点,提供了系统、客观的数量分析方法,使结果更加直观、具体。

在对证据外在真实性进行评价时,可遴选相关领域经验丰富的专家,通过专家会议法、Delphi 专家咨询法或横断面调查,拟定专家意见调查表、咨询表,以证据的 FAME 属性为判断依据，从证据的可行性、适宜性、临床意义及有效性 4 个方面，以打分的形式（如采用 5 分制、7 分制或 10 分制），由专家对证据的临床适用性独立做出评价。然后，通过统计分析，评价专家对证据的临床适用性判断意见的集中程度和离散程度，作为是否在实践中应用此证据的依据。例如，在一项“儿科中心静脉导管移除”的证据应用项目中（傅唯佳等，2017），研究者通过文献检索纳入了 6 条证据。在将证据应用到临床儿科患者之前，需要对证据进行临床适用性评价。研究者可纳入医生、麻醉师、护理人员等经验丰富的专家，以 FAME 为依据从实践者角度了解证据的临床适用性，详见表 8-10。

表 8-10　儿科患者 CVC 拔除相关证据的 FAME 评价表

证　据	评价内容			
	可行性	适宜性	临床意义	有效性
(1) CVC 拔除前检查患儿血小板计数 $>50\times10^9/L$，凝血酶原时间 <1.5				
(2) CVC 拔除时患儿取平卧位				
(3) CVC 拔除时患儿做 Valsalva 动作或屏住呼吸				
(4) CVC 拔除后检查导管完整性				
(5) CVC 拔除后在静脉切开处施加压力并置闭合性辅料				
(6) CVC 导管怀疑感染时，导管尖端送细菌培养				

定量评价法可避免专家之间的相互干扰，集思广益，准确性高，评价结果比较量化、直观，且不受地域限制。但也存在一定的局限性，如无法对评价结果进行深层次剖析，无法产生创造性想法，无法了解某些证据临床适用性差的具体原因，且受专家个人的学术背景及专业判断的影响较大。比如，上述例子中第 3 条证据“CVC 拔除时患儿做 Valsalva 动作或屏住呼吸”，由于部分年龄较小的患儿无法配合呼吸，可能会导致专家在评价该条证据的适宜性上打分较低。若单纯依据定量评价，则可能会因为打分较低而删除该条证据。但进一步分析可知，即使患儿无法配合呼吸，在 CVC 导管拔除时确保患儿不处于吸气状态对减少空气栓塞非常重要。由于该条证据对减少 CVC 导管拔除的重要性，仍然建议保留该证据。

（二）定性评价法

定性评价方法是运用分析和综合、比较与分类、归纳和演绎等逻辑分析的方法，利用专家的知识、经验和判断对评价对象做出定性结论的价值判断（陈英耀等，2007）。定性评价方法具有描述性、归纳性及灵活性等特点，提供了关注内容实质与本质的分析方法，使结果更深入、更系统。

在对证据临床适用性进行评价时，也可遴选相关领域经验丰富的专家，通过专家会议法、焦点小组访谈法或利益相关者个人访谈，以证据的 FAME 属性为提纲，以访谈或讨论的方式对证据的临床适用性进行深入探讨。系统收集专家的意见、观点及建议并进行归纳，深入分析某些证据临床适用性差的障碍因素，并探讨这些障碍因素如何解决。例如，“妊娠期糖尿病临床实践指南实施的障碍因素分析”（周英凤等，2021），研究者开展了 4 次焦点小组访谈，了解指南中的证据在临床实践中实施的可行性、适宜性、临床意义和有效性，最后确定在实践中实施可操作性差、护士缺乏变革权限、缺乏清晰的评价指标及复杂性较高的证据，删除暂时不具备实施条件的证据。

采用定性评价法进行证据评价，形式自由，所有成员均可参与讨论，集思广益，评价结果比较深入，且能确定问题，找到解决方案。但定性评价方法评价结果不够精确，有时甚至难以得出一致结论，受专家个人价值观和背景影响很大，且在讨论过程中容易受到权威干扰。比如，在上述例子中，关于“为妊娠期糖尿病患者提供饮食指导时应以孕妇为中心，尊重孕妇偏好”，部分专家认为该条证据只能作为护理理念，难以执行和评价。但部分专家认为，该条证据非常重要，如果不能提供符合孕妇偏好的饮食指导，则孕妇的依从性较差。鉴于定性评价需要尊重每一位专家的意见和看法，此时便较难达成一致。

（三）定量与定性混合评价法

定量评价强调用数学工具来进行评价和分析，而定性评价倾向于用语言描述进行解释与说明，两种评价方法各有优势和缺陷。因此，采用两种评价方法相结合的方式，定性评价方法使得定量评价所得到的数字获得有意义的解释，更具有目的性；而定量评价方法又使得对客体的认识更具有准确性，增加了说服力。

因此，在对证据外在真实性进行评价时，可以先通过定量评价的方法，请专家对证据的临床适用性依据 FAME 属性打分。在统计分析的基础上，针对得分较低及得分变异度较大的条目，再通过定性评价的方法，深入分析该证据临床适用性差的障碍因素或评分差异大的原因，并探讨可能的解决策略。亦可以先通过定性评价方法，对证据的临床适用性从 FAME 4 个方面进行分析和讨论，根据讨论结果对证据进行遴选，再通过定量评价方法，得出一致的结论。定量和定性相结合的评价方法，能确保评价结果更准确、更客观、更科学。比如，在上述 CVC 拔除的例子中，研究者可以先定量评价，了解专家对每条证据依据 FAME 的 4 个方面的评价。然后，针对有争议的第 3 条证据再开展讨论，明确该条证据适宜性较差的原因，并最终达成是否纳入该条证据的共识。

三、证据临床适用性评价的注意事项

1. 证据评价是将证据应用于实践前的必要环节

并非所有的研究结论都可成为证据。循证实践强调科学的临床决策应当依赖于当前可获得的最佳外部证据，而最佳证据是指来自设计严谨且具有临床意义研究的结论，只有真实可信的最佳证据才能作为决策的依据。而研究结论的真实性取决于研究过程中对各种偏倚风险的控制程度，即研究的方法学质量。偏倚风险越小，研究质量就越高，研究结果的可信度就越高。但研究具有内在真实性，并不意味着具有很好的临床适用性，因为证据的情景相关性的特点，在一定情景下真实可信的证据，应用到其他情景未必有效。因此，将证据应用于临床实践之前，采用严谨方法对证据的内在真实性和外在真实性进行科学的评价，是确保做出最佳临床决策的重要保障。

2. 证据评价是依据临床经验和专业判断的过程

除来自研究的最佳外部证据外，循证实践决策的核心要素还包括来自专业人员经验与判断的内部证据。当对研究的真实性、重要性和临床适用性进行评价时，都离不开专业判断。首先，在对研究结论的真实性进行评价时，不仅仅依据是否采取了控制偏倚风险的措施，更重要的是结合专业背景和临床实际情况，判断所采取的措施是否恰当，有无违背客观规律及伦理原则。其次，在对研究结论的外部真实性进行评价时，更需要依据专业知识和经验评价证据对特定人群的可行性、适宜性、临床意义及有效性，将证据与实际问题相结合，做出合理的决策。因此，对证据进行评价时，仅依据统计学或临床流行病学的方法学进行评价是不够的。不管是对证据进行内在真实性进行评价，还是对外在真实性进行评价，都应当结合专业人员的临床经验和知识，做出科学的专业判断。

（周英凤）

参考文献

[1] 儿科静脉输液治疗临床实践循证指南工作组. 儿童静脉输液治疗临床实践循证指南[J]. 中国循证儿科杂志，2021，16(1)：1－42.

[2] 傅唯佳，金芸，顾莺，等. 儿科中心静脉导管移除的最佳证据应用[J]. 护理研究，2017，31(27)：3388－3392.

[3] 周英凤，钟婕，李丽，等. 妊娠期糖尿病临床护理实践指南实施的障碍因素分析[J]. 护士进修杂志，2021，36(4)：307－311.

审查指标的构建

证据临床转化的本质在于推动基于证据的最佳实践的开展，促进质量改进。而质量改进一直是医院管理的核心，其相关研究开始于20世纪70年代。当时研究关注寻找可能影响临床质量的相关因素，并制定相应的措施，应用于临床实践以推动质量改进。在此背景下提出了很多用于质量改进的方法和工具，比如QCC品质管理圈、RCA根本原因分析法等。然而，不管采用何种方法和工具，临床有效性和适宜性作为评价临床质量改进的标准，是指所提供的临床措施在多大程度上能够达到预期效果，这就意味着用于质量改进的措施应以现有的、可获得的最佳证据为依据，才能获得最佳临床效果。

循证卫生保健作为卫生保健领域的核心指导思想，旨在强调临床实践应以最佳证据为基础，为推动临床质量改进、提高临床有效性提供了思路和方法。但现实是，尽管科学研究成果显著，但研究成果向临床实践的转化却极其缓慢，且困难重重。从研究成果发表到应用于实践中平均需要17年的时间，大量的研究结果并未改变临床人员的实践行为(Morris等，2011)。

因此，探索如何根据临床情景，将证据整合到临床实践规范中，让临床专业人员的实践行为有科学证据可循，是推动证据转化的关键。而临床审查被认为是改善临床质量、提高临床有效性的核心机制。临床审查以提高患者照护质量和改善患者结局为目标，以源于科学证据的审查指标为依据，通过实践行为与审查指标的比较，推动临床实践的变革。

第一节 临床审查

一、临床审查的起源

临床审查(clinical audit)最早起源于英国,南丁格尔是卫生领域开展临床审查的第一人。在克里米亚战场救护期间,她将流行病学调查的数据应用到军队医院中,通过改善环境卫生,在6个月内将伤员死亡率由43%下降至2%(Tierney等,2000)。基于此重大贡献,英国政府于1989年发布的《致力于患者》(Working for Patients)白皮书中,正式提出在医疗机构建立临床审查。到了90年代中期,临床审查拓展到多个学科及领域,之后临床审查在英国逐渐由自愿实施变为临床管理的常规措施。2001年,英国政府进一步强化了临床审查的重要性,强调在临床审查中应明确医疗机构在多大程度上遵循英国国立卫生服务优化研究所(National Institute of Clinical Excellence, NICE)指南的建议,临床审查也成为提升专业人员依据指南的证据进行临床决策的重要方式,更成为临床质量控制系统的核心及推动临床质量改进的重要管理方式。

此后,临床审查在其他国家逐渐被采纳,包括美国、瑞典、荷兰、丹麦、澳大利亚等,如瑞典的国家质量注册(National Quality Registers)系统、澳大利亚的国家乳腺癌审查(National Breast Cancer Audit)系统等。在国家层面上开展临床审查,既是推动卫生保健系统质量改进和提升的重要措施,也为临床人员推动质量改进提供了有效工具。通过系统回顾临床实践与审查指标之间的差距并采取措施,极大地提升了临床人员基于证据决策的实践行为,改善了患者照护质量,提高了临床有效性。

二、临床审查的内涵及类型

1. 临床审查的内涵

1989年,《致力于患者》白皮书中,将临床审查定义为:"对患者提供的诊断、治疗程序、资源使用、患者结局及生活质量等临床照护质量进行系统严谨的分析。"

NICE于2002年出版的《最佳实践临床审查原则》(principles for best practice in clinical audit)一书中,将临床审查定义为:"以提高患者照护质量和改善患者结局为目标,通过系统评价在结构、过程及结果层面与审查指标的差距,促进实践变革,不断推动临床照护质量改进的过程"。

2. 临床审查的类型

根据审查的目的不同，临床审查可以分为 4 类。

（1）医疗审查　是指通过收集临床资料，与所制定的指标进行比较，然后通过实践变革来缩短实践现状与指标差距的循环过程。通过医疗审查，可推动临床人员为患者提供最新、最适宜、最有效的照护服务。

（2）不良事件审查　是指通过差错上报系统收集不良事件相关信息，对临床实践中不良事件（如院内感染、用药差错等）进行监测，以发现系统存在的偏差、设备的不完善或管理上的失误，通过改善操作程序及安全标准，降低患者不良事件的发生。

（3）结果审查　也称为研究审查，是针对某些可能由于伦理、成本等原因无法开展临床对照试验解决的临床问题，通过开展研究审查，改善患者结局。研究审查也用于评价研究（如随机对照试验）证据应用于临床实践是否获益。

（4）培训审查　是针对培训项目和过程的审查，了解培训者参与培训的参与率和完成度，如新护士临床急救技能培训、护理人员循证实践能力培训等，以提升其专业能力。

此外，根据临床审查的层次，可以分为个体层面、团队层面、机构层面及国家层面的审查。

三、临床审查在临床实践中的应用

（一）临床审查应用现状

临床审查作为促进基于证据的持续质量改进的工具，在国外已经被普遍采纳。通过系统回顾临床实践与所选择审查指标的差距，推动变革实施，提升临床人员遵循证据的实践行为，提高患者照护质量并改善结局。

既往研究探讨了从国家层面、机构层面及个体层面通过临床审查来推动质量改进。如在西班牙开展的一项临床审查项目针对“COPD（慢性阻塞性肺气肿）病情恶化入院患者”（Lopez-Campos 等，2014），基于不同公立医院提供的照护服务及患者结局差异较大，因此，在 2008 年 11～12 月，对 129 家医院 5 178 例患者开展了第一轮审查，详细收集了患者基本资料、疾病信息、现有资源、临床实践现状（在疾病诊断和治疗是否遵循国家发布的 COPD 指南）等数据。通过数据分析，2009～2010 年，将审查结果以 3 种形式反馈给参与质量审查的机构，包括撰写审查报告、召开西班牙心胸外科学会年会及地区性会议、由西班牙心胸外科学会组织工作委员会制定 COPD 卫生保健质量标准。然后，2011 年 1～2 月，又对 94 家医院、5 271 例患者开展了第二轮临床审查，以医疗机构对指南的依从性、患者在出院后 90 天内再入院率及死亡率作为评价指标。结果表明，该项审查虽然没有降低医院内患者死亡率，但显著改善了各家医院医生在 COPD 患者诊断和治疗程序上对指南的依从性。

另一项来自澳大利亚的研究则针对“老年机构患者跌倒预防问题”开展了机构层面的质量审查（Francis-Code 等，2016）。对 13 所老年护理机构 779 例患者开展了横断面调查，根据跌倒预防临床实践指南的建议，选择了维生素 D 补充，对员工进行跌倒预防教育，执行跌倒预防政策，入院时、跌倒后、患者健康状况改变时进行跌倒风险评估，患者教育及患者锻炼等 12 项审查指标进行调查，了解不同机构在跌倒预防方面与指南推荐意见之间的差异。在障碍及促进因素分析的基础上，确定了跌倒预防优先策略。然后，通过一项描述性、解释性混合研究，探讨构建基于网络的社区实践项目，推动该项目实施，促进各大机构依据跌倒预防临床实践指南进行跌倒预防及管理。然后，从 3 个层面评价该项目对实施跌倒预防策略的效果，包括员工层面（如开展跌倒预防的知识、信心、动机等）、预防策略执行层面（如不同机构维生素 D 补充率、跌倒预防教育执行率等）及机构层面（跌倒预防政策、标准、跌倒预防评估工具植入信息系统等）。结果表明，该项目在以上 3 个层面效果明显，很好地促进了跌倒预防相关证据应用到社区机构。

个体层面的临床审查也是重要的质量审查形式之一。Muhammad 等（2016）针对急诊室患者术前检查项目开展了个体层面的临床审查，通过与 NICE 指南推荐建议的比较，确定了急诊患者术前非必要检查项目的开展情况，以及由此导致额外成本增加及住院时间延长，促进医生依据指南为急诊患者开具检查项目的依从性。结果表明，该项审查能显著降低急诊室医生的工作量，减少治疗成本，缩短住院时间。

（二）临床审查在护理领域应用现状

澳大利亚 JBI 循证卫生保健中心是较早在护理领域内系统开展临床审查培训的机构。2005 年，为了促进开展基于证据的最佳实践，在澳洲政府的资助下，澳大利亚 JBI 循证卫生保健中心启动了基于证据的临床质量审查（evidence-based clinical fellowship program）培训项目，率先在老年照护领域内开展。自 2006 年开始，将该项目扩展到整个卫生保健领域，并开发了临床证据实践应用系统（practical application of clinical evidence system，PACES 系统），为卫生保健人员开展基于证据的临床审查提供在线工具。该项目旨在对临床护理人员提供方法学培训，推动护理人员将最佳证据引入到临床实践中，促进基于证据的临床护理质量持续改进。

在中国，复旦大学 JBI 循证护理合作中心是最早在护理领域开展基于证据的临床审查及对护理人员开展培训的机构。从2010年起，该中心与澳大利亚JBI循证卫生保健中心合作，在复旦大学附属中山医院率先启动了基于证据的临床审查项目，包括“ICU重症患者眼睛护理”“老年住院患者跌倒预防”及“提高ICU护理人员手卫生的依从性”3个项目。2016年，开始对国内护理人员开展旨在推动证据临床转化的临床审查项目培训(周英凤等,2018)。该项培训针对临床护理人员，以基于证据的持续质量改进模式图作为理论框架，以临床问题为中心，采取以任务为导向的工作坊，通过项目制和导师制进行全程质量监控。通过为期6个月的培训，提升了临床护理人员依据证据进行临床决策和开展循证实践的能力。实践表明，临床审查能够有效地促进证据向实践的转化，通过制定基于最佳证据的审查指标，规范和约束实践者的行为，促进临床结局和护理质量的改善。

第二节 临床审查的步骤

根据NICE的定义，临床审查是一个循环往复、螺旋式上升的过程，通过改善专业人员基于证据进行临床决策的实践行为和提供高质量的照护服务，达到不断提升临床质量、改善患者结局的目标。临床审查共包括5个阶段，如图9-1所示。

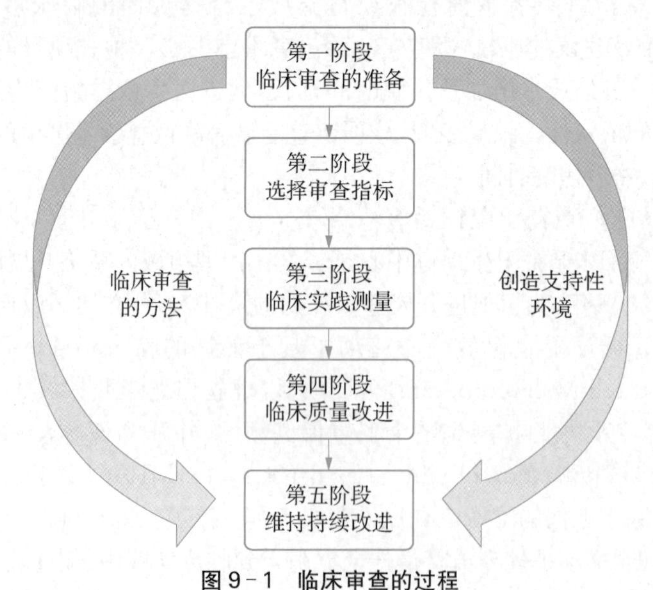

图9-1 临床审查的过程

(资料来源：NICE. Principle for best practice in clinical audit. Abingdon: Radcliffe Medical Press, 2002)

一、临床审查的准备

良好的准备是临床审查成功的关键环节，包括审查项目管理（包括选题、计划制定、资源调配和沟通等）和项目实施方法学（包括项目设计、数据收集与分析、鼓励利益关联人员参与、提供质量改进支持等）两方面的准备，概括为5个要素。

1. 鼓励利益关联人员参与

在临床审查准备阶段，首先要确定哪些人应该参与进来。为了确保临床审查的成功开展，与选题相关的所有利益相关者均应该被纳入，包括决策者、管理者、实践者、患者、患者家属，甚至是公众等。如针对公共场所戒烟及促进母乳喂养的主题，就应该将公众纳入到团队中。实践者是直接临床照护者，在临床审查准备阶段纳入实践者，可以显著降低临床质量改进阶段的抵触心理。使实践者明白，临床审查并不是评价他们工作的绩效表现，而是帮助他们选择对患者来说更有效、更适宜的照护措施。

2. 确定临床审查的选题

临床审查涉及人、财、物等资源的大量投入，选题环节应当慎重。以下问题可优先考虑纳入临床审查的范畴：发生率高后果严重、医疗成本高、对利益关联人员（包括患者和员工）有风险、有高质量证据（如系统评价或临床实践指南）且实践与证据之间有较大差距、与国家政策相关、组织优先关注的问题等。

3. 确定临床审查目标

制定清晰、有临床意义的目标是审查项目获得成效的前提，依据审查目标确定临床审查的类型和方法。确定审查目标时，可优先关注指南要求达成的目标。审查目标的制定常用改善、提高、确保、改变等来表达，如“确保婴儿在6个月内按计划完成疫苗接种”“提高糖尿病患者血糖控制正常的比例”等，确保所制定的审查目标能够测量和比较。

4. 建立组织架构

建立结构化组织构架，如审查委员会、反馈机制、定期召开审查会议机制、遴选经过培训的有资质的审查团队等。

5. 审查技能培训

为了确保临床审查的成功开展，须纳入合适的人员并确保掌握必要的技能。以下技能对促进成功的临床审查至关重要：项目管理与组织、领导力、审查方法学、变革管理能力、资料收集与分析技能、项目促进技能等。

二、选择审查指标

在临床审查中，指标常用于评价个人、团队或组织为患者提供的卫生服务的质量。指标与标准不同，指标是通过系统方法制定的用于评价卫生服务、卫生决策及卫生效果适宜程度的一种陈述；而标准则指针对某一事件，在多大程度上符合特定指标的要求，或者是在多大程度上达到的特定指标。如“确保婴儿在6个月内按计划完成疫苗接种”是指标，而“100%婴儿在6个月内按计划完成疫苗接种”是标准。在确定审查指标后，需要对审查指标的执行率确定一个共识的基准，帮助审查团队避免制定过低或过高而不切实际的绩效水平。如以“98%婴儿在6个月内按计划进行疫苗接种”作为基准，衡量审查指标是否达到了该基准。

作为评价临床照护质量的依据，审查指标应当满足3个条件：首先，审查指标应当基于现有的最佳证据（如指南、系统评价）而制定，缺乏证据的审查指标可能会误导临床决策，导致医疗资源的浪费并损害患者结局。其次，审查指标应当体现临床护照质量的关键点，特别是证据表明对患者结局有重要影响的措施。第三，指标应当清晰、明确、具体、可测量，以便于计算审查指标的执行率，了解实践现状与证据之间的差距。

三、临床实践测量

确定审查指标后，应开展调查，对临床实践进行基线测量，即基线审查，以明确临床实践现状在多大程度上符合审查指标的要求，确定现状与证据之间的差距，为后续的质量改进提供依据。审查团队应制定清晰的资料收集计划，明确资料收集的关键要素，确定哪些资料是必须收集的，提高资料收集的精确性。

（1）调查对象　与临床审查选题相关的利益关联人员均可纳入，如患者、家属、卫生保健人员等。

（2）调查方法　选择恰当、经济、便捷的调查方法，如查看病历记录、信息系统数据导出、横断面调查、访谈等。尽管临床记录是最常用且最方便的获取资料的来源，但常存在信息不全的问题，往往需要结合多种调查方法。

（3）调查工具　制定结构化的调查工具可以确保所有重要且必需的信息不会遗漏。核查单、调查表是比较常用的调查工具。

（4）样本量及抽样方法　理想的情况是纳入审查期间所有的调查对象，或制定科学的抽样策略进行随机化抽样，以准确反映临床实践现状。但这显著增加了基线审查的难度。因此，根据纳入标准选择有代表性的样本，确保样本对总体有较好的代表性，是比较可行的做法。依据统计效应量计算所需样本量，确保纳入足够数量的样本，同时应考虑时间、成本、资源、是否方便获取资料等因素。

（5）调查时间　取决于样本量的大小及每日可获得的病例数。

（6）资料分析方法　包括量性资料及质性资料的分析方法。根据审查问题及目的不同，量性资料的分析可以选择简单的统计学描述，也可以进行复杂的统计学推断。但审查结果的呈现应尽可能间接、清晰，可选择合适的图表呈现测量结果。如条图可以反映不同指标在多次测量中的变化程度，线图可以反映某一临床指标在多次测量中的变化趋势。若收集的资料中包含来自调查问卷的开放性评论、个人深入访谈或焦点小组访谈等获取的描述性质性资料，如探讨审查对象对审查主题相关问题的看法、在审查过程中的体验或感受等，此时应严格采用质性资料分析方法进行分析。

（7）数据保护行动　尽管临床审查往往不涉及复杂的伦理问题，但如果调查对象涉及患者，则同样需要遵守自愿和知情同意的原则，并采取妥善措施，确保患者信息安全，不被泄露。

四、临床质量改进

在对临床实践现状测量后，通过与审查指标的比较，明确现状与证据之间的差距，然后便进入第四阶段，即采取措施推动临床质量改进。推动临床质量改进在本质上一个行为变革的过程。很多行为变革理论旨在探讨某一环境中影响行为改变的因素，但没有哪个理论能够完全阐释卫生保健领域行为改变的全过程。不同的行为变革理论从不同的角度去解释行为改变的过程、影响因素或结果。

在临床审查过程中，首先，应明确变革的障碍因素。一项综述回顾了影响临床审查的障碍因素主要包括资源缺乏、项目设计与分析不足、未制定详细的项目计划、审查团队内部关系不佳及组织问题（Johnston 等，2000）。可通过关键知情人访谈、小组讨论、现场观察、头脑风暴、鱼骨图分析等方法，识别实践人员及审查机构的障碍因素。其次，确定变革的水平，包括组织变革、团队变革和个体变革。组织变革的过程是推动力和阻碍力博弈的过程（Rosenfield 等，1999），需要经过解冻、变革、再冻结 3 个阶段，只有当推动力大于阻碍力时，变革才会成功。团队变革是在团队中塑造良好的影响力和变革氛围，改变团队成员的理念。意见领袖（opinion leaders）常被认为在团队变革中发挥至关重要的作用（Robertson 等，1999）。而个体变革是个体知识、态度、理念及行为发生改变的过程。最后，推动变革实施。强大的领导力、创造支持性环境、良好的组织结构和项目管理、提供资源支持、审查临床全程关注等，是推动临床审查中变革实施的关键要素。在不同层面应采取不同的措施，如在个体层面提供必要的知识和技能的培训，在团队层面鼓励团队头脑风暴、立场分析、意见反馈，在组织层面提供职业发展机会、考评、鼓励不良事件上报等措施，推动变革的开展与实施。

五、维持持续改进

维持临床质量持续改进是审查的必要环节，但也是最有挑战性的环节，包括对变革过程的监测、评价、维持及强化。在推动临床质量改进后，应采用同第三阶段相同的方法进行第二次临床效果监测，测量审查指标的执行率，评价临床质量的改进程度。若临床质量没有达到目标水平，应调整质量改进方案或补充其他干预措施。临床质量的维持和强化是一个复杂且困难的过程，需要完善的组织结构、发展学习型组织、维持良好的支持性环境、积极的组织文化、充足的教育培训、强大的领导力。将临床审查整合到组织质量改进系统中，推动质量改进的持续循环。

临床审查是促进基于证据的持续质量改进的一种方法。在开展审查时，应掌握临床审查的方法学并创造支持性环境，通过不断比较临床实践与审查指标的差距，采取变革策略推动质量改进，最终建立最佳实践。因此，在实施临床审查前，应对审查团队进行严谨的方法学培训，如项目管理、组织发展、信息管理、统计学分析等，确保审查团队具备临床审查的技能。同时创造支持性环境，以推动临床审查的开展，包括组织结构（如开展审查所需的人、财、物、时间、信息技术等）和组织文化（如领导力、创新、激励、无惩罚差错上报等）。临床审查的方法学和创造支持性环境是推动临床审查顺利开展的关键要素。

第三节 审查指标的构建

临床审查在最佳证据与临床实践之间架起了一座桥梁，被视为卫生保健人员改进临床质量最好的内部机制。审查指标不但为评价临床活动的有效性、适宜性和临床质量提供了标准，而且为卫生保健人员如何改善其实践活动提供了方向，也为证据在多大程度上应用于临床实践提供了评价依据。

一、审查指标的内涵

审查指标常用来评价为患者提供卫生服务的质量。指标是清晰陈述所提供的照顾服务，能够代表所要测量的照顾服务的核心要素。1990 年，皇家护理学院指出，指标是确定照护绩效标准和评价绩效是否达到的变量或条目。1991年，Irvine将指标定义为评价卫生服务质量的量化条目。之后，1992年，美国医学研究院（IOM）对指标进行了重新界定，指标是通过系统方法制定，用于评价卫生服务、卫生决策及卫生效果适宜程度的一种陈述。根据这一定义，指标被认为是衡量卫生系统绩效水平的重要变量。

二、审查指标的类型

审查指标作为检测、评价临床质量的定量指标，即评价卫生保健人员的实践活动在多大程度上与现有的最佳证据是一致的。审查指标应能够通过检测及观察获取，因此，常用百分比、率或其他定量方式来表达。作为评价临床质量的指标，审查指标应涵盖临床质量的全过程，可分为以下3类。

1. 过程指标

过程指标即所提供的卫生服务（what you do），是指临床人员实施该指标所采取的实践活动和所做出的临床决策，包括沟通、评估、教育、调查、处方、手术、治疗干预、评估、记录等。过程指标往往对临床照护质量产生重要影响，可引导卫生保健人员关注照护服务本身，而非仅仅关注差错或不良事件的结果。因此，当有证据表明过程影响结果时，应当制定过程指标。如“护理人员应对所有新入院儿科患者采用Humpty Dumpty量表评估其跌倒风险”“护理人员应对所有新入院患者评估其药物过敏史”等均属于过程指标。

2. 结构指标

结构指标即所需要的资源（what you need），即临床人员在实践中实施该指标所需的资源，包括人、财、物、时间、空间、信息、组织结构等。如“对有跌倒高风险的儿科患者应在床头、病史及信息系统中清晰标记”“对有过敏史的住院患者应在床头、病史、信息系统清晰标记”等均属于结构指标。

3. 结果指标

结果指标即所期望的效果（what you expect），是指用于测量特定干预措施所引起的生理和行为上的预期效果，如健康状态改变、知识水平提高、满意度增加等。结果指标包括直接和间接结果，当直接结果（如骨折）不容易被测量时，间接结果（如骨密度）常用于效果的测量。比如，“患儿在住院期间未发生跌倒”“患者在住院期间未发生已知药物过敏”等均属于结果指标。

三、审查指标的特征

审查指标作为评价临床有效性和适宜性的指标，具有以下7项特征。

1. 科学性

审查指标旨在评价实践活动的有效性，即在多大程度上依据现有的最佳证据而执行。因此，应基于现有的最佳证据制定审查指标，证据来源应清晰，质量应可靠，如来自系统评价的结论或临床实践指南的建议，以确保审查指标的科学性。例如，关于外周静脉留置针的更换时间，既往临床上一直遵循72～96小时更换的做法。但是，Cochrane 图书馆 2015 年一项系统评价（Webster 等，2015），纳入了7项随机对照试验的4 895例患者，比较了按照临床指征更换留置针和按照72～96小时更换留置针在导管相关感染、静脉炎等指标的差异。结论指出，并没有证据支持常规72～96小时更换留置针。该结论证据来源清晰，质量可靠，因此，建议临床机构采纳根据临床指征更换留置针的政策，可依据该证据制定留置针更换的审查指标。

2. 有效性

审查指标应具有良好的信度和效度。信度是指不同的利益关联人员对该指标的理解是一致的，包括不同的实践者执行的方式是一致的，不同的管理者审查的结果是一致的。而效度是指审查指标应与证据的内涵一致，遵循该审查指标应达到预期的临床效果。有效性要求审查指标在制定时应与证据的内涵一致，避免更改证据，更不宜将变革策略作为审查指标。例如，在儿科中心静脉导管移除的证据应用项目中，针对证据“CVC 拔除时患者做 Valsalva 动作或屏住呼吸”，可制定如下的审查指标：CVC 拔除时护理人员应指导患者做 Valsalva 动作或屏住呼吸。如果将变革策略，如“CVC 拔除时护理人员指导患儿吹风车保持呼气状态”制定为审查指标则不恰当，因为在该证据中没有提及吹风车是否是指导呼吸的有效措施。

3. 可行性

指执行该审查指标所需的资源具有可及性，包括人、财、物、时间、空间、信息等。例如，一项 Cochrane 图书馆的系统评价纳入了11篇随机对照试验（Griffiths 等，2007），结论指出，对泌尿系统手术的患者，与早晨（6:00～8:00）拔除导尿管相比，夜间（22:00～0:00）拔除导尿管可增加第一次排尿量，缩短第一次排尿时间，缩短住院天数，因此建议在夜间拔除导尿管。但针对该证据，考虑到中国背景下夜班护士的人力配置、患者夜间休息等因素，若依据该证据制定关于导尿管拔除的审查指标，则不具有较好的可行性。

4. 适宜性

即执行该审查指标是否符合具体的临床情景，包括政策、文化、习俗、伦理等方面是否被接受。例如，一篇 JBI 关于乳房胀痛的证据总结（Nguyen

等，2017)，基于澳大利亚国家卫生和医学科研委员会发布的婴儿喂养指南，建议可采用冷敷方法减轻乳房胀痛引起的不舒适。但产后哺乳期妇女是否采用冷敷方法要结合中国的文化和习俗，应考虑该措施在中国实施的适宜性。

5. 灵活性

在遵循证据的前提下，审查指标应具有一定弹性，以兼顾不同临床情景的个体化差异。例如，“小儿外周静脉导管敷贴固定和更换”的证据应用项目中(虞露艳等，2019)，研究者依据加拿大安大略注册护士协会的一篇指南，纳入“护士应考虑患儿的偏好和生活方式选择合适的敷贴”这条证据。如果直接依据证据制定“护士依据患儿的偏好和生活方式选择合适的敷贴”，虽然符合证据的内涵，但研究者所在的临床情景不具有可操作性。因此，结合临床情景，同时参考“建议使用透明敷贴便于观察穿刺部位的情况”该条证据，研究者将该证据转化为“使用有边的透明敷贴固定外周静脉导管”。在此灵活考虑了具体临床情景的特点，制定具体的、可执行的审查指标。

6. 相关性

审查指标所体现的应是该领域对临床有效性有重要影响的敏感指标，是利益关联人员(包括患者、实践者、管理者、决策者等)密切关注的指标。例如，“针对神经外科患者如何合理使用身体约束预防患者非计划拔管”的证据应用项目中(马慧等，2015)，既往实践者均认为使用身体约束可减少非计划拔管。但随着研究的进展，身体约束的弊端越来越多，且过度约束并不能减少非计划拔管。因此，如何合理使用身体约束以减少非计划拔管就成了研究者、实践者和患者密切关注的问题。基于现有的证据，作者制定了“所有员工均接受正确使用身体约束的教育与培训”“在使用身体约束前对患者进行全面评估并做好记录”等审查指标，以改善和促进在临床实践中规范使用身体约束。

7. 可测量性

审查指标作为量化指标，应当可测量、可观察、可考核，以评价审查指标被执行的程度，作为评价临床有效性的依据。例如，在“儿科外周静脉留置针维护证据应用”项目中(顾莺等，2014)，依据一项 JBI 证据总结，纳入“严密监测静脉置管部位是否有并发症的发生”这条证据。如果直接依据证据制定“严密监测静脉置管部位是否有并发症的发生”，则不具有可操作性，也无法测量该条审查指标的执行率。因此，结合临床情景，将该证据转化为“每天 2 次评估并记录外周静脉留置针的并发症”。如果 1 个月内审查了 100 例次，90 例次均完成了每天 2 次评估，则该条审查指标执行率为 90%。

四、审查指标构建步骤

审查指标是判断实践活动是否符合最佳证据的依据，因此，从指标构建、实施、评价到完善应当是一个科学系统的过程。审查指标的构建过程包括以下5个步骤。

1. 检索证据

确定审查主题后，应依据主题进行科学系统的证据检索，并对检索到的文献进行严谨的方法学质量评价，确保构建审查指标的证据来源清晰、质量可靠。其中，临床实践指南是基于系统评价形成的证据，权衡各种利弊分析后提出的最优指导意见，因此，在研究者和实践者缺乏足够的时间完成系统评价的情况下，推荐依据现有的高质量临床实践指南，或根据特定的情景对现有的高质量临床实践指南进行改编，作为制定审查指标的依据。若某一领域缺乏高质量证据时，应当通过正式专家共识制定审查指标。

2. 评价证据

采用定量和定性相结合的方法，对纳入的证据进行评价，以明确证据对具体临床情景的可行性、适宜性、临床意义及有效性。对证据进行评价的过程，也有助于明确将来执行审查指标可能遇到的障碍因素。

3. 制定指标

依据证据的强度、实施的可行性、适宜性及对结果的影响程度，将优先指标界定为“必须”或“应当”。制定审查指标要求有证据依据，结合情景分析和专业判断。指标的陈述方式应简洁明了，可测量、可操作、可理解。制定审查指标时尽量避免一条审查标准中有多重指标。如“护理人员对新入院患者应评估其药物过敏史，对存在药物过敏的患者应在病史、信息系统及床头做好标记”。该条审查指标中存在两个指标，包括评估过敏史和标记过敏史。

4. 评价指标

审查指标确定后，应提交外部同行进行信度、效度的评价。邀请有资质的专家对审查指标进行评价，确保审查指标和证据内涵的一致性。同时列出每个指标的资料收集方法及工具，并进行小样本预实验，评价审查指标的信度。

5. 发布指标

将审查指标以恰当的方式发布，以促进所有利益相关群体，包括决策者、管理者、实践者，甚至患者及公众明确实践活动期望达到的效果。将审查指标整合到临床信息系统、实践规范或操作流程中，作为管理者评价实践活动有效性的标准，如澳大利亚 JBI 循证卫生保健中心会将审查指标输入 PACES 系统，作为临床人员执行临床审查的依据。

五、审查指标制定的注意事项

1. 审查指标的制定是一个科学系统的过程

审查指标不但是临床质量改进的标准，也是评价实践活动有效性的依据。NICE 建议，应采用系统严谨的方法检索和评价现有的证据，在此基础上制定审查指标，确保其科学性和有效性。审查指标应涵盖结构、过程及结果 3 个方面的临床照护质量，并能够反映影响临床有效性及重要结局的照护措施。

2. 审查指标的制定应基于证据并结合专业判断

临床上现行的审查指标大多来自基于经验的专家共识，缺乏严谨、科学、有效的证据支持。如手术患者常规术前晚 10 点开始或彻夜禁食禁水，以确保术中安全；行诊断性腰椎穿刺术后患者常规去枕平卧 4～6 小时，甚至卧床休息 24 小时，以预防术后发生头痛；留置导尿管患者应定期更换集尿袋以减少感染；新生儿娩出后应即刻断脐等。这些指标并没有严谨的证据支持其有效性。作为评价卫生保健人员实践活动有效性的依据，审查指标的制定应基于现有的最佳证据，才能确保审查指标的有效性和科学性。此外，基于证据的情景相关性和外在有效性，审查指标的制定应结合该领域的专业判断，充分考虑患者的个体化差异和具体情况。如现有研究已经证实，成年患者腰椎穿刺术后立即活动与卧床休息相比，并没有增加术后头痛的风险。因此，护理人员可根据腰椎穿刺患者术后具体情况和意愿，指导患者卧床休息或适当下床活动。

3. 审查指标依据证据的动态性及实践检验应及时更新和完善

基于研究的快速发展和证据的动态变化性，审查指标制定后并非一成不变。应根据研究的动态发展，对审查指标进行持续更新。如 2011 年一篇指南建议，静脉留置针应常规 72～96 小时更换或出现并发症时及时更换。但之后 2013 年一篇来自 Cochrane 图书馆的系统评价（Webster 等，2013）指出，并没有证据支持常规 72～96 小时更换导管的有效性，根据临床指征更换外周静脉导管可显著节省医疗费用，并减少患者因常规更换导管而导致的疼痛。此时，临床机构应根据最新指南，更改关于外周静脉留置针保留时间及更换留置针的政策，更新其审查指标。此外，作为证据与实践之间的桥梁，审查指标应用于临床后，需要在实践检验中不断发展和完善。如 2010 年美国心脏病协会发布儿童心肺复苏指南（Berg 等，2010），将基础生命支持步骤 A－B－C 更改为 C－A－B，强调应遵循胸外心脏按压-开放气道-人工呼吸的心肺复苏流程。审查指标基于证据动态变化及实践检验的持续更新，是确保临床实践有效性、促进临床质量持续改进的重要保障。

（周英凤）

参考文献

[1] 顾莺，胡雁，张玉侠，等. 儿科外周静脉留置针维护的最佳证据应用[J]. 护理学杂志，2014，29(15)：52-55.

[2] 马慧，程云，薛一帆，等. 神经外科使用身体约束预防患者自我拔管的最佳证据应用[J]. 护理学杂志，2015，30(20)：5-8.

[3] 虞露艳，应燕，王秋月，等. 小儿外周静脉导管敷贴固定和更换的最佳证据应用[J]. 中华护理杂志，2019，54(3)：356-362.

[4] 周英凤，胡雁，邢唯杰，等. 证据转化与临床应用培训项目的设计与实施[J]. 护理学杂志，2018，33(12)：59-62.

[5] Berg MD, Schexnayder SM, Chameides L, et al. Part13: pediatric basic life support: 2010 American Heart Association Guidelines for cardiopulmonary resuscitation and emergency cardiovascular care [J]. Circulation, 2010, 122(Suppl3): S862-S875.

[6] Francis-Code J, Etherton-Beer C, Bulsara C, et al. Using a community of practice to evaluate falls prevention activity in a residential aged care organisation: a clinical audit [J]. Aus Heal Rev, 2016, 41(1): 13-18.

[7] Griffiths R, Fernandez R. Strategies for the removal of short-term indwelling urethral catheters in adults [J]. Cochrane Database of Systematic Reviews, 2007, (2): CD004011.

[8] Johnston G, Crombie IK, Davies HTO, et al. Reviewing audit: barriers and facilitating factors for effective clinical audit [J]. Quality in Health Care, 2000, 9: 23-36.

[9] Lopez-Campos JL, Asensio-Cruz MI, Castro-Acosta A, et al. Results from an audit feedback strategy for chronic obstructive pulmonary disease in-hospital care: a joint analysis from the AUDIPOC and European COPD audit studies [J]. PLoS ONE, 2014, 9(10): e110-394.

[10] Muhammad SR, Maria R, Muhannad IR, et al. Doing pre-operative investigations in emergency department: a clinical audit [J]. Emergency, 2016, 5(1): e20-e20.

[11] Tierney A. Florence Nightingale：measuring hospital care outcomes [J]. J Adv Nurs，2000，32(1)：265.

[12] Webster J，Osborne S，Rickard CM，et al. Clinically-indicated replacement versus routine replacement of peripheral venous catheters [J]. Cochrane Database Syst Rev，2013，4：CD007798.

第十章 证据临床转化与领导力

证据的临床转化过程是一个系统的组织变革过程，其逻辑起点是科学证据，关键是建立多学科协作团队，策略是开展项目管理，目标是临床持续质量改进。在这个过程中，管理者的角色至关重要。管理者带领团队成员在全面的情景分析基础上，对特定情景下证据转化的可行性、适宜性、临床意义进行评估；突破在观念、资源配置、协作方式等方面的既有模式羁绊，通过项目管理的方式明确可测量的目标、可控制的时间范畴，以及可利用的知识、技能、工具和方法；全面考量如何从人、财、物、时间、信息、空间、技术上确保证据转化项目可顺利落地，并通过实施性研究，综合评价证据转化对护理系统带来的改变。这个过程的设计、启动、推动和维持至关重要的驱动力来自管理者的领导力，领导力的激励作用是成功实现证据临床转化的关键。

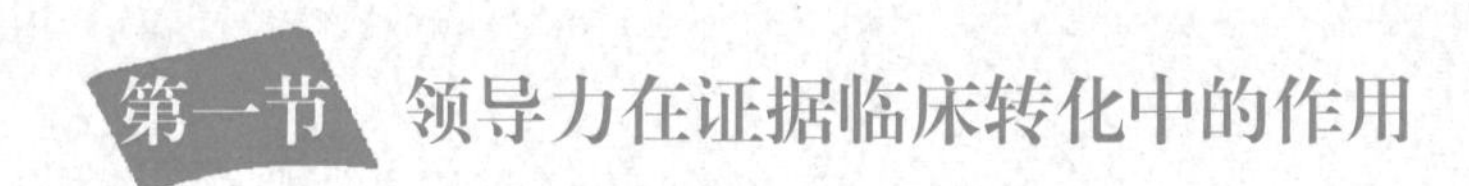

第一节 领导力在证据临床转化中的作用

一、领导力在组织变革中的作用

领导力是领导者影响他人行为的能力，在职责范围内充分利用各种组织资源，以最小的成本投入获得最大的团队效率和效益的力量。从更开放的角度分析，领导力是领导者为群体成员启发共同理想，有能力将理想变成现实并使之持续下去的能力和行为过程。领导力往往被看成一种合力，包括领导者的吸引力和影响力以及被领导者的选择力和反作用力。

卓越的管理者往往通过综合运用权力性和非权力性因素影响并改变下属的行为。其中，权力性影响力来自上级授权的职位性权威，又称为职位性领导力。而非权力性影响力则是领导者发挥自身素养、知识、态度、能力，通过领导者与群体成员的积极互动，产生群体成员的自发认同和对群体过程的贡献，又称为凝聚性领导力。凝聚性领导力以内在感染的形式发挥作用，改变群体成员的行为。领导的过程常常是这两种领导力的结合。

中国科学院“领导力研究”课题组从领导力的特征分析，提出了领导力的“五力”模型：①前瞻力，即组织目标和战略制定能力；②感召力，即吸引被领导者的能力；③影响力，即影响被领导者和情景的能力；④决断力，即在组织目标实现过程中正确而果断决策的能力；⑤控制力，即控制目标实现过程的能力。

美国著名管理学专家 Schein 则从互动视角分析领导力，认为领导力是紧跟外在环境的变化，通过与被领导者积极互动，推动变革以增强组织适应性的能力。领导者面对的是“环境”和“下属”两大变量，领导力在领导者与被领导者之间的互动中产生共同实现符合他们双方追求的目标；领导者在与环境的互动中，既要经受社会环境变化的考验，又不能使自己的行为脱离社会环境的规定性。因此，领导过程是在与下属及环境的互动中做出恰当决策，促使组织目标完成的特殊行动。领导力的互动学说还认为，超越环境所能容纳的限度，任何决策都是无效的。Schein 的领导力互动学说关注和强调管理中的情景因素和下属因素，为开展领导力培训、有效进行变革管理、促进证据临床转化提供了重要指导。

领导力具有发展取向和变革取向，通过对资源的有效组合和领导体制的规范作用，使物质资源在组织中得以提升。领导力所产生的引导、协调、激励、鼓舞作用在变革管理中起到关键性的作用，是高效运作的组织重要的核心竞争力。领导力在很大程度上决定了变革目标是否能够实现以及实现的程度。因此，领导力被管理科学看成继科学技术之后的第二生产力。

二、证据转化过程是系统的组织变革过程

在信息时代和循证医学时代，科学证据的产生及传播速度的加快，对临床决策产生深远的影响。证据临床转化本质上是通过引入最新最佳科学证据，激发临床打破常规、发生变革的过程。该过程可成为医疗卫生系统因外界的技术革新而启动“自我革命”的动机，促使系统内成员自发地反思原有的诊疗常规和照护规范。而领导者的领导力则是这场变革能否发生、如何转归的关键要素。

根据 Lewin 的变革理论，任何一场变革均包括解冻期、变革期、重新冻结期 3 个环节。有计划的变革是主动明确变革对象，通过预设目标、参与式管理、任命变革指挥者、明确变革的结局、将变革形成的流程常态化等过程得以达成。

三、领导力在证据临床转化中的作用

在证据临床转化过程中，领导力的核心作用是激励、协调以及因势利导。确保证据被应用的重要措施之一，是评估临床实践中的相关障碍和促进因素。中国护理领域证据应用的障碍因素可以归结为个人因素（包括态度、观念和知识等）和组织因素（包括工作量、资源、领导力和组织文化等）。绝大多数的障碍来自于临床系统层面，与管理者密切相关。管理层的领导力就是推动证据临床转化不可缺失的策划者和推动者作用。管理者可在证据应用中展现其促进的作用，鼓励参与，提供资源，与各利益相关者协作，共同促进证据应用。但是，如果临床管理者在证据应用中无法充分展现其领导力，未能给予一线医护人员足够的支持，则可被认为是证据临床转化的主要障碍。

因此，领导者需要综合应用职位性领导力和凝聚性领导力，组建多学科合作团队，构建合作的组织氛围，组织证据解读，启动项目引导，进行流程优化和工具完善；同时适时协调人力配置和岗位职责调整，强化培训、制作健康教育材料、外请督导、制定激励措施等方式激发和维持变革。根据领导力互动学说，领导力通过关注和强调证据临床转化中的情景因素和下属因素，开展变革前的情景分析、证据与实践的差距分析，以及证据转化的 FAME 分析；评估证据转化所在临床情景的主流文化、人际关系、领导方式、管理方法及传统的实践方式，综合分析证据转化的可行性、适宜性、患者接受度；通过相应的促进因素，改变护理人员的态度、习惯、技能、思维方式和工作方法。

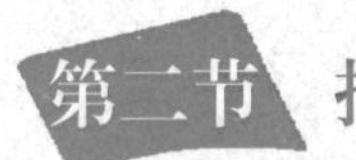

第二节 指导证据转化的领导理论

一、变革型领导力理论

传统的领导行为往往包括结构维度和关怀维度。现代领导学说补充了领导行为的第三维度——发展维度，认为有效的管理者应该表现发展导向的行为，主要体现在战略思考、愿景领导和价值领导、追求变革等。Burns 于 1992 年提出变革型领导力理论，被现代管理与领导理论界公认为具有很大发展空间的领域。变革型领导力以理想化的影响力、鼓舞性激励、智力激发，以及个性化的关怀为特征，强调有远见的领导力，激励下属取得卓越成就，尤其对开展证据临床转化这类变革的管理具有指导价值。Kouzes 和 Posner 通过对 1 300 名管理者领导

行为的研究，进一步提出变革型领导力的5种卓越领导力行为。

（1）挑战现状　具有创新意识和评判性思维，敢于挑战工作过程，创新并打破常规，帮助下属用新观念看待老问题，注重过程的意义。

（2）激励人心　关怀每一位下属的活动和发展需求，充分调动下属对工作的积极性、热情和兴趣，认可他人贡献，创建良好的人际氛围。

（3）善于授权　授权下属，给予员工独立工作的权限和决策空间。

（4）榜样作用　以身作则，澄清个人价值观，严于律己，树立榜样。

（5）共启愿景　有感召力，能够看到远大而鼓舞人心的目标，能够把握专业发展最新信息，并从失败中成长。

变革型领导力强调管理者的创新思路、批判性思维能力及远见意识，敢于打破常规，把握最新信息，从失败中学习和成长。培养具备变革型领导力的护理管理人才，可帮助护理管理者有效应对证据转化的组织变革给群体成员带来的不确定感、抵抗情绪、决策低效；通过共启愿景、强化挑战过程的勇气和准备度，开展参与性管理、组织证据解读和差距分析，构建变革策略，善于激励和授权，树立榜样等变革型领导力行为，增强变革的把握性。

二、权变领导理论

美国管理学专家 Fiedler 提出权变领导理论，认为领导是动态的过程，影响领导效能的因素包括工作的结构化程度、领导-成员的关系质量、领导者的职位权力、下属的角色清晰度、群体规范、信息的适用度、下属与领导决策的接受程度、下属的工作士气等。将影响领导有效性的工作情景因素归纳为3个方面。

（1）上下级关系　指下属对领导者的信任、尊重、喜爱和愿意追随的程度。如果双方高度信任、相互支持，则相互关系好，反之则属关系差。

（2）任务结构　指工作任务明确程度和下属对所承担职责的明确程度。当任务是常规、具体、明确、容易理解、有章可循时，属于任务结构明确；反之，当任务复杂、无先例、没有标准程序时，则属于任务结构明确性低或不明确，这是次重要的因素。

（3）领导者的职权　指与领导者的职务相关联的正式权力，以及领导者在整个组织中从上到下所取得的支持程度。如果领导者对下属的工作任务分配、职位升降和奖罚等有决定权，则属职位权力强，反之属于职位权力弱。这是第三重要的因素。

Fiedler 将上述3种情景因素组合为8种环境因素，3个均具备的是最有利的工作环境，都不具备的是最不利的工作环境。不同的工作环境类型适合的领导方式不同，只有两者达到良好匹配，才能取得有效的管理效果。当工作环境处于最有利和最不利的两个极端时，适合采取任务导向型领导方式；而中间状态的工作环境，则适宜采用关系导向型领导方式。

优秀领导者的人格特征和卓越领导力行为并非能百分之百获得成功的管理，领导的有效性往往依赖情景因素。情景条件是可以被分离出来单独研究和探究的。无论领导者的人格特质或行为风格如何，只有领导者使自己的个人特点与情景因素相匹配，并能够在知识、能力、技能及与被管理者积极互动等方面最佳地应用认知资源，才能成为优秀的领导者。

因此，因势利导和避免机械僵化的变革，成为领导力的重要元素。管理者带领团队开展证据临床转化的变革，需要领导者具备强烈的动态评估情景因素的意识和能力，避免模式化的管理和照搬照套的做法，而将情景因素、下属因素、群体规范因素作为变革管理的关键要素。

三、情景领导理论

情景领导理论又称为领导生命周期理论，由美国管理学家 Hersey 和 Blanchard 进一步发展完善。该理论的主要观点是：成功的领导要选择合适的领导方式，领导方式的选择要依据对下属成熟度的评估。

1. 下属成熟度的评估

成熟度是个体对自己的直接行为负责的能力和意愿，包括工作成熟度和心理成熟度。工作成熟度是员工从事工作所具备的知识和技能水平。工作成熟度越高，在组织中完成任务的能力越强，越不需要他人指导。而心理成熟度是员工从事工作的动机和意愿。心理成熟度越高，工作的自觉性则越强，越不需要外力激励。根据员工的工作成熟度和心理成熟度水平，将下属成熟度划分为 4 个等级。

(1) M1（不成熟） 工作能力差，动机水平低。这样的下属往往缺乏接受和承接任务的能力和意愿，既不能胜任，又缺乏自信。

(2) M2（初步成熟） 工作能力差，动机水平高。下属初知业务，愿意承担工作和任务，但缺乏足够的能力，有积极性，但缺乏完成任务所需要的技术和经验。

(3) M3（比较成熟） 工作能力强，动机水平低。这样的员工具备了完成任务所需要的技术和经验，但没有足够的动机和意愿。

(4) M4（成熟） 工作能力和动机水平高。该类下属不仅具备了独立工作的能力，而且愿意并有充分的信心主动完成任务并承担责任。

2. 领导风格

情景领导理论将领导行为分为工作结构和关系结构两个方面，形成 4 种领导风格。

(1) 命令型（高工作-低关系） 强调直接指挥，与下属采取单向沟通的方式，明确规定工作目标和工作规程，告诉他们做什么、如何做、何时做、何地做等。适合于不成熟（M1 型）的下属。

(2) 说服型（高工作-高关系） 除了向下属布置任务外，还与下属共同商讨工作如何进行，以双向沟通的方式对员工的意愿和热情加以支持，并向员工说明决定，通过解释和说服获得下属的认可和支持。适合于初步成熟（M2 型）的下属。

(3) 参与型（低工作-高关系） 上级与下级共同决策，领导者给下属提供支持，加强交流，鼓励下属参与决策，对下属的工作尽量不做具体指导，促使其搞好内部的协调和沟通。适合于比较成熟（M3 型）的下属。

(4) 授权型（低工作-低关系） 领导者充分授权下属，鼓励下属自己做决定并承担责任。适合于成熟（M4 型）的下属。

在证据临床转化中，应充分评估变革情景中员工对变革的准备度，根据团队中不同员工的人力资源背景，调整领导方式和激励行为，做到因势利导、人尽其用、用人所长，并创造机会帮助员工进行工作能力建设和工作动机建设，促进其成熟，将用人和培养人密切结合，才能最大限度地发挥员工的潜能。

四、综合激励理论

管理学专家 Vroom 的期望理论认为，激励程度（motivation, M）取决于个体对这种行为可能带来结果的期望程度（expectation, E），以及这种结果对行为者的吸引力，即行为与成效的关系（instrument, I）和对该项行为的价值判断（value, V）。Vroom 提出了激励公式：$M=E\times I\times V$，即激励取决于期望值、关联性和效价评估。

管理学专家 House 在此基础上进一步提出综合性激励理论，认为内在的激励因素包括对任务本身所提供的报酬效价、对任务能否完成的期望值及对完成任务的效价。外在的激励因素包括完成任务所带来的外在报酬的效价。用下列公式表示综合性激励：$F=V_{it}+E_{ia}\times V_{ia}+E_{ia}\times\sum(E_{ej}\times V_{ej})$。其中，F（facilitation）表示群体成员从事某项任务的激励力量，i 表示内在，e 表示外在，t 表示任务本身，a 表示已经完成的（内含的因素有任务难度、明确性、员工能力、组织支持等)，j 表示喜悦和快乐。V_{it} 代表活动本身的效价，是该项活动的内在激励，即这项工作对员工本人的价值大小。只有员工认为完成这项任务有乐趣、有意义，则完成这项任务的期望值就是 1，完成该项任务的主观意愿就是百分之百。E_{ia} 表示为完成任务的内在期望概率，即主观上对完成任务可能性的估计。如果认为自己完成该项任务的能力不足、客观上存在的困难无法克服，则该期望值为零，将严重影响激励水平。V_{ia} 表示完成任务的内在评价或效价；E_{ej} 表示任务完成能否获得某项额外报酬(如加薪、提级、表扬)的期望值；V_{ej} 表示对该项外酬的效价。$E_{ia} \times V_{ia}$ 构成了该理论的基本模式，综合反映了员工完成任务后引起的激励强度。$\sum(E_{ej} \times V_{ej})$ 则综合反映了各种外在奖励所引起的激励效果之和。

对在组织群体中启动和维持变革行为的动机提出以下观点：①个人与环境的组合决定一个人的行为，仅有个人或仅有环境都不可能决定一个人的行为。②自己决定在组织中的行为。③不同的人有不同的需要和目标。④根据假设行为导致期望被满足的程度，倾向于实施期望能够得到满足的事情，而避免做导致不希望后果的事情。

在综合性激励理论指导下，激发员工对证据临床转化的变革热情，不仅仅是简单的加油打气，更多的是对员工内在激励和外在激励的综合考量。应重视完成工作任务内在的期望值与效价，同时兼顾因任务完成而获取外在奖酬所引起的激励。如通过培训、支持、明确目标让期望值最大化，通过制度建设和绩效考核优化让效价最大化，通过澄清员工的心理契约、阐明完成任务与绩效的关联性让内在激励和外在激励最大化。

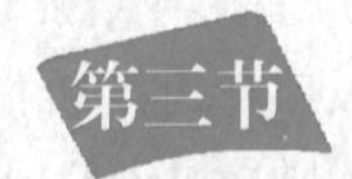

第三节 发挥领导力促进证据临床转化的策略

一、发挥领导力对变革的引导、策划和协调作用

在证据转化中，领导力往往起到对变革的引导和策划作用。复旦大学 JBI 循证护理合作中心胡雁及团队采用扎根理论方法，对 2015～2017 年以来参与中国 24 项证据转化项目的 56 名项目负责人和病房护理管理者进行个人深入访谈。研究发现，中国一线护理管理者在证据应用项目中主要发挥了激发共同愿景、策划实施项目、组织并协调资源、促进利益相关方之间的合作并招募团队成

员的领导力作用。该研究构建了以"生根"为核心的中国循证护理实践证据转化概念模式；在变革型领导力理论指导下提出，在证据转化中的领导行为主要表现在对变革的引导、策划和协调作用。具体表现为：敏感地意识到临床患者的需求及随之带来的临床问题，引导团队成员激发共同愿景，带领团队成员策划实施项目，组织和协调人、财、物等资源，协调各利益相关者（如行政管理、医疗、护理、理疗、物流、信息系统等方面的专业人员）之间的合作。该研究也揭示更深层次的领导力激励和协调行为，包括反思个人价值观和承担风险、促进维持和常态化等；证据转化过程中管理者的领导力表现在，通过全方位展现领导行为，使证据转化获得近期和远期效果，并在系统有形的流程和无形的理念中"生根"。

例如，卢芳燕等（2018）开展"肝胆胰外科短期留置和早期拔除导尿管"的最佳证据应用研究。在护士长的策划下，构建以科主任、医疗组长、护士长为核心的多学科团队，制定以科学管理导尿管为目标的持续质量改进方案，组织科室住院总医师和责任组长开展证据解读，建立肝胆胰外科短期留置导尿管和早期拔除导尿管标准化作业流程，并引导科室成员重新评估原有的"肝胆胰外科术后患者拔管前要夹管"做法是否具有循证依据，协调医院信息部门设置医疗成组医嘱，并将拔管时间预设在手术次日，提醒医护人员评估拔管必要性。可见，护士长的策划、引导和协调作用是上述证据转化成功的关键领导力。

二、权变管理可强化过程管理的把握度

在证据临床转化过程中，护理领导力可通过不同途径发挥作用，高效的管理者可推动自上而下和自下而上的护理变革并可获得成功。复旦大学 JBI 循证护理合作中心胡雁及团队（2018）对证据转化过程的研究提示，在具备清晰的层级化结构临床管理体系中，服从权威是一个明显的情景因素。管理者的行政权力虽然可推动证据快速进入临床系统，但在证据转化过程中可能反而阻碍护士应用证据的自觉性。护理人员会将循证实践与日常护理工作的关系割裂，甚至在两者之间引发优先性竞争。因此，领导者应在权变领导理论"指导下，充分考量情景因素的作用，因势利导，动态评估不同下属的准备度、情景的适宜程度，采用参与式管理的模式推动证据的临床转化，从系统层面和个体层面做到证据、流程、管理的融合，成为护理实践不断更新的动力。葛向煜等（2015）在开展"预防气管插管非计划性拔管"循证实践项目中，检索到的证据包括"每班采用 CAM-ICU 量表进行 ICU 患者谵妄评估"（B 级推荐）。但在证据转化时，一线护理人员虽然认同"采用 CAM-ICU 量表进行 ICU 患者谵妄评估"，但认为晚上开展评估会影响周围患者的睡眠，适宜性欠缺。而研究者认为仅仅白班的评估不能充

分了解患者的谵妄风险。经过 ICU 护理管理者组织项目团队的多次可行性、适宜性分析后，认为该证据的执行方式调整为“每天白班和夜班熄灯前开展一次谵妄评估，患者出现精神状态急性改变时按需评估”。该案例也折射出护理管理者在促进因地制宜推动证据转化中的重要作用。

在自上而下启动的证据转化中，管理者可在循证实践中发挥重要作用。一线护士的顺从通常会加快证据的转化，但可能掩盖其他的真实态度，故应重点激励下属的主动性和创新性。而一线护士感受到临床问题与证据之间的差距后，主动发起的自下而上证据转化项目，若缺乏管理者的支持，则可能因为系统中其他成员对权威的服从，保持和谐的态度，而使变革受阻。在“预防气管插管非计划性拔管”循证实践项目中，管理者的这种协调作用营造了支持性的组织和包容失败的团队氛围。因此，具备权变管理能力是管理者评估证据转化适宜性、可行性并采取针对性应对策略的必要条件。领导者可通过建立各类专题的管理小组，如质量管理小组、安全管理小组、院感控制小组、制度和流程小组等，将领导和管理权力下放，采用项目管理、主动授权的方式，推动证据根据情景需求进行裁剪，匹配情景要求。

三、发挥领导力对变革的激励和督促作用

面对来自人力、设备、材料、制度、环境的各类障碍因素，群体成员往往表现出畏难情绪和退缩行为。管理者的核心领导力就是激励作用。根据综合激励理论，该激励作用是通过组织差距分析，激发群体成员对问题的认识和变革动机；通过开展培训以提高所需的知识、态度、技能，提高期望水平；通过参与式管理、流程优化、制度建设、绩效考核优化等措施，使得变革的效价及自身关联性最大化。顾莺等(2014)在开展“儿科外周静脉留置针维护”的证据转化项目中，将 7 项小儿静脉留置针管理的证据应用到心胸外科儿科病房。在此过程中，激励是管理者最主要的领导行为，激励病房护士分析病房存在“95%的患儿接受外周静脉留置但相关并发症高”的现况，建立项目团队，激励“善于接纳和改变的病房氛围”，鼓励团队成员完善管理制度、优化外周静脉留置管理流程、开展障碍因素分析和处理，并将证据制度化，纳入病房质量审查体系，将变革行为与员工的绩效挂钩。为了使变革得以维持，证据转化的目标从完成单次任务，上升为将项目及项目背后的循证理念、评判性思维以及共同决策等能力的培养一并纳入儿科新护士专业能力持续发展计划中。这样，通过将组织策略和个人发展联系在一起，即使系统中的护理管理者离开应用场所，循证实践的内容和方法仍然能够延续和维持。

第四节　加强证据转化团队管理者的领导力培训

一、加强一线管理者领导力培训

领导力作为第二生产力，是变革的力量，是高效运作的组织重要的核心竞争力。组织变革是在稳定可控的状态下有序改革与渐进的形态更替。应培养一线管理者卓越的领导力，包括敏锐的辨别力、组织变革的能力及激励群体成员的能力。当制度化的程序日益成为组织发展的障碍时，群体成员就会产生对变革的呼唤。管理者应能敏锐地识别这种障碍和带来的变革需求。对旧制度和规范带来的弊端日渐凸显时，就会促使领导者和群体成员产生获得新知识和技能的动机，这是管理者把握变革时机、开展循证实践、促进证据转化的重要机会，此时领导者发挥激励、引导、策划、协调的领导力作用至关重要，而因势利导、因地制宜是成功领导的要素。衡量变革是否成功的标志是员工的积极行为以及决断力的提升。因此，加强对一线管理者领导力培训，营造变革的组织文化是推动证据转化的重要途径。

在证据应用项目中，中国一线护理管理者的领导行为主要表现在：意识到临床环境的需要，激发共同愿景，策划实施项目，组织和协调资源，促进利益相关者（如行政、医药、护理、理疗、物流、信息系统等方面的人士）之间的合作。中国一线护理管理者倾向于将循证护理应用项目视为其行政管理职责之一。在一些深层次的领导力要求，如反思和澄清个人价值观和承担风险、促进维持和常态化等方面，管理者所表现出来的相关行为却并不多。这与组织文化、领导者对证据应用的认识和临床情景密切相关。领导者必须不断使个人与系统之间的目标保持一致，通过全方面展现领导行为，使循证护理实践中证据的应用取得近期和远期效果，才能在系统有形的流程和无形的理念中"生根"。

Sherman 等提出领导力胜任培训模型，护理管理者领导力教育培训的内容包括评判性思维、创造性思维、有效决策、人力资源管理、冲突处理、关注患者-下属-自身发展、自我超越、护理服务营销等。重点提升护理管理者的创新、开拓、变革意识，制定愿景、战略规划、激励和人才培养的策略。培训方式包括专题讲座、理论授课、小组讨论、角色扮演、互动式、案例式等。护理管理者应积极主动地谋划策略，如建立共同的组织目标、创建护士教育培训的机会、职业发展途径、畅通的组织沟通、参与式管理、开放的管理风格、合作的工作环境和团队精神等，都可促进有效变革。

二、加强一线管理者循证护理过程管理培训

在证据应用中，护理管理者更全面地展现其领导力，带领一线护士学习循证实践的理念和方法。循证实践能力的培训课以循证案例分析为起点，引导管理者切实理解循证实践以解决临床问题为中心，而非单纯依赖临床权威的行政力量推动证据应用。

复旦大学JBI循证护理合作中心（成磊等，2018）对证据临床转化的扎根理论研究发现，中国护理领域开展的证据临床转化项目出现两个新的变革型领导行为，即“准备自己”和“继续下去”。准备自己是证据临床转化中一线管理者自身装备循证知识和方法，准备解决应用中的问题。需要培训管理者在证据转化过程中接受并具备如何移除系统体制上的障碍、把个人价值观与系统目标相结合等证据应用相关领导行为。对管理者领导力的培训，可提升医护人员对临床实践指南推荐建议的使用度。如果这些一线管理者没有做好充分准备，他们对循证实践的信心和其他医护人员心中的信誉度可能会受挫，证据临床转化的深度和广度就会受到较大影响。第二类领导行为“继续下去”，侧重于证据内容和方法的维持，而相关的领导力行为贯穿于整个证据应用的过程中。一线管理者将证据纳入临床规范和流程，并鼓励医护人员继续使用循证方法解决未来的问题。在保持证据临床转化项目的持续性上，应至少关注两个层面上的要求。第一，为了避免“创新蒸发”的风险，证据必须被制度化为系统内在流程，使系统的结构和过程与最新证据要求相一致。第二，为了使临床实践不断得到最新科学证据的优化，证据临床转化的目标需要从完成单次任务，上升为把循证理念和思维与评判性思维和共同决策等能力的培养一并纳入医护人员专业能力持续发展计划中。只有这样，即使系统中的管理者离开应用场所，循证实践的内容和方法仍然能够延续和维持。即将组织策略和个人发展联系在一起，促进证据的应用。

通过过程管理，推动适宜的证据植入系统流程，并将关注点放在培养和发展管理者和一线专业医护人员循证实践的专业能力上，以保证证据转化具有可持续性；在继续发现问题、通过循证实践解决问题过程中，开启新的良性循环。

三、选拔合适的证据临床转化项目负责人

变革动机、循证能力、专业影响力以及领导力是项目管理者的主要能力要求。证据临床转化过程中有3种类型的领导者（或称为项目负责人），即护理管理者、一线护士骨干、学术机构研究者。这3种领导人分别采用不同的证据应用

途径。当管理者不是项目负责人时，鉴于其行政职务，仍然可以协调资源、获得各方面支持来推动证据应用。一些项目中还涌现了临床变革骨干，他们带头在临床实践中应用证据，协助负责人培训其他护士，辅助管理者进行质量审查。这种正式和非正式领导模式相互交织在一起，使证据能够在临床实践中“生根”。在新的驱动力（如证据与实践的差距）出现后，一些非正式的领导者可被授权成为正式负责人，带领开展新的证据应用项目。外来的项目负责人虽然可以打破内部组织原有的羁绊，为组织变革带来崭新的起点，但在障碍因素克服和变革的维持上仍然存在较大困难。即使是最佳的科学证据，在临床转化过程中也需要认真考虑系统文化的影响，尊重临床人员的意见，通过证据解读和现况分析，逐渐使利益相关者熟悉并对证据产生信心。此外，外部项目负责人需要有意识地逐渐培养临床内部团队，协助临床护士建立自己的工作思路和方法。在外部负责人逐渐撤离证据应用项目之后，相关实践内容依然能够得到维持。

综上所述，在证据临床转化过程中，管理者的领导力是确保证据转化与情景需求匹配，并能够在系统流程、临床实践和医护人员专业能力提升中“生根”的重要保证。对证据临床应用过程中管理者领导力的培训，是保证循证实践获得成功的前提。

（胡　雁）

参考文献

[1] 成磊，冯升，胡雁，等. 我国循证护理实践中证据应用概念模式的构建[J]. 护理学杂志，2019，3：77－82.

[2] 葛向煜，胡雁，徐建鸣，等. 研究者管理者实践者协作性循证实践工作模式[J]. 护理学杂志. 2015，32(4)：23－25.

[3] 胡雁，周英凤，朱政，等. 通过循证护理实践，促进护理知识的转化[J]. 护士进修杂志，2015，30(11)：961－963.

[4] 刘建军. 领导学原理[M]. 第4版. 上海：复旦大学出版社，2013.

[5] 苗建明，霍国庆. 领导力五力模型研究[J]. 领导科学，2006(09)：20－23.

[6] 乔恩·豪威尔，丹·科斯特利主编. 付炎译. 有效领导力[M]. 北京：机械工业出版社，2003.

[7] Aarons GA, Ehrhart MG, Farahnak LR, et al. Leadership and organizational change for implementation (LOCI): a randomized mixed method pilot study of a leadership and organization development intervention for evidence-based practice implementation [J]. Implement Sci, 2015,

10：11.

[8] Cheng L, Broome M, Feng S, et al. Leadership practices of nurse managers for implementing evidence-based nursing in China. J Nur Manag, 2018, 26(6): 671-678.

[9] Hargroe EC. Two conceptions of institutional leadership [M]. In: Jones BD ed. Leadership and politics. Kansas: University Press of Kansa, 1989: 57-83, 289-294.

[10] Kouzes JM, Posner BZ. The leadership challenge: how to make extraodinary things happen in organizations [M]. 6th ed. Hoboken NJ: John Wiley & Sons, 2017.

[11] Sherman RO, Bishop M, Eggenberger T, et al. Development of a leadership competency model [J]. J Nurs Admin, 2007, 37(2): 85-94.

[12] Taylor R, Webster-Henderson B. The essentials of nursing leadership [M]. Los Angeles: SAGE, 2016.

第十一章

证据临床转化的障碍因素

随着证据临床转化在医疗决策中迅速取代传统的权威模式，医疗专业人员有义务获取证据，在实践中转化证据，并引导他人正确使用证据。尽管有多项研究表明，护士对证据临床转化的重要性，对医疗系统、患者和自身的益处都有一定程度的认识。然而据调查，72.1%的护士之前没有尝试过实施证据临床转化。最近发表的一篇包含 37 项研究的综述(Saunders 等, 2016)，显示大多数护士不会在日常实践中应用研究结果或经过整合的最佳证据。在护理实践中，实施证据临床转化是一个缓慢的过程，且具有挑战性，因为需要改变现有的做法。任何改变都会在系统和个人层面上遇到来自内部和外部系统的阻力。因此，在证据临床转化过程中，分析影响证据在临床实施的各类障碍因素并克服，是最佳证据在临床实施和应用的关键步骤之一。

第一节 证据临床转化障碍因素的分类

证据临床转化存在许多障碍因素，包括个人、组织环境、培训和科研系统等。了解证据临床转化的障碍因素，有助于实践者调整和实施相关措施，提高寻找最佳证据和批判性地评估证据有效性的技能。

一、个人因素

以往研究对于个人因素更多考量的是个人的循证实践能力，包括相关知识、态度和实践(KAP)。知识是认知和理解领域；态度是与价值观内化相对应的情感领域；实践是技能、处理和创造领域，而障碍因素则是限制行动。个人因素主要涉及对象为专业实践者和患者(家属)两方面。国内外的研究较多关注专业实践者所具备的相关知识、态度和技能对实践行动的影响，以及他们个人在证据临床转化过程中的准备度情况。2004 年,美国一项纳入 160 名护士的横断面调查发现(Melnyk 等,2004),虽然护士对参与证据临床转化有较高的热情和积极的态度,但是他们有关循证实践的相关知识水平却非常低。一项涉及三级医院 437 名护士的研究发现,58%的护士没有按照最新指南进行护理实践。2014 年,针对冰岛 546 名在急病照护医院工作的护士的调查(Thorsteinsson 等, 2014)仍然显示,尽管护士熟悉循证实践这一理念,并对其抱有积极的态度,但通常他们很少参与循证实践活动。其中,常见的个人障碍因素包括缺乏证据临床转化相关知识和技能、缺乏信念和能力、缺乏时间、人员短缺、工作量大、家庭责任、对证据临床转化的认识有限和消极看法,以及相关学术技能有限、批判性思维和动力不足等。

李春燕等(2013)使用中文版《循证护理实践障碍量表》调查护士层面的障碍因素,发现 57.2%的护士愿意在工作中尝试新的思想,但由于"尚没有上级指令性的文件要求改变常规的护理操作""身边缺乏知识渊博的能够探讨科研问题的护理同行"和"缺乏判断科研结论是否完全正确的能力"等原因影响了证据临床转化。中国护士所面临的常见障碍因素包括缺乏循证实践的意识、知识和技能、获取信息和评判性思维的能力、工作负担较大和护士的实践依从性差等。临床护士的循证实践信念、知识和实施水平是证据临床转化实施成效的显著预测因素;临床护士是证据临床转化的推动者、具体实施者甚至是领导者,其循证实践能力的高低直接影响到证据临床转化的成功与否。因此,在障碍因素的分析中,应作为第一要素进行评估和分析。

证据临床转化项目的利益相关人群还包括患者和家属,他们是具体的实施对象。在一项质性访谈中发现,患者对于新证据、新变革的依从性低,与患者对新事物的观念、态度和知识不足有关,而这些因素同时又受到患者年龄、文化程度、家庭收入、医保等因素的影响。有患者认为,新证据意味着新药、新设备,可能会增加额外费用而拒绝。住院期间,由于有管理者和护士的监督,患者往往依从性较好。但出院后,部分患者在短时间内未看到期望效果,而选择放弃实践新变革。因此,患者(家属)层面的障碍,也是顺利开展证据临床转化的挑战因素之一。

此外,与决策者(如护理管理者)特征有关的障碍因素包括缺乏选择循证管理人员的标准、使用证据临床转化的时间限制、缺乏相关的奖励和激励机制等。护理管理者是医疗机构中非常重要的群体,在医院管理中发挥着关键作用,在证据临床转化过程中起到克服障碍、促进实施的作用。因此,护理管理者也是障碍因素相关的个人因素之一。

二、组织环境因素

从组织角度来看，在实际环境中开展证据临床转化并不是完全依靠个体卫生保健专业人员来完成的，对证据临床转化影响因素探究的焦点逐渐从个人层面转向到个体以外的因素。世界范围内报告最多的护士认为的障碍因素主要包括一些组织或工作环境因素，即缺乏改变实践的自主权或权力、研究设施不足、管理层和医生的合作和支持有限、医院管理创新的局限性，以及工作场所的文化抗拒改变。这些组织障碍将影响个人维持或改进临床实践的意愿。另有一项纳入16项发达国家整合性研究综述(Jun等，2016)总结了影响临床护士应用临床实践指南的因素，包括各类人财物资源、领导力和组织文化，并指出相比其他学科专业人士，护士所报告的外部障碍因素更多。虽然发起临床实践的改变和更新一直是管理层要求的，是护理工作不可缺少的一部分，但在最近的许多研究中，护士认为的"组织支持有限"是证据临床转化的最常见障碍因素，影响了循证护理实践的发展。护理文化方面，如仪式化护理和缺乏发展研究性实践的激励措施，也是导致护士认为的证据临床转化障碍因素。医疗系统、文化和组织特征的影响在不同国家也可能是不同的，特别是许多西方国家完善的、开放的制度，与许多亚洲国家传统的、自上而下的等级制结构之间可能存在很大的差异。

中国护士所感知到的证据临床转化的障碍因素要高于西方国家。在Chien等(2013)的研究中，使用《循证护理实践障碍量表》(BARRIERS)调查了来自中国4家综合性医院的743名注册护士有关证据临床转化过程中的障碍因素。在4个子量表中，与组织环境特征相关的"开展循证护理的资源条件"的平均得分最高，在排名前10位中的6个障碍来自"开展循证护理的资源条件"，包括①没有足够的时间实施新的想法；②设施不足，无法实施；③护士没有足够的时间阅读；④护士觉得自己没有足够的权力来改变患者的护理程序；⑤护士认为证据不能普遍适用于当下环境；⑥管理层不允许相关措施的实施。护士认为组织因素是不同环境下证据临床转化实施障碍的最重要来源，并且这些障碍因素与护士的年龄、教育水平、临床经验和研究相关培训有关。Wang等(2013)使用相同的量表调查了中国3家三甲医院的590名注册护士，同样发现与组织环境特征相关的障碍因素最有影响力，缺乏权力、时间和文献的语言种类是居前的3个障碍因素，另外还包括患者拒绝、缺乏资金和缺乏法律保护等障碍因素。

三、培训和科研系统因素

培训和科研系统因素是开展临床证据转化过程中的第三大类障碍因素，包括缺乏数据库的获取和利用、缺乏证据来源、难以理解研究报告、研究方法培训不足，以及研究结果的质量及研究报告对研究证据的介绍过于简短或对护理实践的意义不明确等。由此可见，理论、研究证据和实践之间的冲突和认知差距也是重要的障碍因素之一。将研究证据应用于实践的主要挑战可能是，护士对研究结果与所在环境的实践和管理问题的直接相关性和有用程度的认知。因此，研究问题和(或)目标应考虑护士当前关注的问题和实践需求。知识生产者和医院决策者之间缺乏沟通也是常报道的科研系统相关障碍因素。知识生产者是指从文字上生产基于研究、基于实践或基于经验的知识，并能与医院决策者(如护理管理者)分享的人员，包括学术研究人员、项目评估人员、解释研究和数据的分析人员等群体。

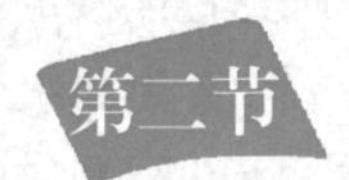

第二节 评估证据临床转化障碍因素的理论模式

在证据临床转化过程中，可应用知识转化模式指导评估障碍因素，如渥太华研究应用模式(OMRU)、知识转化框架(KTA 框架)、i-PARIHS 框架等。在此基础上，提出推动证据临床转化过程中进行障碍因素分析的策略和建议。

一、基于渥太华研究应用模式的障碍因素评估

渥太华研究应用模式指出，在变革实践的前、中、后各个阶段需进行评估、监控和评价。首先评估实践环境、潜在实践人员和以证据为基础的变革这 3 个要素中的阻碍或支持因素。既可采用定量的方法(如对潜在实践人员进行调查等)，也可采用定性的方法(如关键知情人访谈、焦点小组访谈等)，以确定哪些因素会阻碍或促进变革在实践中的应用。然后制订合适的策略和实施计划克服这些障碍，或强化积极的促进因素。因此，变革的实施策略应根据具体情况来制订，如图 3－1 所示。

1. 实践环境的评估

组织环境是推动最佳护理实践的最重要因素，实践环境不会是静态的，因此实践环境会对职业表现有促进或限制的作用。影响研究应用的障碍因素包括患者状况、社会文化、组织结构(政策、规章制度、工作量、资源设备、激励机制等)、

经济和其他不可控因素。患者因素包括患者对疾病的了解程度、态度及知识等；社会文化因素包括当地的政治、文化、习俗、领导力等；组织因素包括决策系统、规章制度、政策、现行实践流程及专业标准；经济因素包括可利用的资源、医疗设备、酬金系统及法律支持系统等；不可控因素是指在变革实践过程中利益相关人员无法明确控制和消除的因素，可来自实践环境中的其他 4 个因素，如患者及实践者的依从性、领导层的支持度、医疗信息系统的改进等。证据临床转化需要组织机构中管理层到医护人员从上到下的支持，否则证据在临床的推行过程将不可能达到预期效果。因此在将证据引入临床前，对实践环境的评估十分重要。开展证据临床转化的实践环境应能够提供获得科学知识的途径，培养临床实践者评判性思维能力，使知识的应用最后对患者产生积极的效果。

2. 潜在实践人员的评估

临床实践者、决策者和患者都可能是证据临床转化潜在实践人员。证据潜在实践人员的利益各不相同，例如决策者会以社会或组织的优先级作为理解证据临床转化的背景，而临床实践者则考虑实施层面应具备的条件。因此，渥太华研究应用模式强调从潜在实践人员的角度理解和识别有可能会影响证据临床转化的所有科学或非科学的想法。影响实践者的因素主要包括认知、态度、知识/技能、关注点和目前的做法等，应评估潜在实践人员对变革内容及过程的看法，包括其态度、知识、技能、习惯、偏好及目前实践状况等，明确目前实践状况与开展的变革之间的差距。此外，实践者对变革的顾虑也需要重点评估，包括变革对医护人员日常工作及患者结局的影响，可能给患者带来的伤害及可能引起的法律问题等，恰当处理这些问题可以防止其成为变革过程中的障碍因素。当改变的措施需要真正实施时，必须考虑到最终执行者的意见，包括医护、患者和家属。征求患者的支持对促进研究结果的实施来说举足轻重。同时，让不同观念的主导者支持证据临床转化有利于推动证据临床转化的理解和运用。

3. 以证据为基础变革的评估

拟定以证据为基础变革的实施计划是审慎的过程，是潜在实践人员消极（限制）和积极（支持）观念间的抗衡。变革的属性，即其相对优势、相容性、复杂性、可观察性和可行性都会影响到变革的采用。有利于转化为实践的证据特点为复杂性低、与现行临床标准具有较好的一致性（不需要对现行实践流程进行大规模调整）、患者易于接受及证据临床转化后结果容易被测量。另外，变革启动者的可信任度和公开、透明的证据临床转化过程是至关重要的。

Zhang 等（2017）运用渥太华研究应用模式开展了 PICC 置管临床实践指南的应用。其障碍和促进因素分析：①针对血管通路护理门诊环境（实践环境）进行评估,包括医院的资源设备(如消毒隔离执行情况、消毒液的使用、置管环境、技术设备等)、现行规章制度或流程、工作量和相关材料消耗量、其他科室的支持程度等。②针对管理者和PICC置管护士(潜在实践人员)进行评估,即护士对现行PICC置管流程的认知、态度和执行情况,对目前国际上PICC相关技术发展的了解程度和关注度,指南应用将遇到的实际困难,管理层的支持和重视程度等。③对预实施的临床实践指南(以证据为基础的变革)进行评估,包括指南在医院的可行性、复杂性,有无增加应用者的工作量、护士的接受程度等。

周英凤等(2020)使用渥太华研究应用模式构建妊娠期糖尿病临床护理实践指南的临床应用方案,通过对4家医院的数轮焦点小组访谈,进行指南应用的障碍因素分析。结果显示,实施妊娠期糖尿病临床护理实践指南在证据、潜在实践人员、实践环境3个方面主要存在10大障碍因素。其中,证据(即推荐意见)方面障碍因素包括证据的可操作性差、护士缺乏变革权限、证据临床转化后结果不易被测量、证据临床转化复杂性高;潜在实践人员(主要包括护士和患者)方面障碍因素包括护士信息与动机缺乏,及患者知识、信念、行为欠佳;实践环境方面障碍因素包括缺乏护理规范和操作流程、健康教育内容简单且形式单一、缺乏完善的专科护理管理团队、未建立多学科合作机制。根据分析所得的各类障碍因素,研究者们进一步制定具有针对性和可行性的综合干预策略,以确保证据在临床顺利转化。

二、基于知识转化框架的障碍因素评估

KTA框架强调知识转化是一个动态、循环的过程,通过对知识的整合、传播及在实践中合理应用,提供更有效的保健服务,以改善健康状况,提高卫生系统绩效。该框架将知识转化过程分为知识产生和知识应用两个环节。知识到行动的转化是动态过程,通过这个过程,将知识产生者(即科研人员)和知识应用者(即实践者)以一种合作和互动的方式形成一个整体,体现了从知识产生到应用的完整循环,为知识向实践的转化提供了一个清晰的概念框架。知识应用是在计划行动理论指导下,促进知识向实践转化的变革过程,由7个步骤构成,包括确定问题及解决问题所需知识,将知识引入当地情景,评估障碍因素,选择、裁剪、执行干预策略,监测知识应用,结果评价及维持知识应用。

在KTA框架中,将知识引入当地情景时主要评估证据的适宜性,根据实际环境对证据进行裁剪,使证据更好地进入应用环节。根据特定临床情景裁剪后

的证据在应用前，需要从不同层面包括组织层面（如资源、文化、信息、时间等）、团队层面及个人层面（即利益相关人群，如实践者、患者及家属等）进行障碍因素的分析。

刘佩玉等（2017）在开展胰十二指肠切除术患者围手术期营养支持管理方案的构建与应用的研究中，运用 KTA 框架从证据因素、应用过程、组织管理、医务人员和患者个体因素进行了障碍因素评估：①证据因素，部分条目临床应用不便捷。②应用过程，缺乏有效的团队组织和监管、缺乏培训和宣教、未持续推进合理的营养支持。③组织管理，管理体系缺乏营养支持流程、相关部分沟通不足；医护人员配备不足、营养泵配备不足；无营养专业团队的指导、营养师与医生沟通不足。④医务人员因素，专业人员的职责不明确，专业水平存在差异；部分人员不协助、办事迟缓；对最佳证据不熟悉；体验到营养支持的负面结局（结局期望）；高强度工作、证据临床转化增加复杂度（自我效能）；不愿接受新事物、怕增加工作负荷（动机）；缺乏对证据的认可，证据的普适性与临床的个体化治疗存在差异冲突（一致性）。⑤患者个体因素，如不良预后、其他优先解决问题。

三、基于 i-PARIHS 模式的障碍因素评估

i-PARIHS 框架指出，在证据临床转化过程中需分别对变革内容（I）、接受者（R）和组织环境（C）3 个方面进行障碍因素评估。

1. 变革内容

变革是指循证实践项目的重点或内容，包括变革团队的基础知识状况，证据来源、明确度、与引入情景的适配度（兼容性或竞争性），变革的创新性、变革中可能遇到的障碍、变革的可试性和相对优势。

2. 接受者

主要是指将直接参与实践变革过程并受其影响的人员、提供支持者和患者。变革促进者需要考虑的问题包括：①人们是否希望进行变革？是否积极接受新的想法？答案取决于目标群体的价值观、信念、对变革和新观念的接受度。②目标群体能否进行变革？这取决于其是否具备正确的技能和专业知识，是否拥有足够的时间、资源和设备，是否有良好的学习氛围和团队协作能力，以及是否能够得到上级领导的支持，是否拥有足够的领导力和权力对变革进行决策。变革促进者可采取的措施包括设定目标、建立共识、使用激励机制、利用项目管理方式、建立审查或反馈流程等，不断评估障碍因素并解决不同意见和矛盾，从而建设高效团队。

3. 组织环境

(1) 现场环境　通常是指实施变革的最小单位，如病房、诊所。障碍因素分析内容包括领导风格、团队文化、过去变革的经历、变革植入的机制、提供反馈的常规方法等。

(2) 组织机构环境　是指实施变革的医疗机构。应从医疗机构优先事项的考虑、领导层和高层管理者对变革倡议的理解和支持、曾经变革和改善成功的历史，以及应对变革的能力等相关因素进行分析。

(3) 外部环境　是指实施变革单位所处的卫生保健系统，更广意义上的政策驱动、风俗、激励措施、监管体制以及不同组织机构间的网络和关系。

在 i-PARIHS 框架中，与组织环境有关的理论包括反思性学习和反馈式学习理念、学习型组织、领导力和组织文化相关理论等，阐述了组织环境的复杂性，以及组织如何学习和利用新知识。i-PARIHS 框架对组织环境因素的分析更具层次化，能促进将新知识引入到临床环境的过程中。研究者可根据知识转化的复杂程度来评估变革所需的促进经验水平，通过新手型促进者、经验型促进者及专家型促进者的角色定位，从而确定 3 种核心促进作用。i-PARIHS 框架在每一组织环境层面上，以及变革内容和接受者维度上，为促进者制定相应的干预措施并提供了具体方向。i-PARIHS 框架也可用于评估各类临床变革活动的实施结局指标，帮助研究者解释新知识如何产生作用，个人、团队及领导者在变革中如何对待并应用新知识，促进者如何营造有利于变革成功开展的工作氛围和背景环境。

Clare 等(2019)运用 i-PARIHS 框架为先天性代谢异常患者提供营养管理改进措施，其证据临床转化过程中的障碍和促进因素包括：①变革内容，70％以上的机构实行患者 24 小时内转诊至新陈代谢小组(包括代谢营养师评估)的机制，部分机构临床工作人员无法直接获取患者特殊饮食和医疗管理计划。②接受者，专业人员未提供个性化高能量饮食和代谢配方，各医疗机构为患者提供饮食和配方的宣教及咨询渠道。③组织环境，当地医疗机构网站为所有成年患者提供终身代谢照护服务，循证实践实施场所未向患者提供饮食电话咨询服务。

四、实施性研究的整合性理论框架

实施性研究的整合性理论框架(consolidated framework for implementation research, CFIR)(Damschroder 等,2009)指出，实施性研究包括 5 个关键要素，如图 11-1 所示，在每个要素环节均可开展障碍因素分析。

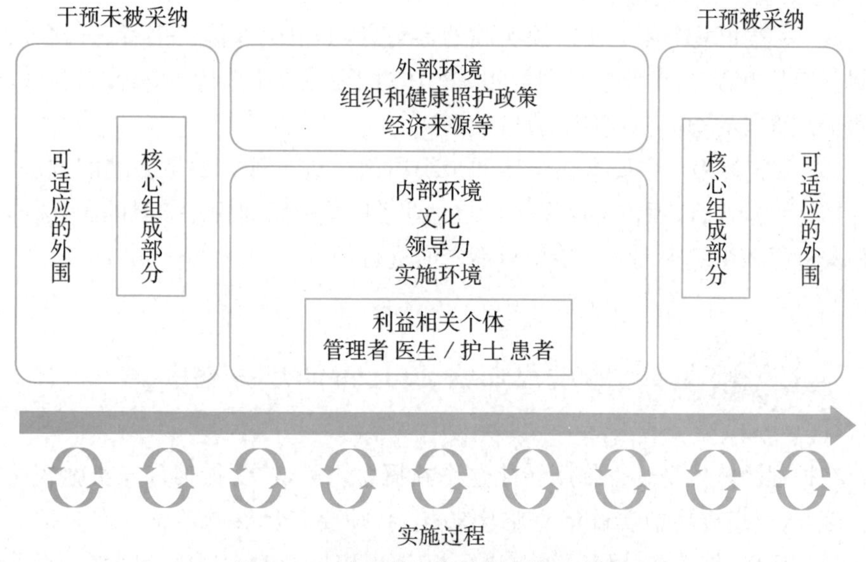

图 11-1　实施性研究的整合性理论框架

(资料来源：Carney PA, Crites GE, Miller KH, et al. Building and executing a research agenda toward conducting implementation science in medical education [J]. Med Educ Online, 2016,21(1): 32405)

(1) 干预措施　采用对特定实践环境所制订的干预方案，通常是指复杂且多方面的综合措施。干预措施的适应性是首要考虑的因素。如果干预措施没有经过适应性的改良，适应性较低，通常会被抵制。在该框架中，干预措施被概念化为具有核心组成部分(即干预措施的基本元素)和可适应的外围(与干预措施和正在实施干预措施的组织有关的可适应元素、结构和系统)。

干预方案的以下特征会影响其实施：干预方案的来源(来自内部还是外部)及合法性，有关干预方案的质量和有效性的证据，与同类方案相比具有的优势，方案的可改良性(即方案能够根据本土需求进行改良、修订和再创新的程度)，可试用性(在组织内部小规模检验干预方案的过程)，复杂性或实施的困难程度(主要反映在持续的时间、范围、颠覆性程度、对日常中心工作的改变、实施需要的步骤多少等)，设计质量、组合方式和呈现方式的优劣，干预方案不同模块之间的组合方式、呈现顺序等。

(2) 外部环境　是指影响实施的社会、经济、政治等因素，包括患者需求及资源、同行压力、外部政策、组织的开放程度等。

(3) 内部环境　即影响干预实施的组织内部文化、组织结构及网络等情景因素，包括组织的结构特征、组织网络与内部沟通、组织文化氛围等。

(4) 利益相关个体　即干预实施的参与者，如卫生保健提供者、管理者、政策制订者及患者等，主要包括利益相关个体对干预方案的知识、信念、自我效能、不同干预阶段的态度、对组织的认同感等。

(5) 实施过程　主要指在个体和组织层面促进干预方案被采纳的方法，包括计划、参与、执行、评估与反思。实施过程可能是一系列相互关联的子过程，有些相关过程在组织内的多个层面可能同时进行。

第三节　评估证据临床转化障碍因素相关量表

在护理团队接受证据临床转化这个新概念之前，护士很难首先实施相关策略。因此，要想成功地实施证据临床转化，必须要有足够的准备。需对护士个人、组织、环境、培训和科研系统等进行相应的评估，及时发现障碍因素。目前常用的基于理论模式构建形成的障碍因素评估量表有以下几类。

一、循证护理实践障碍量表

循证护理实践障碍量表(BARRIERS scale)由 Funk 等(1991)根据循证护理内涵所设计，包括 4 个维度共 30 个条目，即研究结果的质量(1～8 项)、研究报道的时效性与系统性(9～14 项)、开展循证护理的资源条件(15～23 项)、护士对循证护理主观态度及能力(24～30 项)。该量表采用 5 级评分法，得分越高，表明该条目内容实践障碍越大。该量表中文版(刘晓华等，2008)具有较好的信度、效度。总问卷和各维度 Cronbach's α 系数分别为 0.919、0.825、0.794、0.815、0.729，可用于评价国内护士实施循证护理实践的障碍水平(表 11-1)。阎玲等(2015)运用中文版循证护理实践障碍量表调查了天津 4 所三甲医院的 375 名临床护士，各维度均分结果显示开展循证护理的资源条件为(27.08±5.58)分，科研报道的质量为(23.75±3.75)分，护士对循证护理主观态度及能力为(19.15±5.54)分，研究报道的时效性与系统性为(18.55±3.48)分。其中，排名前 5 的条目为“科研结论未必能在护理实践中实行”“没有时间阅读科研论著或报告”“不能确定是否应该完全相信科研结论”“医学新进展的相关信息太过庞杂，护士很难选择与本专科相关内容的文献”“不同文献报道的医学研究结果存在矛盾”。

表 11-1　中文版循证护理实践障碍量表

以下问题涉及在循证护理实践过程中可能遇到的困难，以及您的看法，请在最符合您实际情况的框内划“√”。

条　目	非常不同意	不同意	中立	同意	非常同意
1. 难以获取具有科研价值的报道和文章	1	2	3	4	5
2. 难以评价科研结论在临床的实用价值	1	2	3	4	5
3. 无法理解文献报道的统计分析结果	1	2	3	4	5
4. 难以用科研结论指导临床护理实践	1	2	3	4	5
5. 寻找能解决护理问题的相关文献有困难	1	2	3	4	5
6. 文献报道的科研结论描述不清楚	1	2	3	4	5
7. 文献报道的科研结论不可靠	1	2	3	4	5
8. 医学新进展的相关信息太庞杂，护士很难选择与本专科相关内容的文献	1	2	3	4	5
9. 科研结论未必能在护理实践中施行	1	2	3	4	5
10. 不能确定是否应该完全相信科研结论	1	2	3	4	5
11. 科学研究的方法常存在缺陷	1	2	3	4	5
12. 科研报告或论著内容陈旧，不能准确指导工作中的新问题	1	2	3	4	5
13. 研究结论尚没有得到实践证实	1	2	3	4	5
14. 不同文献报道的医学研究结果存在互相矛盾	1	2	3	4	5
15. 我提出的建议，难以得到别人的认同与响应	1	2	3	4	5
16. 医院为开展护理科研或实施成果所提供的设备或资源不足	1	2	3	4	5
17. 没有时间阅读科研论著或报告	1	2	3	4	5
18. 认为自己无足够信心改变护理患者的程序	1	2	3	4	5
19. 认为自己无权改变护理患者的程序	1	2	3	4	5
20. 医生不愿意协助基于护理科研成果开展新的工作方案	1	2	3	4	5
21. 行政管理人员不支持科研成果的推广应用	1	2	3	4	5

续 表

条　　目	非常不同意	不同意	中立	同意	非常同意
22. 除医生之外的其他医务人员也不支持基于护理科研成果开展新的工作方案	1	2	3	4	5
23. 在工作中没有足够的时间来尝试实施新的思想	1	2	3	4	5
24. 科研与我关系不大	1	2	3	4	5
25. 改变常规的护理规范对自己技能的提高没有直接帮助	1	2	3	4	5
26. 身边缺乏知识渊博能够探讨科研问题的护理专家	1	2	3	4	5
27. 没有看到科研对护理实践的价值	1	2	3	4	5
28. 尚没有上级指令性文件要求改变常规的护理操作	1	2	3	4	5
29. 本人不愿意尝试新的思想	1	2	3	4	5
30. 不具备判断科研结论是否完全正确的能力	1	2	3	4	5

二、循证护理实践准备度评估量表

循证护理实践准备度评估量表(clinic readiness to evidence-based nursing assessment scale，CREBNA)主要用于评估当前循证实践项目的准备情况，是国内首个循证护理实践准备度评估工具(黄苗等，2017)。该量表基于 PARIHS 模式的文献分析和质性访谈，经过严格的量表编制程序形成，共包括 3 个分量表、31 个条目。其中，证据分量表有 12 个条目，用于评估引入临床的证据的真实性、重要性及适用性；组织环境分量表包括 9 个条目，用于评估证据临床转化的临床环境中的领导方式及组织文化；促进因素分量表包含 10 个条目，用于评估证据临床转化过程中推进循证实践的个人、团队及管理层面的促进因素。采取 Likert 5 级评分法，1 分代表完全不符合，5 分代表完全符合。得分越高，表示该条目所反映的条件在当前临床情景中准备情况越好，越有利于当前证据临床转化项目的开展；反之，则说明当前科室/病房对即将应用的最佳证据的接受性差，开展当前证据临床转化项目的阻力大。总量表的 Cronbach's α 系数为 0.959，3 个分量表的 Cronbach's α 系数分别为 0.940、0.933 和 0.915(表 11－2)。例如，运用 CREBNA 量表对开展先心病患儿喂养循证实践方案应用前的准备度调查，结果显示，当前实践中的循证护理实践准备度较好，适合开展相关的循证护理实践项目。其中，CREBNA 总量表得分为(136.93±13.59)分，达到满分的87.7%，证据分量表得分为(52.28±6.15)分，组织环境分量表得分为(41.88±3.75)分，促进因素分量表得分为(42.77±5.29)分(黄苗等，2018)。

表 11-2 循证护理实践准备度评估量表

指导语：本次调查旨在测评您所在病房开展循证实践的准备度，了解面临的障碍因素和促进因素，以保证循证护理实践的顺利推进。请仔细阅读每个条目，按照条目陈述的内容与实际情况符合程度进行勾选，1=完全不符合，2=基本不符合，3=部分符合，4=基本符合，5=完全符合。

1. 证据分量表

以下条目的陈述均针对即将实施的循证实践方案

条　目	完全符合	基本符合	部分符合	基本不符合	完全不符合
1. 证据来源是可靠的 注：证据特指在循证实践项目中引入到临床的标准/流程	5	4	3	2	1
2. 证据经过严格的质量评价程序评估	5	4	3	2	1
3. 证据适合即将实施循证实践方案机构中的患者/医护人员	5	4	3	2	1
4. 证据筛选结合了临床护理人员的工作经验和专业判断	5	4	3	2	1
5. 证据筛选考虑了患者的需求	5	4	3	2	1
6. 这些证据的应用能够促进患者康复，直接或间接改善患者结局	5	4	3	2	1
7. 这些证据的实施能够提高医疗/护理服务质量	5	4	3	2	1
8. 证据不违反国家的政策及法律法规	5	4	3	2	1
9. 证据的筛选充分考虑了当前的医疗条件及医疗水平	5	4	3	2	1
10. 证据解决的是医疗/护理职责权限范围的问题，是能够通过相应方式进行干预的	5	4	3	2	1
11. 很乐意接受这些证据应用到临床，符合自我要求及价值观	5	4	3	2	1
12. 证据已被转化成易于传播并利于理解、应用的形式，如形成流程、实践手册、方案宣传海报等	5	4	3	2	1

续 表

2. 组织环境分量表

以下条目的评价针对即将实施的循证实践活动所在病区/组织/机构

题 项	完全符合	基本符合	部分符合	基本不符合	完全不符合
1. 领导者善于积极探索、改善临床工作 注：领导者是指在当前病房直接管理我们，掌握一定权限的个人，若填写者为领导者本人，则为自评。	5	4	3	2	1
2. 领导者有较好的影响力，我们愿意执行她/他的建议或命令	5	4	3	2	1
3. 领导者能根据临床工作合理分配人力资源	5	4	3	2	1
4. 领导者具有良好的沟通协调能力	5	4	3	2	1
5. 领导者能够广泛听取我们的意见和看法	5	4	3	2	1
6. 我愿意尝试新的临床护理流程、方法、技术等	5	4	3	2	1
7. 我对上级下达的任务有较好的执行力	5	4	3	2	1
8. 我们团队成员能够为了实现特定目标相互配合，共同努力	5	4	3	2	1
9. 所在病区拥有多学科合作的文化氛围及工作流程	5	4	3	2	1

3. 促进因素分量表

题 项	完全符合	基本符合	部分符合	基本不符合	完全不符合
1. 循证实践团队具有丰富的专业知识和临床经验的促进者 注：在实践过程中，促进者是指鼓励、帮助和指导完成实践项目的某个人或多个人，他们在整个循证实践活动实施过程中起着推动和促进作用	5	4	3	2	1
2. 循证实践团队有能够制定切实可行循证实践方案的促进者	5	4	3	2	1
3. 即将开展的循证实践已纳入了所有相关人员（如研究者、医生、护士及其他多学科团队合作成员）	5	4	3	2	1
4. 有激励政策（如工作前景、学习机会、集体荣誉、酬劳等）	5	4	3	2	1
5. 有与循证实践项目相关的各种形式（如讲座、视频授课、研讨会、操作练习）的培训课程	5	4	3	2	1

续 表

题 项	完全符合	基本符合	部分符合	基本不符合	完全不符合
6. 有机会参与病区相关事务(制定/更改工作流程、资源调配、人员安排等)的决策	5	4	3	2	1
7. 即将开展/已经完成的循证实践项目获得上级领导(医院/护理部)的支持	5	4	3	2	1
8. 所在病区拥有开展循证实践所需的信息资源(医疗数据、软件开发技术、技术人员支持等)	5	4	3	2	1
9. 拥有反馈系统,根据临床护理人员及患者反馈,优化实践方案	5	4	3	2	1
10. 有推广循证实践的计划(将当前证据推广到其他医院/病房)	5	4	3	2	1

三、其他障碍因素评估量表

其他障碍因素评估量表还包括中文版循证护理知信行量表(evidence-based practice questionnaire, EBPQ)(杨如美等,2010)、中文版循证实践信念-知识-实施量表(quick-EBP-VIK survey)(王艳芳等,2019)、中文版循证实践影响因素问卷(developing evidence-based practice questionnaire, DEBPQ)(王艳芳等,2019)、中文版循证实践能力评估量表(evidence-based practice evaluation competencies questionnaire, EBP-COQ)(李敏等,2016)、中文版循证护理信念和实施量表(evidence-based practice beliefs scale and implementation scale, EBP-B scale and EBP-I scale)(毛秋婷等,2013)、循证实践自我效能感量表(evidence-based practice self-efficacy scale, EBPSS)和循证实践结局期望量表(Tucker 等,2009),以及基于 PARIHS 模式发展而来的临床实践指南评估问卷、组织环境评估指数(context assessment index, CAI)、组织变革准备度评价工具(organizational readiness to change assessment, ORCA)等,在实际临床转化过程中,可根据项目具体需求开展各类障碍因素的相关评估。

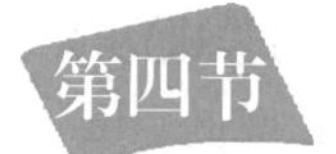

评估证据临床转化障碍因素的品质管理工具

除了运用上述评估障碍因素的理论模式和量表外,还可对证据在临床转化前进行情景分析，并根据每项审查指标，科学、全面、系统地评估证据向临床转化的障碍因素，以有效策略促进最佳实践的开展。通过头脑风暴法、焦点小组讨论、质性访谈等形式，采用各类品质管理工具协助评估障碍因素，如鱼骨图、SWOT 分析等。

一、鱼骨图

鱼骨图分析法通常运用 4M1E 或 5M1E 因素进行全方位的障碍因素分析。4M1E 因素分析法是较常用的障碍因素分析法，包括人（man）、机（machinery）、料（material）、法（method/rule）、环（environment）5 大因素，分析这些因素对开展证据临床转化项目的影响。人是指本次证据临床转化项目的实践者或潜在实践者，包括人力资源是否充足，管理层、患者、家属、临床医生、护士及其他相关科室成员的知识、态度、行为、技能等是否达到标准。机，通常是指相关软件或硬件设备的支持程度，例如信息管理系统、血管超声引导系统、外周静脉显像仪、抗血栓压力泵等。料是指相关物资、耗材是否充沛，如无菌耗材、静脉留置针、宣传资料等。法是指法律法规和政策，医疗机构、科室或病房的制度、流程、常规、培训方案等是否完善，并符合证据临床转化项目的要求。环即内部和外部环境因素，常常包括病房、科室的组织文化，管理层的支持程度，以往开展证据临床转化项目的经验以及政策导向等。5M1E 是在 4M1E 的基础上增加了测量（measurement），即测量方法是否正确、标准。

成磊等（2016）在提升早产儿出院家庭准备度的最佳循证实践项目中，进行障碍根源分析并绘制成鱼骨图：①人：早产儿人数多且病情不稳定；家属缺乏相关知识、坐月子传统阻碍母亲参与；护士缺乏专业培训、缺乏专业护理人员、护士与家属沟通不足。②机：缺乏母亲泵奶机器、缺乏宣教视频播放设备。③料：缺乏宣传海报、缺乏宣传手册。④法：缺乏需求、能力和宣教效果的评估流程；缺乏照顾者进入病房参与式照顾的宣教流程。

二、SWOT 分析

SWOT 分析（SWOT analysis，也称为 TOWS 分析法、道斯矩阵）即态势分析。20 世纪 80 年代初由美国旧金山大学的管理学教授韦里克提出，经常用于企业战略制定、竞争对手分析等场合。SWOT 分析模型包括分析相关机构或开展项目的优势（strengths）、劣势（weaknesses）、机会（opportunities）和威胁（threats）。因此，SWOT 分析一般用于机构或开展项目的内外部条件各方面内容进行综合和概括，进而分析组织的优劣势、面临的机会和威胁。通过 SWOT 分析，可以把资源和行动聚集在自己的强项和有最多机会的地方，从而使策略变得明朗。

目前国内外采用 SWOT 分析进行临床循证实践项目相对较少，胡力云等(2016)对中国开展循证护理实践进行了 SWOT 分析，可供参考：内部优势包括循证护理与证据紧密结合、重视患者主观意愿、合理利用医疗资源、促进护理学发展；劣势有循证医学自身缺陷、国内循证资源匮乏、文献质量堪忧；外部机遇包括国家出台支持政策、国外循证护理发展成熟；挑战有护士循证水平低、循证护理教育开展不足、护理人员短缺、护患关系紧张、科室人员配合度差。

收集资料可采用定性或定量法，例如问卷调查、关键知情人访谈、观察法等。证据临床转化的障碍因素分析应根据具体的临床情景具体分析，即相同的主题在不同的单位或科室开展证据临床转化，其障碍因素应存在差异。总体来说，适合证据临床转化过程中障碍因素分析的理论框架和质量工具较多，另外还包括变革理论、Rosswurn 和 Larrabee 循证实践变革模式等。但无论采取哪种方法，障碍因素分析应覆盖以下几个层面：①证据(指南)层面，如证据可用性、可信度、兼容度、易理解性/复杂性、易于实现等；②利益相关者层面，如管理者、护士、医生、检验科工作人员、康复科工作人员、患者等，评估利益相关者对指南推荐意见以及整个指南应用项目的了解程度(知识)、支持程度(态度)、技能以及患者偏好等；③系统层面，包括人力、硬件设施、软件设施、财力、组织文化、流程、规范、资源等方面的因素。

(张晓菊)

参考文献

[1] 成磊，陆春梅，张玉侠，等. 提升早产儿出院家庭准备度最佳循证实践方案的制订和应用[J]. 中华护理杂志，2016，51(07)：787－791.

[2] 胡力云，吕露露，徐小菁，等. 我国开展循证护理实践的 SWOT 分析[J]. 护理学报，2016，23(06)：69－72.

[3] 黄苗，顾莺，张玉侠，等. 循证护理实践准备度评估量表的研制及信效度评价[J]. 中国循证儿科杂志，2017，12(2)：121－125.

[4] 黄苗，顾莺，周英凤，等. 先心病患儿喂养循证实践方案的准备度评估[J]. 护士进修杂志，2018，33(10)：871－875.

[5] 刘晓华，张晋昕，张振路，等. 中文版循证护理实践障碍量表信度与效度的评价[J]. 中华护理杂志，2008，43(11)：1041－1044.

[6] 屈智勇，郭帅，张维军，等. 实施科学对我国心理健康服务体系建设的启示[J]. 北京师范大学学报(社会科学版)，2017(2)：29－36.

[7] 阎玲,魏婷婷,孙丽媛,等.临床护士循证护理知信行现状与实践障碍研究[J].中国护理管理,2015,15(11):1375-1378.
[8] 张立华,顾莺.临床实践变革的概念框架:从PARIHS到i-PARIHS[J].中国循证医学杂志,2019,19(6):741-747.
[9] 周英凤,钟婕,李丽,等.基于渥太华研究应用模式的妊娠期糖尿病临床护理实践指南应用方案的构建[J].护士进修杂志,2020,35(9):769-772,776.
[10] Chien WT, Bai Q, Wong WK. Nurses' perceived barriers to and facilitators of research utilization in mainland China: a cross sectional survey [J]. The Open Nursing, 2013,7: 96-106.
[11] Connor L, Paul F, Mccabe M, et al. Measuring nurses' value, implementation, and knowledge of evidence-based practice: further psychometric testing of the quick-EBP-VIK survey [J]. World Evid-Based Nurs, 2017,14(1): 10-21.
[12] Graham I, Logan J. Innovations in knowledge transfer and continuity of care [J]. Can J Nurs Res, 2004,36(2): 89-103.
[13] Jun J, Kovner CT, Stimpfel AW. Barriers and facilitators of nurses' use of clinical practice guidelines: an integrative review [J]. Int J Nurs Stud, 2016,60: 54-68.
[14] Thorsteinsson HS, Sveinsdottir H. Readiness for and predictors of evidence based practice of acute care nurses: a cross sectional postal survey [J]. Scand J Caring Sci, 2014,28(3): 572-581.
[15] Tucker S, Olson ME, Frusti DK. Validity and reliability of the evidence-based practice self-efficacy scale [J]. Western J Nurs Res, 2009,31(8): 1090-1091.
[16] Upton D, Upton P. Development of an evidence-based practice questionnaire for nurses [J]. J Advanced Nurs, 2006,53(4): 454-458.
[17] Wang LP, Jiang XL, Wang L. Barriers to and facilitators of research utilization: a survey of registered nurses in China [J]. PLoS One, 2013, 8(11): e81908.
[18] Zhang XJ, Lu Z, Hu Y, et al. Evidence-based implementation of peripherally inserted central catheters (PICCs) insertion at a vascular access care outpatient clinic [J]. World Evid-Based Nurs, 2017,14(2): 163-167.

第十二章 证据临床转化中的促进者和促进策略

随着科学技术的迅速发展，研究结果的数量持续增长。相较于海量的科学研究报告以及各大学术机构或专业协会不断发布的临床实践指南、证据总结及系统评价，科学证据的传播和临床转化仍属零星。其原因在于证据转化的过程是一个非单向线性的、复杂持续的动态过程，会遇到系统内部和外部、系统层面和个人层面的阻力。PARIHS框架认为，促进(facilitation, F)与证据(evidence, E)、组织环境(context, C)是影响证据成功应用的3大核心因素；在i-PARIHS框架中，促进这一核心元素的作用被认为是"作为证据应用的活性成分，激活概念框架中的任何其他元素。如何正确理解促进这个关键概念？如何发掘或获取这项资源？如何激活促进因素使其推动证据的成功应用？本章将描述促进的相关概念、促进因素和促进者的类型及特征、证据临床转化中的促进策略。

第一节 促进的相关概念

从字面上理解，"促进"意为"使事物(务)更容易"。在牛津英文字典中，"促进"作为动词(facilitate)，意为使行动(过程)变得容易或更容易，帮助推进进程，帮助达到或带来特定的目的或结果；"促进"作为名词(facilitation)，意为使他人具备能力或促进手段，达到某一特定目标或结果的一种帮助、推进力或激励；"促进者"(facilitator)，意为促进某一特定目标进展的人或组织，是指促进一组人之间的相互沟通或理解，或促进彼此之间的协商，如斡旋者及协调者。

"促进"在以证据为基础的医疗保健领域中，是指提供一种帮助简化研究证据转化为实践的方法。Schwarz在*The Skilled Facilitator*一书中，将"促进"定义为使个人、小组或团队有效合作以实现共同目标的过程,可以特指某一个人或用于推动证据应用的过程(Schwarz 等,2002)。促进包含了 3 个含义:促进者自身特点、促进者的角色定位以及促进的方式。

一、促进者

促进者的自身特点包括懂得尊重、具有同情心、拥有良好的信誉,具有引导、促进他人行为改善的丰富经验,为相关变革领域的专家。促进者需要拥有较全面且广泛的技能和特性,经验丰富的促进者会根据证据应用的不同阶段调整其角色和作用。变革促进者需要拥有诸多关键能力,例如管理项目的能力、评估组织和个人动机的能力、评估现场环境的能力,以及影响和协商政策制定的能力。

促进者角色定位包括拥有权威及在组织中的职位,工作中心是协助他人发现其工作领域需要改变的问题,通过改变以达到期望目标等,是"帮助和促使",而非"告知和劝说",更多地是在证据实施过程中为个人或组织提供支持和帮助。负责推动证据应用具体实施的促进者,应为特定领域的全职工作者,而不是"意见领袖",不是靠个人名誉和影响力而充当变革者。在实施变革的组织中促进者角色可分为外部或内部(或两者结合)促进者。

二、促进

促进是使他人具备能力或促进的手段,为达到某一特定目标或结果的一种帮助、推进力或激励;可从帮助实现某个特定任务到运用特定方式帮助个体或团队改变其态度、习惯、技能、思考和工作方式,充当了催化剂的作用。促进由一名或多名训练有素的促进者推动,他们帮助个人和团队面对复杂变化过程和组织环境的挑战,思考如何应用新知识来改善其行为。Kitson 教授在 2015 年的著作《在健康照护中实施循证实践:促进行动指南》中认为,促进是一个过程,而该过程将受促进者本人所具备的技能、个人特性和知识的影响。促进与干预的区别在于,可将"促进"看作干预的一部分,而干预的本质是在特定时间、特定组织环境、改变特定实践者的行为。促进者在 i-PARIHS 框架各维度上的关注点及采取的行动如图 12-1 所示,其中浅色字体部分为促进者的关注点,深色字体部分为促进者的行动计划(Harvey 等, 2015)。

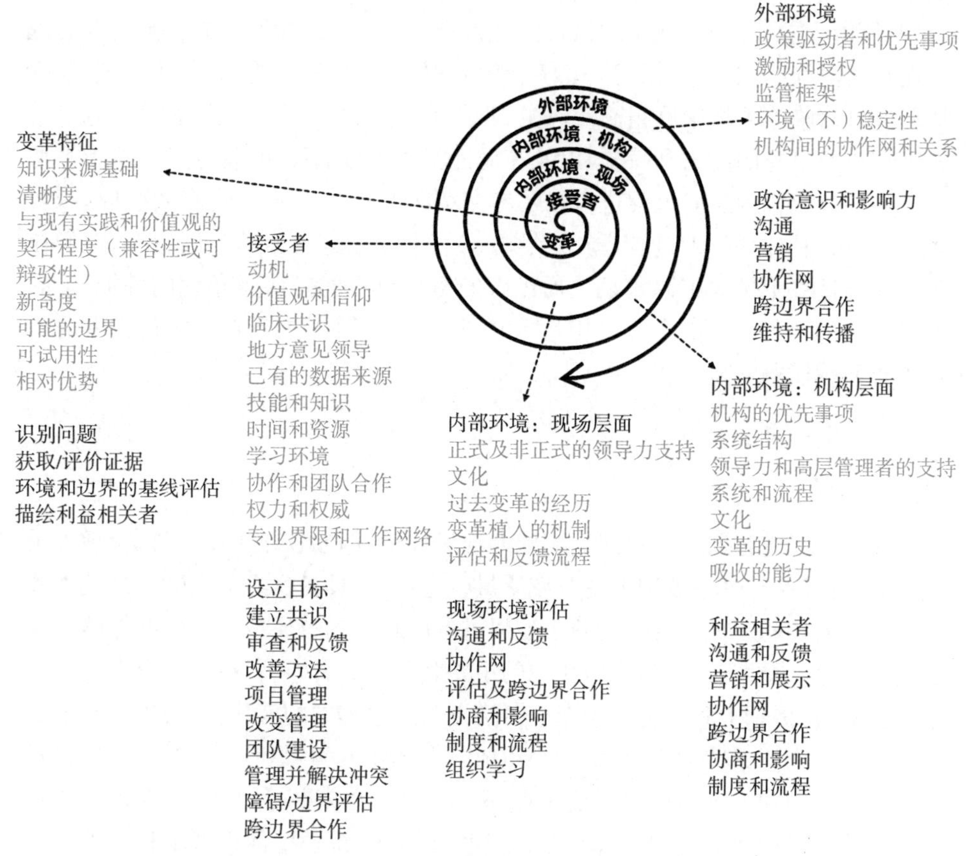

图 12-1　在 i-PARIHS 框架各维度上促进者的关注点及采取的行动

注：蓝色字体为促进者的关注点，黑色字体为促进者的行动计划。

第二节　促进者的分类及促进行动

在健康服务领域中，促进者可以是来自组织机构内部的人员，也可以是组织机构外部人员；可以是管理者、临床实践者，也可以是质量管理、安全管理、临床护理专家等；亦可以是来自组织机构内部的领导者或临床实践者，或者是组织机构外部人员，如其他学术机构的研究者、卫生管理部门的质量管控者、行政部门的政策制定者等。由英格兰的 36 个临终关怀组织参与的姑息治疗家庭照护者需求评估及支持(carer support needs assessment tool, CSNAT)的证据应用项目中(Diffin 等, 2018),在组织机构内部挑选了 2～3 名医务人员承担内部促进者角色,包括临床护理专家、社工、综合服务/管理职位的主管(如团队经理、家庭服务经理)、临终关怀家庭组高年医生、职业治疗师、照护支持领导者/协调员等。根据促进者自身的能力和特质,以及在循证实践领域的经历,促进者可从新手型促进者逐步成长为经验型促进者以及专家型促进者。在研究证据转化到临床实践过程中,内、外部的促进者,新手、经验、专家型的促进者通常同时存在,他们在证据实施过程中扮演不同角色。促进者的角色也可能是多重角色的叠加,不同类型的促进者角色可能会存在相互重叠或替代,上阶促进者对下阶促进者的角色重叠和替代更明显一些。

一、促进者的分类

1. 新手型促进者

新手型促进者通常来自证据实施的现场环境,例如临床工作人员、管理人员或行政人员,参与过小范围的变革或质量改进项目,具备良好的人际关系处理和交流互动的技能。一个合格的新手型促进者应具备的特质或技能包括能够明确当前的任务,能确定证据临床转化中的主要利益相关者,具备使团队有效运作所需的技能,在情感上和能力上均能应对证据实施过程中的变化,并可以团队成员的身份参与到证据转化中;能识别小组成员个体化的学习和发展的需求,以自身的影响力鼓励和促进他们参与变革或研究项目。在变革活动中,首先需要确定现场环境新手型促进者的人选。在指导和支持下,新手型促进者最初在他们自己所处的环境中推动变革,然后跨部门,最终跨越整个机构层面进行变革。新手型促进者可能需要更有经验的促进者的支持,帮助评估及处理可能遇到的一些更具挑战性的障碍或环境因素。

在一项婴儿先天性心脏病肠内营养证据临床转化项目中(顾莺等,2017),变革的现场环境为三级甲等儿童专科医院的心脏专科,病区设立了“护理责任组长-责任护士”小组工作模式。护理责任组长被识别为新手型促进者。她们来自变革的现场环境,熟悉日常工作流程;明确现有的任务,即依从证据完成先天性心脏病患儿的营养风险筛查、营养评估、实施肠内营养方案及方案应用后的评估和监测;为其小组成员示范变革措施并使其掌握,懂得为了实现变革的目标如何进行感性和理性的投入;能识别所在小组成员个体化的学习和发展的需求,以自身的热情、知识和技能带动护理工作小组内乃至整个病区护理人员参与证据转化的过程。

2. 经验型促进者

经验型促进者处于促进者的中间发展阶段。一个经验丰富的促进者，在过去几个月或几年的时间里曾作为新手型促进者，在证据实施过程中学习与掌握并不断积累推进证据实施的知识和技巧；除具备基本的促进技能外，还需具备与教育培训和维持变革有关的技能。他们开始有能力把握和组织范围更大、涉及面更广的证据实施过程，处理更复杂的障碍因素，能更有效地提高证据采纳者的变革效能（知识和技能），能使所有利益相关者对证据实施持有正向态度。经验型促进者负有指导新手型促进者并给予支持的责任；也在专家型促进者的帮助下，了解并学习更广泛的环境因素如何影响证据实施的成功推进。经验型促进者的作用表现在以下 3 个方面。

（1）在更大范围的变革活动中执行监督和评估，确保变革内容在变革现场得以顺利进行，并将其纳入日常工作中。经验型促进者除具备基本的促进技能外，还需具备与教育培训和维持变革有关的技能。通过这些技能，将新的证据标准化为临床背景下的政策或程序，变革更能被接受并且得以维持。

（2）提高利益相关者对变革的积极态度，这就要求促进者知道如何“推销”变革的益处，说明新举措如何使利益相关者受益。

（3）为团队建立审查和反馈流程，以便持续了解团队成员的行为。在评估常规数据的基础上，促进在临床场景中形成一种评估和反思文化，进而从“指挥、控制型的等级系统框架”转变为“交互式、动态型的高效沟通型态”。

在上文项目中（顾莺等，2017），曾经有证据转化经验的心脏专科护士长及心脏专科护士为经验型促进者，她们以推动婴儿先天性心脏病肠内营养证据转化为己任，基于过去的变革经验，对可能影响证据成功转化的因素有了自己的理解，能以护士长或专科护士岗位赋予的领导力去解决在证据转化过程中产生的冲突。比如转化“推荐动脉导管依赖型 CHD 婴儿进行营养性肠内喂养”这条证据时，因证据内容与目前护理的权限范畴有冲突，于是护士长充分发挥了促进者的作用，跨越学科边界与临床医生讨论协商，明确证据应由他们来采纳转化。作为护士团队的代言人和决策者，确定了医护如何共同协作实施营养性喂养的流程；如何在医院的信息系统中以患儿的疾病诊断触发提醒，促进医生启动营养性喂养。

3. 专家型促进者

专家型促进者的角色需定位在战略层面，具有权威性。作为证据实施的战略性领导和高层引导，负责证据实施于临床实践并促进其维持；是其他促进者角色的教练和导师，在评估和研究方面经验丰富；也具备协商能力，理解政策，在多学科或多个组织层面活动。尤其在处理外部环境层面的挑战时经验比较丰富，了解政策和权力的关系，能够开展有效的沟通并获得更多的资源。专家促进者可以是学术机构的研究者并与临床机构之间有强大的联系，或是临床医疗机构中的领导者，并与某个学术机构有联系，尤其是学术和临床医疗机构。促进医疗保健研究机构和质量控制机构等组织形成变革实践的促进网络，推动证据在初级保健实践活动中的引入和采用，并能够推动这一过程长期维持。

仍以上文提到的证据转化项目为例（顾莺等，2017）。该项目的负责人可认为是专家型促进者，她以循证护理理论及实践方法学为主要研究方向，作为区域内循证护理中心的核心成员，与医疗机构保持密切联系。在该项目中，她发挥循证方法学专家的优势，辅导经验型促进者（护士长/专科护士以及新手型促进者）如何发挥作用，为她们解惑。比如组织循证理论培训、分享循证卫生保健领域的趋势等；在医院的管理层面，争取护理信息化建设的资金投入，促进证据的植入。

从新手型促进者成长为经验型促进者，再从经验型促进者成长为专家型促进者，不仅促进者本人所具备的个人特质需要不断丰富，其促进的技能和能力也需要不断提升。作为内部促进者，不断提升自身管理证据实施过程的领导力和责任感，将自己接受的培训内容传授给团队成员，作为积极的榜样进行示范，支持鼓励团队成员，指引他们获取更多的支持。外部促进者的促进策略包括增强内部促进者为患者服务的医学使命感、协助制定证据实施方案等。

二、促进者的促进行动

在证据临床转化的过程中，新手型、经验型、专家型促进者应完美搭配，其角色功能被激活得越彻底，则越能成为积极元素，活跃在证据临床转化过程的每一个环节，有效推动并实现成功的证据转化。不同类型的促进者根据其不同角色功能，可采取的促进行动也不同。

1. 新手型促进者的促进行动

新手型促进者也被称为地方促进者，其促进行动通常聚焦在证据临床转化的现场，在上级促进者如经验型促进者和专家型促进者的指导下开展工作。其促进行动的聚焦点是：①明确变革的内容、有无证据支持变革、怎样评估证据；②明确是什么激励着个人及团队有效地开展工作；③明确变革的环境对地方层面以及更广泛意义上的机构层面的变革有什么影响。

2. 经验型促进者的促进行动

经验型促进者也被称为关键促进者，其主要的促进行动大多在变革现场，也会因跨部门的事务沟通而需要在机构层面进行促进。其促进行动的聚焦点是：

①深入了解他们工作所在的机构；②意识到竞争的压力，如何围绕创新控制这些压力；③深入了解参与变革团队成员的个人动机和能力；④让自己在评估变革现场环境中更有经验和知识；⑤能够评估系统范围的活动和可产生影响的行为；⑥意识到更广泛的背景问题，对管理跨部门的问题和紧张局势有信心。

3. 专家型促进者的促进行动

专家型促进者可以是外部促进者，作为其他类型促进者的向导和指导者，其身份可以是学者、研究人员或顾问。因此其促进行动大多不在进行变革的现场，更多的会在学术机构或在医疗机构。其促进行动的聚焦点是：①指导和辅导经验型促进者；②与系统（特定机构、组织等）共事以提高变革实施的成功率；③协调促进行动之间的网络关系；④跨学术、跨服务领域和跨其他组织/机构开展工作，将促进行动和研究活动整合在一起；⑤发展、检验实施变革和促进相关的理论；⑥评估变革中的干预措施；⑦产生新的知识；⑧完善和改进学习材料，指导变革实施过程；⑨举办有关促进方法的研讨会和高级讲习班。

在证据临床转化过程中，促进者非自然存在，需要在内力（即自身的意愿和努力）和外力（即环境或其他个人的支持和推动）的共同作用下，由普通成员的角色转变为促进者角色，逐步积累促进的技能和经验，并在证据实施中发挥促进作用。项目管理者或组织机构的决策者应注重促进者的发现与培养，创造支持性环境，使促进者由初级向高级转变。新手型-经验型-专家型促进者，三者之间并无明确的界限，也可能会存在角色相互之间的部分重叠或替代。在同一个证据实施过程中，需要不同类型促进者相互搭配、积极合作，促进其活跃在证据应用过程的每一个环节，有效推动并实现成功的证据实施。证据临床转化的过程也为促进者角色转变与成长提供了良好的机会。

第三节 促进行动的评估清单

在 i-PARIHS 模型中，促进定位为活性成分。本节将阐述在证据临床转化过程中，促进者在基于证据变革、变革接受者、变革所在环境 3 个维度如何开展评估以及评估的内容，评估的结果可为促进者制定促进行动的计划提供依据。

一、促进者对变革维度的评估

在证据临床转化实施过程中，促进者的首个重要步骤，是充分地、拓展性地理解要实施的变革是什么，为什么要变革，支撑变革的证据是什么，以及证据是否可信；其次，还需要关注计划中的变革是否与实施现场相适合，了解对变革持赞同或是反对意见的比例可能有多少。证据临床转化的实施经验表明，尽管证据的来源严格且有力，也不能完全保证被付诸实践；相反，证据在实施之前通常要经过协商、讨论和修编。促进者在基于证据变革维度的评估内容如下。

(1) 有可能受到变革影响的人员有哪些？

(2) 拟进行的变革或改变的证据是什么？例如，证据是来自研究、临床共识、患者观点、本地信息/数据，还是这些来源的组合？证据是否严谨而稳健？对这些证据持有共同观点吗？证据在多大程度上适合当地环境？证据有可能被证据应用者接受还是反对？

(3) 证据是否被转变成为可及的可用的形式，如临床指南、照护路径或实践规范？是否能够清晰地看到针对临床实践和患者护理过程的建议？这些证据会带来多少改变？具体包括是否需要对护理流程和(或)系统进行重大改变？会对思维方式、心理模式和人际关系提出挑战吗？就可能遇到的边界而言，这意味着什么？是否需要知识传递、翻译或转换策略？

(4) 与目前的做事方式相比，有什么优势吗？如会改善患者体验吗？能否提高医疗服务效率吗？有助于消除护理流程中的瓶颈吗？

(5) 有没有可能首先引入证据或变革进行小规模测试或试验？

为明确以上问题，促进者需要贴近变革接受者，通过观察、访谈或小组讨论，阐明基于证据的变革内容，获取和评价证据，实施环境的基线评估，为利益相关人员提供信息。

二、促进者对接受者维度的评估

变革接受者是指变革实施的过程中所有可能被涉及的工作人员、医疗服务以及患者。促进者在基线评估后，对计划实施的变革是否适合当地场所已经有了大概的了解，接着需要深入了解与变革接受者相关的问题，关注变革接受者是否愿意实施变革，以及他们是否能够实施变革，如他们的动机和能力、知识和技能、时间和资源、团队协作能力、专业边界和工作网络、权利和权威性等。促进者在变革接受者维度的评估内容如下。

1. 变革的动机

(1) 个人层面　是否希望在实践中应用这些变革？是否认为变革是有价值、值得做的？认为有改变的需要吗？变革是否符合他们现有的价值观和信仰？是否有人承担地方意见领袖的角色？是支持还是阻碍变革？

(2) 团队层面　团队是否希望将变革应用到实践中？是否认为变革是有价

值、值得做的？认为有必要实施变革吗？关键决策者之间、不同的专业团体和实践社团之间是持有共同的观点，还是有不同的意见？是否已经有现存的基线调研数据用来强调证据与实践之间的差距，突出变革的可能性，或者是否能以此目的收集数据？

2. 变革的能力

（1）个人层面　能否执行变革？是否理解做出改变需要什么？是否在他们目前的知识和技能水平之内？是否需要额外培训和发展自己的技能？是否了解日常实践活动需要做哪些改变？如何改变和嵌入？是否需要授予必要的权限来执行变革？是否已确定需要支持的关键人员？他们是否参与讨论和计划的实施？

（2）团队层面　团队能否执行拟进行的变革？是否理解如果做出改变需要什么？是否在他们目前的知识和技能水平之内？是否需要额外培训以提升自己的技能？是否了解日常的实践活动需要做哪些改变？如何改变和嵌入？在专业团体之间、临床工作人员和管理人员之间是否有良好的专业间合作和团队合作？是否需要支持以发展更有效的协作和团队合作？实施的潜在障碍已知吗？是否有适当的策略来解决这些问题？是否有资源支持变革实施过程，如新技术开发所需的时间及资金支持、新设备、专家支持和建议？

三、促进者对内部环境现场层面维度的评估

内部环境的现场即工作环境，通常指病房或医疗机构的各个部门等。如果证据临床转化项目是机构层面的项目，则可能涉及多个部门或临床单元，每个单元或部门拥有自己的文化和特征。促进者需要对现场环境中的关键问题进行评估，如正式和非正式领导力支持、文化、过去变革的经验、评估和反馈过程，以及嵌入变革的机制等。促进者在内部环境现场层面维度的评估内容如下。

（1）现场环境中正式和非正式的领导者是谁　他们是否支持所提出变革？他们是否通过提供激励和支持、创造愿景和强化变革过程来帮助创建一个有利于变革的环境？是否有授权式的管理风格？

（2）有无支持变革的文化　员工是否积极参与到影响他们的决策中？是否信任员工并将其新想法引入实践？工作人员和患者是否感到有价值？

（3）现场环境过去引入变革的经验是什么？

（4）现场环境中是否有持续学习和评价的证明？

（5）是否有适当的机制来支持学习和评价，并在日常实践中植入变革　例如定期的团队会议、审核和反馈流程、专业发展机会和绩效评估系统。

促进者评估现场环境的方法有多种选择，可以进行田野式观察实践环境，访

谈工作人员在该环境中的工作感受，或者采用问卷进行调查，或联合应用以上方法。

四、促进者对内部环境机构层面维度的评估

内部环境的机构层面通常指的是病房、各部门或医疗保健团队所属的单位，如医院、保健院等机构。在该层面上，首先应该确认的是所提出的变革是否与机构的优先事项一致；如果一致，将会从机构层面获得对变革项目的支持，尤其是将会获得项目所需要的资源，如时间、人员、资金等。促进者在内部环境结构层面维度的评估内容如下。

(1) 证据/创新和提出的变革是否与机构的战略优先级相一致？

(2) 是否已寻求并确保得到机构内的关键决策者的支持？

(3) 是否拥有支持创新和变革的文化？

(4) 机构内是否有成功变革并将实践变革维持下去的经验？

(5) 是否有支持创新和变革的系统和流程，如有效的信息和沟通系统、跨部门或跨团队的工作网络和学习机会。

(6) 高层管理团队是否积极寻求改善的机会，并鼓励患者、社会公众和机构内员工提出意见和反馈？

(7) 是否有在日常实践中植入变革的机制，如正式的制度和流程。

促进者在该层面的评估中，重要的是积极与机构的高层领导和管理者进行沟通，定期反馈变革的实施进展。促进者扮演着打破知识界限、学科界限和部门界限的角色，基于评估结果，获取机构内高层管理者的支持、赞助。也许促进者无法直接改变机构的文化，但可以通过战略性地应用沟通、协商、网络协作等技巧发挥促进者作用。

五、促进者对外部环境维度的评估

外部环境是指变革所处的整个卫生保健系统的大环境，国家层面的卫生政策、法律法规、监管框架和激励政策等。促进者可能无法改变卫生保健系统的环境，但应意识到有哪些因素会促使或阻碍拟实施的变革，这对是否能开展变革以及是否能顺利推进变革至关重要，甚至起决定性作用。促进者在外部环境层面维度的评估内容如下。

(1) 所提出变革是否与更大范畴的卫生系统的战略优先事项相一致，如就当前卫生政策、国家行动和改进的优先事项而言。

(2) 在更广泛的卫生系统中是否有奖励措施来加强所提出的改革，如绩效

薪酬计划、监管要求等。

(3) 是否有组织间的网络，如专业临床网络将有助于支持所提出的变革。

(4) 卫生系统的稳健程度如何？是否会影响变革项目的实施？

第四节　证据临床转化中的促进策略

i-PARIHS 的核心概念公式为 $SI = Fac^{n}(I + R + C)$。n 次方根可理解为促进这一核心元素的作用触及变革、接受者和组织环境的各个层面。有研究表明，采用促进措施的医护人员其接受临床循证指南作为实践决策依据的是不采用促进措施的 2.76 倍。促进者在证据临床转化过程中的促进策略包括识别证据临床转化的主题、组建多学科团队、证据实施前的充分评估、应用质量改进工具或模式、建立形成性评价与反馈机制。

一、明确证据临床转化的主题

促进者的首要任务是识别哪些证据需要被转化，并评估证据与目前护理实践现状之间的差距。促进者可联合证据转化场所中的利益相关人员，通过正式路径获取医院、部门或病区的质量改进报告、安全报告或战略计划，识别需要改进的问题或关注点；或者非正式地征询患者、医护人员的想法或意见，尽管可能缺少硬指标或数据，但至少他们反映的问题在该场所可能存在。无论通过上述哪一种途径确定的证据转化主题，或者是以实际的现状出发，或者从利益相关人群的需求出发，均有利于提高医护人员对即将开展的证据转化的接受度及参与度。促进者在帮助医护人员认识到证据与目前护理实践现状之间的差距时，应重点强调证据的转化旨在提高患者的临床结果，而不是证明医护实践行为不佳。

例如，可选择实施变革的领域：专科护理实践中遇到的问题，如改善腹膜透析患者的营养状况、改善外科手术患者麻醉苏醒期的谵妄、提高早产儿父母出院准备度等；优化传统的护理流程，如儿童发热护理、压力性皮肤损伤的护理、危重症患者的约束等；迫切需要提高或改善的护理质量，如跌倒/坠床预防措施、住院患儿给药安全、气管插管非计划性拔管等；重要但未被重视的护理实践活动，如儿童疼痛评估、中心静脉拔除、术中保温等。

二、组建多学科团队

基于证据的变革实施是一个涉及个人、组织和系统多个层面的复杂过程，需要不同的临床角色或职能角色相互协作，克服证据实施的障碍因素。成员构成取决于所提出的变革实施内容及团队所需的职能角色，成员之间是平等合作关系。团队成员可以包括促进者、项目管理者、信息学专家、研究者、临床医生和护士、营养师、康复师等，团队的核心在于“协作”，在证据的筛选、实施策略制定及落实中均发挥重要作用。田梅梅等在实施的“缩短骨科择期手术患者术前禁食时间”的变革项目中，项目负责人作为促进者，组建了外科医生、外科护士、麻醉医生、营养师、手术室护士等多学科成员团队，在接台手术的时间预测与沟通、术前禁食教育的参与等方面大大促进和推动了变革行动。此外，促进者需要确认进入小组的多学科人员是有兴趣和有热情参与该过程的，最好是找到“志愿者”，而不是“义务兵”，被迫加入的成员往往缺乏变革的意愿，缺乏主观能动性。

三、证据临床转化前的充分评估

促进者在推动变革前及过程中，应对所有可能影响该过程顺利实施的因素进行评估，为制定有效的促进策略提供依据。也有学者基于循证实践模型发展了量化的评估工具，如黄苗等基于 PARIHS 模型发展的循证实践准备度评估量表、Shea 基于 Weiner's 理论发展的适用于健康服务领域的组织变革准备评估工具、Wen 等发展了组织变革准备度的评估模式等，这些工具可以帮助评估并识别拟实施的变革可能面临的障碍，为促进者制定针对性的促进行动提供依据。

促进者根据评估结果制定促进策略。如应以组织机构战略规划的优先事项、领导层和高层管理者的支持力度、证据与当前临床环境的适配度、变革接受者最优先的需求为依据，识别证据实施的主题。在组织机构层面，促进医院与循证研究机构如大学院系的循证护理学术机构或循证资源中心的联合，推动开展循证护理实践过程中科学证据的有效获取，将证据转化为易于理解并能遵照执行的临床护理流程、护理实践准则等。

四、应用质量改进工具或模式

在变革过程中，促进者可应用质量改进工具如计划(plan)-执行(do)-研究(study)-行动(action)(PDSA)循环，帮助项目小组构建结构化的行动方案，促进按照计划开展证据实施，并根据测评和评估结果进行改进。PDSA 是质量改进模式之一，为卫生保健专业人员在实施改进过程中提供可遵循的框架，避免遗漏重要步骤，提供清晰的沟通计划，促进团队合作。促进者在 PDSA 循环中的促进行动包括：对基线数据进行解释并制定行动计划，确保参与证据实施的每位成员知晓目前的实践行为现状，理解哪些需要改进；主导小范围地引入改进措施并评价和测试，以此确定行动计划中各项措施实施的优先级顺序，并和小组成员就如何实施达成一致，进行第一次 PDSA；继续引入改进措施，重复进行 PDSA，控制进展并解决期间出现的问题；主导进行最终的实施后审查及结果分析。此外，可运用 SWOT 矩阵把握组织环境的优势和劣势，对证据实施所处情景进行系统、全面的分析评估，并针对性地制定促进策略，有助于克服环境中的弱点因素，获取可利用的资源或机会。

五、建立形成性评价与反馈机制

形成性评价是指在活动运行过程中，为使活动效果更好而修正其本身轨道所进行的评价。主要目的是为了明确活动运行中存在的问题和改进的方向，及时修改或调整活动计划，以期获得更加理想的效果。建立形成性评价与反馈机制，将其作为实施策略的一部分，通过重复进行的质量审查、定期例会汇总和数据分析，对证据实施的过程持续观察、记录、分析和反馈，确保对项目进行实时修正。相对于传统的终结性评价，形成性评价在注重过程评价的同时，也帮助参与证据实施的其他人员有效调控自己的行为，使其"从被动接受评价转变成为评价的主体和积极参与者"。在 Seers 等（2018）开展的两种不同促进策略影响医护人员对研究证据应用依从性的国际多中心随机对照研究中，尽管两种促进策略基于不同的原则（以目标导向为原则和利益相关人群赋权原则），但在证据实施过程中采用"定期评估-电话会议反馈-自我导向式学习"，充分体现了形成性评价的理念。

"促进"的概念自 1998 年在 PARIHS 框架中被作为核心要素提出至今近 20 年间，无论循证理论研究者还是该模式的应用者，都没有特别关注如何对促进者或促进过程的有效性进行评价。有为数不多的研究系统评价了指南推广应用采取的促进策略的效果，但其结果喜忧参半；亦有研究采用设计严谨的群组随机对照研究，比较同一个证据实施项目中不同的促进策略在提高护理人员基于证据的护理行为，但结果并未显示有显著差异。未来研究可关注如何基于相关理论研制评价工具开展量性评价，或在现实环境中观察何种促进策略对谁起作用、如何起作用、为什么起作用以及在什么情况下起作用，基于评价结果不断调整及修正促进策略。

（顾　莺）

参考文献

[1] 成磊，陆春梅，张玉侠，等. 提升早产儿出院家庭准备度最佳循证实践方案

的制订和应用[J]. 中华护理杂志,2016,51(7):787 - 791.

[2] 顾莺. 国内儿科循证护理实践现状与思考[J]. 护理学杂志,2015,30(20):27 - 30.

[3] 顾莺. 婴儿先天性心脏病肠内营养临床护理实践指南的构建和应用研究[D]. 上海:复旦大学,2018.

[4] Diffin J, Ewing G, Harvey, G, et al. Facilitating successful implementation of a person-centred intervention to support family carers within palliative care: a qualitative study of the Carer Support Needs Assessment Tool (CSNAT) intervention [J]. BMC Palliative Care, 2018,17(1):129 - 139.

[5] Dogherty EJ, Harrison MB, Graham ID. Facilitation as a role and process in achieving evidence-based practice in nursing: a focused review of concept and meaning [J]. World Evid-Based Nurs, 2010,7(2):76 - 89.

[6] Harrison RL, Lyerla F. Using nursing clinical decision support systems to achieve meaningful use [J]. Comput Inform Nurs, 2012,30(7):380 - 385.

[7] Harvey G., Kitson A. Implementing evidence-based practice in healthcare: A facilitation guide[M]. London & New York: Routledge, 2015.

[8] Harvey G, Loftus-Hills A, Rycroft-Malone J, et al. Getting evidence into practice: the role and function of facilitation [J]. J Adv Nurs, 2002, 37(6):577 - 588.

[9] Harvey G, Oliver K, Humphreys J, et al. Improving the identification and management of chronic kidney disease in primary care: lessons from a staged improvement collaborative [J]. Inte J Qual Health Care, 2014, 27(1):10 - 16.

[10] Hasnain MG, Levi CR, Ryan A, et al. Can a multicomponent multidisciplinary implementation package change physicians' and nurses' perceptions and practices regarding thrombolysis for acute ischemic stroke? An exploratory analysis of a cluster-randomized trial [J]. Implement Sci, 2019,14(1):98 - 107.

[11] Kitson AL, Harvey G, McCormack B. Enabling the implementation of evidence based practice: a conceptual framework [J]. Qual Health Care,

1998,7(3):149 - 58.

[12] Kitson AL, Harvey G. Methods to succeed in effective knowledge translation in clinical practice [J]. J Nurs Scholarsh, 2016,48(3):294 - 302.

[13] Kitson AL, Rycroft-Malone J, Harvey G, et al. Evaluating the successful implementation of evidence into practice using the PARiHS framework [J]. Implement Sci, 2008. 3(1):1 - 12.

[14] Newcombe J, Fry-Bowers E. Improving postoperative neonatal nutritional practices in an intensive care unit using the PDSA cycle [J]. J Pedia Health Care, 2018,32(5):426 - 434.

[15] Pearson A, Wiechula R, Court A. et al. The JBI model of evidence-based healthcare [J]. Inte J Evid-Based Heal Care, 2005,3(8):207 - 215.

[16] Rycroft-Malone J. The PARIHS framework — a framework for guiding the implementation of evidence-based practice [J]. J Nurs Care Qual, 2004,19(4):297 - 304.

[17] Schwarz R. The Skilled Facilitator[M]. New York: Jossey-Bass Inc, 2002.

[18] Seers K, Rycroft-Malone J, Cox K, et al. Facilitating implementation of research evidence (FIRE): an international cluster randomised controlled trial to evaluate two models of facilitation informed by the promoting action on research implementation in health services (PARIHS) framework [J]. Implement Sci, 2018,13(1):137 - 147.

[19] Thompson DS, Estabrooks CA, Scott-Findlay S, et al. Interventions aimed at increasing research use in nursing: a systematic review [J]. Implement Sci, 2007,2:15

[20] Weiner, B. A theory of organizational readiness for change [J]. Implement Sci, 2009,4:67.

第十三章

证据临床转化的变革策略构建

在推动证据临床转化的过程中，构建有效策略是促进最佳实践开展及变革成功的保障。在明确障碍因素的基础上，寻求可利用的资源，构建有效、可行的变革策略。该变革策略应具有较好的操作性，易于在实践中执行，且干预效果容易被测量和评价，可以从认知水平（如改变个体的思维方式、提高意识、增加经验等）、概念水平（如证据临床转化知识与方法培训等）、符号水平（如制定变革计划等）及工具水平（如评估工具、应对策略、流程等）等多方面入手，形成和确定行动计划，促进变革的成功。

第一节 系统层面的变革策略构建

系统的改变需在具备循证实践组织文化的基础上，制定具有全局观设计的行动计划，并获得管理者的支持，包括护理部、临床科室、职能部门、后勤保障、医院管理层，甚至是卫生保健政策层面的支持，形成自上而下的支持体系，以获得人力、物力和财力的改变并付诸行动。

一、建立组织文化

在组织层面上需要建立组织文化，加强和支持护士对证据临床转化的价值观和信念，并分享成员的共同信念或价值观，以实现证据临床转化的共同目标。同时，培养能够有效领导证据转化实施的领导者也很重要。开展各类证据转化有多种模式，常用的有以下几种。

（一）通过紧密合作推动研究和临床实践发展模式

通过紧密合作推动研究和临床实践发展（advancing research and clinical practice through close collaboration，ARCC）模式（Melnyk 等，2019）是具有代

表性的实施模式，强调个人和组织因素，提出在临床护士与研究人员密切合作的基础上，采用方法论策略促进证据临床转化的实施。ARCC 模式的关键步骤包括评估医疗机构成功建立循证实践的组织文化和准备情况，帮助识别组织的优势和障碍，确定组织内循证实践项目导师，通过教育和培训、环境改善和组织支持来提高护士对循证实践的认识、信念以及采纳和实施证据的能力。

ARCC 模式的关键部分是循证实践导师，即一名高级实践护士：①协助护士和其他临床医生提高循证实践知识和技能，以及实施项目，以改善患者护理和结局；②实施策略以克服医疗环境中的障碍因素，建立组织文化。ARCC 模型由控制理论驱动。该理论认为，标准或目标（如持续实施循证实践）与当前状态（如不经常使用循证实践）之间的差异应该促进个人的行为，以实现其标准或目标。然而，现存的障碍因素（如缺乏循证实践知识和技能、资源不足、缺乏循证实践导师等）妨碍了实施策略及实现目标的能力。该模式也以认知行为理论为指导。该理论认为，一个人的行为在很大程度上是由思维方式或信仰所决定。因此，基于控制理论和认知行为理论的 ARCC 策略（如使用循证实践导师、循证实践技能建设工作坊等）旨在消除实施的障碍因素，使护士对循证实践的价值有更强的信念，对自己持续实施循证实践的能力更有信心，如图 13－1 所示。

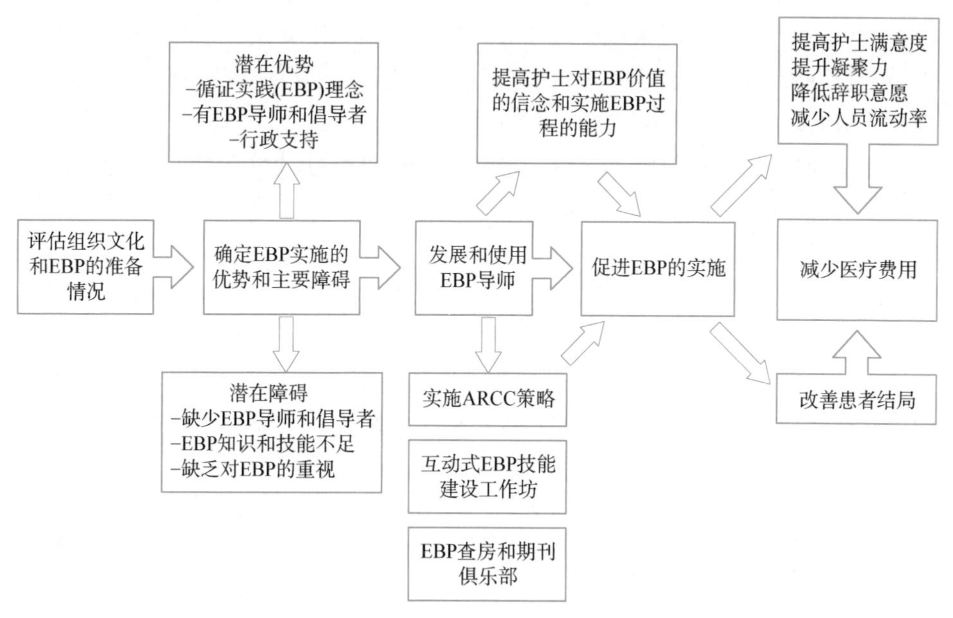

图 13－1 ARCC 模式

（资料来源：Levin RF，Fineout-Overholt E，Melnyk BM，et al. Fostering evidence-based practice to improve nurse and cost outcomes in a community health setting：a pilot test of the advancing research and clinical practice through close collaboration model [J]. Nurs Admi Q，2011，35(1)：21－33）

Levin 等(2011)对在社区健康家庭护理环境中工作的护士进行了 ARCC 模式的试点实施,将 46 名护士随机抽样分为实验组和对照组。实验组获得了循证实践的教学内容、工具包、海报和一位导师,而对照组的护士则获得了身体评估的教学内容。实验组护士在循证实践信念上有了显著的改善,对循证实践措施实施率更高,并且在研究期间小组的流失率降低了近 50%。ARCC 模式已在医院和社区实践环境中使用,由于强调识别组织优势和障碍、安排与护士合作的导师,有助于形成支持证据临床转化的组织文化。ARCC 模式强调的是支持证据临床转化的组织环境和因素,较少强调评估证据。因此,使用该模式制定变革策略时,注意在推进证据临床转化的组织过程中,需结合临床实践者的专业知识和患者偏好。

(二) 爱荷华循证实践模式

爱荷华循证实践模式(Iowa model of evidence-based practice)最初是作为爱荷华大学医院和诊所的研究应用模式而开发的(Melnyk 等, 2019),现在已修订为侧重于组织层面实施证据临床转化的循证实践模式。该模式强调决策点和反馈循环。第一个决策点是临床问题或知识更新是否是组织需优先解决的事项。确定优先解决事项,有助于形成证据临床转化的团队,该团队负责完成证据检索、文献质量评价和综合证据。第二个决策点是考虑改变实践的证据是否充分。如果证据不足,实践者就会在开展原始研究或利用其他类型证据(如个案报道、专家意见)之间做出选择;当找到充分的证据时,则开展变革预试验。对预试验的评估即是该模式的第三个决策点,即是否在实践中采用变革。需要组织团队针对实际环境,进行设计和实施,并对变革进行持续评价和传播。多份研究报告显示,爱荷华循证实践模式在各种环境中成功地用于指导实践变革的决策和实施,如图 13 - 2 所示。

纽约一家医院将爱荷华循证实践模式应用于重症监护疼痛评估工具的实施,以评估重症监护病房中无法用语言表达的患者疼痛(Kowal 等, 2010)。护士认为,问题的诱因是科室内缺乏准确的疼痛评估工具来评定无法用语言表达的患者的疼痛程度。来自外科重症监护室管理委员会与临床护理专家合作,结构化临床问题和检索证据。在全面评估文献后,决定试行一种特定的疼痛评估工具。项目小组认为,使用该测量方法可以改善患者疼痛的治疗效果,于是批准使用此疼痛评估工具。多项研究报告表明,爱荷华循证实践模式适用于各类场所以指导决策和实施实践变革。该模式考虑了整个组织系统的投入,包括患者、实践者和组织架构,并让护士参与每个步骤;强调在决定是否实施变革之前,先对变革措施进行试点,以确保组织做好充分准备。

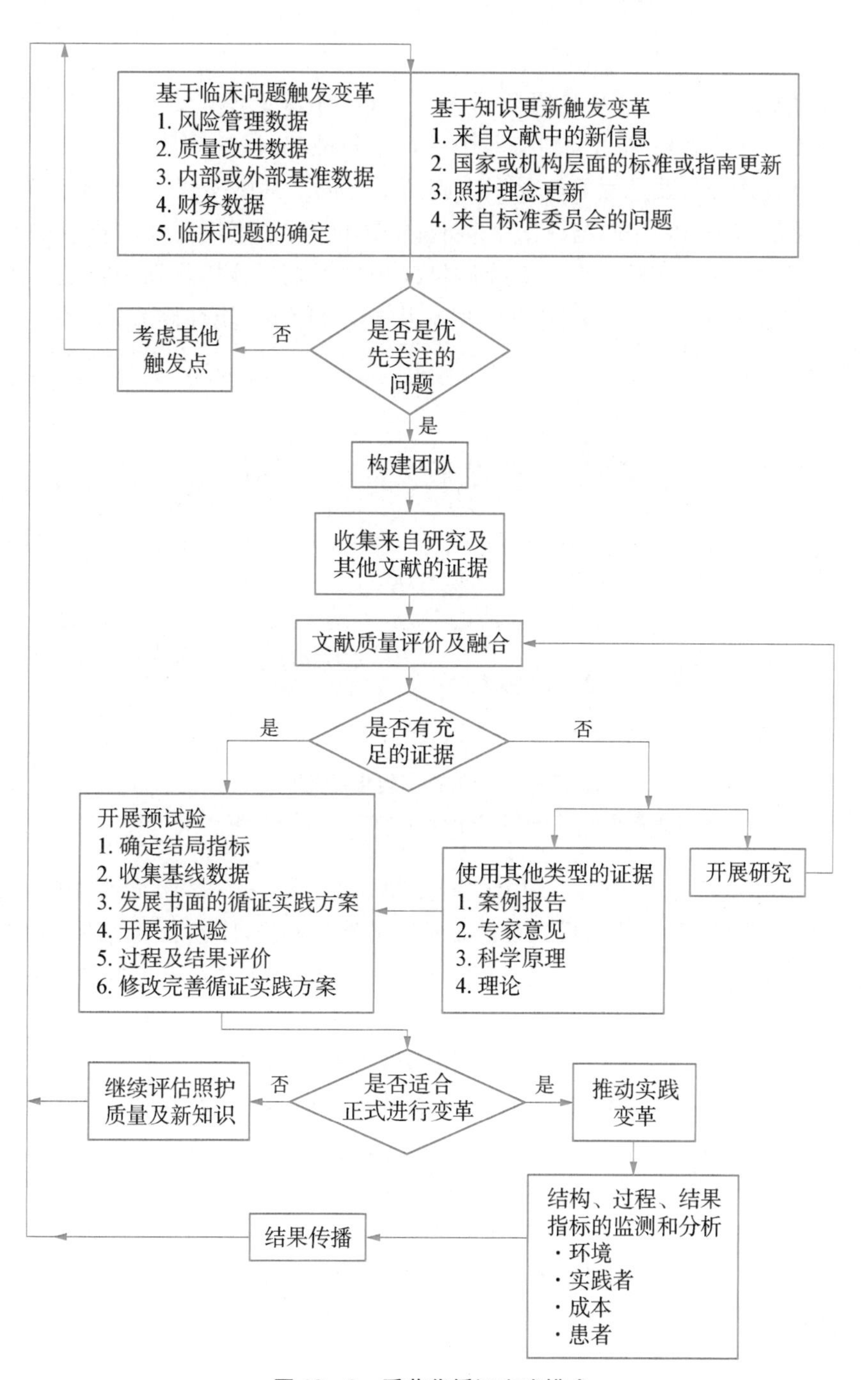

图 13-2　爱荷华循证实践模式

（资料来源：周英凤，王凯蓉，等. Iowa 循证实践模式及在护理实践中的应用. 护理学杂志，2020，35（15）：99-102）

（三）ACE 知识转化星级模式

循证实践学术中心(ACE)开发了 ACE 知识转化星级模式(Melnyk 等，2019)，作为将知识转化到护理和保健实践中的跨学科战略，以达到质量改进的目标。该模式涉及循证实践过程的转化和实施两个方面。具体步骤：①发现新知识；②在严格的审查过程中总结证据；③将证据转化为临床实践；④将推荐的改变融入实践；⑤评估实践改变对医疗质量改进的影响。该模式强调将证据应用于床旁护理实践，并考虑确定将证据应用于实践的可能性因素，如图 13－3 所示。

发现新知识
评估实践对质量
改进的效果
严格审查
总结证据
整合临床实践
证据转化为
临床实践

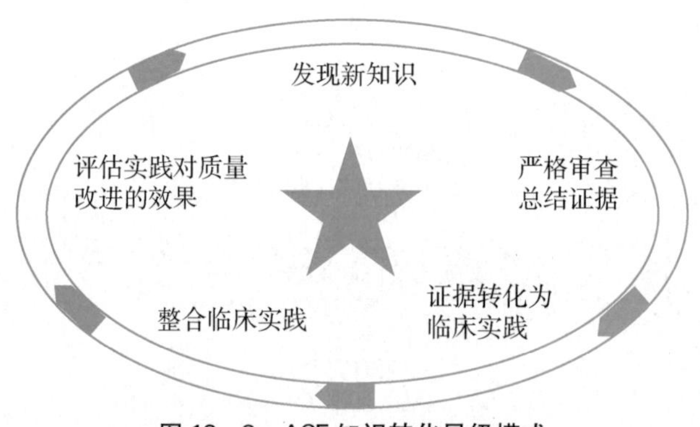

图 13－3　ACE 知识转化星级模式

（资料来源：Bonis S，et al. Nursing，2007，28(2)：82－87）

ACE 知识转化星级模式多用于教育和临床实践。在一个教育案例中，威斯康星-欧克莱尔大学使用该模式设计了基于证据的方法，促进了美国注册护士考试的通过率。作者回顾了考试通过率的趋势，对学生成功考试的相关策略进行了文献回顾，提出提高学生成绩的建议，并实施了这些策略。结果学生的成绩通过率显著提高(Bonis 等，2007)。其他应用项目包括确定临床护理专家的循证实践能力，以及使用 ACE 知识转化星级模式作为向本科生教授循证实践概念的组织框架。在临床上，临床护士利用该模式指导制定呼吸机相关肺炎的临床实践指南，并将社会支持和积极健康实践的知识应用于社区和学校环境的青少年工作(Marjorie 等，2012)。ACE 知识转化星级模式由组织用来指导各种环境下的实践变革，并强调知识转化有助于验证护理干预对质量改进的贡献。

二、制定完善的行动计划

成功变革的基本要素就是明确的书面行动计划，包括明确的目标、团队组成、每项目标的具体实施或行动策略和主要负责人、预计成果和时间表。许多策略的实施之所以失败，是因为个人和团队没有为每一个既定目标仔细制定行动计划。

在制定计划前可开展 SCOT 分析：①优势（strengths），评估和确定系统中有助于新项目成功的因素。②角色塑造者（character-builders），评估和确定系统中可能阻碍变革的挑战，确定可迎接挑战的角色塑造者。③机会（opportunities），概述成功的机会。④威胁（threats），描述项目完成的不利障碍因素，以及克服障碍因素的策略。运用组织和个人的优势和机会，帮助制定完善的行动计划书。

二、系统层面常用的具体变革策略

证据临床转化通常会涉及原有护理工作流程的改变，新增环节或改变原有的护理方法，通过将证据融入到日常工作流程中，从制度、流程、物质、环境、系统、质控等多方面进行变革策略的实施。

（一）制定基于证据的规范和制度

评估证据是否可以转化成适合当时临床情景的可及、可用的形式，是促进证据临床转化的重要环节。多数情况下，证据临床转化项目的开展，是从无到有的过程。为更好地推进证据在临床的实施，从制定基于证据的规范或制度着手，包括护理常规、护理路径或实践准则、护理管理制度等，应用各类评估工具（如症状评估、风险评估等）、制作最佳实践手册、新增或修订操作流程等，做到实践者在实施过程中有据可依，有助于提高实践者的依从性。在医疗机构中，护理流程/常规的修订通常需要提交相关职能部门如护理部、医务部审核，护理管理者应充分发挥领导力和决策力，以促进证据的临床转化。

郭卫婷等（2020）在分析“老年患者医用黏胶剂相关性皮肤损伤的预防和管理实践”的障碍因素后，针对科室缺乏科学的风险评估工具，缺乏相应操作规范化流程、管理制度及标准等因素，课题小组采取了系列措施，包括制定医用黏胶剂相关性皮肤损伤的风险评估记录表、制定正确的敷料粘贴及揭除流程标准并拍摄教学视频、印制医用黏胶剂相关性皮肤损伤预防手册等，有效地降低了医用黏胶剂相关性皮肤损伤的发生率（从 10.08%下降到 0.76%）；同时改善相关不适症状的发生情况，如患者皮肤瘙痒发生率、揭除敷贴后疼痛发生率由 19.33%、39.50%降至 2.27%、3.79%。李慧文等（2019）开展直肠癌患者化疗相关性腹泻的循证实践研究时，引进 CTCAE 4.03 版腹泻评估工具，结合证据、临床情景及患者意愿自制化疗相关性腹泻的风险评估表和全面评估表，全程监测化疗患者腹泻的风险因素和发生情况，为开展化疗相关性腹泻的预防措施提供科学依据。王文超等(2017)在儿童中心静脉导管维护的最佳证据临床转化中,对照最新最佳证据发现现行的制度及常规不够健全。于是采取对策,重新修订"CVC 评估及维护护理制度"和"CVC 评估及维护流程图",并根据证据及实际情况编制"CVC 日常护理评估表",每班由责任护士进行评估并记录。证据临床转化之后,12 条循证依从性较差的审查标准有显著性提高,儿童中心静脉导管相关性血液感染发生率从 0.37%下降至 0。

(二) 再造管理流程

重新设计管理流程主要有两种方法,即系统化改造法和全新设计法。系统化改造法以现有流程为出发点,通过消除浪费、简化和整合任务,重新设计工作流程;全新设计法则从流程所要取得的结果出发,逆向推导,从零开始设计新流程。无论采取哪种方法,均需将证据与现有流程进行对照,梳理现有流程的不合理、不规范环节,从内部组织结构、运作方式和行为准则等方面,将流程进行最根本的重新思考和最彻底的重新设计。

米元元等(2017)在有关 ICU 肠内营养支持并发腹泻患者开展的证据临床转化过程中,针对护士抵触证据的障碍因素,研究者将这种抵触现象视为重要的信息反馈,站在变革实践者护士的角度去思考,是因证据存在困惑(知识和技能不足),还是因证据带来工作上的不便(工作流程不够便捷)出现的抵触。通过认真听取护士的意见,共同协商制订培训方案、优化工作流程。有诸多工具可用于工作流程的优化,如 ECRS 分析法,即通过取消(eliminate)、合并(combine)、调整(rearrange)及简化(simplify),对现有的护理流程进行完善,使护士在证据临床转化过程中获得良好的体验。

王枫等(2018)在 ICU 危重患者院内转运的循证实践研究中进行了危重患者院内转运流程的优化。ICU 危重患者的院内转运流程不再由护理部或医师团队单独执行,而是转变为由多学科协作完成,在转运参与人数、角色安排、轻重筛查等方面达成了共识。同时设计"转运患者评估核查表",在实际转运过程中护士会主动依据核查表来检查工作,与医师、后勤等工作人员在整个转运流程中的衔接更加紧密。证据临床转化前后,转运过程中的不良事件从 8 例(22.86%)下降至 1 例(1.39%)。王树欣等(2017)在 PACU 内经口气管导管拔除最佳循证实践中,开展了气管导管拔除前评估、拔除前准备、拔管实施、拔管后观察与护理 4 个部分的流程再造,形成"PACU 内气管导管拔除流程图",对于基线调查中反馈的薄弱环节则以红色字体标识,以达到警示提醒作用。证据临床转化后,接受质量审查的 102 例患者的呼吸系统异常事件发生率明显低于基线审查的 104 例患者。

(三) 改善物质环境

在条件允许的情况下,进行必要的物质环境改善,包括设备添置、设施改造、环境布置、提供必要的一次性医疗用品等,物资的提供有助于最新最佳技术的应用和提高实践者在实践过程中的便捷度。

勾桢楠等(2019)在开展妇科肿瘤患者术后导尿管管理的循证实践中发现,因病区无残余尿测定的相关设备,导致出院患者在拔管后第一次自主排尿后,因门诊排队时间较长,而错过残余尿测定的最佳时间。为改变现状,取得科室主任及护理部的支持后,科室引入一台便携式膀胱 B 超扫描仪,用以导尿管拔管后的残余尿测定,制定"便携式膀胱 B 超扫描仪使用流程",并对专人进行培训。证据临床转化后,尽早进行残余尿测定的审查指标执行依从性从 10%提高到 100%。虞露艳等(2019)在小儿外周静脉导管敷贴固定和更换的最佳证据临床转化中,针对患儿皮肤特点及喜好,自制改良有边敷料,在固定防止卷边的同时,可以裁剪成各种形状,深受患儿喜爱。成磊等(2016)在新生儿病房布置了专门的早产儿家庭个体化指导环境,并配置居家照顾所需的设施设备,相比于局促的床旁环境,更有利于临床护士依从提供个体化健康教育的证据,也通过护士长主持集体讨论、在患儿床头放置提醒卡以及科室内张贴宣传海报等,在病区内营造证据应用的氛围。

(四) 推动管理信息化建设

临床护理信息系统是护理人员进行医嘱处理、制订护理计划、记录护理行为的工作平台,利用智能提醒、流程管控,让证据渗透入护士的日常工作流程中,在提高护士循证实践行为依从性的同时,也促使良好的循证实践环境得以维持,对提高临床护理质量和科学化水平也起到积极的推动作用。美国伊利诺伊州一所小型医院的质控部门发现(Harrison 等, 2012),护士对糖尿病低血糖管理指南的实践行为依从性较差,其首要原因是该指南以电子版存在医院内网电脑中,护士无法在患者的护理文件书写时直接查看和参照执行。为提高护士基于指南的实践行为,由院外的护理研究员、护理信息学专家、经验丰富的临床护士等组成了行动小组,制订了基于指南的低血糖管理流程,并交由医院信息人员将流程嵌入电子病历并构建临床决策支持系统(CDSS)。当输入一个低血糖值时,CDSS 就会被激活,自动为护士导航至嵌入的低血糖管理流程的下一个步骤;重复多次地使用该 CDSS,使护士基于指南的低血糖护理管理实践成为一种常规性行为。

国内研究者也进行了有关护理管理信息化建设的尝试。陈凤珍等(2018)在口服大剂量糖皮质激素的非糖尿病化疗患者血糖控制的循证实践中,结合医院护理信息化建设，将化疗患者血糖监测流程进行信息化设计。利用信息系统正确拆分血糖医嘱，护士于患者床旁输入测量后的血糖值，后台电脑实时联动记录，做到患者血糖的实时监控。该项目改进后，患者服用大剂量糖皮质激素后高血糖检出率为43.3%，化疗患者血糖得到有效监测和控制。虞露艳等(2019)在小儿外周静脉导管敷贴固定和更换的最佳证据临床转化中，还制作了外周静脉导管敷贴更换的电子记录表，将此表单建立于电子护理文书书写系统，记录更换信息时自动导入患儿基本信息，护士勾选敷贴更换原因如破损、水肿、水疱、红疹等，记录后电子表格即生成，既节约了时间，也有利于提高该措施的执行率。

(五) 完善质控管理机制

严格和全面的质量控制有助于规范实践者的操作行为。在证据临床转化的实践过程中，结合证据构建质量标准、设计查检表、成立质控小组、制定质控计划并实施，有利于保证最佳证据的有效应用。在质控环节，鼓励相关实践者共同参与，既可提高实践者的工作热情，也有助于实践过程中及时发现问题、及时解决。

张晓菊等(2017)根据指南证据，设计"PICC 置管临床审查表"，运用于护士PICC 置管操作质量的监控，包括患者 ID 号、患者身份确认、环境准备、用物准备、静脉选择、手卫生、皮肤消毒、建立最大无菌屏障、置管技术、尖端位置读片和并发症处理的执行情况等。分为"符合""不符合"选项，由护士长现场抽查填写，以保证 PICC 置管的操作质量。王文超等(2017)开展"护士长抽查-专科护士巡查- CVC 维护小组督查"的多层级管理机制，提高了儿童中心静脉导管维护最佳证据的临床依从性。李海燕等(2020)在构建基于循证的静脉血栓栓塞症护理预防方案的过程中，改变原来只有护士长负责的质控督查原则，在医院层面成立血栓防治护理专委会，培训病区血栓防治护理专委会委员，协助护士长强化质量控制，要求每周进行病区血栓预防护理工作的检查工作，并及时进行问题的商讨和整改。

第二节 实践者层面的变革策略构建

实践者对证据临床转化的意愿、证据相关的知识和技能是实践过程中关注的重点。证据临床转化通常需要护士投入更多的时间、知识和精力去完成护理活动。在现有的护理人力资源配置下，可通过各种培训方式提升实践者的知识和技能，以促使其行为的改变；建立多学科合作团队，提供资源以改善实践者在证据临床转化过程中的实践体验，提高实践者的依从性。

一、识别团队实践者的个性风格，激发个人潜力

在一个系统中引入变革，识别团队实践者的个性风格是很重要的。了解4种主要的个性风格，将有助于团队成员的成功合作，并顺利实施变革。Rohm(1997)等经验丰富的心理学家总结了使用DISC模型阐述如何与不同个性风格的人合作，每个人的个性风格可能是两种或多种风格的组合，但其中一种特定的风格会占主导地位。

(1) 支配型(drivers, D) 具有D型风格的人喜欢负责项目，是高度任务导向型人员，他们是主导者、驱动者和坚定者。与这类风格的人合作一个很好的策略是给他们机会，让他们通过带头完成特定的任务或倡议，来融入证据临床转化的实施过程。

(2) 影响型(inspired, I) I型风格为主的人通常是社交型的，喜欢互动、活泼，他们具有鼓舞人心的作用，对其他人员有影响力，通常会给人留下深刻印象。因此，当团队开展证据临床转化的新变革时，他们会非常感兴趣。请他们帮忙将一些富有创意的变革措施融入计划中，并带头开展相关活动，将取得意想不到的效果。

(3) 支持型和稳定型(supportive and steady, S) 以S型风格为主的人通常比较拘谨，喜欢被人领导，其特质体现为支持性的、稳定的、含蓄的。与这类风格的人合作的最佳策略是引导，让他们意识到他们对证据临床转化项目的成功很重要，但他们自己不需要带头努力，他们便会尽所能地参与完成项目工作。

(4) 谨慎型(contemplators, C) 以C型风格为主的人是非常注重分析和细节的，往往有能力、谨慎。如果走向一个极端，他们可能会导致分析瘫痪(analysis paralysis)，以至于发起人永远无法启动项目。尽管C型风格的人出发点是好的，但可能会延长新举措的计划阶段，导致其他人失去对变革进程的热情。应对的最好办法是，向他们展示具体行动计划的所有细节，以完成向循证实践的转变。同时，考虑让他们发挥领导作用，确保遵循流程和追踪结果。

二、通过系统培训提高实践者相关知识和能力

在证据临床转化项目初期，团队成员往往会质疑变革所带来的效果，甚至认为改变是不必要的。实践者往往缺乏相关专业知识和技能。一项调查显示，4家综合性医院中约有一半的护士，在过去3年内接受过任何基础研究课程或临床研究的在职培训，只有15.6%的护士在过去3年内没有接受过临床研究的培训。国内外文献指出，临床护士文献检索能力和证据的评鉴能力均较低。因此，

开展相关人员培训是首选策略，内容包括循证知识、相关专业知识和技能。然而，由于临床护士的知识结构和层次有差异，因此不需要培训每一位临床护士掌握系统的证据检索、证据评鉴、证据应用的相关知识和技能。护理管理者可以有目的地选择部分种子人选，给予系统培训。一方面由其专门负责证据的检索、评鉴和综合，为临床护士开展循证实践提供直接可用的证据；另一方面，培养他们成为证据临床转化的项目导师，指导和监督项目的成功实施。护理管理者也应在组织机构层面，促进医院与循证研究机构（如大学院系的循证护理学术机构或循证资源中心）的合作，使其成为“上游”，向临床护士“输出”证据，促进开展循证护理实践过程中科学证据的有效获取（顾莺等，2019）。

除了培养掌握证据临床转化方法学的种子人选，针对大部分临床护士开展变革策略内容的培训必不可少，即可起到动员作用，又助于规范护士对变革的标准实施。在策略应用前，对护士进行如何实施策略的培训，有助于转化的成功开展，培训是否充分和培训后的支持也会直接影响到证据临床转化的成败。大多数研究都讨论了护士对实施变革的信心的重要性，而培训不足往往也是一个障碍因素。当制定的策略偏技术性的时候，这一点尤其明显。各项研究的培训时间各不相同，其结果也不尽相同。Joy 等（2015）在探讨新伤口敷料的临床应用时，提供了一个为期两周的培训和教育阶段。相反，在 Vabo 等（2016）的研究中，为医护人员提供了 3 小时的课程，在 Sherman 等（2016）的项目中，为社区护士提供了一天的课程。但因为变革策略实施不成功，这一天的课程后来延长到两天，并在 4 周后进行了小组讨论。而新伤口敷料被临床成功采用的证据表明，充足时间的培训期是成功开展临床证据转化的一个因素。此外，初始培训后的持续支持，有助于变革策略的持续应用。持续的支持包括其他工作人员对实践者的支持、让实践者分享使用变革策略的积极和消极经验、与研究者的电话或面对面的联系，以及管理层的支持和组织资源的分配。例如，在 Kapp 等（2013）的研究中，护士在整个实施过程中得到了管理层电话和电子邮件的鼓励和支持。在该项目中，压力性损伤的风险筛查实践指南被广泛应用。

培训形式及考核机制是影响实践者执行率的主要因素，规范操作培训可有效降低护理风险。培训形式的多样性、内容的针对性、支持性的培训环境，可以激发护士的学习兴趣和积极性。王文超等（2017）不仅采用 CVC 维护护士的准入机制，同时对 CVC 维护小组成员开展培训，通过情景设置、护士进入实际情景操作结合教学视频等方式对 N3 级护理人员进行 CVC 操作培训，有效提高了护士对 CVC 维护实践行为的依从性。Tun 等在一所缅甸的军事医院实施的心血管患者自我管理教育的循证实践中发现，护士基于证据的行为依从性低的主要障碍因素是工作人员积极性低和人力资源有限。循证实践推进小组认为，调动护理人员积极性的最适当行动战略是举办教育培训，有助于提高其对最佳实践的认识及行为上的依从（Melnyk 等，2019）。其他可采用的培训和考核形式包括专科讲座、护理查房、个案分析、翻转课堂、微课、慕课、临床技能多站式考核等。另外，顾莺等（2014）、张晓菊等在开展证据临床转化项目时，为临床护士制作外周静脉炎/外渗识别小卡片、化疗相关性外周神经毒性评估手册等，方便护士识别相关并发症时进行比照和正确评估。

三、组建多学科合作团队，开展跨专业合作

管理者、临床医生、病房护士、专科护士、营养师、药剂师、工勤人员等均可成为证据临床转化项目的实践者，针对实践者评估的障碍因素实施相应的变革策略。因每一项变革均会涉及人、财、物、信息、空间、技术等多个领域，涉及多个部门，因此应结合各专业人员的力量，构建多学科团队（MDT）在变革过程中是至关重要的环节，需要精心组织和策划。召开 MDT 会议，进行证据解读、问题分析、变革措施讨论，可在团队中达成共识，做好变革前的准备。

多学科团队的协作、加强沟通和合作，制定合作的工作流程，对证据临床转化项目的成功开展起到决定性的作用。王树欣等（2017）在 PACU 内经口气管导管拔除最佳循证实践中，围绕 PACU 内全麻患者苏醒过程中可能涉及的麻醉护士、麻醉医生、手术室护士与手术医生，构建多学科合作团队，并根据各类人员接触患者的时间点和工作内容细化岗位职责，为患者提供安全、规范、优质的麻醉期护理。俞静娴等（2018）为开展原发性肝癌患者术前禁食禁水的最佳证据临床转化，通过病房-麻醉科-手术室-营养科四方联合，制定了在清晰具体的目标下多学科协作的工作流程，即病房负责患者术前各项指标的评估；麻醉科根据病房的评估结果，为每一位患者提供麻醉；主刀医生提供接下一台手术的指令后，再由巡回护士通知病房开始准备工作；营养科同样根据病房的评估结果，为患者提供相应的加餐。工作流程的制定，帮助各部门明确了各班次职责和主要的配合工作，使四方更紧密地联合，确保各部门按照流程进行操作，顺利开展工作。

第三节　患者层面的变革策略构建

根据患者偏好，结合文化背景，为患者及家属提供各种形式的知识宣教和技能培训，促进患者自我管理行为的改变。同时，可进一步开发利用决策辅助工

具，帮助患者做出适合自己的最佳选择，以提高患者对新证据、新变革的依从性。

一、设计并实施多种形式的健康教育

鼓励患者及家属参与，为患者提供多种形式的健康指导，从传统的宣教手册、展板、海报、电话随访、讲座，到微信公众号、宣教小视频、全程管理 APP、同伴支持等，因地制宜、因人而异地为患者和家属制定个性化指导方案，提高与疾病相关的技能和自我管理能力。邢唯杰等(2017)为提高孕产妇盆底肌功能训练的知识和技能，制作了简单精美的盆底肌功能训练教育手册，发放给每例适合训练的孕产妇，并提供护士一对一的指导。制作另 1 份海报和传单，内容包括尿失禁与妊娠的关系、尿失禁的预防和控制手段等，粘贴在产科门诊和病房的醒目位置，吸引孕产妇主动关注盆底肌功能训练。根据孕产妇喜好，开展训练打卡激励游戏，凡是连续 12 周完成盆底肌功能训练的孕产妇都获得 1 份小礼品。由于多项措施的结合，在很大程度上提高了孕产妇进行盆底肌肉训练的知识、意愿和准确率。

二、使用决策辅助工具

患者不仅对研究结果有偏好，对决策过程也有偏好。在证据临床转化过程中，患者的依从性差，往往是因为患者对决策选择的参与度少，没有真正理解决策的优缺点对自身的影响。有证据表明，更积极的患者参与可改善患者结局和生活质量。因此，临床研究者开发决策辅助工具作为患者咨询的辅助手段。决策辅助工具是一种共享的决策干预措施，它对各种选择进行了足够详细的描述，使患者能够判断其价值。通常包括：①关于病情、选项、益处和危害的信息；②益处和危害的概率，可根据患者的风险状况进行调整；③关于益处和危害概率的科学不确定性程度的信息；④帮助患者考虑益处与危害的价值或个人重要性的价值分析策略；⑤他人决策经验；⑥使用个人工作表等策略，在决策和沟通的步骤中进行指导或辅导。决策辅助工具使用视觉道具来呈现结果数据，即患者在没有干预的情况下获益百分比与干预后获益百分比的比较。Stacey 教授及其团队(2017)进行了一项纳入 105 项 RCT 的系统评价，样本量 31 043 人，设计 50 项独立决策。结果显示，与常规照护组相比，使用决策辅助工具组的患者对相关知识的掌握程度更高，具有更现实的期望和较少的决策冲突。提供决策辅助的工具媒介有很多种，包括决策板、决策辅助手册、计算机学习模块、视频和决策辅助网站等。目前国外决策辅助大多聚焦于肺癌、乳腺癌、肝癌等筛查、治疗等方面，与护理相关的决策辅助工具涉及乳腺癌术后乳房重建、癌痛患者止痛药物选择等模块。而国内相关工具的使用较少，有待进一步研发和应用。

第四节　实施变革的准备和维持

一、变革实施前的准备

在变革策略实施前，应与实践者/患者一起做好充分的准备，包括：①帮助实践者/患者建立对变革的认知；②说服实践者/患者，让他们理解变革的价值；③说服实践者/患者做出将付诸行动的决定；④帮助实践者/患者尝试改变；⑤确认实践者/患者感知到的价值。同时，以实践流程或实践标准等形式，设计一份全面、详细、可行的实践变革方案，使证据具有很好的可操作性。设计变革方案时，研究者应当评估当前实践环境并持续收集利益相关人员的反馈，以及时调整变革方案的内容；同时，降低变革方案的复杂性能够增加实践者的接受度。通常工作人员会认为，任何改变现行做法的措施都不应该耗费时间、增加复杂性或工作量。若变革涉及的场所比较大，应在1～2个科室开展预试验。预试验计划应包括时间要求、如何获得管理层的授权和支持、实践环境的准备及如何进行结果评价。预试验可以让研究者根据当前实践环境来调整变革实践过程，通过实践者主导变革来促进证据更好地融合到当前实践环境中，即成功的预试验可以提高组织对变革实践的适应性。实践者还可以通过预试验明确下一阶段变革实践所需的医疗设备、人员配置、文件资料及成本等资源。

二、实施、监测变革过程并评价结果

一旦变革方案开始实施，研究者应对变革过程进行密切监控。通过对变革实践的监控，确定组织传播变革的程度以及发生了哪些改变。另外，为确保变革的有效实施，通过持续监控决定现行的措施是否需要修改或增加新的措施。变革的目的在于促进证据的临床转化和实施，以优化临床照护质量和改善成本效益，变革结果不但受到证据质量的影响，还受到其他因素如患者和医护人员、实践环境等因素的影响。因此，相同的变革方案在不同的实践对象、实践者和实践环境中的变革过程和结果是不同的。在监测变革过程环节，可根据所选择的知识应用类型监测不同的内容，如概念性知识应用要监测应用者知识水平、态度方面有无改变；工具性知识应用牵涉应用者行为和实践过程有无改变；策略性知识应用牵涉对知识进行一定的操控和处理，从而使其达到拥有权力和利益的目的。

在监控阶段必须对干预措施和计划的效力进行判断，以便对这些措施进行相应的调整和修改。同时，对知识应用的效果进行评价，以判断知识应用后在患者、临床实践者及组织系统方面是否有不同的改变或达到了预期的结果。实践者还可采用质量改进评估工具来收集患者的满意度、疾病相关结局及医护人员的反馈等数据，分析变革前后数据的变化，以评价变革在特定实践环境中的有效性。

三、整合和维持变革策略

证据临床转化的最终阶段为维持证据在临床的实施。研究者应定期接收实践者的反馈，制订促进知识持续应用的干预策略，提高实践者对证据的长期依从性。同时，证据临床转化是动态的循环过程，尚未解决的问题或新出现的问题，应当进入下一个循环过程，直至所有问题被合理解决。研究者应当与利益相关人员共同讨论及调整变革内容，将变革方案整合到现行临床实践标准中，并持续监控变革的整合和维持过程。在这一阶段，研究者应当考虑实践环境的组织及文化因素，获得上级管理层的支持，并且遵守组织机构现行的工作模式，管理层需要参与变革的应用及传播过程；与利益相关人员进行持续沟通，鼓励其参与变革决策的全过程；为医护人员提供变革所需资源，对实践者进行持续教育；对变革进行持续监控，以保障变革方案在实践环境中平稳的整合和长久的维持。

证据临床转化开展变革的过程涉及系统层面、实践者层面和患者层面，基于障碍因素分析，整合可利用的资源，组织利益关联人参与，开展形式多样化、适于临床实施的变革措施，不断监测，及时发现问题解决问题，以期达到良好的临床实施效果。

（张晓菊）

参考文献

[1] 陈凤珍，董元鸽，张晓菊，等. 口服大剂量糖皮质激素的非糖尿病化疗患者血糖控制的循证实践[J]. 护士进修杂志，2018，33(21)：1960－1965.

[2] 成磊，陆春梅，张玉侠，等. 提升早产儿出院家庭准备度最佳循证实践方案的制订和应用[J]. 中华护理杂志，2016，51(7)：787－791.

[3] 勾桢楠，张晓菊，陈雅琼，等. 妇科肿瘤患者术后导尿管管理的循证实践[J]. 护士进修杂志，2019，34(01)：35－40.

[4] 顾莺，胡雁，张玉侠，等. 儿科外周静脉留置针维护的最佳证据应用[J]. 护理学杂志，2014，29(15)：52－55.

[5] 郭卫婷，王文君，曹英娟，等. 老年患者医用黏胶剂相关性皮肤损伤预防及

管理的循证实践[J]. 护理学杂志,2020,35(4):69-73.
[6] 李海燕,张玲娟等. 基于循证的静脉血栓栓塞症护理预防方案构建与转化应用研究[D]. 上海: 海军军医大学,2020.
[7] 李慧文,谢茗珠,张晓菊,等. 直肠癌患者化疗相关性腹泻的循证实践研究[J]. 上海护理,2019,19(3):12-16.
[8] 米元元,沈月,郝彬,等. ICU 患者肠内营养支持并发腹泻的循证护理实践[J]. 中华护理杂志,2017,52(11):1291-1298.
[9] 王枫,倪雪萍,谷茜,等. ICU 危重患者院内转运的循证实践研究[J]. 上海护理,2018,18(09):70-72.
[10] 王树欣,韩文军,张丽君,等. PACU 内经口气管导管拔除最佳循证实践方案的制定和应用研究[J]. 护士进修杂志,2017,32(19):1731-1736.
[11] 王文超,胡静,张玉侠,等. 儿童中心静脉导管维护的最佳证据应用[J]. 护理学杂志,2017,32(07):33-37.
[12] 邢唯杰,张玉,顾春怡,等. 基于循证的孕产妇盆底肌功能训练教育计划与实践效果[J]. 护理学杂志,2017,32(18):49-52.
[13] 俞静娴,徐建鸣,胡雁,等. 原发性肝癌患者术前禁食禁水的最佳证据应用[J]. 护士进修杂志,2018,33(07):601-604.
[14] 虞露艳,应燕,王秋月,等. 小儿外周静脉导管敷贴固定和更换的最佳证据应用[J]. 中华护理杂志,2019,54(03):356-362.
[15] Harrison RL, Lyeri AF. Using nursing clinical decision support systems to achieve meaningful use [J]. Comput Inform Nurs, 2012,30(7):380-385.
[16] Joy H, Bielby A, Searle R. A collaborative project to enhance efficiency through dressing change practice [J]. J Wound Care, 2015(24):314-317.
[17] Kapp S. Successful implementation of clinical practice guidelines for pressure risk management in a home nursing setting [J]. J Eval Clin Pract, 2013,19:895-901.
[18] Levin RF, Fineout-Overholt E, Melnyk BM, et al. Fostering evidence-based practice to improve nurse and cost outcomes in a community health setting: a pilot test of the advancing research and clinical practice through close collaboration model [J]. Nurs Admi Q, 2011,35(1):21-33.
[19] Melnyk B M. Evidence-based practice in nursing & healthcare: a guide

to best practice[M]. New York: Wolters Kluwer, 2019.

[20] Sherman H, Soderhielm-Blid S, Forsberg C, et al. Effects of preventive home visits by district nurses on self-reported health of 75-year-olds [J]. Prim Health Care Res, 2016,17:56 - 71.

[21] Stacey D, Légaré F, Lewis K, et al. Decision aids for people facing health treatment or screening decisions [J]. Cochrane Database Syst Rev, 2017,4(4):D1431.

[22] Vabo G, Slettebo A, Fossum M. Participants' perceptions of an intervention implemented in an action research nursing documentation project [J]. J Clin Nurs, 2016,26:983 - 993.

[23] Zhang XJ, Lu Z, Hu Y, et al. Evidence-based implementation of peripherally inserted central catheters (PICCs) insertion at a vascular access care outpatient clinic [J]. World Evid-Based Nurs, 2017,14(2): 163 - 167.

第十四章

证据临床转化的研究设计

随着循证医学的不断发展，逐渐形成大量的证据。如何将证据整合、传播并转化到临床，供医护人员采纳并使用是卫生保健系统中亟需解决的问题。在此背景下，实施科学应运而生，它将循证实践整合到临床实践和健康政策中，弥补理论与行动、证据与实践之间的差距，以提高医疗照护质量和有效性。在实施科学的推动下，一系列的证据转化与临床实施的理论探索和实证研究已经开展。证据临床转化是一个系统、复杂的过程，涉及多个阶段多个环节。其中，后效评价阶段的研究设计是一个重要的环节，用以指导证据转化过程的步骤和方向，从而得到理想和可信的结果。

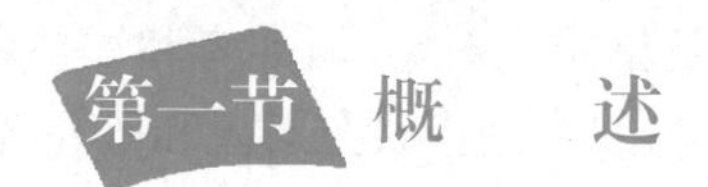

第一节 概　　述

一、研究设计的相关概念

1. 研究对象

在进行证据临床转化时，要根据研究目的确定研究对象的来源，比如医护人员、患者、患者家属等。要明确研究对象的纳入和排除标准，尽可能按随机原则选取样本，并注意样本的代表性。要保证有足够的样本量。“足够”的标准应根据研究的精度和变量的变异程度而定。精度要求越高，样本量越大；变量的变异越大，样本量越大。

2. 观察指标

观察指标就是确定研究数据的观察项目，通过指标所取得的各项资料，可归纳出研究结果。观察指标的选择通常取决于研究目的，同时应注意以下特征：①客观性，采用仪器、化验等方法采集客观指标，采用信效度较好的评定量表采集主观指标。②合理性，所选指标能准确反映研究的内容，且具有特异性。③可行性，所选指标能真正获得科学数据。④灵敏性，选择能明确反映指标真正效果及灵敏度高的指标。

二、研究设计的基本原则

1. 设立对照

在证据临床转化过程中，除了来自干预措施本身的影响外，还有一些非干预因素也会对研究结果产生影响，设立对照就是为了控制非干预因素的影响。设立对照时要求所比较的各组间除干预因素不同外，其他非干预因素尽可能相同，从而能够正确评价干预效果。

2. 随机化

随机化包括随机抽样和随机分组。从目标人群中选择研究对象时，要符合随机抽样的原则，纳入符合标准的研究对象，用样本所得结果代表总体的状况。在随机抽样基础上，对研究对象进行随机分组，使每一个研究对象都有同等的机会被分到观察组和对照组。

3. 盲法

采用盲法是为了不让研究对象、研究者和评估者知道研究对象的分组和接受干预措施的具体状态，使研究结果更加真实、可靠。根据盲法的程度，可分为单盲、双盲和三盲。单盲是指研究对象、研究者和评估者 3 方中的一方(多数是研究对象)不知道分组情况；双盲是指研究对象和研究者均不知道每个对象被分配到哪一组；三盲是指研究对象、研究者和研究管理者或资料分析者均不知道分组和处理情况。在证据临床转化研究中，往往只能对研究对象和资料分析者设盲。

第二节 证据临床转化的研究设计

卫生保健领域的证据临床转化研究可采用量性、质性和混合方法开展，这些方法有助于研究者了解研究背景与环境、评估实施策略、识别干预过程的变化。质性研究侧重于描述和理解循证干预过程中人们的行为和经验看法，通过个人访谈、焦点小组访谈、参与式观察等方法获得资料。量性研究侧重于通过结构化的研究设计对数据进行量化处理、检验和分析。混合研究是指在同一研究中同时或按顺序采用质性和量性的方法。

一、基于问题的研究设计方案

在考虑证据临床转化的研究设计方案时，要始终牢记研究的基本目的，也就是以问题为基础。本证据转化的目的是什么？是为了评估循证干预措施的有效性，还是评估推动循证干预措施的实施策略？基于研究目的的不同，可有以下几种研究设计方案。

（一）真实世界研究

真实世界研究（real-world study，RWS），即在较大样本量的基础上，根据患者的实际病情和意愿非随机地选择治疗措施，开展长期评价，并注重有意义的结局指标。主要评估循证干预措施在日常临床实践中的效果，是用以回答临床决策者所面临问题而设计的一种研究方案。它力求最大限度地扩大循证干预措施实施方式的变异性（如场景、环境、医疗护理措施、研究对象类型），并希望把研究结果最大化地应用到其他场景中。通过这种类型的研究，可以提供有力的证据，证明干预措施在真实世界条件下的效果，为临床决策和政策制定提供信息。

1. 真实世界研究的目的

真实世界研究旨在为决策者（包括患者、患者家属、临床医护人员、管理者、决策者）提供信息，而不是阐明生物学或社会机制。研究招募与具体决策相关的群体，这些群体能够代表与决策有关的人群或社会机制。其最终目的在于理顺循证干预措施的流程与数据采集，为临床决策和政策制定提供足够的把握度，或者使干预措施能够聚焦于测量范围广泛的结局。

2. 真实世界研究的特点

真实世界研究追求最大程度的外部准确度，使结果具有外推性，所以它要尽量反应循证干预措施所要涉及的所有人群。通常用于评估一整套干预措施的整体效果，而无法用来评估该措施中不同组成成分对结局的影响。该研究设计方案纳入的研究对象要有代表性，通常不作严格限制，尽可能接近临床实际情况。对象的来源要尽可能广泛，如来自社区卫生服务中心、专科医院、综合性医院。资料收集和评价更注重健康相关结局，比如生活质量、患病率等。

由于真实世界研究是在日常临床环境中开展，所以比较适合进行成本效益评价。研究结果对决策形成、治疗护理方案的确立等有潜在的巨大影响。但该类研究设计方案会增加资源的使用，增加研究费用。另外，可能因为缺乏盲法而造成内部准确度的降低。因此，往往需要在对研究对象分组时实施严格的随机化，以减少选择性偏倚。在结局测量时，安排不知分组情况的独立观察者进行结局测量，使测量结果更为客观。

3. 真实世界研究举例

Witt 等(2006)为了评价针刺疗法治疗慢性腰背痛的效果和成本效益,将 11 630 名慢性腰背痛患者按其意愿分配至随机对照试验组和非随机试验组。愿意接受随机分配的患者被随机分配至观察组和对照组,观察组接受 3 个月的针刺治疗,对照组接受 3 个月常规保健措施后再接受 3 个月的针刺治疗。拒绝接受随机分配的患者进入非随机试验组,接受 3 个月的针刺治疗。评价指标为基线、3 个月和 6 个月时的腰背功能损失值、健康相关生活质量、腰背痛评分和针刺不良反应。

研究对象的纳入标准非常宽泛,患者不能因为具有合并症或正在服用其他治疗药物而被排除,从而反映日常临床实践的真实情况。分组比较灵活,结合患者意愿进行随机分组。在治疗期间,医生对治疗方案有选择性倾斜,可根据自身的习惯性诊疗行为进行分组,只要对患者有利,允许对每个患者使用复杂、个性化的治疗。研究过程也没有对医生和患者实施盲法。

(二) 效果-实施混合研究

效果-实施混合研究(effectiveness-implementation hybrid design, EIHD)是将有效性和实施研究结合在一起,以评估循证干预措施的效果,推动循证干预措施的实施策略。使研究者能够同时评估在真实世界环境中(日常临床环境中)引入循证干预措施的影响,以及实施这些干预措施的效果。这种研究设计方案不仅加快了原本可能非常耗时的过程,而且也使研究者能够识别重要的干预-实施交互作用,利用这些信息为有关最佳实践的决策提供相关参考。

1. 效果-实施混合研究的类型

(1) Ⅰ型混合设计　主要评估循证干预措施对相关结局指标的影响,同时观察和收集关于实施情况的信息。通常在测量研究对象接受循证干预措施后的疾病/健康相关结局指标后,通过定性、过程导向或混合方法评价实施策略的可行性、可接受度等。

(2) Ⅱ型混合设计　是指对循证干预措施和实施策略的双重测试,即干预措施的效果和实施策略的评估处于同等地位。

(3) Ⅲ型混合设计　主要评估实施策略,同时观察和收集循证干预措施对相关结局指标影响的信息。通常使用干预措施的采用率和保真度来评估实施策略。

2. 效果-实施混合研究举例

Palumbo 等(2017)指出,健康自我管理是一种以康复为导向、以课程为基础的实践,旨在帮助有严重心理健康问题的成年人作出决定并采取行动管理症状,改善生活质量，是国际公认的用于疾病管理的最佳实践措施。为了评价健康自我管理方案对严重心理疾病患者的效果，研究者采用效果-实施混合试验，将14例患者随机分配至健康自我管理组和常规治疗组。健康自我管理组每周参加4次2小时的课程，为期1个月，其中包括根据参与者的目标选定的课程。两组均接受每周的计划性治疗，并继续药物治疗。该研究评价干预后两组患者的认知功能、精神病理学、个人资源和在现实世界中的功能。除此之外，也评价健康自我管理方案实施的可行性，即该方案在实施过程中是否有效，期望从成功或失败的原因中寻找有效的促进方案实施的方法。

（三）质量改进研究

质量改进研究是指在真实情景分析的基础上提出研究问题，针对关键问题构建干预措施并应用干预措施，以改进卫生保健中的不足，并维持长期的变革效果，持续促进医疗保健质量。这种研究设计方案包括一组结构化周期性的过程，常称为计划-执行-研究-处理（plan-do-study-act cycle，PDSA）循环，又称为戴明环、PDCA（plan-do-check-act）循环、休哈特循环，即持续不断地采用科学方法制定计划，实施计划，分析和解释结果，然后提出下一步行动计划。质量改进研究通常用于卫生保健系统的质量研究，评估某种正在研究的循证干预措施是否会显著改变结局，评判这些措施在真实情景中的适用性、可行性和嵌入性，以及对实践者行为的促进作用和医疗系统的改变。因此，这种研究设计方案通常涉及随时间推移的重复和定期检测，然后周期性、重复地利用检测结果改进临床实践结局。

1. 质量改进研究的流程

（1）计划　通过对现状的把握和分析，找出问题，运用头脑风暴法等集思广益的科学方法找出导致问题产生的所有原因。通过Pareto优选排序分析主要及次要原因，然后针对主要原因制定对策和计划。制定的对策和计划要明确回答“5W1H”，即为什么执行该措施（why），达到什么目标（what），在哪里执行该措施（where），由谁负责完成（who），什么时候完成（when）以及如何完成（how）。

（2）执行　按照预定的计划、标准，根据已知的内外部信息，设计具体的行动方案并进行布局，再根据设计的方案和布局进行具体操作，试验性地开展小规模改进。

（3）研究　评价改进措施是否取得预期效果，同时分析一些特定的流程。方案是否有效、目标是否完成，需要评价后才能得出结论。将采取的措施进行确认后，对采集到的证据进行总结分析，把完成情况同目标进行比较，看是否达到了预定的目标。如果没有出现预期的结果时，应该确认改进措施是否按照计划进行。如果是,就意味着对策失败,那就要重新进行最佳方案的确定。

(4) 执行:总结成功经验,制定相应标准,便于今后的执行和推广。对于未能解决的问题,总结经验,吸取教训,转入下一个循环。

2. 质量改进研究的特点

质量改进研究常常依赖于其所在的背景和环境。质量是一个永无止境的目标,质量改进措施需要根据反馈结果不断调整,且涉及复杂多部门的干预。所以,PDSA 循环就是大环套小环、小环保大环、推动大循环的不断循环过程。它呈阶梯式上升,每循环一次就解决部分问题,取得部分成果,质量就会提高一级,然后再制定下一个循环,再运转、再提高,不断前进,不断上升。

3. 质量改进研究举例

在卢晓红等 2020 年发表的"基于证据的持续质量改进模式的住院患者低分子肝素皮下注射的循证护理实践"一文中,低分子肝素因其安全性和有效性在临床被广泛使用,但皮下注射低分子肝素容易出现瘀斑、硬结、疼痛等不良反应,从而加重患者心理负担,降低治疗依从性。研究者分析导致研究场所(某三甲综合医院心血管内科)发生这些问题的可能因素,如护理工作流程不合理、护理人员缺乏低分子肝素皮下注射的相关循证知识。然后,制定相应的对策和计划,如更改工作流程和护理职责、开展相关知识培训和讨论。研究场所的护理人员执行这些对策后,研究者从护理人员循证知识知晓率、护理人员行为改变情况、患者疼痛评分和患者不良反应发生率等几个方面评价改进措施是否达到了预期目标。结果发现,虽有改善,但效果不明显。在分析原因、总结经验后,研究者进一步提出了改进措施,如更换注射器、增加新入科护士的规范化培训等,开始新一轮的质量改进。

二、常见的研究设计类型

(一) 整群随机试验

整群随机试验是以具有某些共同特征的个体构成的整群(如家庭、社区等),而非单个个体作为研究对象,采用随机抽样的方法将整个群分配到不同处理组,以整群为研究对象进行干预、随访,比较不同处理组的效应。这种设计类型适合于不仅作用于个人而且对群内的其他人也会造成影响的干预,以及基于整群形式更加容易开展的干预。很多证据临床转化研究要评价基于证据的干预措施在人群中实施后的效果,为医院或其他卫生保健部门进一步制定相关政策提供依据。此时在个体层面的干预通常比较难以实施,而是要针对群体进行干预。

1. 整群随机试验的关键要素

（1）随机化分组 整群随机试验的随机化分组包括完全随机化、分层随机化和匹配随机化。如果整群的样本数量较小、整群之间的变异度较大时，比较适合分层随机化和匹配随机化。①完全随机化：将整群按简单随机方法分配到不同处理组，适用于整群样本量较多、整群规模相近的情况。②分层随机化：根据整群的特性（如地理位置、机构特征等）分成互不相交的层，每一层包含 2 个以上基本特征相似的整群，但各层之间的基本特征可能差别较大。然后，在每一层将整群随机分配到观察组和对照组。层的数量不宜过多，保证整群间的均衡。③匹配随机化：由于每个整群内的个体情况难以控制，并且整群样本数量通常较小，为了防止观察组和对照组的整群在基线时明显不匹配，在随机化之前就按照影响结局变量的重要因素，对整群进行匹配，形成尽可能相似的“整群对子”。然后，将匹配的 2 个整群随机分配到观察组和对照组，从而保证两组的基本特征的均衡。

（2）“沾染”问题 整群随机试验不容易掌握研究对象的行为，且研究场所的情况复杂，所以研究对象的行为具有多样性。再加上社交媒体的广泛使用，对照组可能采用与观察组相同的措施。这些都使得研究不可避免的出现“沾染”问题。为了尽可能减小“沾染”，可以选择具有明确地理分界的整群作为观察单位，或者扩大整群的范围。也可以通过设立外对照的方法评价“沾染”。外对照是指除研究中已有的观察组和对照组外，选择研究以外的某个可比的整群作为对照。

2. 整群随机试验的特点

整群随机试验以整群为单位，群内的研究对象依从性较好，抽样、随机化分组和组织协调都比较方便，因此研究结果较为可信，研究费用较低。但这种设计需要较大的样本量，群内相关系数越大，需要的样本量越大。整个研究的实施和分析过程也比较复杂。

3. 整群随机试验举例

在 Hayes 等于 2019 年发表的“Effect of universal testing and treatment on HIV incidence—HPTN 071(PopART)”一文中指出，HIV 普遍检测和治疗对于 HIV 预防的重要性已经得到证据支持，但该措施能否在人群中有效实施并降低 HIV 感染率尚不清楚。为此，研究者在赞比亚和南非进行了一项为期 3 年的整群随机试验，将赞比亚和南非的 21 个社区（总人口约 100 万）随机分成 A、B、C 3 组：A 组提供普遍检测，阳性者给予抗病毒治疗；B 组提供普遍检测，根据当地指南给予治疗；C 组给予常规检测和治疗。每个社区随机抽取 2 000 名 18～44 岁的成年人，比较他们在干预后第一年和第三年的 HIV 感染率。对于 HIV 阳性者，在干预后第二年比较病毒抑制情况。

（二）阶梯试验设计

阶梯试验设计（SWD）多用于评价“利大于弊”干预措施的效果，如健康教育、免疫接种、筛检、医护人员培训等。当某项干预措施已被证实有效，只在部分研究对象中实施干预（平行设计）或从正在接受干预的研究对象中撤出干预（交叉设计）不符合伦理学要求，或由于逻辑要求、实际操作或经济资源的限制，只能分阶段实施干预时，阶梯试验设计就比较合适，它是实施性研究中较为严谨的一种研究设计类型。

1. 阶梯试验设计的基本原理

阶梯试验设计通常不设置专门对照组，而是根据研究目的对若干参与者（个体或群组）进行随机编号，按照随机顺序给予对应参与者干预，已纳入的参与者持续接受干预，未纳入的参与者保持等待状态，直至其接受干预。如此反复至所有参与者均接受干预，达到“有益”措施的全面覆盖。以一个分 5 次进行干预的阶梯试验设计为例，把研究对象分成 5 组，分别编号 1～5，并将干预的时间划分为 5 个时间段。通过随机数字表法或抽签法等，获得数字 1～5 的随机排列顺序。按照该顺序，在第一个时间段对第一组进行干预，其余组处于“等待干预”状态；在第二个时间段，对第二组进行干预，此时第一组仍然继续接受干预，其余 3 个组等待干预；以此类推，至第五个时间段结束，所有组都接受了干预。阶梯试验设计的流程如图 14-1 所示。

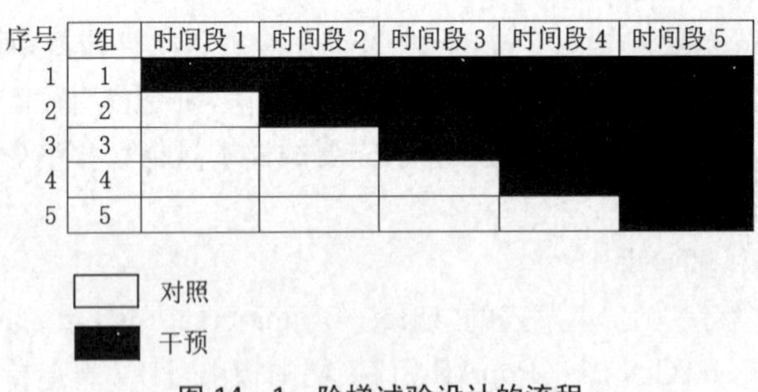

图 14-1 阶梯试验设计的流程

2. 阶梯试验设计的特点

阶梯试验设计可节省资源，在人群范围内全面实施某“有益”的干预，且能保证随机对照的统计效能。还可用来发现或控制时间趋势对效果评价的影响。不过，该设计方法要求的研究周期较长，无法对研究对象和干预实施者做到双盲，只能对结局评价者设盲。另外，研究对象容易知道哪些组正在接受干预，从而造成“等待干预”组和“正在干预”组之间的沾染。此外，还存在一些统计学问题，比如阶梯设计效应、干预的步数和治疗效应延迟。阶梯设计效应是指在样本量相同的情况下，阶梯设计获得的统计量比平行设计小，导致犯Ⅱ类错误的概率增加。干预的步数会影响统计效能，在群组数一定的情况下，干预的步数越少，即每一步同时接受干预的群组数越多，统计效能越低。但实际上，一步只在一个群组中实施干预并不可行，因为这样会延长整个研究的时间。所以，需权衡干预步数和群组数的关系，以保证较高的统计效能。治疗效应延迟是指实施干预后的效果在一个或多个时间段后才能完全显现出来，延迟的越多则统计效能的损失越大。因此，每一个干预时间段的长度最好足够长，使在该时间段实施的干预效果能够在下一步开始之前完全显现。以上这些实施过程因素和统计学因素都会影响研究结果的稳定性。因此，在进行阶梯试验设计前必须进行严谨、认真的计划，按照计划严格实施，并有专业统计人员的全程参与。

3. 阶梯试验设计举例

在 Durovni 等在 2010 年发表的“The implementation of isoniazid preventive therapy in HIV clinics：the experience from the TB/HIV in Rio（THRio）study”一文中提到，结核病是巴西里约热内卢的一个主要公共卫生问题，HIV 感染者往往同时是结核隐性感染者。有些研究已证明异烟肼可以降低 HIV 感染伴结核隐性感染者的结核病发病率。巴西当地的指南也建议 HIV 感染者接受结核杆菌检测，如呈阳性即给予预防性治疗。但事实上，接受结核病预防性治疗的 HIV 感染者非常少。为了促进他们预防性服用异烟肼治疗，研究者采用了阶梯试验设计，将里约热内卢的 29 家诊所随机编号，每 2 个月纳入 2 个诊所进行干预，直至 29 个月后所有诊所都被干预。主要评价指标是 29 个月的研究期间、在诊所接受治疗的 HIV 感染者中活动性结核病的发病率。在所有诊所都接受干预后，又对他们进行了 12 个月的随访，检查结核病的发病率是否持续下降。

（三）序列多次分组随机试验

序列多次分组随机试验（sequential multiple assignment trials，SMART）设计是实施科学中的一种方案优化设计，它可以告知适配性干预措施的发展。所谓适配性干预措施，是通过一系列决策规则来多阶段进行操作的过程，这些规则建议何时以及如何修改干预措施，以使长期效果最优化。

这种设计类型基于研究对象的反应而对干预措施进行排序，既比较不同干预顺序所产生的不同效果，又比较不同干预内容和持续时间所产生的不同效果。它提供了一种系统的方法来测试序列干预中涉及的决策规则，研究结果不仅可以为决策者提供与干预措施有效性相关的信息，还可以提供与优化干预措施相关的信息,以最大限度地提高临床效益并影响临床实践指南。

1. 序列多次分组随机试验的关键步骤

(1) 形成研究问题 SMART设计主要解决3类研究问题,“是否某个干预措施更有效?”“最佳的干预顺序是什么?”“这个干预顺序对谁有效?”

(2) 决定干预顺序 SMART设计可以清晰地评估不同干预顺序和干预内容组合所产生的影响,而不仅仅是评估单一干预措施的效果,因此旨在关注如何优化循证干预措施的顺序。研究者第一步应确定需要评价的循证干预措施,这些措施的频率、强度最好是可以调节的。然后,决定不同干预方案,如继续原来的干预措施、增强/增加干预措施、换成其他干预措施。

(3) 明确研究对象对干预的反应 通过分析一些指标在统计学上的差异、研究对象临床表现的改变等,明确所实施的干预措施是否对研究对象起作用。然后,通过决策规则将这些改变连接到特定的干预方案。

(4) 识别触发因素 触发因素可用于作出治疗决定,从而对研究对象进行有针对性的(“量身定制”)干预。SMART设计可以帮助研究者决定哪些亚组人群会受益于不同的干预方案,以此决定更有效的干预路径。SMART设计的流程如图14-2所示。

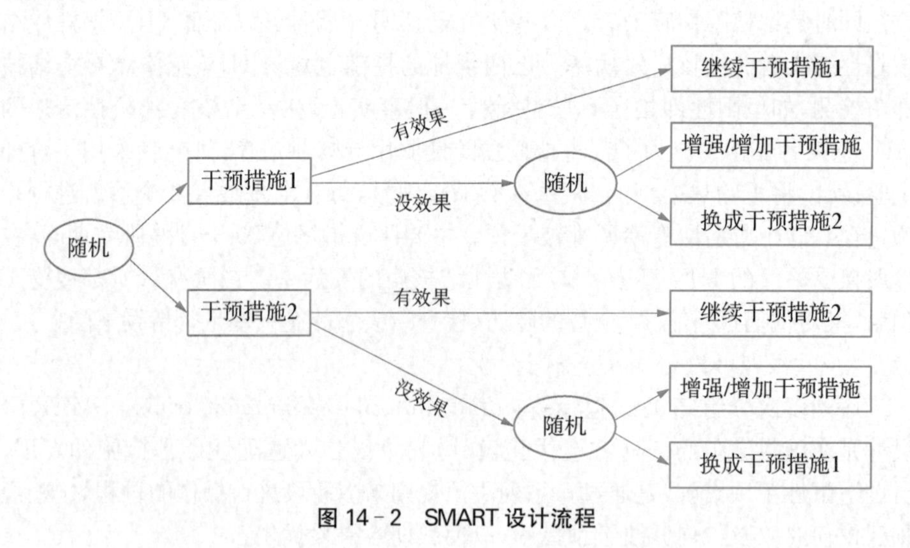

图14-2 SMART设计流程

2. 序列多次分组随机试验的特点

SMART设计提供了灵活的研究方案,具有重要的临床意义,对于临床医护人员、管理者、决策者提供最优决策路径。它需要在第一阶段后通过更复杂的程序对研究对象进行重新随机化。这种设计也无法对在第二阶段增加或改变干预措施的研究对象实施双盲。另外，所有的干预措施都必须是基于证据的措施。

3. 序列多次分组随机试验举例

在 Sikorskii 等于 2017 年发表的一项旨在促进癌症患者症状管理的研究中，研究者采用 SMART 设计，把癌症患者和他们的照顾者随机分配到反射疗法组(按摩足部穴位)、正念疗法组和对照组。实施干预 4 周后，如果反射疗法组和正念疗法组患者的疲劳没有改善(无反应)，那么再随机分为两组，或在第 5～8 周额外接受相同的治疗措施，或再增加另一种治疗措施。该研究要解决的问题是：①比较反射疗法组和正念疗法组患者在第 1～4 周的疲劳严重程度、总的症状、抑郁症状和焦虑，从而确定这两种疗法的相对有效性，以及对每种疗法有反应/无反应患者的特点。②对于 4 周反射疗法无反应的患者，在第 5～8 周增加正念疗法，与继续仅进行反射疗法相比，患者的症状有何差异。③对于 4 周正念疗法无反应的患者，在第 5～8 周增加反射疗法，与继续仅进行正念疗法相比，患者的症状有何差异。④比较第一次随机分组的 3 组患者症状的差异。⑤探索与最佳患者症状结局相关的患者及照顾者特征，为今后干预的决策规则确定触发因素。

(四) 多阶段优化策略

多阶段优化策略(multiphase optimization strategy, MOST)是用于指导构建、优化和评估多因素干预方案严谨有效的设计类型，通过规范的优化流程，不断促进高质量的多因素干预项目形成，从而为临床提供最经济有效的多因素干预。

1. 多阶段优化策略的内容

(1) 筛选阶段　此阶段的目的在于根据某一干预要素的作用决定其是否被纳入综合干预方案，这些要素包括程序要素(干预的内容)和传递要素(干预实施因素)。要考虑哪些程序要素有效且可以促成正性结果，需被纳入干预中；哪些程序要素无效或起反作用，需被排除；哪些传递要素有效、对干预结果有影响、对维持干预精度起作用。

(2) 优化阶段　此阶段将筛选阶段纳入的干预要素进行一定的调整，使每一个要素优化到最佳，从而形成最终优化干预方案草案，即确定最适宜干预剂量和干预内容组合。它也是再筛选的过程，可多次循环进行。要考虑在筛选阶段确定的干预要素，哪些属于最优水平，最优水平是否受个体或群体的特征所影响。

(3) 证实阶段　此阶段是验证优化干预方案的作用和效果。需解决两个问题，干预是否有效和干预方案是否适合在大样本人群中推广。

2. 多阶段优化策略的实施流程

首先在相关理论、临床经验、前期研究等基础上初步了解可能有效的干预要素(程序及传递要素)。针对待检验的要素，分析随机对照试验对干预要素的作用效果，根据试验结果判断某一干预要素是否被纳入，或某一干预要素的强度，形成初始干预方案。然后通过进一步实验或非实验研究，确定初始方案中干预要素的最佳干预剂量或强度，评估关键影响因素的作用，同时解决第一阶段遗留的问题。此外，实施成本也将纳入考核，在综合考虑方案有效性及成本效益后，形成优化干预方案。最后，通过标准化随机对照试验，对优化方案进行评估，验证其有效性及推广性。若试验结果显示，优化干预方案效果及成本效益远不及目前标准化干预方案，则需重新退回至第一阶段研究；若试验结果证实其效果及成本效益优于标准方案，则可作为最终方案进行发布与推广。MOST 设计的流程如图 14 - 3 所示。

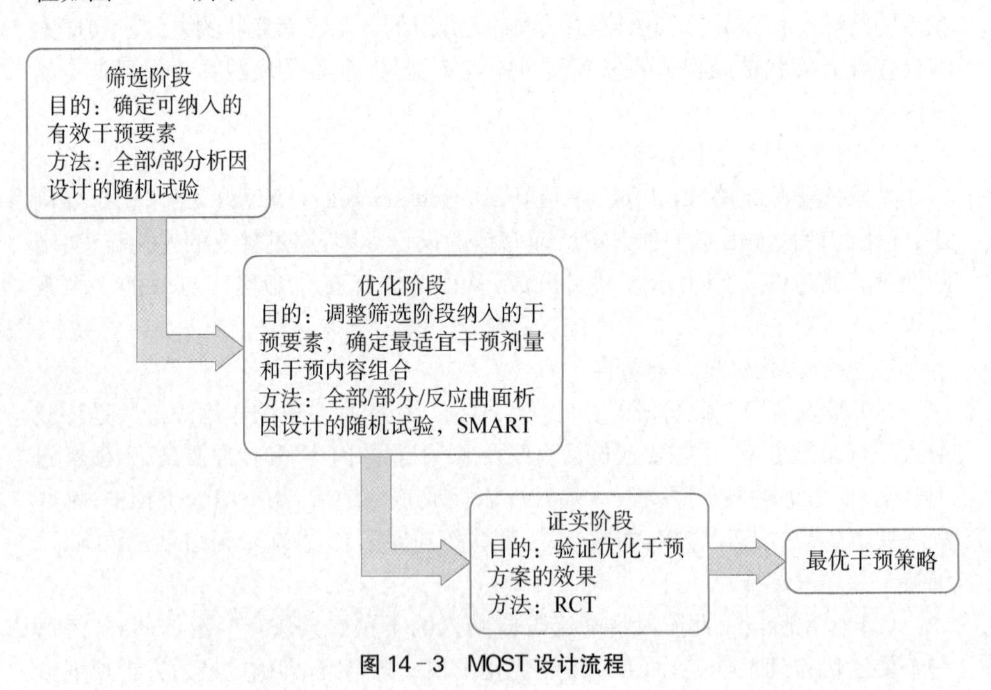

图 14 - 3 MOST 设计流程

3. 多阶段优化策略举例

在 Piper 等于 2018 年发表的针对处于戒断及维持期的戒烟者构建最优戒烟方案中，采用了 MOST 设计。研究者首先从 11 种戒烟干预措施中筛选出 5

种可能有效措施(26 周或 8 周的尼古丁替代治疗、电话随访、药物依从性追踪、自动用药提醒,以及伴或不伴反馈咨询的电子药物检测),探讨这 5 种措施的组合效应,形成综合优化戒烟方案。最后,研究者确定通过一项随机对照试验验证综合优化戒烟方案的具体效果。吸烟者被随机分配到常规治疗组(10 分钟面对面咨询、8 周尼古丁贴片、电话随访)与优化治疗组(3 周准备期润喉含片、26 周尼古丁贴片＋润喉含片、3 次面对面咨询＋8 次电话随访、7～11 周自动用药提醒),以自我报告和客观测量(呼出一氧化碳浓度)的 7 天吸烟节制率作为评价指标。

(五) 中断时间序列

中断时间序列(interrupted time series, ITS)属于类实验设计,在缺少有效对照的情况下,通过收集干预前后多个时间点的结果数据,对结局指标开展持续、自然的观察,准确地建立模型,评价干预措施的效果,包括干预前后的水平变化和趋势变化,得到稳健的评估结果。它是一种严谨的、评估干预措施效果最强的类实验研究设计,对干预效果评价的统计效率可与随机对照试验媲美。目前,在卫生保健项目和措施评价中的应用尚不多,在循证护理实践领域中的应用更是少之又少。

1. 中断时间序列的特点

中断时间序列设计收集的数据是干预措施前后多个时间点的数据,能够定量检测和评价干预措施是否有效。一般从两个方面进行评价:一是通过干预点前后的结局指标的变化;二是通过评价干预实施后的"长期趋势"的变化,即评价因变量的变化趋势。因此,中断时间序列设计既可以评价干预措施是长期还是暂时的作用及作用的强度,又可以估计不同时间点的作用大小及时间作用趋势的变化。它可以较好控制成熟因素、前期历史因素(如受试者个人因素)和后期历史因素(如试验过程中的环境因素),在前后对照的基础上,通过对结局指标的反复测量,降低由于测量次数减少而发生偏倚的概率,以更加科学地评价结局变量的改变是否与干预措施有关,有效评估循证干预措施的效果。值得注意的是,该研究设计类型的分析依靠观察点的数量,尤其当样本量(观察点)少时,更多地反映了结局变量的短期改变而不是长期趋势。由于缺乏对照组,无法控制与干预同时发生的偶然事件的影响。对结局指标的反复测量也容易导致研究对象由于疲劳而降低积极性。另外,作为类实验性研究,不能做出结局变量的改变与干预因果关系的推断。

2. 中断时间序列的步骤

中断时间序列可有以下步骤:①考虑干预措施是否可清楚分为前、后阶段;

结局指标最好是能在干预后迅速反应或有明确滞后反应的短期结局指标;干预前后的观察时点较多,判断是否合适采用中断时间序列。②基于以往证据进行假设,评估干预可能对结局产生的水平或斜率的影响,构建影响模型。③识别潜在趋势、结节性和离散值,进行描述性分析。④进行回归分析。⑤考虑不同统计方法的细节。⑥模型检查和敏感性分析。

3. 中断时间序列举例

在张晗希等于 2020 年发表的"应用中断时间序列分析我国'四免一关怀'政策实施前后对艾滋病相关病死率的影响"一文中,为了评估中国自 2004 年开始实施的艾滋病防治"四免一关怀"政策的实施效果,力求加强艾滋病防治工作,遏制艾滋病流行蔓延。研究者利用 1993～2012 年艾滋病报道病例的相关信息,以病死率为结局指标,将 2004 年作为干预分界点,对政策实施前(1993～2003 年)和实施后(2004～2012 年)2 个阶段的数据采用中断时间序列分析病死率的变化。结果发现,在 1993～2012 年期间,中国艾滋病相关病死率有所降低。2004 年,整体 HIV/AIDS 的艾滋病相关病死率较 1993～2003 年减少 1.5%;2005～2012 年后,整体 HIV/AIDS 的艾滋病相关病死率也呈下降趋势。说明"四免一关怀"政策的免费抗病毒治疗达到了较好效果。在同一社会环境下,由于大多数患者接收了"四免一关怀"政策,即都接受了干预,难以找到有效的对照组。所以,该研究利用中断时间序列评估政策干预对艾滋病相关病死率的影响,从而得到稳定的估计结果。但由于伴随的其他解释变量可直接或间接影响结局变量,所以不能确定政策干预前后的改变与干预措施有明确的因果关系。

(六) 非随机同期对照设计

非随机同期对照设计是临床传统采用的一种研究设计,它设立同期对照,但观察组和对照组未严格按随机化原则进行分组,由研究者根据病情及有关因素确定研究对象的分组或按不同地点加以分组。由于循证实践的特殊性,许多证据转化研究并不能够采用随机对照试验,此时可采用非随机的方法将研究对象分组。如某医院计划开展慢性心力衰竭患者出院准备的证据转化项目,由于该医院有 2 个心内科病房都收治慢性心力衰竭患者,因此可以将其中一个病房作为对照组,而另一个病房作为观察组,进行最佳证据的临床转化。再比如,在中心静脉导管留置患者导管接头维护的最佳证据转化研究中,选取某一肝外科病房和胆道外科病房作为观察组,另两个肝外科病房作为对照组,将导管阻塞率作为结局指标之一,比较中心静脉导管留置患者导管接头维护的最佳证据转化对患者导管堵塞率的影响(邹志辉等,2019)。

非随机同期对照的方法简便易行，可行性与依从性较好，容易被研究者和研究对象接受。但由于非随机分配，可能因选择偏倚导致观察组和对照组基线情况不一致，缺乏可比性。在研究过程中也难以盲法评价研究结果，造成许多已知和未知的偏倚影响研究结果的真实性，论证强度也相应减弱。

（七）自身对照设计

自身对照设计是指将研究对象分为前、后两个阶段，进行证据临床转化后，比较两个阶段的结果。它是目前循证护理实践领域证据临床转化最常采用的研究设计类型之一。研究者在获取证据后开展基线审查，对单一组研究对象采用准确、无偏移的方法收集资料，测量结局指标。根据基线审查的结果，明确该领域证据应用的现状、存在的问题、障碍因素等，确定临床实践与最佳实践的差距，结合现有资源制定相应对策，然后开展实践变革，即干预。证据转化后，对同一组研究对象再次进行结局指标的测量，开展第二次审查，以此评价循证干预措施的实施效果。例如，手术室锐器伤预防的最佳证据应用项目选择某三甲医院的外科手术室作为研究场所，首先进行基线审查，通过观察、调查等方式了解医护人员预防锐器伤的临床实际情况，包括基于最佳证据的审查指标的执行率、对标准预防的认知情况等。在应用最佳证据进行实践变革后，在同样的场所开展第二次审查，收集相同的资料（王春灵等，2018）。

自身对照设计实施较为简便，可排除不同研究场所环境（信念、氛围、软硬件设施等）对结果的影响。但由于只在干预前后各测量一次，因此发生偏倚的概率较大，在一定程度上限制了研究成果的可推广性。

（八）历史对照设计

历史对照设计，在研究中仅设观察组，将以往一组同种疾病患者作为对照组，也是循证护理实践领域证据临床转化常采用的研究设计类型之一。与自身对照相类似，研究者在获取证据后开展基线审查，然后将证据应用于临床，开展实践变革，最后进行干预后的审查。不同的是，历史对照的资料通常来自医院或病房的病历资料、历史记录。例如，研究者于 2016 年 10 月开展预防血培养标本污染的最佳证据转化，在基线审查时查询 2016 年 1～9 月的所有血培养标本，统计污染情况，以此作为对照。实施了 2 个月的基于证据的最佳实践后，又统计了 2017 年 1～9 月的血培养标本污染率，以此评估证据转化效果（黄莺等，2018）。

历史对照设计也比较方便实施，可以节省人力物力，缩小研究样本。但由于两组研究对象的一般资料、自然病程、疾病状况等不完全一致，存在个体差异；而且诊疗护理技术、研究场所环境等随着时间的改变而发生变化，所以偏倚和混杂因素较多。

（陈　瑜）

参考文献

[1] 陈新林，李先涛，胡镜清. 复杂干预的设计和评价方法[J]. 辽宁中医药大学学报，2013，15(4)：81－83.
[2] 胡雁，王志稳主编. 护理研究[M]. 北京：人民卫生出版社，2017.
[3] 黄莺，陈瑜，蒋红，等. 预防血培养标本污染的最佳证据应用及临床实践[J]. 上海护理，2018，18(8)：65－67.
[4] 卢晓红，李少玲，崔岩，等. 基于证据的持续质量改进模式的住院患者低分子肝素皮下注射的循证护理实践[J]. 中华现代护理杂志，2020，26(28)：3940－3945.
[5] 那晓娜，刘爱萍. 整群随机试验在健康管理科研中的理论、设计和实践[J]. 中华健康管理学杂志，2019，13(6)：562－568.
[6] 邵华，王琦琦，胡跃华，等. 中断时间序列分析及其在公共卫生领域中的应用[J]. 中华流行病学杂志，2015，36(9)：1015－1017.
[7] 王春灵，凌华兴，徐建鸣，等. 手术室锐器伤预防的最佳证据应用[J]. 上海护理，2018，18(8)：72－75.
[8] 王婧婷，袁长蓉. 多阶段优化策略在多因素干预研究中的应用现状与前景分析[J]. 中华护理杂志，2016，51(12)：1521－1524.
[9] 邢唯杰，朱政，成磊，等. 质量改进研究的报告规范——SQUIRE 清单(第二版)[J]. 中国循证儿科杂志，2018，13(2)：141－144.
[10] 杨祖耀，詹思延. 阶梯设计在随机对照试验中的应用[J]. 中华流行病学杂志，2010，31(1)：92－95.
[11] 张晗希，韩孟杰，周郁，等. 应用中断时间序列分析我国“四免一关怀”政策实施前后对艾滋病相关病死率的影响[J]. 中华流行病学杂志，2020，41(3)：406－411.
[12] 钟婕，周英凤. 实施性研究的方法学及应用进展[J]. 中华护理杂志，2018，53(7)：862－866.
[13] 邹志辉，邵雪晴，仲冬梅，等. 中心静脉导管留置患者导管接头维护的最佳证据应用[J]. 解放军护理杂志，2019，36(1)：66－69.
[14] Durovni B, Cavalcante SC, Saraceni V, et al. The implementation of

isoniazid preventive therapy in HIV clinics: the experience from the TB/HIV in Rio (THRio) study [J]. AIDS, 2010,24(Suppl 5):s49 - s56.

[15] Hayes RJ, Donnell D, Floyd S, et al. Effect of universal testing and treatment on HIV incidence — HPTN 071 (PopART)[J]. N Engl J Med, 2019,381(3):207 - 218.

[16] Palumbo D, Landi S, Margolies P, et al. A hybrid effectiveness-implementation trial of wellness self-management program for patients with severe mental illness in an Italian day hospital setting [J]. Eur Psychiatry, 2017,41(Suppl): S96.

[17] Peters DH, Adam T, Alonge O, et al. Implementation research: what it is and how to do it [EB]. BMJ(online), 2013,347. https://doi.org/10.1136/bmj.f6753

[18] Piper ME, Cook JW, Schlam TR, et al. A randomized controlled trial of an optimized smoking treatment delivered in primary care [J]. Ann Behav Med, 2018,52(10):854 - 864.

[19] Sikorskii A, Wyatt G, Lehto R, et al. Using SMART design to improve symptom management among cancer patients: a study protocol [J]. Res Nurs Health, 2017,40(6):501 - 511.

[20] Witt CM, Jena S, Selim D, et al. Pragmatic randomized trial evaluating the clinical and economic effectiveness of acupuncture for chronic low back pain [J]. Am J Epidemiol, 2006,164(5):487 - 496.

第十五章 证据临床转化的效果评价

评价是指对一件事或人物进行判断、分析后的结论。Bloom 将评价作为人类思考和认知过程等级结构模型中最基本的因素。他认为,“评价是对一定的想法、方法和材料等做出的价值判断的过程,是一个运用标准对事物的准确性、实效性、经济性以及满意度等方面进行评估的过程。”对于证据临床转化研究而言,在将证据引入临床实践、实施变革后即需进行效果评价,以评价循证干预措施在具体临床情景中的有效性,也明确现存的问题及新出现的问题,为开展原始研究提供思路。本章就证据临床转化的效果评价进行系统阐述,旨在促进研究者正确理解证据临床转化,完善效果评价,更好地反映证据临床转化研究在提高卫生保健服务质量上的作用。

第一节 概　述

对于证据临床转化研究而言,建立和完善一套行之有效的干预措施是研究能否取得预期目标的关键,而一套有效且高效的评价方案则能够对干预措施的实施提供科学的评价,从而达到科学说明研究价值、阐述研究效果、保证研究成功。通过评价,又可以发现现存的或潜在的问题,吸取成功的经验和失败的教训,为今后的研究奠定基础,以此达到闭环式的质量提升。本书第三章在介绍证据临床转化的相关理论模式时提到,理论模式可为效果评价环节提供思路和指导,包括评价的内容、结局指标的选择和测量方法等。因此,在计划效果评价环节时,就可以在这些理论模式的指导下,构建具体的评价方案。卫生保健领域常用的效果评价理论模式有 RE-AIM 框架、PRECEDE-PROCEED 模式和实施结局指标模型。研究者可根据需要,选择合适的理论模式,灵活、有弹性地指导研究。

第二节　效果评价理论模式及应用

一、RE-AIM 框架

RE-AIM 框架源于 Abrams 和他的同事提出的一个干预项目，一项干预措施的效果取决于该项目的可及性及所覆盖的人群，即 RE(reach 和 efficacy)。在此基础上，Glasgow 等(1999)又拓展了 3 个维度，采纳、实施和维持，即 AIM(adoption，implementation 和 maintenance)。该框架是一种系统地用于评价卫生服务作为干预措施效果的指导性框架，全面评价干预项目实施过程中各方面存在的可能影响，涵盖了过程评价、效果评价和结果评价 3 个关键因素。以该框架为指导的评价方案更多关注将理论研究转化为实际应用，强调干预的实施环境，对人群覆盖情况、干预措施的效果、机构的参与情况、干预措施的实施情况和项目的长期维持情况进行多维度全方位评价，是一个较为全面的效果评价指导框架。

（一）RE-AIM 框架的评价内容

（1）可及性，或者人群覆盖　是指愿意参加研究的人群数量或这部分人群占目标人群的比例和代表性。该维度关注目标人群，是个体层面的评价指标。该指标的测量主要通过采集研究对象的人口统计学信息、疾病信息等获得，同时将这些信息与一个特定群体(比如某一病房、医院的所有人)的完备样本或者人口普查信息进行比较。

（2）有效性　是指研究所产生的效果，比如生活质量、经济效益、副作用等。该维度关注干预的结果，是个体层面的评价指标。可针对 3 类人群进行测量：患者及其家属、干预实施者(医生、护理人员等)、支持此干预的使用者或公共服务的购买者(病房或者医院管理者、决策者等)。

（3）采纳性　是指采纳干预的组织、机构等的比例和代表性。该维度关注干预措施的实施者，是组织层面的评价指标。一般通过直接观察或者结构化的访谈、调查进行测量。对于未参与干预研究的组织、机构，也应该了解其不采纳该干预措施的原因。

（4）应用性　是指干预措施按照预期内容进行实施的程度。该维度关注干预措施的实施情况，是组织层面的评价指标，可针对个体和组织两个层面进行测量。个体层面，测量研究对象对干预内容的遵照执行和坚持情况；组织层面，测量干预实施者实施干预的程度。

(5) 可持续性　是指干预措施成为个体或组织、机构常规活动并落实为制度的持续程度。该维度关注更长一段时间后干预措施的持续效果，是个体和组织层面的评价指标，同样可针对个体和组织两个层面进行测量。个体层面，测量个体行为维持的情况；组织层面，测量干预措施继续成为组织、机构的惯例甚至制度的情况，比如是否纳入流程、是否形成标准等。

(二) RE-AIM 框架的特点

RE-AIM 框架更多地关注循证干预措施的实施环境，以及干预实施者对于干预措施的执行情况和执行的内容，而并非仅仅关注被干预的个体研究对象。它强调在干预实施过程中环境的可能影响因素，以及不同实施内容以及不同干预实施者所带来的影响，它也关注成本以及政策环境造成的影响。总体而言，该框架兼顾了内部有效性和外部有效性的均衡，并且更强调代表性，同时注重评价循证干预措施对卫生保健的影响和推广应用。值得注意的是，该框架的 5 个维度的权重默认是相同的，但实际情况并非如此。研究者需根据研究的情况权衡不同维度的权重，进行多指标综合评价。另外，对于可持续性的评价需要跟踪较长时间。

(三) RE-AIM 框架的应用举例

糖尿病是影响人们健康和经济发展的全球性公共卫生问题。证据表明，加强社区糖尿病患者的自我管理能有效提高患者及其家属的自我管理能力，对于降低医疗卫生服务利用率和家庭经济负担具有重要意义。从 2011 年开始，中国疾病预防控制中心慢性非传染性疾病预防控制中心在北京、上海等 6 个省市试点实施社区糖尿病患者自我管理干预项目。研究者基于 RE-AIM 框架，对 2013 年的项目实施效果进行评价(毛凡等，2014)。

(1) 可及性　采用社区患者参与率、患者的人口学代表性进行评价。患者参与率用社区卫生服务机构登记管理的糖尿病患者中参与干预项目患者的比例表示。人口学代表性通过一定统计分析方法，测量社区卫生服务机构辖区内参与干预项目的糖尿病患者与登记管理的全部患者相比，在性别、年龄方面的代表性。此外，研究者也通过个人访谈，了解患者参与此项目的原因。

(2) 有效性　采用糖尿病患者对干预措施的满意度、患者自我效能的变化情况、自我管理行为的变化情况以及生活质量的变化情况进行评价。自我效能用糖尿病自我效能量表测量；自我管理行为包括血糖监测、足部护理和身体活动，通过自填问卷获得；生活质量用 SF-36 量表测量。

(3) 采纳性 采用各县(市、区)参与项目实施的情况、社区卫生服务机构及其工作人员参与项目实施的情况进行评价。社区卫生服务机构参与项目的情况用社区卫生服务机构参与率表示,即县(市、区)内参与实施社区糖尿病患者自我管理项目的社区卫生服务机构数量占辖区内全部社区卫生服务机构总数的比例。社区卫生服务机构内工作人员参与项目实施的情况用工作人员参与率表示,即参与项目实施的卫生服务机构内,负责项目组织实施的工作人员数占全部慢性病防控专职人员总数的比例。此外,研究者通过访谈,了解各社区卫生服务机构开展干预项目的优势和资源。

(4) 应用性 采用自我管理小组组长的配备情况、干预活动内容的实施率、干预要素的实施率、对干预活动实施情况的满意度和干预实施过程中存在的问题进行评价。这些资料通过问卷调查和访谈获得。

(5) 可持续性 采用社区卫生服务机构和糖尿病患者的持续参与意愿进行评价。研究者通过问卷了解干预项目结束后,愿意继续参与社区自我管理活动的糖尿病患者的比例,以及愿意将糖尿病患者自我管理工作作为日常工作的社区卫生服务机构的比例。通过访谈,了解机构持续开展糖尿病自我管理活动需要的支持和帮助。

二、PRECEDE-PROCEED 模式

PRECEDE-PROCEED(predisposing, reinforcing and enabling constructs in educational diagnosis and evaluation-policy, regulatory, and organizational constructs in educational and environmental development)模式是由美国著名健康教育学家 Lawrence Green(1991)创立并逐步完善的一种健康教育与健康促进模型,是一个综合应用各种行为改变理论以取得最大干预效果的理论模式。PRECEDE,即教育诊断和评价中倾向、强化和促成因素结构,强调对问题的识别和干预效果的评价应具有针对性。PROCEED,即教育和环境发展中的政策、法规和组织因素结构,强调在干预措施的计划执行与评价过程中运用政策、法规和组织的手段。两者相互呼应,有机结合,为循证干预方案的制定和实施中的计划、执行和评价提供了一个连续的操作模式。该模式有 9 个步骤,分别是社会学诊断、流行病学诊断、行为环境诊断、教育组织诊断、管理政策诊断、实施、过程评价、影响评价和结果评价。根据该模式,对证据临床转化研究的效果评价应该包括过程评价、影响评价和结果评价。

(一) PRECEDE-PROCEED 模式的评价内容

(1) 过程评价 干预项目是否按照所计划的执行并完成,包括各项活动的

执行情况、研究对象的参与情况及满意度、资源的消耗情况等。该指标可通过测量干预项目的支持率、参与率、成本等获得。

（2）影响评价　干预项目是否影响了倾向因素、强化因素、促成因素和行为环境因素的改变。较为常用的是通过问卷或者现场观察的方式了解研究对象的知识、信念、行为、自我效能、社会支持等的改变。

（3）结果评价　干预项目是否产生了某些效果，比如疾病发病率的下降、生活质量的提高、疾病相关生物学指标的改变等。

（二）PRECEDE-PROCEED 模式应用举例

1. 在社区开展健康干预防控慢性病

研究者基于 PRECEDE-PROCEED 模式构建社区 2 型糖尿病患者的健康干预方案，并进行效果评价（魏国芳，2015）。

（1）过程评价　通过随访和问卷调查的方式了解患者及其家属对干预措施的反馈意见和建议，以此找出存在的问题并对原计划进行调整。

（2）影响评价　在干预实施 3 个月后，通过测量患者的糖尿病知识（填写糖尿病知识问卷）、自我效能（填写糖尿病自我效能量表）、自我管理情况（填写糖尿病自我管理量表）、生活质量（填写 2 型糖尿病生活质量特异性量表），以及糖尿病相关生理生化指标（体重、腰围、臀围、腰臀比、血压、空腹血糖、餐后 2 小时血糖、糖化血红蛋白、甘油三酯、总胆固醇、高密度脂蛋白、低密度脂蛋白）等进行阶段性的效果评价。

（3）结果评价　在干预结束后，再次测量患者的糖尿病知识、自我效能、自我管理情况、生活质量和糖尿病相关生理生化指标，评价健康干预目标以及健康、生活质量改善的效果。

2. 在社区开展高血压健康管理

首先进行系统评估，找出影响社区高血压患者健康管理的主要因素，针对这些因素进行干预，最后从过程、影响和结果 3 个维度评价干预效果（赵瑞瑞等，2020）。

（1）过程评价　根据系统评估发现的问题，社区通过建立慢性病健康家园、培养专业化医护团队、开展多途径健康宣教、更新电子化档案等措施，确保了健康干预计划的全面性和持续性。也就是说，干预措施优化了社区高血压健康管理的流程、内容和结构等，对整个过程产生了影响。

（2）影响评价　干预措施影响了社区居民的行为，居民的健康档案建档率不断提高，慢性病宣教参与人数增多，抽烟、饮酒等不良行为习惯得到改善，治疗依从性有效提升。

（3）结果评价　干预措施提高了居民的血压控制率。

三、实施结局指标模型

实施结局指标模型由美国华盛顿大学的 Proctor 等（2011）在精神卫生服务领域的实施性研究发展而来，是一个比较全面的实施结局评价指标模型。实施结局是指为实施新的治疗方法、实践和服务而采取的针对性措施的效果。实施结局可作为证据临床转化成功与否的指标，既反映了实施过程，又是与临床结局或服务结局相关的关键中间结局指标。该模型将实施结局分为 8 个指标：接受度、采用率、适当性、可行性、保真度、实施成本、覆盖范围、可持续性。

（一）实施结局指标

（1）接受度　即利益相关者（患者及其家属、医护人员、管理者、决策者等）认为干预措施可接受的程度。该指标的评估应该基于利益相关者对干预措施的各方面知识的掌握或者他们的直接经验，可通过问卷或访谈等形式从个体层面进行测量，可用舒适度、可信度、相对优势等术语表示。

（2）采用率　是指尝试采纳新的干预措施的意愿、初步决策或行动的程度。常用吸收度、利用率、尝试的意愿表示，可通过问卷、访谈、观察等形式从个体或组织层面进行测量。

（3）适当性　即干预措施在特定环境中，或对于特定目标受众，或与特定主题的契合度或相关性。常用相关性、契合度、兼容性、可试性、适应性表示。适当性与接受度两者的概念不同。比如，某种干预措施可能被认为是适当的，但由于设备、技术、费用等原因，不能被患者或医疗机构所接受。该指标可通过问卷、访谈等形式从个体或组织层面进行测量。

（4）可行性　是指干预措施在特定环境或组织中成功进行的程度。常用实用性、实际适合度、效用表示，可通过问卷、访谈等形式从个体或组织层面进行测量。

（5）保真度　是指干预措施按原始方案、计划或政策所设计的实施程度。常用依从性、治疗完整度、按计划履行的质量、强度或剂量表示。相比其他结局指标，保真度在实施性研究中应用更为广泛，用于探索如何最大化地将在理想状态下临床试验中观察到的效力转换成真实世界中的效果。保真度评价可为研究设计以及实施过程的质量提供可靠的决策和评价依据。研究者也可利用此评价指标提高循证干预研究结果的效力，减少临床护理工作成本。该指标有 5 个维度，分别是依从性、交付质量、程序组件差异、干预的暴露、参与者的响应或参与，可通过观察、自我报告、录音或录像、收集实施记录单等形式从个体层面进行测量。

(6) 实施成本　即实施干预措施的增量成本，可用边际成本、成果-效益表示。实施成本除了取决于干预措施本身的成本外，还取决于所使用的干预策略的复杂性、覆盖范围和应用场景。该指标可从干预提供者或者机构层面进行测量。

(7) 覆盖范围　是指有资格从干预措施中受益的人群实际接受干预的程度。常用可及性、渗透率(一种干预措施整合到服务场所中的程度)、影响范围、有效覆盖(关注于需要干预的人群并以足够的质量交付，从而将覆盖面和保真度相结合)表示，可通过调查、审查等方式从组织层面进行测量。

(8) 可持续性　是指干预措施在特定环境中得以维持或体制化的程度，常用维持、延续、持久性、体制化、常规化、整合、融入表示。覆盖范围和可持续性在概念上有一定的相关性，因为更广的覆盖范围可能有助于干预措施的可持续性。该指标可通过问卷、访谈等形式从管理者或组织层面进行测量。

值得注意的是，不是所有的实施结局指标在研究中都同等重要。比如，对于一项新的循证干预措施，主要关注的可能是接受度、采用率、适当性和可行性。而对于已经执行了一段时间的干预措施，它的实施情况与最初的设计是否一致(保真度)更显得重要。

(二) 实施结局指标应用举例

(1) 接受度　尽管南非在降低儿童死亡率方面取得了进展，但可预防的儿童死亡仍然是一大挑战，如儿童疾病综合管理指南的执行情况不佳，其中的障碍因素就包括缺乏用户友好的执行工具。为此，研究者在南非某地区的 15 家卫生机构测试了电子决策工具并跟踪系统的使用情况，从 3 个用户组获得质性数据。对 32 名系统使用者进行问卷调查和小组焦点访谈，对 6 名管理者进行个人深入访谈，对 30 名家长进行相应访谈，以评价电子决策工具在医疗机构中使用的接受程度(Jensen 等，2019)。

(2) 适当性　较多的证据表明，提高父母在响应式照顾和帮助儿童学习方面的技能有助于儿童发展。研究者开发了一套名为 Reach Up 的儿童教育培训计划，以支持机构实施基于证据的早期儿童干预。他们在巴西和和津巴布韦进行了预试验。然后，通过对母亲、家庭访视者和监督者的访谈了解该计划是否适合在中低收入国家实施，评价其适当性。结果表明，计划是合适的，可以在中低收入国家推广(Smith 等，2018)。

(3) 可行性　临床实践建议和指南使临床专家和专业医学协会，能够传播有用的患者护理相关信息和最佳实践。通过在适当的临床环境中使用临床决策支持干预措施，向医护人员提供指南中推荐的针对患者可操作的建议，可以增加对这些建议的采用。嵌入到电子健康记录系统中的临床决策支持工具，已被证明可以改变医护人员的行为并改善患者的结局。为此，研究者对7所不同机构的临床专家进行半结构式访谈，了解他们对于在电子健康记录系统中使用临床决策支持工具的可行性的看法(Richesson 等，2020)。

(4) 保真度　神经康复干预较为复杂，需对关键干预措施进行识别，明确干预对象的特异性，确保干预实施人员的资质。对干预措施进行保真度评价可客观评价干预效力，从而指导临床实践。在一项关于亨廷顿舞蹈症康复的研究中，研究者对康复干预过程进行保真度评价。其中，"肢体活动训练"，通过量表评估和训练者自我评估进行测量；"提供手册进行教育"，通过训练者自我报告清单和患者依从性进行测量；"提供患者录像指导训练"，通过患者依从性进行测量。结果发现，17名患者完成了训练，7名训练者自评报告中实施的干预与计划相一致，1名训练者的保真度测评达100%(翁瑛丽等，2020)。

(5) 实施成本　提高卫生保健系统的安全性和质量的同时，控制成本是全世界卫生保健系统的一个关键目标，但是卫生保健改革或者很多干预措施的成本往往被忽视。为此，研究者对卫生保健系统中实施精益活动的直接和间接成本进行估算。直接成本根据支付给顾问、医生等人的费用和其他相关费用估算，间接成本根据活动参与者的工资率估算。研究者希望通过此项研究让卫生保健系统的决策者认识到很多改革或干预措施需要投入大量的财政和人力资源，必须仔细考虑这些付出是否会产生预期的改变以及如何改变(Sari 等，2017)。

四、其他效果评价指标

除了以上常用的效果评价理论模式外，其他一些证据临床转化理论模式也为效果评价指标的选择和测量提供思路和指导。比如渥太华研究应用模式认为，应该从患者、实践者和系统层面评价循证干预措施的效果。IOWA 循证实践模式认为，应该从结构、过程和结果层面对循证干预的效果进行评价。

(一) 结构评价

证据临床转化研究结束后，应从结构层面不断对证据转化的持续性进行评价。医院相关部门应定期对关键结局指标进行监测，如果出现结局指标不理想，或者出现不良事件，应分析根本原因，并进一步采取相应措施。基于证据的动态性特征，应及时关注证据的更新，继续开展新一轮的证据转化。目前，大部分证据转化研究都没有进行结构评价，研究的后续结果和效应无法体现，这是今后证据转化效果评价的注意点和突破点。

（二）过程评价

在证据临床转化研究中，获取最佳证据后，制定有效、可信、可测量的审查指标，以反映临床实践现状和最佳实践实施情况。因此，过程层面的证据转化效果评价指标就是每条审查指标的执行情况。在干预前通过收集数据，了解基于最佳证据的临床实践现状；在干预后再次收集数据，明确临床实践是否被改善，以及与最佳实践之间是否有差距。例如，在“心力衰竭患者出院计划最佳证据的应用”研究中（陈瑜等，2016），研究者基于现有最佳证据制订了5条审查指标，即“完成了出院核对表”“患者在出院前接受了宣教”“出院宣教内容包括饮食、用药、体力活动水平、预约随访、体质量监测、症状加重时的应对措施”“在患者出院前为其安排下一次的门诊随访”“进行电话或上门随访以加强患者的自我照护指导”，并通过查询护理病历记录、护理人员访谈等方法进行基线审查。在实施一系列循证干预措施后，再次进行质量审查，对比两次的指标执行率发现其中有4条指标都提高到了100%，指标5由原来的0提高至76.2%，说明基于证据的最佳实践能促进护理人员依据证据进行护理实践的行为。对于审查指标的评价是对证据临床转化研究最直观的评价，是非常重要的过程性评价指标。要注意确定每一条指标的资料收集方法，以准确、无偏倚的方法收集资料，并确保数据的有效性和可靠性。

（三）结果评价

1. 评价系统的改变

证据临床转化研究关注证据引入对系统的影响，因此在临床开展该类研究后，需纳入制度是否完善、流程是否规范、标准是否形成、临床环境是否改善、设备是否更新等，与机构管理、系统资源相关的指标作为效果评价指标。在一项“儿科静脉留置针维护的最佳证据应用研究”中（顾莺等，2014），研究者根据证据转化前的基线审查结果，分析护理人员对证据转化依从性不佳的原因并提出实践变革的对策。结果显示，此研究带来了护理管理制度完善、流程改变和资源保障的变革。例如，由于更新了《外周静脉留置针维护护理常规》，对一次性无菌医疗物品的摆放和取用进行了流程再造，添置了分隔明显的无菌物品储纳盒。在“脑卒中恢复期偏瘫性肩痛护理的最佳证据应用”的研究中（郭声敏等，2019），研究者也对系统是否改变进行了评价。通过该项目，病房基于循证资源重新修订了《脑卒中偏瘫患者护理常规》，增加了患者入院时的肢体功能评估流程，制定了良姿位摆放的流程图。更重要的是，这些制度、流程被植入医院患者病历信息（HIS）系统，进一步改变了系统资源。而“手术室锐器伤预防的最佳证据应用”

的研究改善了医疗环境,完善了职业暴露防护硬件设施(王春灵等,2018)。研究者将手术医疗设施更新换代,淘汰了有危险因素的医疗设备,添置了有明显安全警示标记、具有良好可视性、便捷实用的医疗用品。证据转化后的系统改变是项目具有可持续性的必备条件之一,因此该评价指标对于临床医疗护理质量的持续改进至关重要。

2. 评价实践者的改变

证据临床转化研究对卫生保健系统最大的影响是实践者的改变,因此应评价实践者是否有专业知识、技能、信念、态度方面的改变,这些指标可通过问卷调查、观察法、访谈法等方法测量。如一项"哺乳期妇女乳腺炎非药物性管理的最佳证据应用"的研究,把乳腺科门诊的医生、母乳喂养门诊的专科护士对哺乳期乳腺炎相关知识的掌握情况作为评价指标之一,发现通过一轮的证据转化,医护人员的循证相关知识有了明显提高(盛佳等,2019)。而在"手术室锐器伤预防的最佳证据应用"研究中(王春灵等,2018),手术室医护人员预防锐器伤的实践情况是评价指标之一,以此反映证据转化的效果。研究者设计了一份实践情况调查表,共21个条目,如医疗废物处理、戴手套、锐器处理、洗手等行为。经过最佳证据转化后,"接触血液传播疾病患者时按应用的方式隔离""在接触有血液传染病的患者时佩戴双层手套""手术过程中避免徒手传递尖锐器械"等预防锐器伤的实践有了明显提升。实践者是证据的直接应用者,他们的改变、他们在研究中是否获益,直接决定了基于证据的临床决策能否被执行,是证据转化的关键。

3. 评价患者的改变

患者的改变是证据临床转化的最终目标,也会改变实践者对证据的态度。因此,应该评价证据转化后患者的改变,比如患者对疾病的认知、态度、自我护理能力、临床结局、不良事件发生率等。这些指标同样也可通过问卷调查、观察法、访谈法等方法测量,或者查看病史记录获得。例如,在"提高与母乳喂养相关的乳头疼痛或损伤管理的循证实践"研究中(张俊平等,2014),产妇对乳头疼痛或损伤预防及管理相关知识掌握情况、产妇母乳喂养技能是效果评价的部分指标。将最佳证据整合到护理实践中以后,产妇的知识得分由15.6分增加到18.6分(自编问卷,总分22分),LATCH工具评估的母乳喂养技能也明显提高。在"脑卒中恢复期偏瘫性肩痛护理的最佳证据应用"研究中(郭声敏等,2019),肩痛VAS评分、偏瘫上肢运动功能评分以及患者平均住院日这3个临床结局指标,作为循证干预措施效果评价的部分指标。结果显示,经过两轮的干预,患者的临床症状得到缓解(VAS评分由6.32分下降至2.12分),康复进程加快(上肢运动功能评分由23.16分提高至44.22分，平均住院日由28.23天缩短至27.95天）。在“血液透析患者透析间期体重增加管理的循证实践”研究中（徐少波等，2019），研究者评价患者透析间期体重增加与干体重的比值＞5%的发生率和低血压、高血压、四肢痉挛、提前下机相关不良事件的发生率。结果显示，基于证据的干预措施显著降低了患者透析间期体重增加过多的发生情况，也降低了低血压、四肢痉挛、提前下机不良事件发生率。这些研究的结果充分反映了证据转化给患者带来的影响。

值得注意的是，如果患者家属也是证据转化的利益相关者，那么，也应对他们的改变进行评价。例如，“脑卒中恢复期偏瘫性肩痛护理的最佳证据应用”研究涉及家属的参与，家庭支持是影响康复进程的重要因素之一。因此，该研究把家属的肩痛照护知识水平作为评价指标之一。结果显示，知识得分从55.32分提升至85.21分，说明循证干预措施对患者家属也产生了影响（郭声敏等，2019）。

（陈　瑜）

参考文献

[1] 陈瑜，朱丽，许菲，等.心力衰竭患者出院计划最佳证据的应用[J].护理学杂志，2016，31(5)：1-4.

[2] 付晶，崔华欠，夏瑶，等.PRECEDE-PROCEED模式在社区慢性病健康管理中应用的研究进展[J].中国健康教育，2017，33(8)：731-740.

[3] 顾莺，胡雁，张玉侠，等.儿科外周静脉留置针维护的最佳证据应用[J].护理学杂志，2014，29(15)：52-55.

[4] 郭声敏，黄厚强，陈佩云，等.脑卒中恢复期偏瘫性肩痛护理的最佳证据应用[J].护理与康复，2019，18(3)：46-50.

[5] 李航.应用RE-AIM框架进行健康干预项目的评价[J].中国健康教育，2013，29(5)：466-473.

[6] 毛凡.应用RE-AIM框架进行社区糖尿病患者自我管理项目的综合评价[D].北京：中国疾病预防控制中心，2014.

[7] 盛佳，成磊，张俊平，等.哺乳期妇女乳腺炎非药物性管理的最佳证据应用[J].护士进修杂志，2019，34(8)：710-714.

[8] 王春灵，凌华兴，徐建鸣，等.手术室锐器伤预防的最佳证据应用[J].上海护理，2018，18(8)：72-75.

[9] 魏国芳.基于PRECEDE-PROCEED模式的社区2型糖尿病干预研究

[D]. 杭州：杭州师范大学,2015.

[10] 翁瑛丽,赵博伦,周璇,等. 实施性研究中保真度测评的研究进展[J]. 护理学报,2020,27(19):23－28.

[11] 谢润生,徐东,李慧,等. 医疗卫生领域中实施科学的研究方法[J]. 中国循证医学杂志,2020,20(9):1104－1110.

[12] 徐少波,吴春燕,方芳,等. 血液透析患者透析间期体重增加管理的循证实践[J]. 护理与康复,2019,18(6):51－53.

[13] 晏利娇,高尚谦,韩柳,等. 护理临床实践指南临床应用的方法学研究[J]. 中国循证医学杂志,2019,19(7):863－870.

[14] 张俊平,周英凤,周敏俊,等. 提高与母乳喂养相关的乳头疼痛或损伤管理的循证实践[J]. 中华护理杂志,2014,49(9):1062－1066.

[15] 赵瑞瑞,周光清,张龙生,等. 基于 PRECEDE-PROCEED 模式的城市社区高血压健康管理研究[J]. 卫生软科学,2020,34(8):68－73.

[16] 周英凤,胡雁,顾莺,等. 基于证据的持续质量改进模式图的构建[J]. 中国循证医学杂志,2017,17(5):603－606.

[17] Glasgow RE, Vogt TM, Boles SM. Evaluating the public health impact of health promotion interventions: the RE-AIM framework [J]. Am J Public Health, 1999,89(9):1322－1327.

[18] Green LW. Kreuter MW. Health promotion planning: an educational and environmental approach [M]. California: Mayfield, 1991.

[19] Jensen C, McKerrow NH, Wills G. Acceptability and uptake of an electronic decision-making tool to support the implementation of IMCI in primary healthcare facilities in KwaZulu-Natal, South Africa [J]. Paediatr Int Child Health, 2019,40(4):215－226.

[20] Proctor E, Silmere H, Raghavan R, et al. Outcomes for implementation research: conceptual distinctions, measurement challenges, and research agenda [J]. Adm Policy Ment Health, 2011,38(2):65－76.

[21] Richesson RL, Staes CJ, Douthit BJ, et al. Measuring implementation feasibility of clinical decision support alerts for clinical practice recommendations [J]. J Am Med Inform Assoc, 2020,27(4):514－521.

[22] Sari N, Rotter T, Goodridge D, et al. An economic analysis of a system wide lean approach: cost estimations for the implementation of lean in the Saskatchewan healthcare system for 2012－2014[J]. BMC Health

Serv Res，17(1)：523.

[23] Smith JA，Baker-Henningham H，Brentani A，et al. Implementation of reach up early childhood parenting program：acceptability，appropriateness，and feasibility in Brazil and Zimbabwe [J]. Ann N Y Acad Sci，2018，1419 (1)：120－140.

证据临床转化的变革维持

循证护理实践在健康卫生服务领域的重要性和产生的积极效果已被清楚地认识到，但却不能普及于护理决策、临床实践活动和护理流程中。个体层面、机构层面、外部环境层面的各种因素均可影响变革的过程及其长效维持，使其成为循证护理实践中最具有挑战性的环节。诸多临床实践者及循证实践的研究者不断探索如何促进变革维持的策略，如应用循证实践概念模型识别障碍因素和评估循证实践的组织机构准备度，以实施科学作为推进和维持以证据为基础的临床实践的关键策略，采取循环审查促进实践者个体行为的保持，或从系统层面思考如何维持变革等。

本章将剖析证据临床转化过程变革维持的意义，从理论与实践的不同角度、从个体与系统的不同层面阐述循证护理实践最具挑战的环节——变革维持可采取的策略及其方法，推动证据向实践转化。

第一节 变革与变革维持

证据的临床转化过程是系统的组织变革过程，其本质是引入最新最佳科学证据，促使临床打破常规的工作方法和流程，革新工作人员的传统思维，以组织系统发生改变为最终目的。

一、变革

2016 年更新的 i-PARIHS 模型将核心元素“证据”修改为“变革”，这一概念的拓展，涵盖了对变革理论的理解，且更加明确地指出了知识的特性将影响其在不同环境中的传播和利用，证据转化更需侧重个体如何应对变革活动而非证据本身(Harvey, 2015)。在证据应用于实践的过程中，往往需要经历适当的“裁剪”以适应特定情况，即明确的证据与已知的基于实践的知识相结合。

二、组织变革

组织变革是指以实现组织目标为宗旨，通过评估内外环境的变化，及时对组织中的要素进行结构性变革，以适应未来的发展要求。

推动组织变革的因素可分为外部环境因素和内部环境因素。前者包括整个宏观社会经济环境的变化、科技进步的影响、资源变化的影响、竞争观念的改变等；后者包括组织机构实施调整的要求、保障信息畅通的要求、克服组织低效率的要求、快速政策的要求以及提高组织整体管理水平的要求。

组织变革的内容包括人员、结构、任务和技术。人员的变革是指员工在态度、技能、期望、认知和行为上的改变，是组织变革中最主要的因素，即可成为推动变革的力量，也可成为阻碍变革的力量。结构的变革包括组织目标、权责关系、协调机制、流程架构等结构参数。技术与任务的变革包括对作业流程的再造、修正和调整，以及新技术和新方法等。

三、变革维持

变革维持是指持续使用证据临床转化中的变革实施策略，以达到并持续实现目标。其成果可持续使用，内容包含了确认、延续、维护和制度化。一项对193名参加循证学习后的学生循证行为持续性的调查结果显示，只有少部分人会在之后的工作中继续使用证据来指导实践(Perraton 等，2017)。在证据临床转化过程中，从患者层面，变革的维持保证了患者所获得的护理决策是审慎、明确和明智地使用当前最佳证据来决定的，且所获得的护理行为始终与最新最严谨的证据相结合并最终达到最佳临床结局；从实践者层面，变革维持可以推动循证实践的持续开展，实践者基于证据的行为得以保持；在组织层面，对医疗卫生促进领域的投资者希望投资带来的是长期有益的结果并在相关领域进行不断的传播，而并非完成一个“项目”，当资金结束后项目也随之终结。已被报道的证据临床转化案例中，大多仅呈现短期内的变革过程及成效，变革的后续维持鲜有报道，且大多证据转化案例提到变革的维持是极大的挑战。

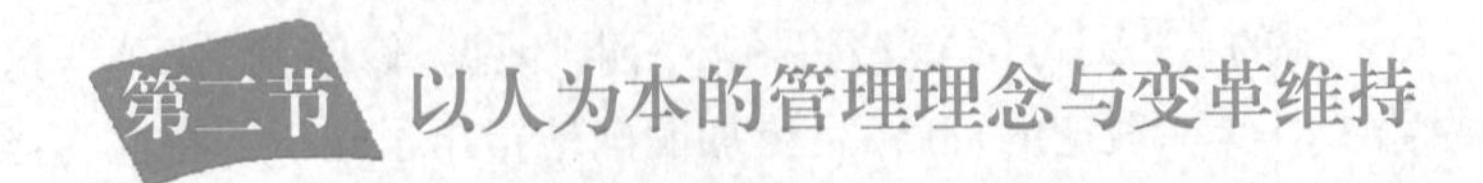

第二节 以人为本的管理理念与变革维持

证据在临床的转化即计划实施的变革，可能需要调整或改变系统(医疗机构或病区）的组织架构，原有的工作流程及奉行多年的制度或常规可能需要重大修改，甚至完全颠覆；临床医护人员固有的思维方式、心理模式和人际关系等可能面临挑战，需要投入更多的时间、知识和精力，而所有的改变都需要"人"去实施并验证可行性。i-PARIHS模式中新增"变革接受者"作为核心元素，即认为在循证实践中，人是关键核心因素，以人为中心的实施策略是证据转化成功与否的重要关注点。组织机构以领导者为根本，需要找到好的负责证据临床转化项目的领导者；领导者要以临床医护人员为中心，一切以他们的感受为出发点，这样才能激发其内生动力。

一、以人为本的管理机制

以人为本的管理原则包括重视人的需要、以鼓励员工为主、培养员工、组织设计以人为中心，以实现人的全面发展为目标。在证据临床转化中，变革接受者的角色包括员工、支持服务人员、患者以及直接参与证据应用过程并受影响的人群，他们对证据转化的意愿、与变革相关的知识和技能的掌握是变革过程及持续维持中的关键。将以人为本的管理机制运用到变革策略的制定中，使变革能持续进行。

（1）激励机制　是指通过特定的方法与管理体系，将员工对组织及工作的承诺最大化的过程，包括精神激励、薪酬激励、荣誉激励和工作激励。证据临床转化的过程是一个充满创新和改变、持续不断改进的过程，运用激励机制可在改变带来好的效果时鼓励变革接受者维持其行为，表达出对改变的认可，促进变革进入正向循环。

（2）压力机制　包括竞争压力和目标责任压力。竞争经常使人面临挑战，使人有一种危机感，正是这种危机感和挑战，会使人产生一种拼搏向前的力量。目标责任制在于使人有明确的奋斗方向和责任，并努力履行自己的职责。将竞争压力转化为证据临床转化团队成员为达成目标而形成的变革动力。

（3）约束机制　是指为规范组织成员行为，便于组织有序运转，充分发挥其作用，经法定程序制定和颁布执行的具有规范性要求、标准、规章制度和手段的总称，包括制度规范和伦理道德规范。制度是一种有形的约束，伦理道德是一种无形的约束；制度是机构的法规，使员工的行为有所遵循，使人知道应当做什么，如何去做并怎样做对，是一种强制约束。伦理道德是自我约束和社会舆论约束。约束机制在证据的临床转化中是常用的管理机制，是保证变革可持续的重要机制，系统层面的变革常常涉及制度的变革。

（4）环境机制　主要指人际关系和工作本身的条件和环境。和谐、友善、融洽的人际关系，会使人心情舒畅，在友好合作、互相关怀中愉快地进行工作。创造良好的人际关系环境和工作条件环境，让所有员工在欢畅、快乐的心境中工作和生活，不仅会促进工作效率的提高，也会促进人们文明程度的提高。在循证实践模型中，提及最多的便是环境对证据临床转化的影响，应用环境机制促使证据的临床转化十分重要。

二、以促进领导力为中心

要维持变革的持续性，领导者的领导力和信念至关重要。以往的证据转化案例发现，如果未参加过证据转化的护理管理者，甚至可能成为该过程的主要障碍。但基于国内传统护理文化观念，护理管理者（负责医疗护理质量的行政领导）以专业领域中的专家角色去启动创新和探索；以领导力去推动创新和变革。有学者通过对15名护理管理者的访谈了解到，护理管理者通过“使自己掌握循证护理的知识和方法”提高领导的可信度，可以鼓励护士继续使用循证护理方法来解决未来的问题(Cheng 等，2018)。此外，护理有一种传统的“床边文化”，护士很少使用基于证据的概念来指导他们的决定，而是依赖于他们的经验和传统知识。主要原因之一是临床护士缺乏好的领导者、引领者，这也造成了变革这项“不断地重新想象可能发生的事情”在临床上不能长时间维持。

三、以变革接受者为中心

变革接受者的角色包括员工、支持服务人员、患者以及直接参与证据应用过程并受影响的人群。在 Harvey 等给出的评价清单中，变革接受者对证据应用的意愿、证据相关的知识和技能是循证护理实践过程中关注的重点。“愿意做”和“能够做”来自 Weiner 的关于变革的组织准备度理论，分别指临床医护人员面对变革的意愿（愿意做）和能力（能够做），即变革的承诺和变革的效能（Harvey 等，2015）。证据应用通常会涉及原有护理工作流程的改变，新增环节或改变原有的护理方法，需要护士投入更多的时间、知识和精力去完成护理活动。护士缺乏足够的时间、缺乏证据相关的知识和技能是临床护士开展循证实践的主要障碍因素。在现有的护理人力资源配置下，制订以变革接受者为中心的变革措施，如通过各种培训方式提升变革接受者的知识和技能以促使其行为的改变，建立个体和团队的激励制度，提供资源以改善变革接受者在证据应用过程中的实践体验。在“缩短骨科择期全麻手术患者术前禁食时间”的循证实践中，作为变革接受者的骨科医务人员，对食物种类与术前禁食时间的回答错误率达 87.5%。对此，研究者制订基于证据的术前禁食知识手册及培训课件，并将其纳入科室的业务培训体系（田梅梅，2017）；在“心血管患者自我管理教育”的循证实践中，护士基于证据的行为依从性低的主要障碍因素是工作人员积极性低和人力资源有限，循证实践推进小组认为调动护理人员积极性的最适当行动战略是举办教育培训，有助于提高其对最佳实践的认识及行为上的依从性（Tun 等，2014）；在“预防和减少 ICU 肠内营养支持并发腹泻”的循证实践过程中，针对护士抵触证据的障碍，研究者将这种抵触力量视为证据应用中的重要信息反馈，站在变革接受者护士的角度去思考，是因证据存在困惑（知识和技能不足）还是因证据带来工作上的不便（工作流程不便捷）而造成抵触，认真听取护士的意见并共同协商制订培训方案、优化工作流程（米元元，2017）。诸多工具可用于工作流程的优化，如 ECRS 分析法，即通过取消、合并、调整及简化对现有的护理流程进行完善，使护士在证据应用过程中获得良好的体验。

第三节　PDCA 循环

证据的临床转化同样不是一个阶段性的项目。基于证据的持续质量改进模式以 PDCA 循环作为指导性方法，将循证实践的理念融入其中，强调通过证据应用后的效果评价，将存在的问题转入下一个循环的动态循证实践过程。持续往复的循环，促使变革的措施得以维持使用；固化变革接受者的行为，使其成为一种“习惯”。

一、PDCA 循环的方法学

PDCA 循环是将质量管理分为 4 个阶段，即计划（plan，P）、执行（do，D）、检查（check，C）和处理（act，A）。在质量管理活动中，要求把各项工作按照作出计划、计划实施、检查实施效果的顺序持续往复的循环，然后将成功的纳入标准，不成功的留待下一循环去解决。PDCA 循环是全面质量管理所遵循的科学程序。

1. PDCA 的现代观点

（1）P（planning）　包括 3 个部分，即目标（goal）、实施计划（plan）、收支预算（budget）。

（2）D（design）　设计方案和布局。

（3）C（4C）　包括检查（check）、沟通（communicate）、清理（clean）、控制（control）。

(4) A(2A) 执行并对总结检查的结果进行处理(act)、按照目标要求行事并改善和提高(aim)。

2. PDCA 循环的特点

PDCA 循环用于项目管理,可以使思想方法和工作步骤更加条理化、系统化、图像化和科学化。组织内不同层级的部门、单元、班组都应该有自己的 PDCA 循环,形成大环套小环,大环是小环的母体和依据,小环是大环的分解和保证。各级部门的小环围绕组织总目标,朝着同一方向转动。此外,PDCA 循环不是在同一水平上循环,更像爬楼梯,一个循环运转结束,质量就会提高一步;然后再制定下一个循环,再运转、再提高,如图 16-1 所示。

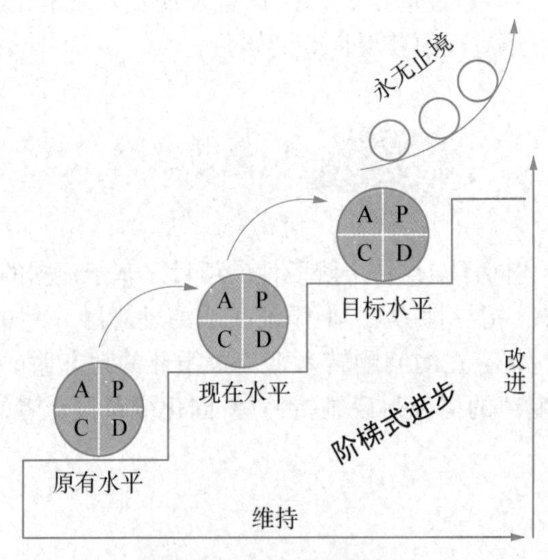

图 16-1 PDCA 循环

二、PDCA 循环在促进变革维持中的作用

变革的过程及效果能否维持取决于变革接受者基于证据的行为能否维持。循环的、定期的行为审查,使变革接受者从初期的"任务导向性"行为依从,逐渐转变为习以为常、积久成性的思维和行为方式,变革相关的知识和技能也逐步内化,融入个人的整体业务素质。而在此过程中,外部的力量也在帮助变革接受者维持其行为,如领导力的推进、工作流程的优化、物质和非物资环境的改善等。在多个证据临床转化项目中,经过变革实施后,护理人员基于证据的行为依从性显著提高,但仍意识到需要开展长期的、循环的护士行为审查作为维持变革效果

的主要策略。

国内某医院(虞露艳等,2019)在将小儿外周静脉导管敷贴固定和更换的证据在临床进行转化,进行了两轮PDCA的质量审查,护士基于证据的行为依从性持续提高,患儿的结局指标如导管留置时间、意外拔管的发生率都持续改善。在中心静脉维护及移除、儿童保留导尿管维护、ICU患者早期主动活动等证据临床转化过程中,经过两轮PDCA循环,可促使医护人员行为逐渐改善并固化。在变革过程中,项目团队应持续评估实践行为,对变革采纳持续监控,可帮助及时调整干预措施来推动后续实践。澳大利亚一项对9所医院跌倒预防证据转化的研究表明(Stephenson等, 2016),通过定期进行临床审查和反馈,有助于改进和维持基于证据的最佳实践标准。使用反馈是许多质量改进过程的核心,反馈可以让临床实施者对自己的表现进行反思,以鼓励改善所需的任何改变。定期收集确定的数据,向质量控制委员会反馈并接受质量审查,有利于质量持续改进。

第四节　证 据 植 入

证据植入,即将证据嵌入系统或组织的结构要素层面,包括医院质量管理体系、医院信息系统、物资及设备的供应链、人力资源管理系统、教育培训系统等。证据的植入是“伤筋动骨”的过程,无论对医院的决策层、管理层、执行层和工作层,均是巨大的挑战。

一、政策或制度层面的植入

循证实践从一个面向任务的活动发展到了一个整体有利的行动,强调评估、后续行动和可持续性是实施成功的关键因素(Harvey等,2016)。但现实是实施项目缺少后续行动,或没有适当的结果来评估执行情况,导致从业人员担心证据的获取可能无法持续。建议一旦依据EBP过程进行实践变革,必须对变更结果进行评估,建立基于证据的护理规范及相应护理质量控制指标,有利于证据持续维持和传播。

美国医疗卫生机构认证联合委员会近年来致力于建立以证据为基础的医院服务与管理质量评审标准。一项对危重新生儿镇痛方案的调查(Muirhead等,2019)发现,临床使用的疼痛评估表与现行指南推荐不一致,部门内也未就如何有效识别和评估新生儿疼痛方面提供“金标准”,使得护士很少执行新生儿疼痛评估或评估的方法不准确。为此，项目团队通过文献检索，确定了一份基于证据的新生儿疼痛管理临床指南，使用了指南中推荐的 WAT－1 量表作为临床统一评估工具，并将其纳入疼痛评估护理制度中。制度还规定如何根据新生儿的临床状况、程序、敏锐度和规定的镇痛剂来确定评估频率，使得评估的可执行性更为清晰。WAT－1 评估工具成为了该院新生儿阿片类药物治疗管理标准方法的一部分，并作为新生儿重症监护病房的质量指标进行审查，从而使变革持续。相比研究和阅读科研文献，护士也更愿意采纳机构组织以政策和工作程序的形式传授给他们相关知识。国内已有学者（刘兴红等，2019）以 Donabedain 提出的“结构-过程-结果”三维医疗护理服务质量评价模式，从循证实践指南等文献中提取失禁性相关性皮炎（IAD）护理相关证据，构建 IAD 护理质量评价指标，为临床 IAD 的预防及护理质量改善提供标准。该指标体系的临床应用，将从医院的制度层面引导临床护理实践行为改善的方向和重点，促使个体层面在较长一段时间内始终为了达到质量标准而维持其行为。

以证据植入临床护理质量管理系统为例（王文超等，2017），在将中心静脉置管维护相关证据在临床转化后，基于证据的“中心静脉导管维护合格率”被医院设立为护理质量管理指标体系中的过程指标之一，其所对应的结果指标即“中心静脉导管相关血流感染发生率”，从过程质量及结果质量两个维度促进护理质量的提高。当过程质量指标“中心静脉导管维护合格率”作为护理常规监测的质量指标时，病区护士的行为自然而然地会按照符合质量标准的方向去改变并维持。

二、开发嵌入证据的临床护理决策支持系统

信息技术的发展为医疗领域带来了许多新的可能性，使临床工作变得更加高效便捷。以电子病历为载体的临床决策支持系统可将患者的个体化信息与医学知识库相结合，为医疗人员提供基于循证的决策支持，提升医疗保健的质量。目前，此类临床决策支持系统的有效性已被很多研究所证实。

1. 临床决策支持系统的定义及功能

临床决策支持（CDS）是利用已整合的临床医学知识和患者信息来增强医疗决策和行为的过程，以改善健康和医疗保健的提供。常用的工具包括对护理提供者和患者的计算机警报和提醒、临床指南、医嘱信息、有针对性的患者数据报告和摘要、文档模板、诊断支持以及与上下文相关的参考信息等。临床决策支持系统（CDSS）被定义为旨在直接帮助 CDS 的任何软件，将每个患者的特征与计算机化的临床知识库相匹配，并针对患者进行特定评估或建议，然后提交给临床医生或患者以做出决策。

（1）CDSS 分类　通常可以分为基于知识库和非基于知识库两种类型。以知识库为基础的 CDSS 是较为传统的形式，以向医生提供推荐的知识为主要运作形式，较大程度保留了医务人员的自主性。但医务人员仍然需要对系统呈现的内容进行选择和解释，因此在一定程度上仍依赖用户的自主判断。非基于知识库 CDSS 是以人工神经网络和遗传算法两种系统为基础，不使用知识库实现某种人工智能，而是通过重复处理既往经验或临床信息获得适宜答案，又称为机器学习，可以快速提供决策支持，但是推理过程缺乏透明度。

（2）CDSS 功能　尽管如今的人工智能具备做出准确临床决策的能力和潜质。但是，由于种种条件限制以及伦理考量，在绝大部分的临床场景中仍需医务人员自行作出临床决策。医务人员则应根据其个人专业知识及临床经验，或者参考临床指南等方式做出临床决策。做出最佳的医疗决策并非易事，往往需要医务人员具备较高的专业素养，也要对患者当时的健康状况进行评估，同时也要综合考量一段时间内患者的健康变化，将所有的信息整合评估以做出最佳决策。倘若在这些环节中有所欠缺，则有做出非最佳决策的风险。因此，越来越多的决策支持工具应运而生，以其警告、提醒、推荐的功能，辅助临床医务人员作出决策，同时不影响其自主性，较易被临床工作者所接受。CDSS 可以利用预先设置的循证知识库，或者基于机器学习等人工智能方法，在临床专业人员做出决策时给予辅助。目前 CDSS 已经被逐渐接受，并且在用药安全提醒等领域应用十分普遍。随着功能和界面逐渐完善，CDSS 必将发挥更大的优势。

2. 临床决策支持系统在促进变革维持中的作用

将决策支持功能整合到临床工作流程中，真正将护理决策支持系统用于提升护理循证实践的质量，CDSS 将变革的内容包装为更加高效的形式来改善循证实践。护理程序包括护理评估、护理诊断、护理计划、护理干预和护理结局等 5 个部分，是国际公认的临床护理实践的框架，基于护理程序的护理临床决策支持系统（NP-CDSS）可对护理工作的各个环节进行决策支持。构建循证 CDSS（evidence-adaptive CDSS）的 5 个关键要素中，其中一条是“收集临床证据并整理为计算机可解释的格式”。基于知识的临床决策支持系统，它可以将临床指南等文献中的医学知识有效转化为规则、框架、流程等计算机处理的形式，为临床工作者提供决策依据。循证 CDSS 将临床指南作为知识来源，将证据嵌入临床医疗及护理信息系统，促使证据有效地在临床实践中进行转化。

在结肠术后患者营养护理的证据临床转化项目中（Colebatch 等，2020），研究者将指南推荐的营养不良筛查工具嵌入到电子入院风险筛查，在门诊或入院时为所有患者完成筛查；嵌入的餐饮软件为所有直结肠癌术后患者提供警报，以确保遵循指南建议提供术后口服补充剂。结果表明，在识别高风险患者和指导针对患者的建议方面，CDSS 可以提高对推荐护理标准的遵守程度，可更有效地促进临床实践持续改进。Harrison 等（2012）基于糖尿病低血糖管理指南制定工作流程，将其嵌入电子病历并构建 CDSS。当护士输入一个低血糖值时，CDSS 被激活，自动为护士导航至低血糖管理流程的下一个步骤。多次反复地使用该 CDSS，使护士基于指南的低血糖护理管理实践成为一种常规性行为。临床护理信息系统是护理人员进行医嘱处理、制订护理计划、记录护理行为的工作平台，利用智能提醒、流程管控，让证据渗透在护士的日常工作流程中；CDSS 是以整合证据资源为前提，建立最佳护理实践知识库并将其植入临床护理信息系统，通过程序式的工作步骤，促使医护人员遵循并逐渐让变革成为常规工作流程，使变革的过程及效果得以维持。

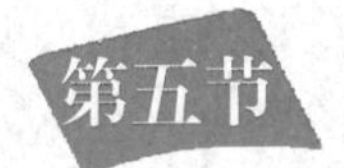

第五节 促进变革维持的其他策略

一、激励和奖赏

激励是指激发员工的工作动机，用各种有效的方法去调动员工的积极性和创造性，使员工努力去完成组织的任务，实现组织的目标。激励的原则如下。

(1) 目标结合原则　在激励机制中，设置目标是关键环节，目标设置必须同时体现组织目标和员工需要的要求。

(2) 物质激励与精神激励相结合原则　前者是基础，后者是根本。在两者结合的基础上，逐步过渡到以精神激励为主。

(3) 引导性原则　是激励过程的内在要求，外在的激励措施能否达到预期效果，不仅取决于激励措施本身，还取决于被激励者对激励措施的认识和接受程度。对于被激励者，激励应该是自觉接受而非强加。通过激励，将个体成员的积极性集中体现到组织目标上来，实现个人与集体的协调发展。

(4) 合理性原则　适度的激励措施以及公平的奖惩，要根据设置的目标本身的价值大小确定适当的激励量。

(5) 明确性原则　即明确激励的目的，是需要做什么和必须怎么做。实施物质激励和精神激励时都需要直观地表达指标、奖励及惩罚的方式。

(6) 时效性原则　把握激励的时机，激励越及时，越有利于将员工的激情推向高潮，促使其创造力连续有效地发挥。

（7）正激励与负激励相结合原则　正激励是指对符合组织目标的期望行为进行奖励，负激励是指对违背组织目的的非期望行为进行惩罚。正负激励不仅作用于当事人，也会间接地影响周围其他人。

（8）按需激励原则　激励的起点是满足员工需要，而员工的需要因人而异、因时而异，只有满足最迫切需要的措施，其效价才高，激励强度才大。证据临床转化的促进者应当不断了解团队成员的需要层次和需要结构的变化趋势，有针对性地采取激励措施，才能收到实效。

管理学理论认为，如果没有组织成员坚持不懈的努力，就不会实现任何组织目标。证据临床转化是一个逐步推进、不断完善、往复循环的过程，需要较长周期，员工期待看到有价值的成功和漫长的耗费精力的过程形成了一对矛盾。项目团队产生的承诺和热情与成功的证据临床转化有关，当面对日常责任和压力时，这种兴奋感往往会减弱，这是许多医疗专业人员不能始终如一地提供循证护理的原因。变革环境有无激励和支持、创造愿景来帮助创建有利于变革的环境，是变革能否成功并维持的重要促进因素。

美国行为学家 Skinner 的行为强化理论提出，学习的功能是用于改变人的外显行为，行为的改变是个体对环境中的刺激起反应的结果，激励的过程就是修正行为的学习过程，正强化是对某种行为给予肯定和奖励，使这个行为得到巩固、保持和加强。关键业绩指标（KPI）考核法是企业绩效考核的方法之一，现在被应用于护理工作的评价。管理者可以依据 KPI 设立变革相关行为指标，监测护理质量、胜任能力、患者满意度等来考核基于证据的实施行为并给予公平的奖励，有助于变革的持续开展。

二、"自上而下"的管理思维

"自上而下"与"自下而上"是管理工作的两种思维方式，主要包括资源、决策权在组织内部各部门的配置、自主性及部门之间协调机制的选择。"自上而下"是指由高层管理部门进行决策、资源配置、协调部门之间的矛盾等。在促进变革维持的策略中，无论领导力、创新和发展的信念，以变革接受者为中心的制度流程、证据在制度或政策层面的植入以及投入资源开发智能化的临床决策支持系统、激励政策等，都需要在战略规划层面，自上而下地统筹人、财、物方面的资源，进行合理配置。当然，变革的程度和涉及的范围决定了自上而下的力度和层级。在泌尿外科开展的儿童保留导尿管维护的证据转化项目中，变革的维持通过再造尿标本留取流程、修订专科护理常规并将"提高尿标本留取的规范率"作为科室监控质量指标，以科主任及护士长作为"上层"进行规划，并贯彻至"下层"即科室内的医护人员(万嫣敏等,2018)。当变革内容涉及组织机构层面,如构建有效的信息和通信系统、跨部门或跨团队的网络及院级制度或流程的更改时,则需要更高的上层来进行战略规划,并通过沟通与教育、个人与团队目标设置、激励与奖酬体系来自上而下地贯彻落实。相较于自下而上的管理思维,自上而下对变革的维持、固化、常态化更具优势。

三、多学科团队协作融合

多学科团队(multidisciplinary team, MDT),源于20世纪90年代,美国率先提出这个概念,即由来自两个以上的多个相关学科组成固定的工作组,针对某一系统疾病,通过定期会议形式,提出适合患者的最佳治疗方案,继而由相关学科单独或多学科联合执行该治疗方案。证据临床转化过程中的重要变革策略是组建多学科团队,形成跨学科整合管理模式。

在i-PARIHS框架中,变革接受者维度的团队层面,良好的专业间合作被认为是证据成功转化的促进因素之一。证据临床转化所在场所是否拥有多学科合作的文化氛围及工作流程、是否有多学科团队成员加入变革过程,是循证实践准备度的测量的重要方面。如果说变革接受者的承诺和意愿在证据临床转化的初期是为变革启动不可缺少的内在动力,那么学科之间的沟通协调及合作协同则是维持变革过程的关键要素。

在新生儿重症监护病房实施基于指南的阿片类药物撤除方案以改善疼痛管理、减少药物戒断综合征的证据临床转化过程中,护士和医生共同确定方案并在临床工作中相互提醒,完成完整的疼痛评估,多学科查房机制提高了医护人员行为的一致性(Muirhead等, 2019)。专业间的协作可提供更有效的疼痛护理,而患者结局的改善则可正向推进并维持变革过程。构建基于证据的护理知识库并植入临床护理信息系统,以引导临床医护人员的变革行为,开发具有临床适用性、科学性并符合医院制度的工作流程,需要护理学、医学及信息学等多学科的交叉合作。

(顾　莺)

参考文献

[1] 顾莺.护理管理者视角下的临床循证护理实践环境促进[J].上海护理,2019,19(9):1-6.

[2] 何红燕,毛春,张继勤,等.运用关键业绩指标法构架护士绩效考核体系[J].中国卫生质量管理,2010,17(4):72-74.

[3] 黄苗,顾莺,张玉侠,等. 循证护理实践准备度评估量表的研制及信效度评价[J]. 中国循证儿科杂志,2017,12(2):121-125.
[4] 刘兴红,喻姣花,黄海燕,等. 基于循证构建失禁相关性皮炎护理质量评价指标体系[J]. 护理研究,2019,33(5):786-790.
[5] 米元元,沈月,郝彬,等. ICU 患者肠内营养支持并发腹泻的循证护理实践[J]. 中华护理杂志,2017,52(11):1291-1298.
[6] 田梅梅,尹小兵,施雁,等. 缩短骨科择期全麻手术患者术前禁食时间的最佳证据实践[J]. 护理学杂志,2017,32(20):4-8.
[7] 万嫣敏,范咏,顾莺,等. 儿童保留导尿管维护的最佳证据应用[J]. 护理进修杂志,2018,33(23):2180-2184.
[8] 王文超,胡静,张玉侠,等. 儿童中心静脉导管维护的最佳证据应用[J]. 护理学杂志,2017,32(7):33-37.
[9] 虞露艳,应燕,王秋月,等. 小儿外周静脉导管敷贴固定和更换的最佳证据应用[J]. 中华护理杂志,2019,54(3):356-362.
[10] 周英凤,胡雁,顾莺,等. 基于证据的持续质量改进模式图的构建[J]. 中国循证医学杂志,2017,17(5):603-606.
[11] 周英凤,胡雁,朱政,等. JBI 循证卫生保健模式的更新及发展[J]. 护理学杂志,2017,32(3):81-83.
[12] Al-Maskari MA, Patterson BJ. Attitudes towards and perceptions regarding the implementation of evidence-based practice among omani nurses [J]. SQUMJ, 2018,18(3):e344-e349.
[13] Berner ES. Clinical decision support systems: state of the art Am [J]. J Matern Child Nurs, 2019,32(1):465-466.
[14] Cheng L, Feng S, Hu Y, et al. Leadership practices of nurse managers for implementing evidence-based nursing in China [J]. J Nurs Manag, 2018,26(6):671-678.
[15] Colebatch E, Lockwood C. Enhanced perioperative nutritional care for patients undergoing elective colorectal surgery at Calvary North Adelaide Hospital [J]. JBI Database of System Rev Implement Rep, 2020,18(1):224-242.
[16] Daniels JF. Purposeful and timely nursing rounds: a best practice implementation project [J]. JBI Database System Rev Implement Rep, 2016,14(1):248-267.

[17] Goh ML, Chua JY, Lim L. Total knee replacement pre-operative education in a Singapore tertiary hospital: a best practice implementation project [J]. Int J Orthop Trauma Nurs, 2015,19(1):3-14.

[18] Greenes RA, Kaplan B, Lehmann H. Clinical decision support systems for the practice of evidence-based medicine. JAMIA, 2001,8(6):527-534.

[19] Harrison RL, Lyerla F. Using nursing clinical decision support systems to achieve meaningful use[J]. Comput Inform Nurs, 2012, 30(7): 380-385.

[20] Harvey G, Kitson A. Implementing evidence-based practice in healthcare: a facilitation guide[M]. London & New York: Routledge,2015.

[21] Harvey G, Kitson A, PARIHS revisited: from heuristic to integrated framework for the successful implementation of knowledge into practice [J]. Implementation Science, 2016, 11(1): 33-45.

[22] Harvey G, Loftus-Hills A, Rycroft-Malone J, et al. Getting evidence into practice: the role and function of facilitation[J]. J Advanced Nurs, 2002, 37(6): 577-588.

[23] Li SA, Jeffs L, Barwick M, et al. Organizational contextual features that influence the implementation of evidence-based practices across healthcare settings: a systematic integrative review [J]. Syst Rev, 2018, 7(1):72-73.

[24] Machon M, Cundy D, Case H. Innovation in nursing leadership: a skill that can be learned [J]. Nurs Adm Q, 2019,43(3):267-273.

[25] McNett M, Tucker S, Melnyk BM. Implementation science: a critical strategy necessary to advance and sustain evidence-based practice. World Evid-Based Nurs, 2019,16(3):174-175.

[26] Muirhead R, Kynoch K. Implementation of an opioid weaning protocol to improve pain management, and to prevent or decrease iatrogenic withdrawal syndrome in the neonatal intensive care[J]. Int J Evid-Based Heal, 2019, 17(3): 147-156.

[27] Perraton L, Machotka Z, Gibbs C, et al. Evidence-based practice intentions and long-term behaviours of physiotherapy graduates following an intensive education programme[J]. Physiother Res Int, 2017, 22(3):

e1666 - e1673.

[28] Stephenson M, McArthur A, Giles K, et al. Prevention of falls in acute hospital settings: a multi-site audit and best practice implementation project[J]. Int J Qual Health C, 2016, 28(1): 92 - 98.

[29] Tun KS. Self-management education in patients with cardiovascular disease: a best practice implementation project[J]. JBI Database System Rev Implement Rep, 2014, 12(9): 454 - 466.

[30] Wang Y, Kong M, Ge Y. Extravasation management in the pediatric oncology ward of Children's Hospital of Fudan University [J]. JBI Database System Rev Implement Rep, 2016,14(12):258 - 265.

[31] Zhu Z, Yang F, Wang L, et al. Non-pharmacological fever management for persons living with HIV: a best practice implementation project [J]. JBI Database System Rev Implement Rep, 2018,16(3):791 - 801.

第十七章

证据临床转化论文的写作

完整报道研究过程和研究结果，将有助于读者判断研究结果的可靠性。报告规范是指科研论文的推荐报告内容，通常以查检表的形式呈现，以最少的条目说明研究过程和研究发现，特别是可能给研究带来偏倚的问题，以增强科研论文报告的清晰性、完整性、透明性和一致性。本章将从复旦大学证据临床转化项目报告建议、质量改进研究报告规范、实施性研究的报告规范 3 个部分解读证据临床转化论文的写作思路。

第一节 基于证据临床转化模式撰写论文

复旦大学循证护理中心证据临床转化模式包括准备、实施、评价和维持 4 个阶段，具体分为理论准备、构建 PIPOST、检索证据资源、评价证据质量、形成证据总结、开展情景分析、构建审查指标、分析障碍因素、构建变革策略、通过领导力促进变革、建立促进因素、设计实施性研究、构建与测量结局指标、可持续性分析以及构建更新计划共 15 个步骤。目前，国内公开发表的证据临床转化研究大多以该方法为指导。

一、基于证据临床转化模式撰写论文的报告建议

为了规范证据临床转化研究的报告，复旦大学循证护理中心联合循证方法学专家和临床实践者组成工作小组，通过多次研讨、作者试用和反复修订，于 2021 年提出了“证据临床转化研究论文的报告建议”。该报告建议以复旦大学循证护理中心证据临床转化模式为框架，包含了标题与摘要、引言、资料与方法、应用与评价、其他信息 5 个部分、25 个条目，见表 17－1。

表 17-1 证据临床转化研究论文的报告建议

项目	条目	报告建议
标题和摘要		
标题	1	用证据应用、循证实践、临床审查、最佳实践或证据转化等词汇体现本研究为证据临床转化研究
摘要	2	采用结构化摘要汇总文章关键信息(目的、方法、结果、结论),应表明本研究是一项证据临床转化研究
关键词	3	应包含循证护理、证据应用、循证实践、临床审查、最佳证据或证据转化等能体现本研究为证据临床转化研究的词汇
引言		
问题描述	4	描述研究情景中存在的问题,以及问题的重要性
实践与证据的差距	5	概述关于此问题已有的证据,并突出实践现状与证据之间的差距
研究目标	6	阐述证据临床转化的具体目标,应体现研究情景和研究意义
资料与方法		
理论模式	7	阐述证据临床转化所依据的理论、模式或框架
研究团队	8	描述团队成员的专业背景、循证方法学基础、角色与分工等
研究问题	9	使用结构化原则(如 PIPOST)阐述研究问题,如研究对象、干预措施、实践人员、结局指标、研究情景、证据类型等
证据汇总与评价	10	呈现拟转化的证据内容、来源及等级,以及证据的检索与筛选、方法学评价、适用性评价的过程与结果
审查指标	11	逐条阐述审查指标及与证据之间的对应关系,逐条阐述审查指标的审查场所、审查方法、审查对象、审查时间等
应用与评价		
研究设计	12	阐述拟采用何种研究设计评价证据临床转化的效果,以及实施该研究设计时所需的伦理学考虑和伦理学审批结果
参与者	13	从实践者和患者/照护者两方面描述研究参与者的特征、招募方法与数量
基线审查	14	用文字、图或表等方法报告基线审查指标及审查结果
障碍因素分析	15	阐述障碍因素的分析方法和结果,建议引入循证实践模式或管理理论分析障碍因素

续 表

项目	条目	报告建议
变革措施	16	报告实践变革措施及理论依据,包括系统层面、实践者层面、患者/照护者层面的变革措施以及领导力的作用
评价指标	17	从系统、实践者、患者/照护者多个层面描述评价指标
资料收集	18	说明各评价指标的数据收集方式,包括资料收集者、收集工具、收集频率、收集时间点等
统计分析	19	阐明数据的统计与分析方法,包括统计描述与统计推断的方法
应用效果	20	用文字或表格报告参与者的一般资料,以及各结局指标的分析结果
讨论		
解释	21	解释证据临床转化方法、过程与结果之间的关联以及情景因素的作用,解释研究对系统、实践者和患者/照护者的影响,解释实际结果与预期结果之间的差异及原因
局限性	22	阐述研究内部有效性方面的局限性,如设计、方法、测量或分析中存在的偏倚;研究外部推广性方面的局限性,如人力、资源、领导力、组织文化、可持续性等
结论	23	总结研究的作用和可持续性,预测研究推广到其他情景的可能性,并给出对临床实践及后续研究的建议
其他信息		
资助	24	阐述研究的资助来源,说明资助对研究设计、实施、结果解释和文章发表的作用
利益冲突	25	阐述团队成员在研究中有无利益冲突

二、基于证据临床转化模式撰写论文报告建议的解读

1. 标题与摘要

(1) 标题中应体现本研究为证据临床转化研究　可使用“证据应用”“循证实践”“临床审查”“最佳实践”“证据转化”等词汇,如“围手术期低体温预防及管理的循证实践”等。

(2) 采用结构化摘要　从目的、方法、结果、结论汇总文章关键信息,表明本研究是一项证据临床转化研究。目的中应指出证据应用的具体目标,方法中应涵盖应用的证据、审查指标、研究设计、研究对象、结局指标等,结果中应呈现关

键结局指标的结果数据，结论应提出本次证据应用对护理实践的意义。

（3）关键词中应体现本研究为证据临床转化研究　如包含“循证护理”“证据应用”“循证实践”“临床审查”“最佳证据”“证据转化”等词汇。

2. 引言

（1）描述研究情景中存在的问题及问题的重要性　如“围手术期非计划性低体温（IPH）可导致寒战、心血管系统并发症、感染风险增加、麻醉苏醒延迟、凝血功能障碍等不良后果……术中低体温的预防是手术患者安全管理中的一项重要措施”（肖瑶等，2019）。

（2）总结关于此问题的已有证据，为证据临床转化提供支持　阐述证据与实践之间的差距，突出证据临床转化的意义。如“美国、英国、德国等均已颁布了适宜本国使用的 IPH 防护指南……目前国内护理人员对于 IPH 的预防及管理措施多为经验总结……缺乏高危患者在术前风险评估、术中监测等方面的规范化流程”（肖瑶等，2019）。

（3）阐述证据临床转化的具体目标，应体现研究情景和研究意义　如“本研究旨在将 IPH 预防及管理的最佳证据应用于临床实践，建立手术室对于 IPH 的评估、预防流程，降低 IPH 的发生率，提高手术室护理质量，为中国规范化流程的制订提供参考”（肖瑶等，2019）。

3. 资料与方法

（1）阐述证据临床转化所依据的理论、模式或框架　如 PARiHS 模式、渥太华研究应用模式、JBI 临床证据应用模式、复旦大学循证护理中心证据临床转化模式等。

（2）描述证据临床转化团队　介绍团队成员的专业背景、循证方法学基础、角色与分工等。如“小组共 8 名成员，包括 1 名来自循证护理中心的导师，1 名护理部导师，3 名接受过临床实证应用项目系统培训的组员，证据应用转化病区护士长、护理带教秘书及骨干护士各 1 名，分别负责……”

（3）阐述研究问题　使用结构化原则（如 PIPOST）具体化研究问题。如“P 为成人全麻手术患者，排除烧伤、严重创伤、体外循环手术以及脑损伤者；I 为集束化预防低体温的干预措施；P 为手术室护士；O 为预期结局，包括低体温预防流程的建立，低体温的发生率降低，手术室护士对低体温预防措施的认知和依从性提高；S 为武汉市某三级甲等医院外科楼手术室；T 包括临床实践指南、系统评价、证据总结、最佳实践信息册等”（肖瑶等，2019）。

（4）阐述证据汇总及评价　报告证据的获取过程，如检索原则、检索数据库、检索关键词、纳入与排除标准、筛选过程与筛选结果，应配证据检索与筛选流程图。阐述证据的方法学质量评价过程，包括评价工具、评价方法与评价结果。描述证据的汇总内容，并呈现证据的来源及等级，阐明分级方法。根据研究情景，描述证据可用性评价的方法及结果。例如“总结与主题相关的证据 12 条，级别为……其中证据……因……不予采纳”（虞露艳等，2019）。

（5）阐述审查指标　逐条阐述审查指标及其与证据之间的对应关系，逐条阐述审查指标的审查场所、审查方法、审查对象、审查时间等。如“小儿外周静脉导管敷贴固定和更换的最佳证据应用”用表格形式呈现了证据内容、审查指标及两者之间的对应关系（表 17－2），“围手术期低体温预防及管理的循证实践”用表格呈现了审查指标与审查方法（表 17－3）。两者结合的报告方法，将证据内容、审查指标、审查方法一一对应呈现，将更加完整和清晰。

表 17－2　小儿外周静脉导管敷贴固定和更换的证据转化质量审查表

证　　据	质量审查指标
（1）评估敷料下的皮肤：该区域的皮肤损伤与年龄、关节活动和水肿有关（Ⅰ级）	（1）护士知晓外围静脉导管建立前正确评估穿刺部位皮肤的方法
（2）单纯使用有边的聚氨酯敷料固定具有传统接口（螺口接口）的外周静脉导管有助于延长置管时间至 72 小时，但该证据仍需更多的数据支持（Ⅴ级）	（2）护士在为患儿进行外周静脉导管置管前正确评估穿刺部位的皮肤
（3）不推荐使用胶布或缝合进行导管固定，非无菌胶布易受到病原菌的污染。缝合不仅增加操作者针刺伤的危险，而且增加导管菌膜形成和导管相关性血流感染（Ⅱ级）	（3）护士使用有边的透明敷料固定外周静脉导管
（4）敷料出现潮湿、松脱和(或)明显污染时应及时更换（Ⅴ级）	（4）外周静脉敷料出现潮湿、松脱和(或)明显污染时护士为患儿更换敷料
（5）相对固定的敷料有助于降低导管滑出的风险，频繁更换敷料会增加导管滑出和感染风险（Ⅲ级）	（5）更换外周静脉敷料时护士能评估接触敷料部位皮肤情况并进行记录
（6）在更换敷料过程中应观察接触敷料部位是否发生红斑和皮炎（Ⅴ级）	
（7）敷贴的选择：护士应考虑患儿的选择和生活方式（Ⅳ级）	

注：证据(1)对应审查指标(1)和(2)；证据(2)、(3)、(5)和(7)对应审查指标(3)；证据(4)对应审查指标(4)；证据(6)对应审查指标(5)。

（资料来源：虞露艳，应燕，王秋月，等．小儿外周静脉导管敷贴固定和更换的最佳证据应用．中华护理杂志，2019，54(3)：356－362）

表 17－3　围手术期低体温预防及管理的临床转化质量审查表

类别	审 查 指 标	审查方法
术前评估	（1）科室建立低体温风险因素评估表	查看护理记录
	（2）护士术前评估每例患者，制订护理计划	查看护理记录

续 表

类别	审查指标	审查方法
体温监测技术	(3) 护士因人而异选择监测设备	现场观察
	(4) 护士于使用前检查监测设备的功能性，并按说明书规范使用	现场观察
	(5) 护士因人而异选择监测部位	现场观察
术前干预措施	(6) 护士测量并记录患者进入手术室的基线体温	查看护理记录
	(7) 护士在麻醉诱导前为患者使用充气式加温仪	现场观察
	(8) 护士术前调节手术间温度(不低于23℃)	现场观察
术中干预措施	(9) 科室建立手术患者体温监测记录单	查看护理记录
	(10) 术中护士按规范监测并记录患者核心温度	查看护理记录
	(11) 护士为手术患者采用集束化预防低体温措施	现场观察
	(12) 护士为手术患者采用有效的升温策略	现场观察
	(13) 术中护士为患者使用充气式加温仪，并辅以隔离保温措施	现场观察
	(14) 护士为大量静脉输液(>2 000 ml/h)以及输注血液制品的患者应用液体加温装置	现场观察
	(15) 术中使用38℃冲洗液进行腹腔冲洗	现场观察
	(16) 术中护士调节手术间温度不低于21℃	现场观察
	(17) 护士按照说明书规范使用保温设备	现场观察
术后干预措施	(18) 护士于患者转运前测量其核心温度	查看护理记录
质量管理	(19) 护士至少每3个月接受1次低体温预防相关知识培训	调查问卷
	(20) 护士至少每年接受1次低体温预防相关知识考核	调查问卷

(资料来源：肖瑶，杨慧，胡娟娟，等. 围手术期低体温预防及管理的循证实践. 中华护理杂志，2019，54(9)：1302-1307)

4. 应用与评价

(1) 描述研究设计及伦理学考虑　阐述拟采用何种研究设计评价证据临床转化的效果，以及实施该科研设计时所需的伦理学考虑和伦理学审批情况。例如“采用整群随机同期对照研究，将6个ICU病房按照楼层从高到低编号，由ICU的护士长通过抽签决定分为实施组和对照组”(吴娟等，2019)。

(2) 描述研究参与者　从实践者和患者/照护者两个方面报告研究参与者的选择方法与样本数量。例如，“纳入手术室全体护士作为研究对象……采用整群抽样法分别选取……在外科楼手术室进行手术且符合纳入标准的患者作为基线审查和第2轮质量审查的研究对象……”(肖瑶等，2019)。

(3) 报告基线审查结果　用文字、图或表等方法报告基线审查指标及审查结果。例如“手术室护士对IPH预防及管理的相关知识得分为……患者IPH的发生率为……手术室护士对各条审查指标执行率为……”(肖瑶等,2019)。

(4) 阐述障碍因素　阐述障碍因素的分析方法和结果,建议引入循证实践模式或管理理论分析障碍因素,并结合图、表等形式呈现障碍因素。例如“小儿外周静脉导管敷贴固定和更换的最佳证据应用”,研究者对每条审查指标均采用鱼骨图分析,经团队讨论确定存在7个障碍因素(虞露艳等,2019)。

(5) 报告实践变革　报告实践变革措施及其理论依据,包括系统、实践者、患者/照护者层面的变革措施,以及领导力的作用。例如“ICU成人置管患者合理身体约束最佳证据的临床应用”,研究者基于证据内容构建了7条变革内容(吴娟等,2019)。

(6) 描述效果评价指标　从系统、实践者、患者/照护者多个层面构建并描述评价指标。如“围手术期低体温预防及管理的循证实践”,从实践者层面,评价手术室护士对围手术期低体温预防及管理的认知水平,以及手术室护士对审查指标的执行率;从患者层面,评价患者围手术期非计划性低体温的发生率;从系统层面,评价证据临床转化对制度规范的影响(肖瑶等,2019)。

(7) 阐述数据收集方法　说明各评价指标的数据收集方式,包括资料收集者、工具、收集频率、收集时间点等。如“依据审查指标制订外周静脉导管敷贴更换和固定的数据收集表,收集……等18个项目。工作日由……收集数据,节假日由……收集数据,夜间由……收集数据,外周静脉导管拔除即结束观察”(虞露艳等,2019)。

(8) 阐明统计分析方法　说明所有数据的统计分析方法,包括统计描述与统计推断。如采用SPSS 20.0软件进行统计学分析,计量资料采用均数±标准差表示,组间比较采用t检验,计数资料采用频数、百分率表示,组间比较采用χ^2检验。

(9) 报告证据应用效果　用文字或表格报告研究参与者(实践者与患者/照护者)的一般资料,以及各结局指标的分析结果。如“围手术期低体温预防及管理的循证实践”,研究者报告纳入本研究的手术室护士的基本情况,以及纳入两轮审查患者的基本情况;从实践者层面,报告手术室护士在证据应用前后对围手术期非计划性低体温预防及管理认知水平,以及证据应用前后手术室护士对审查指标的执行率;从患者层面,报告证据应用前后患者围手术期非计划性低体温的发生率及差异;从系统平面,分析证据应用对制度规范的影响(肖瑶等,2019)。

5. 讨论

讨论部分应重点解释证据临床转化方法、过程与结果之间的关联，以及情景因素的作用，解释研究对系统、实践者和患者/照护者的影响，解释实际结果与预期结果之间的差异及原因。此外，还应阐述研究内部有效性方面的局限性，如设计、方法、测量或分析中存在的偏倚；研究外部推广性方面的局限性，如人力、资源、领导力、组织文化、可持续性等。最后，应总结研究的作用和可持续性，预测研究推广到其他情景的可能性，并给出对临床实践及后续研究的建议。

6. 其他信息

阐述研究的资助来源，说明资助对研究设计、实施、结果解释和文章发表的作用。阐述团队成员在研究中有无利益冲突。如有，应具体说明。

第二节 质量改进研究的报告规范

质量改进研究是证据临床转化的常见主题，是指在真实情景分析的基础上提出研究问题，并针对关键问题构建干预措施；在真实情景中应用干预措施，以改进卫生保健中的不足，并维持长期的变革效果，持续促进医疗保健质量（Likosky 等，2014）。与经典的科研项目不同，质量改进研究不仅仅是评价干预是否有效，更重要的是评判干预措施在真实情景中的适用性、可行性和嵌入度，以及实践者行为的促进和医疗系统的改变。

一、质量改进研究的报告规范

为了规范质量改进研究报告，提升质量改进研究的价值，推动期刊编辑和审稿人对质量改进研究的认识，美国卫生保健促进研究所和达特茅斯医学院卫生保健促进研究所的方法学专家、研究者、期刊编辑共同组成国际性合作组，于2008年发布了第1版《质量改进研究的报告标准》（standards for quality improvement reporting excellence, SQUIRE），并于2015年更新了第2版（Ogrinc 等，2016），共包括6个部分、18个条目（表17-4）。本节参考SQUIRE工作组发表的解读方法（Goodman 等，2016），以 Feldman-Winter 等于2017年开展的推动母乳喂养质量改进项目为例，对其条目逐一解读。

表 17－4 质量改进研究的 SQUIRE 报告清单(2015)

条目	描述	补充与解释
标题和摘要		
(1) 标题	以质量、安全性、有效性、患者为中心、及时性、成本、效率和医疗保健的公平性等字样体现改进医疗保健质量	指出干预的目的和场景
(2) 摘要	a. 提供充足的信息便于检索和索引；b. 使用结构式摘要(背景、目的、方法、干预、结果、结论)汇总文章关键信息，或按照发表期刊的要求归纳	背景中简要描述研究问题的重要性，目的中指出质量改进的具体目标，方法中涵盖质量改进的场所、参与者、干预措施、质量评价指标和评价方法，结果中呈现质量改进的效果及相关数据，结论应提出本次质量改进取得效果的原因
引言	**为什么要开展此项研究**	
(3) 问题描述	描述情景中存在的问题以及问题的性质和意义	突出临床现状与已知证据或最佳实践标准之间的差距
(4) 现有证据	总结关于临床问题的已有知识，包括既往相关研究	
(5) 理论依据	解释研究问题的正式(非正式)框架、模型、概念和(或)理论，采用干预措施的任何原因或假设，干预措施能够发挥作用的依据	阐述提高质量改进研究科学性和成功可能性的依据
(6) 具体目标	阐述质量改进项目的具体目标	体现研究情景、情景中的问题、与现有证据的差距、开展干预的依据和结果评价方法
方法	**具体做了什么**	
(7) 研究情景	描述质量改进干预初始的关键情景因素	如质量改进场所、患者类型和人数、工作人员概况、提供医疗服务的类型、所属系统、所拥有的资源，以及组织文化和环境特征
(8) 干预措施	a. 提供充足的干预细节，以供他人重复；b. 详细介绍干预团队的组成和特征	阐述每项干预措施的方法、频率、数量、材料或仪器及具体执行者。阐述团队成员的教育培训程度和临床经验、团队领导力来源、是否有多学科合作

续 表

条目	描述	补充与解释
(9) 方案设计	a. 评估干预效果的方法；b. 验证干预措施与干预结局关系的方法	明确效果评估的科研设计及资料收集方法
(10) 结局指标	a. 评价干预过程和干预结局的具体测量指标及选择依据、操作含义和信效度；b. 对影响干预成败、效率、成本的情景因素持续评估方法；c. 保证评估完整性和数据准确性的方法	结局指标应考虑系统、工作人员及服务对象的改变
(11) 分析方法	a. 描述数据的定量、定性分析方法；b. 了解数据内部变异性方法，包括时间效应变量	定性分析可用根本原因分析法、结构化访谈、现场观察，定量分析可用前后对照、时间序列分析、组间参数或非参数检验、回归分析等
(12) 伦理考虑	实施和评价干预措施的伦理问题以及解决方案，包括但不限于正式的伦理审查和利益冲突	报告通过伦理审查的机构
结果	**研究发现了什么**	
(13) 结果	a. 描述干预的初始方案及其随时间推移的演变，包括研究过程中对干预措施的修改，可用时间轴、流程图或表格呈现；b. 报告过程评价和结局评价的详细数据；c. 描述情景因素与干预效果之间的作用；d. 描述干预措施、结局、相关情景因素之间的关联；e. 非预期中的结果，如意料之外的收益、问题、失败或成本支出；f. 对缺失数据的描述	
讨论	**研究结果意味着什么**	
(14) 总结	a. 总结研究的主要发现，以及这些发现与理论依据和研究目标的关系；b. 总结项目的独特优势	
(15) 解释	a. 进一步解释干预措施与结果之间的关联；b. 本次研究发现与其他文献的对比；c. 阐述研究对实践者和系统的影响；d. 解释实际结果与预期结果之间的差异及原因，尤其是情景因素的影响；e. 成本与效益的权衡(包括机会成本)	

续 表

条目	描述	补充与解释
(16) 局限性	a. 研究推广方面存在的局限性；b. 研究内部有效性的局限性，如设计、方法、测量或分析中存在的混杂或偏倚；c. 减少和控制局限性的措施	在外部推广方面，应分析人力、领导力、组织文化等情景特征。在内部有效性方面，应探讨效果评价的科研设计是否足够严谨
(17) 结论	a. 总结研究的作用；b. 总结研究的可持续性；c. 预测推广到其他情景中的可能性；d. 分析对临床实践及后续研究的意义；e. 给出后续改进建议	
其他信息		
(18) 资助	阐述当前研究的资助来源，讲明资助者对研究设计、实施、结果解释和文章发表的作用	

二、SQUIRE 清单解读

1. 题目和摘要

(1) 条目 1(标题)　应体现出文章是质量改进研究，并指出干预的目的和场景。如“推动母乳喂养：一项全国质量改进项目”，可在标题中使用“证据”“质量”“改进”“最佳实践”“安全”“效果”“干预”“结果”“过程评价”等词汇，便于检索和识别质量改进研究。

(2) 条目 2(摘要)　应提供充足的信息便于检索和索引，建议使用结构式摘要汇总文章关键信息，或按照发表期刊的要求进行归纳。摘要应表明本研究是一项质量改进研究。背景中应简要描述研究问题的重要性，目的中应指出质量改进的具体目标，方法中应涵盖质量改进的场所、参与者、干预措施、质量评价指标和评价方法，结果中应呈现质量改进的效果及相关数据，结论应提出本次质量改进取得效果的原因。

2. 引言

(1) 条目 3(问题描述)　描述情景中存在的问题，以及问题的性质和意义。应突出临床现状与已知证据或最佳实践标准之间的差距。例如，“尽管世界卫生组织在 1991 年就成功实施母乳喂养，推动爱婴医院建设的全球计划，但在美国仅有 6.2%的医院实现了这一目标。”

(2) 条目 4(现有证据)　总结关于此临床问题的已有证据及相关研究，为质量改进研究提供支持。应具体描述本研究所针对的具体问题、即将开展的质量改进措施,以及这两者的关系。例如,“母乳喂养有利于产妇、婴儿、家庭和社会,是一项重要的公共卫生干预措施。世界卫生组织已发布了成功母乳喂养 10 步措施的有效证据。”

(3) 条目 5(理论依据)　提供解释研究问题的正式(非正式)框架、模型、概念和(或)理论,采用干预措施的任何原因或假设,干预措施能够发挥作用的依据。例如,一项促进母乳喂养的研究,应用质量改进突破理论设计了项目目标及驱动程序,如图 17-1 所示。

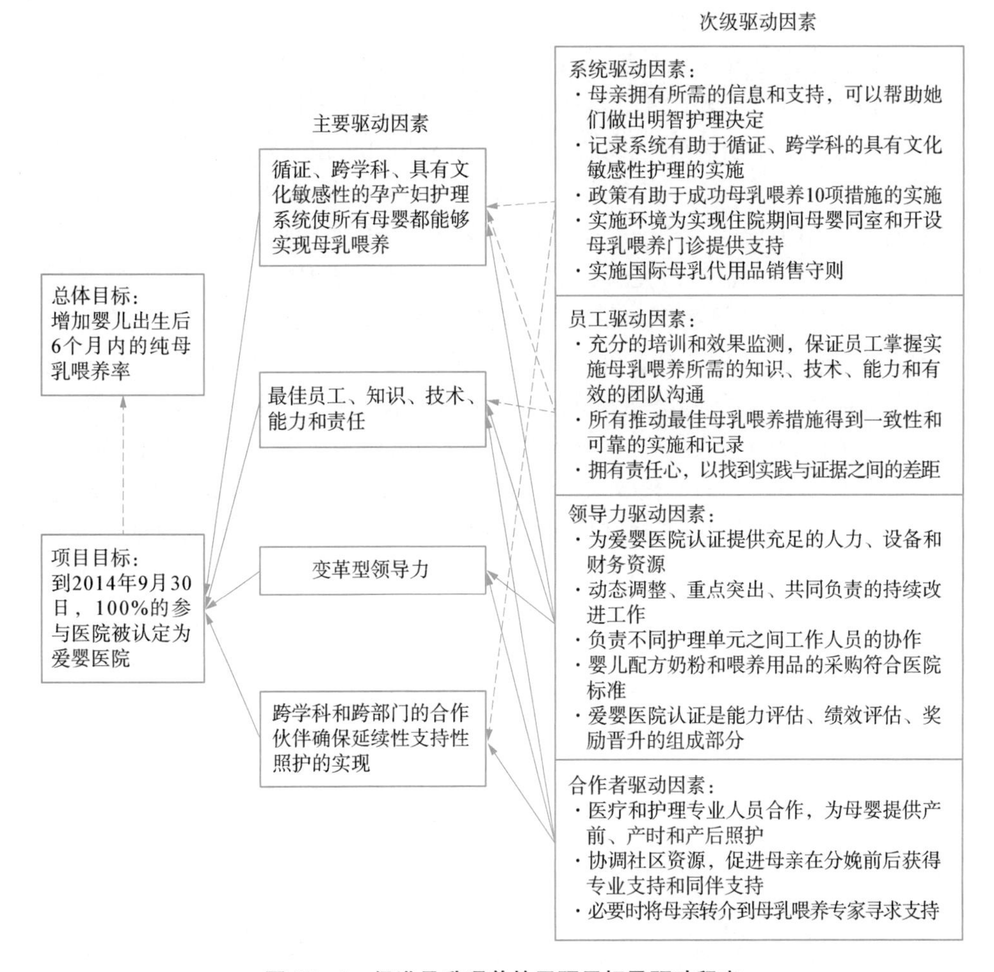

图 17-1　促进母乳喂养的干预目标及驱动程序

(资料来源:Feldman-Winter L, Ustianov J, Anastasio J, et al. Best fed beginnings: a nationwide quality improvement initiative to increase breastfeeding. Pediatrics, 2017,140(1):e20163121)

(4) 条目 6(具体目标)　阐述质量改进项目的具体目标,应尽量体现研究情景、情景中的问题、与现有证据的差距、开展干预的依据和结果评价方法。如"本质量改进研究将在全国范围内纳入 90 所医院,基于世界卫生组织的指南开展最佳喂养计划,以促进母乳喂养,并最终建成爱婴医院。"

3. 方法

(1) 条目 7(研究情景)　应描述质量改进干预初始的关键情景因素,如改进的场所、患者类型和人数、工作人员概况、提供医疗服务的类型、所属系统、所拥有的资源,以及可能影响质量改进结果的组织文化和环境特征等。对研究情景的阐述能帮助读者判断研究结果是否能推广到自己的工作情景中,也有助于研究者判断情景因素在干预结果中发挥的作用。因此,建议使用理论或模式来加强研究情景阐述的条理性和完整性,如 CFIR 模式、PARiHS 模式等。

(2) 条目 8(干预措施)　提供充足的干预细节及干预团队的组成信息。详细阐述干预方法、频率、数量、材料或仪器的使用等,以供读者参考与重复。质量改进研究的干预措施往往不是单一的,因此,应逐一描述每项干预措施。如在促进母乳喂养的质量改进研究中,研究者在附录中列表描述了培训内容、形式、步骤、实施者、参与者、考核方法等细节。此外,参与质量改进的人员对干预结果有着重要影响,因此应详细描述干预团队组成,如教育培训程度和临床经验、团队的领导力来源、是否有多学科合作、是否有学术人员和临床人员的协作及每项干预的具体执行者等。

(3) 条目 9(方案设计)　描述评估干预效果的方法,以及验证干预措施与干预结局关系的方法。对干预效果的评价,应包括质量改进对系统、工作人员、服务对象的影响,及对质量改进研究内部和外部有效性的评估。可通过明确的科研设计来评价干预效果,如阶梯设计、临床对照研究、时间序列研究、历史对照研究等。也可通过利益相关人的满意度调查、焦点小组座谈、一对一访谈等方式评价干预实施的效果。例如,使用时间序列研究,评价在干预实施过程中各机构母乳喂养达标率的变化;设置过程评价指标,评价产前产后的母乳喂养健康教育执行与记录情况等。

(4) 条目 10(结局指标)　描述评价干预过程和干预结局的具体测量指标,以及这些指标的选择依据、操作性含义和信效度。此外,还应考虑情景因素对干预成败、效率、成本的影响,以及如何保证评估的完整性和数据的准确性。例如,使用每月纯母乳喂养率、配方粉补充率、总体母乳喂养率作为主要结局指标,使用每月产前母乳喂养教育、母乳喂养辅助技术实施、母婴分离、分娩后即时母婴接触、母婴同室、按需喂养、出院指导等覆盖人数作为过程评价指标。

(5) 条目 11(分析方法)　阐述数据的定量、定性分析方法,以及了解数据内部变异性方法，包括时间效应变量。为了更全面地反映质量改进效果，通常会综合运用定量和定性分析方法，常用的定性分析方法有根本原因分析中的鱼骨图、患者或家属的结构化访谈、现场观察等，常用的定量分析有前后对照、时间序列分析、组间参数或非参数检验、回归分析等。

（6）条目 12（伦理考虑）　实施和评价干预措施的伦理问题以及解决方案，包括但不限于正式的伦理审查和利益冲突。质量改进研究与其他临床研究一样，也应该通过指定机构的伦理审查，并澄清作者与所用的设备材料、培训平台等的利益关系。

4. 结果

（1）条目 13（结果）　应描述干预的初始方案及其随时间推移的演变，如用时间轴、流程图或表格呈现研究过程中干预措施的调整。如“减少中心静脉置管患者抗生素使用的质量改进研究”，列表报告了干预的 3 个阶段以及各阶段的干预要素（Jobson 等，2015）。结果应同时包含过程评价和结局评价的详细数据，如采用推移图（图 17－2）来表示即时母婴接触、母婴同室、总体母乳喂养率、纯母乳喂养率的逐月变化（Feldman-Winter 等，2017）。结果中应描述与干预效果密切相关的情境因素，以及干预措施、干预结局与情景因素之间的作用。如一项研究采集了实践者的领导力分数，用比值呈现了领导力高低对患者结局的影响。

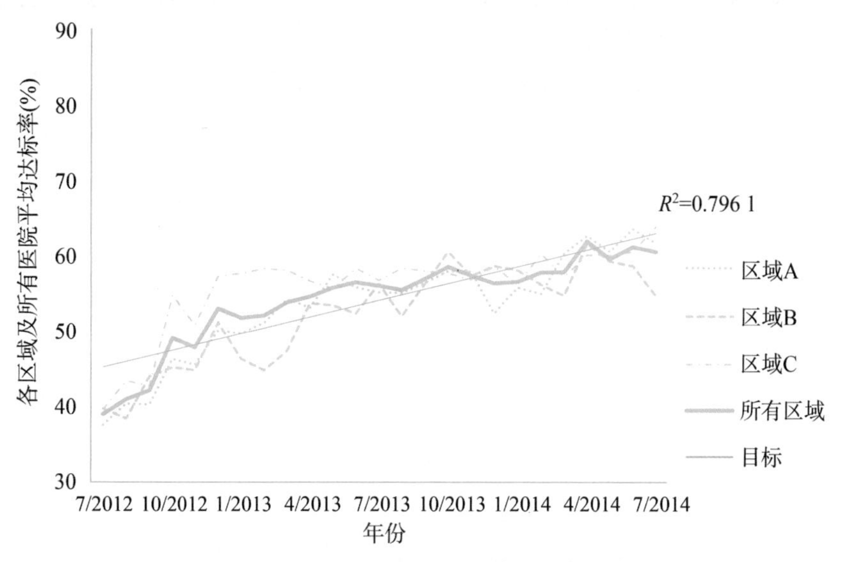

图 17－2　各区域医院纯母乳喂养达标率的推移图

（资料来源：Feldman-Winter L，Ustianov J，Anastasio J，et al. Best fed beginnings：a nationwide quality improvement initiative to increase breastfeeding. Pediatrics，2017，140(1)：e20163121）

在后续的实践者访谈中，同样发现了领导力影响实践结局的主题(Donahue 等，2013)。此外，结果部分中还应呈现非预期中的结局，如意料之外的收益、问题、失败或成本支出，以及数据缺失情况及原因。

5. 讨论

(1) 条目 14(总结)　简要总结研究的主要发现，以及这些发现与理论依据和研究目标的关系，突出项目的优势之处。如"本次全国范围的质量改进活动增加了美国爱婴医院的数量，显著提高了纯母乳喂养的实现率，并且证实了参与质量改进活动对达标爱婴医院的作用。"

(2) 条目 15(解释)　进一步阐述干预措施与结果之间的关联，并将研究发现与其他文章比较，分析一致或者不一致的原因。此外，还应阐释质量改进项目对实践者和系统的影响，以及研究结果与预期结果存在差异的原因。最后，还应探讨研究的成本效益和是否容易被推广。如"在其他场所开展本质量改进研究时，应考虑到人力成本、医院管理者的支持以及患者人口特征和信息技术的支持。"

(3) 条目 16(局限性)　阐述研究在推广性、内部有效性方面存在的局限性，以及减少和控制局限性的措施。在外部推广方面，应重点考虑人力、领导力、组织文化等情境特征。在内部有效性方面，应重点关注效果评价的科研设计是否足够严谨。如"过多的过程数据收集可能会导致数据缺失，而自报结局的数据采集方式可能会导致报告偏倚。"

(4) 条目 17(结论)　总结研究的作用和可持续性，预测研究推广到其他情境中的可能性，分析研究对临床实践及后续研究的意义，给出改进建议。如"这项全国性的质量改进活动帮助 90 家医院中的 72 家获得了爱婴医院的称号，这是一个前所未有的成就。持续质量改进有很大的潜力加速循证护理措施的采用。"

6. 其他信息

条目 18(研究资助信息)　阐述研究是否有资助来源，若有，讲明资助者在研究设计、实施、结果解释和文章发表中的作用。

第三节　实施性研究的报告规范

实施科学是指将科学发现及循证干预方法整合到临床实践和健康政策中，从而提高医疗服务质量和有效性的研究过程，也称为实施性研究(Eccles, Mittman, 2006)。实施性研究不仅试图判断干预措施在实施过程中是否有效，更期望解释实施成功或失败的原因是什么，从而寻找更有效的促进干预实施的方法。因此，在实施性研究中，实施的干预措施和促进干预实施的策略方法同样重要，在论文撰写时应同步报告。

一、实施性研究的报告规范

2017年，Pinnock等（2017）在BMJ上发表了实施性研究的报告规范（standards for reporting implementation studies，StaRI），旨在规范和提高实施性研究的报告质量，促进实施科学的发展。StaRI共包含27个条目，采用了实施方法和干预措施双轨报告的框架，见表17－5。其中，实施方法指的是能够促进干预措施在研究场景中应用的策略，如员工培训、系统开发、持续审查等；干预措施指的是在研究场景中被实施、被评估的措施。对于实施性研究，实施方法的报告是第一位的，能帮助读者了解促进成功实施的方法和原因，因此表17－5的实施方法应尽量全部报告。本节参考StaRI工作组发表的解读方法（Pinnock等，2017），结合现有案例，对其条目逐一进行解读。

表17－5　实施性研究的StaRI报告规范

报告条目	实施方法：促进干预实施的策略	干预措施：被实施的干预措施
标题	1. 体现本研究是一项实施性研究，并描述所使用的方法学	
摘要	2. 体现本研究是一项实施性研究，描述拟评估的实施方法、拟实施的循证干预措施，定义关键的实施结局评价指标和健康结局评价指标	
引言	3. 拟实施的干预旨在解决卫生保健中存在的哪些问题、挑战或不足	
	4. 拟采取的实施方法的科学背景和理论基础（包括任何理论、框架、模型，实施方法能够发挥作用的依据，以及任何预实验）	拟实施的干预措施的科学背景和理论依据（包括有效性的证据及能够发挥作用的依据）
目的	5. 研究目的，并区分阐述实施目标和干预目标	
方法	6. 研究设计及主要特征（可交叉参照其他合适的方法学报告标准），研究计划发生的任何变化及原因	
	7. 实施干预的情景（应考虑可能影响干预实施的社会、经济、政策、卫生保健、组织机构的障碍因素和促进因素）	
	8. 实施场所的特征（如位置、人员、资源等）及入选标准	干预针对的人群及入选标准
	9. 对实施方法的描述	对干预措施的描述
	10. 描述为了附加研究任务和（或）嵌套研究的亚组招募方法	

续 表

报告条目	实施方法：促进干预实施的策略	干预措施：被实施的干预措施
评价	11. 确定实施方法的预期主要结局和其他结局，以及相应的评估方法；记录任何预先确定的目标	根据需要确定干预措施的预期主要结局和其他结局，以及相应的评估方法；记录任何预先确定的目标
	12. 报告实施方法的过程评价指标和结局，以解释其能发挥预期效果的机制	
	13. 实施方法的资源使用、成本、经济结局及分析方法	干预措施的资源使用、成本、经济结局及分析方法
	14. 样本量的合理性（根据情况报告样本量计算方法、预算限制、实际考虑、数据饱和度等）	
	15. 分析方法及选择原因	
	16. 任何预先设定的亚组分析方法（如多中心研究的不同中心之间、不同的临床特征或人口学特征群体之间），或者嵌套研究的亚组之间	
结果	17. 实施对象的数量及特征	干预对象的数量及特征（如适用）
	18. 实施方法的主要结局和其他结局	干预措施的主要结局和其他结局（如适用）
	19. 实施方法相关的过程数据，以及能够达到预期效果的原因	
	20. 实施方法的资源使用、成本、经济结局分析	干预措施的资源使用、成本、经济结局分析
	21. 亚组结果及其代表性，包括被招募到嵌套研究中的亚组结果（如有）	
	22. 实施方法与研究计划的一致性，以及为了适应情景和偏好做出的调整	核心干预措施与计划的一致性（如有测量）
	23. 可能影响结局的情景变化（如有）	
	24. 各组中任何重要伤害或意外影响	
讨论	25. 结果汇总，与其他研究的对比的优势、局限性、结论和对实践的影响	
	26. 讨论实施方法（特别是可推广性的）对政策、实践和后续研究的影响	讨论干预措施（特别是可持续性的）对政策、实践和后续研究的影响
通用	27. 包括各项批准声明，如伦理审批、数据保密、主管部门批准信息、试验或研究注册信息（是否可提供研究计划书）、研究资助信息、利益冲突等	

二、StaRI 报告规范的解读

1. 标题与摘要

应体现本研究是一项实施性研究，并描述所使用的方法学。如“使用多层面干预方法促进围手术期安全指南的实施：一项阶梯随机对照试验”（Emond 等，

2015)，可在标题、摘要和关键词中使用“实施性研究”“实施策略”等词汇，便于读者、研究者、应用者检索和识别。除此之外，摘要中应描述本研究拟评估的实施方法、拟实施的干预措施，以及研究情景、资源使用、实施结局和健康结局。

2. 引言与目的

应首先描述拟实施的干预措施旨在解决卫生保健中存在的哪些问题、挑战或不足。例如，某个问题的发生率、对个人或健康资源的影响、现有证据与实践之间的差距。此外，还应描述干预实施的情景特征，以体现本实施性研究拥有的资源和面临的挑战。情景特征的描述应包含影响干预实施成功的关键促进因素(如政策、资源、决策者风格等)和阻碍因素(组织机构或个人层面等)。

引言中应阐述拟采取的实施方法的科学背景和理论基础。具体实施策略可在方法部分详细描述，但在引言中应简要介绍本研究采用的实施方法及其理论、框架、模型支撑(如 PDSA 循环、PARiHS 模式等)，该模式能够发挥作用的依据，以及该实施方法为何适用于本研究情景。与此同时，引言中应描述拟实施的干预措施、科学背景、理论依据、能够发挥作用的机制等。

对于实施性研究的研究目的，应分别阐述实施目标和干预目标。例如，一项研究旨在将支持性自我管理(supported self-management, SMS)纳入 2 型糖尿病患者护理的内容，其实施目标可以是提高临床护士对 SMS 计划的接受度和实施率，识别影响护士实施 SMS 计划的障碍因素。而干预目标则是评价 SMS 计划对 2 型糖尿病患者日常功能、情绪状态、社会参与、自我管理行为、健康资源使用的影响(van Dijk-de Vries 等, 2013)。

3. 方法

应首先报告本研究的总体设计、设计特征、选择该设计的原因，以及与最初的研究计划相比，研究方案发生的任何变化及原因。实施性研究可采用多种设计方法，如群组随机对照试验、实用性随机对照试验、临床对照研究、间断时间序列研究、队列研究、前后对照研究、案例研究、混合模式研究等。在 StaRI 报告规范中，未将这些设计特征的条目包含在内(如随机化、盲法、组间可比性等)，因此作者在描述这部分信息时可参照不同研究设计相对应的报告规范。

同时应报告实施干预的情景特征，如开展实施研究的场所性质、患者类型和人数、工作人员概况、所拥有的资源等，并应考虑到可能影响实施方法和实施结果的社会、经济、政策、卫生保健、组织机构中的障碍和促进因素。成功的实施是个体、研究证据、实施情景之间相互作用的结果。对于实施情景的描述能够帮助读者判断情景因素在实施结果中发挥的作用，并有助于读者比较自身环境与文中研究情景的相似性，以决定复制或调整实施策略。

研究对象应从实施场所和干预人群两个方面描述。前者指的是开展实施性研究的场所，如医院、病房、诊所、卫生院等，并描述这些场所的招募过程和入选标准。例如，促进围手术期安全指南的实施性研究（Emond 等，2015），关于实施场所的描述为“本研究在 9 所医院开展，其中 2 所研究型医院、4 所教学医院、3 所区域医院，每所医院的床位数从 200～1300 不等，这些医院能够代表某地区的医生卫生分布情况”。该研究关于干预人群的描述为“本研究评估的人群是在以上医院接受择期腹部或血管手术的 1800 例患者，选择这些患者的原因是其并发症和死亡风险较高，患者的入选和排除标准包括……”

方法部分应详细阐述实施方法和干预措施。对于实施方法，可借鉴不同的理论、框架、模式进行阐述。如在 CFIR 模式中，应从干预措施、外部环境、内部环境、利益相关人、实施过程 5 个关键因素进行阐述；在 PARiHS 模式中，应从证据、组织环境、促进因素 3 个核心要素进行报告。对于干预措施，应尽可能详细地说明干预者、干预内容、干预地点、干预时间和剂量。在实施性研究中，考虑到各实施场所可能会根据自身情景对干预措施进行调整，因此应指明干预措施中哪些是不可更改的核心要素，哪些是允许甚至是鼓励调整的内容。如有对照组，还应提供“常规做法”的详细描述，以帮助读者判断本研究与自身实践环境的可比性。

最后，应描述附加研究任务和（或）嵌套研究亚组的招募方法。在实施性研究中，往往以场所为单位进行干预，因此参与研究的患者不需要逐一知情同意。但有些研究，为了评价干预或实施的效果，会挑选部分患者进行观察、访谈或问卷调查，应清晰阐述这部分人群的招募过程。

4. 评价

实施性研究的效果评价应从实施结局和干预结局两方面报告。由于实施性研究以评价实施方法为主要目的，因此应首先报告实施方法的主要结局、其他结局以及相应的评估方法。此外，干预所引起的健康结局也同样重要，这是开展实施性研究的根本价值。在促进围手术期安全指南的实施性研究中，工作人员对围手术期患者安全指南的依从性即是主要的实施结局，院内并发症、死亡率、住院时间、再入院、再次手术等则是干预结局（Emond 等，2015）。

过程评价也常用于实施性研究中，目的是解释实施方法能发挥预期效果的原因和机制，帮助实施者在实施过程中调整实施策略或干预方法，以及评估和探索干预实施中利益相关人或被干预人群的体验。如在促进围手术期安全指南的实施性研究中，研究者参照质量改进干预过程评价方法，通过问卷收集各实施点的实施者特征、健康服务团队特征、干预的频率和强度、实施环境中的障碍与促进因素等指标，来辅助解释实施行为与实施结局之间的关系（Emond 等，2015）。

经济学评价也是实施性研究中需要考虑的结局，应报告本次研究中的资源使用、成本改变，为实施方法的推广、干预措施的采纳等，为卫生决策提供必要的信息。

为了保证评价方法的效力，实施性研究也需要报告样本数量及计算方法。实施场所的数量和干预对象数量的计算应基于研究所使用的设计，并考虑依从性、预算限制等因素。同样，资料的分析方法也应基于研究设计和研究假设进行报告。如有亚组分析，应提前界定亚组的分组方法和依据。

5. 结果

结果中应报告实施场所和实施人员的特征以及他们的代表性，报告接受干预的人群特征（对应第 8 条目）。可使用流程图来描述实施场所和干预样本的招募、跟踪和流失情况。在结局报告上，建议先报告实施方法的主要和其他结局，再报告干预措施的主要和其他结局（如有测量）。如果有过程评价，还应报告相关的过程评价数据及其与主要结局的关系。如有经济学评价，应报告实施方法和干预措施的资源使用、成本变化等经济结局分析。如预先设置有亚组，应报告亚组结果及代表的意义。

正如方法中第 9 条目所提及的，在实施性研究中，为了适应不同场所的情景和偏好，研究者可对实施方法和干预措施进行本土化调整。因此，结果中还应报告实施方法、干预措施与前期计划的一致性（保真度）、调整的过程及原因。用时间表、时间轴等来呈现实施过程中的关键情景变化（如激励政策、人员变动、环境宣传等），以帮助读者分析实施的不同阶段取得不同效果的原因。最后，还应报告研究中的任何不良后果或非预期结局，包括这些不良事件的数量和潜在原因。

6. 讨论

应遵循投稿期刊的风格，但通常应包括研究的主要发现、优势、局限性、与其他研究的比较、对实践的影响和结论。在讨论中，还应反思实施方法对政策、实践和后续研究的影响，以及干预措施对健康结局的益处。需要注意的是，讨论中应着重分析实施方法和干预措施的可持续性、可推广性和可应用性，为本研究推广到其他情景给出建议。

7. 通用

报告研究的各项批准声明，如伦理审批、主管部门批准信息、试验或研究注册信息（是否可提供研究计划书）、研究资助信息、利益冲突等。虽然预先注册尚未成为实施性研究的常规要求，但越来越多的实施性研究预先已发表研究计划书和提供更多的研究细节。

三、小结

StaRI 为实施性研究提供了报告框架，有助于提高实施性研究报告的清晰度、一致性和完整性。StaRI 采用实施方法和干预措施双轨的报告框架，便于将实施性研究的两个关键因素区分开来。此外，StaRI 强调描述实施性研究中方法论和理论依据，为提高实施性研究的方法学质量有着促进意义。但该规范报告条目较多，目前完整按照 StaRI 报告的论文案例较少，尚需要研究者的可用性评价。

（邢唯杰）

参考文献

[1] 吴娟，钱海兰，胡雁，等. ICU 成人置管患者合理身体约束最佳证据的临床应用[J]. 中国护理管理，2019，19(9)：1395-1402.

[2] 肖瑶，杨慧，胡娟娟，等. 围手术期低体温预防及管理的循证实践[J]. 中华护理杂志，2019，54(9)：1302-1307.

[3] 虞露艳，应燕，王秋月，等. 小儿外周静脉导管敷贴固定和更换的最佳证据应用[J]. 中华护理杂志，2019，54(3)：356-362.

[4] Donahue KE, Halladay JR, Wise A, et al. Facilitators of transforming primary care: a look under the hood at practice leadership[J]. Ann Fam Med, 2013,11 (Suppl 1):S27-33.

[5] Eccles MP, Mittman BS. Welcome to implementation science[J]. Implement Sci, 2006,1(1):1.

[6] Emond YE, Calsbeek H, Teerenstra S, et al. Improving the implementation of perioperative safety guidelines using a multifaceted intervention approach: protocol of the IMPROVE study, a stepped wedge cluster randomized trial[J]. Implement Sci, 2015,10:3.

[7] Feldman-Winter L, Ustianov J, Anastasio J, et al. Best fed beginnings: a nationwide quality improvement initiative to increase breastfeeding[J]. Pediatrics, 2017,140(1):e20163121.

[8] Goodman D, Ogrinc G, Davies L, et al. Explanation and elaboration of the SQUIRE (standards for quality improvement reporting excellence) guidelines, V. 2.0: examples of SQUIRE elements in the healthcare improvement literature[J]. BMJ Qual Saf, 2016,25(12):e7.

[9] Jobson M, Sandrof M, Valeriote T, et al. Decreasing time to antibiotics

in febrile patients with central lines in the emergency department[J]. Pediatrics, 2015,135(1):e187 - 195.

[10] Likosky DS. Developing and executing quality improvement projects (concept, methods and evaluation)[J]. J Extra Corpor Technol, 2014,46(1):38 - 44.

[11] Ogrinc G, Davies L, Goodman D, et al. SQUIRE 2.0 (standards for quality improvement reporting excellence): revised publication guidelines from a detailed consensus process[J]. BMJ Qual Saf, 2016,25(12):986 - 992.

[12] Pinnock H, Barwick M, Carpenter CR, et al. Standards for reporting implementation studies (StaRI) statement[J]. BMJ, 2017,356:i6795.

[13] Pinnock H, Barwick M, Carpenter CR, et al. Standards for reporting implementation studies (StaRI): explanation and elaboration document [J]. BMJ Open, 2017,7(4):e013318.

[14] van Dijk-de Vries A, van Bokhoven MA, Terluin B, et al. Integrating nurse-led self-management support (SMS) in routine primary care: design of a hybrid effectiveness-implementation study among type 2 diabetes patients with problems of daily functioning and emotional distress: a study protocol[J]. BMC Fam Pract, 2013,14:77.

证据临床转化案例分析

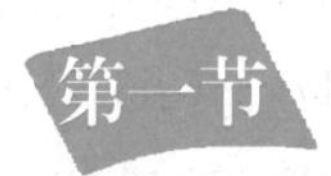

第一节 外周静脉短导管选择与置入的证据临床转化

一、背景及意义

外周静脉短导管(short peripheral intravenous catheters, SPIV)又称外周静脉留置针,是指导管尖端置于外周静脉内的静脉导管,被广泛应用于临床静脉药物、肠外营养、血液制品等输注。但SPIV在临床应用过程中会导致患者一些不良结局(Alexandrou等, 2015;郭金玉等,2015)。研究表明,SPIV存在着25%穿刺失败率和30%~50%非预期拔管率,但该现象并未引起临床护士的充分认识和重视(Marsh等, 2018; Wallis等, 2014)。因此,美国患者安全组织(Emergency Care Research Institute, ECRI)将SPIV相关风险列为2019年患者安全关注的十大问题之一。国际上对SPIV的选择与置入环节已做了大量研究(Houston等, 2013; Stolz等, 2015),并发布了相关的指南(Infusion Nurses Society, 2016)和证据总结(BA-Hons等, 2018; Slade等, 2017)。在中国,尽管与SPIV相关的研究及专家共识不断发表,但行业标准并未更新。选择与置入作为SPIV应用的初始环节,不仅涉及置管适应证、导管型号和穿刺部位的选择、穿刺时是否需要借助辅助设备等,且其对后期维护及并发症预防方面的作用也值得护理人员关注。

因此,本案例针对SPIV的选择与置入,采用JBI循证卫生保健模式,通过对相关主题文献的系统检索及质量评价,提取汇总最佳证据。证据临床转化阶段严格遵循JBI证据临床应用系统的标准程序,旨在提高护理人员SPIV选择和置入的循证依从性和风险识别能力,以及对SPIV置管适应证的把握,也为置管困难或置管失败及置入时减少并发症提供科学指导,促进静脉治疗的安全性。

二、理论模式/概念框架

JBI 循证卫生保健模式指出，循证实践包括证据生成、证据综合、证据传播及证据应用 4 个步骤，强调循证实践是一个不断循环的过程。为了弥合知识转化和证据应用之间的差距，开发了 PACES 系统以推动临床专业人员基于最佳证据，结合临床判断、患者的需求及偏好做出临床决策。

三、证据转化过程

（一）证据来源

1. 证据检索

本案例的证据来源于“外周静脉短导管选择与置入的最佳证据分析”（刘巧艳等，2020），以下简称“最佳证据”。项目组成员依据 6S 模型自上而下进行证据资源检索，纳入文献包括推荐实践、临床决策、证据总结、实践指南（近 5 年）、专家共识、系统评价。共检索到 40 篇文献，经筛选最终纳入 3 篇文献，具体情况见表 18-1。

表 18-1 纳入文献一般情况

纳入文献	文献来源	文献性质	文献主题	发表时间
INS(2016)	INS	指南	输液治疗实践标准：外周静脉短导管相关实践标准	2016
Slade 等(2017)	JBI	证据总结	外周静脉导管：加热装置	2017
BA-Hons TP(2018)	JBI	证据总结	外周静脉导管：置入	2018

2. 证据质量评价

由 2 名研究者对纳入的文献质量进行独立评价，指南采用英国 2012 年更新的 AGREE Ⅱ进行评价。证据总结的质量评价追溯证据所依据的原始文献，根据文献类型选择相应的评价标准进行质量评价。系统评价采用 AMSTAR，RCT 采用澳大利亚 JBI 循证卫生保健中心评价标准（2016）。本研究共评价 2 篇指南，即 INS 指南（2016）和来源于 JBI 证据总结中证据对应的原始文献，评价结果见表 18-2。

表 18-2 指南质量评价结果

纳入文献	各领域标准化百分比(%)/综合评价平均得分						≥70%领域数	≥30%领域数	推荐级别
	范围和目的	牵涉人员	指南开发严格性	指南清晰性	指南适用性	指南编撰独立性			
INS(2016)	100	50	67	100	72	100	4	6	B
O'Grady 等(2011)	100	45	22	100	100	100	4	5	B

本研究共评价 2 篇系统评价,均为一篇证据总结的原始文献,评价结果见表 18-3。

表 18-3 系统评价质量评价结果

评价指标	Webster 等(2015)	Fetzer 等(2002)
1. 是否提供了前期设计方案?	是	否
2. 研究的选择和资料提取是否具有可重复性?	是	是
3. 检索策略是否全面?	是	是
4. 纳入标准是否包括文献发表状态,如灰色文献?	是	是
5. 是否提供纳入与排除标准列表?	是	是
6. 是否描述纳入标准的基本特征?	否	是
7. 是否评价和报告纳入标准的方法学质量?	是	是
8. 所得结论是否合理考虑到纳入研究的方法学质量?	是	是
9. 结果合并的方法是否恰当?	是	是
10. 是否评估发表偏倚的可能性?	否	否
11. 是否说明相关的利益冲突?	是	否
总体评价:纳入、剔除、待定	纳入	纳入

本研究共评价 3 篇 RCT,均来源于 2 篇证据总结的原始文献,评价结果见表 18-4。

表 18-4 RCT 质量评价结果

评价项目	Lenhardt 等(2002)	Rohm 等(2004)	Fink 等(2009)
1. 是否对研究对象真正采用随机分组?	是	不清楚	是

续 表

评价项目	Lenhardt 等(2002)	Rohm 等(2004)	Fink 等(2009)
2. 是否做到分配隐藏?	是	否	否
3. 组间基线是否具有可比性?	是	是	是
4. 是否对研究对象实施盲法?	是	否	不清楚
5. 是否对干预者实施盲法?	否	否	否
6. 是否对结果测评者实施盲法?	否	否	否
7. 除验证干预措施外,各组接受的其他措施是否相同?	是	是	是
8. 随访是否完整?是否采取措施处理失访?	是	不清楚	是
9. 是否将所有随机分配研究对象纳入结果分析?	是	是	是
10. 是否采用相同方式测评各组研究对象的结局指标?	是	是	是
11. 结局指标的测评方法是否可信?	是	是	是
12. 资料分析方法是否恰当?	是	是	是
13. 研究设计是否合理?在实施研究和资料分析过程中是否有不同于标准 RCT 之处?	是	是	是

3. 证据汇总

系统阅读和分析纳入文献,循证小组提取并整合 18 条最佳证据,采用 INS 证据等级系统(2016)对证据水平进行判定,见表 18-5(Infusion Nurses Society, 2016)。

表 18-5 SPIV 选择与置入的最佳证据

项目	证据内容	证据水平
输液适应证	1. 护士为患者选择 SPIV 输液应综合考虑治疗方案(渗透压<900 mmol/L 和非连续输注发泡剂、肠外营养)、预期治疗周期(少于 6 天)、患者年龄、合并症、输液治疗史、血管特性,结合患者意愿,以及护理能力和可用资源	Ⅳ

续 表

项目	证 据 内 容	证据水平
选择导管及穿刺部位	2. 护士根据治疗目的、治疗周期正确选择适合于治疗方案和满足患者需求的最小规格 SPIV	Ⅴ
	3. 一次性输液钢针只用于单剂量给药且不留置者	Ⅳ
	4. 选择穿刺部位需要考虑外周静脉的保护，首选前臂部位。避免以下部位穿刺：手腕内侧、屈曲位和触诊时有疼痛的部位，受伤部位及该区域的末梢部位，瓣膜部位，之前外渗或渗出部位，手术部位，穿刺做过腋窝淋巴结切除部位，淋巴水肿或动静脉瘘/人工血管一侧的上肢静脉，在放疗后或脑血管意外引起的患侧静脉	Ⅴ
	5. 急诊和紧急情况下，当其他静脉无法穿刺时，护士可通过颈外静脉置入 SPIV；当预计输液治疗超过 96 小时的情况下，应尽快与医师进行协商，选择替代穿刺部位	Ⅴ
	6. 护士为慢性肾病、血液透析动静脉瘘或有人工血管或输液治疗导管患者置入前需要与床位医生沟通（急救除外）	Ⅴ
患者健康教育	7. 应在置入前告知患者或照护者 SPIV 置入和留置期间的相关护理、需要报告的异常感觉和体征	Ⅴ
	8. 与患者讨论置入部位的选择，推荐选择满足治疗需求、增加留置时间、有助于自我护理并能预防并发症的非惯用手前臂	Ⅴ
止血带及穿刺部位准备	9. 为每位患者置管时使用已消毒的止血带，且单人单次使用	Ⅲ
	10. 使用消毒剂前如穿刺部位有可见污物，应先清洁，再消毒皮肤	Ⅴ
	11. 如果需要，应剃去穿刺部位过多毛发，便于使用敷料；患者应使用专用剪刀或一次性手术刀；不可使用剃刀，这会增加感染的风险	Ⅴ
	12. 置管的全过程应严格执行无菌技术。皮肤消毒推荐首选含量大于 0.5%氯己定乙醇溶液，也可选用碘酊、碘伏或 70%乙醇。在穿刺前皮肤消毒部位应完全干燥；推荐使用一次性清洁手套并结合无接触技术置管	Ⅰ
	13. 置入 SPIV 时采取合适的方法促进血管扩张	IA/P
麻醉	14. 对于有发生静脉置管疼痛的高危人群或在手部使用大型号血管通路装置（如使用 16G）穿刺时，推荐使用局部麻醉剂	Ⅰ

续　表

项目	证 据 内 容	证据水平
置管困难或穿刺失败的处置	15. 由专业输液团队进行置管；护士结合可用资源如使用干热技术等促进血管扩张；借助血管可视化技术(红外线或 B 超)进行穿刺，提高穿刺成功率	Ⅰ
	16. 每名护士尝试穿刺次数不超过 2 次，总次数不应超过 4 次。尝试穿刺失败，需要再次评估通路，与床位医生共同商讨适合患者的最佳方案	Ⅳ
更换导管	17. 根据临床指征更换 SPIV，应每班评估，当出现临床指征时应及时拔除	Ⅰ
固定	18. 在皮肤消毒剂充分干燥后用无张力贴固定	Ⅴ

(二) 证据可用性评估

1. 证据转化的场所

本案例的证据临床转化场所为国内某三级甲等综合性医院的老年科和内分泌科，共 30 名护士，平均年龄(30.83±13.30)岁，其中高级职称 5 名、中级职称 15 名、初级职称 10 名，床位数分别为 45 张及 42 张；老年科收治多病种(至少患有两种及以上慢性疾病)的老年患者；内分泌科收治糖尿病、营养性疾病等相关疾病患者。前期调研显示两个科室 SPIV 并发症的发生率较高，其中老年科以渗出为主，内分泌代谢科以堵管为主，1 次穿刺成功率较低，护士对最佳证据认知低。

2. 证据可用性评估

为了明确“最佳证据”中的证据是否适合在该综合性医院的老年科和内分泌代谢科进行临床转化，本研究采用专家咨询法开展了证据可用性评价。咨询了 11 名专家，包括 3 名护理管理者、2 名主任医师、1 名副主任药师、3 名静脉治疗专科护士、2 名具有循证护理学背景的研究生。采用 FAME 策略对最佳证据进行适用性评价，对存在争议的证据进行关键知情人访谈。最终，本项目共纳入 17 条证据进行本次临床转化。

(三) 临床护理实践现状审查

1. 临床实践现状的审查方法

建立 9 名成员审查小组，包括 1 名静脉治疗专科护士担任组长，按照总体规划项目，对组员进行培训，确保证据转化的安全性及质量审查客观一致；2 名护士长负责流程决策和部门协调，1 名护理部主任负责保障项目资源，2 名主任医师负责医疗保障，1名副主任药剂师负责护士药理知识的培训和输液医嘱的核查，2名研究生负责数据收集和分析，复旦大学循证护理中心的1名导师负责对本项目全程跟踪、指导并审核。审查小组针对纳入的17条证据，经过2轮讨论、专家组裁决，最终构建了13条审查指标，数据收集及审查方式见表18-6。本研究团队基于证据自行编制了问卷，用于测试护士对相关知识掌握现状；设计《外周静脉短导管穿刺监测单》，跟踪SPIV穿刺及使用情况，记录相关并发症（并发症标准参考2016年的INS指南）；设计《外周静脉短导管选择与置入审查表》《根据临床指征更换外周静脉短导管的检查表》和《留置针贴膜固定质量考核评分标准》，现场检查护士审查指标的落实率。现场审查对被观察者设盲，避免产生霍桑效应。

2. 基线审查结果

本案例基线审查对象纳入了2018年6月16日～7月16日老年科和内分泌科的30名护士、20名医生及成人住院患者268人次的外周静脉穿刺。30名护士SPIV选择与置入环节的认知调查问卷得分(66.44±9.28)分，总体居于中下水平。共审查129人次SPIV选择与置入相关实践行为，结果提示，临床实践与证据存在差距。其中，有5条审查指标执行率低于60%。医护人员SPIV选择与置入实践行为的现状审查结果，如图18-1所示。

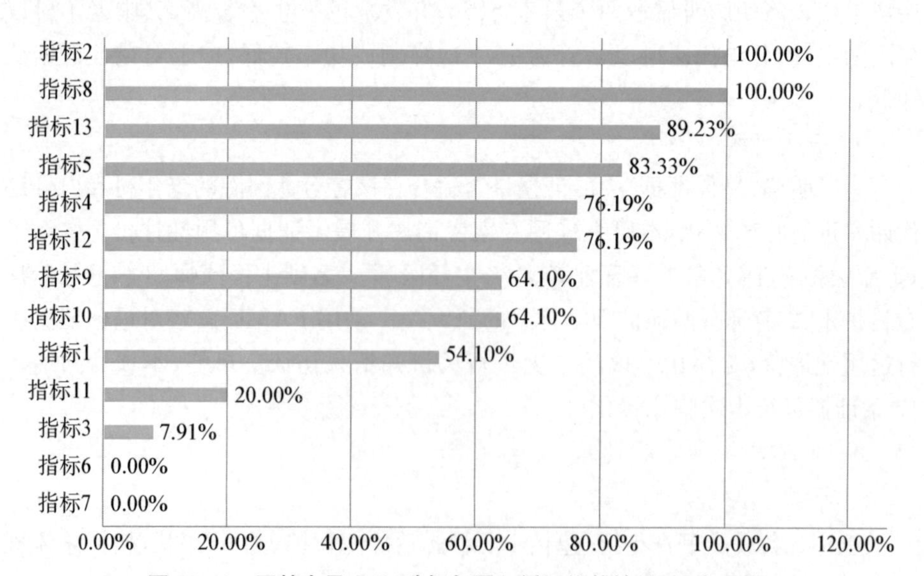

图18-1 医护人员SPIV选择与置入循证依从性(证据应用前)

表 18－6　医护人员循证行为依从性审查方法

推荐意见(R)	审查指标(C)	分子	分母	审查方式
R1. 护士为患者选择 SPIV 输液应综合考虑治疗方案(渗透压<900 mmol/L 和非连续输注发泡剂、肠外营养)、预期治疗周期(少于 6 天)、患者年龄、合并症、输液治疗史、血管特性,结合患者意愿,以及护理能力和可用资源	C1 护士根据治疗方案、周期和患者外周血管情况把握 SPIV 输液禁忌证和适应证	护士按推荐意见合理选择 SPIV 置入患者人次数	所有静脉治疗患者人次数	问卷测试、监测单跟踪、访谈
R2. 护士根据治疗目的、治疗周期正确选择适合于治疗方案和满足患者需求的最小规格 SPIV	C2 护士根据治疗目的、治疗周期正确选择适合于治疗方案和满足患者需求的最小规格 SPIV	护士按推荐意见选择最小规格 SPIV 患者人次数	所有 SPIV 置入患者人次数	问卷测试、监测单跟踪
R3. 一次性输液钢针只用于单剂量给药且不留置者	C3 一次性输液钢针只用于单剂量给药且不留置者	护士按推荐意见使用一次性钢针输液患者人次数	所有使用一次性钢针输液患者人次数	问卷测试、监测单跟踪
R4. 护士应在置入前告知患者或照护者 SPIV 置入和留置期间的相关护理、需要报告的异常感觉和体征	C4 置管前,护士为患者或看护者实施 SPIV 新标准相关教育	护士按推荐意见实施 SPIV 相关教育患者人次数	现场审查 SPIV 置管患者人次数	问卷测试、现场审查、访谈
R5. 选择穿刺部位需要考虑外周静脉的保护,首选前臂部位。避免以下部位穿刺:手腕内侧、屈曲位和触诊时有疼痛的部位,受伤部位及该区域的末梢部位,瓣膜部位,之前外渗或渗出部位,以及进行过手术的部位,做过腋窝淋巴结切除、淋巴水肿或动静脉瘘/人工血管的上肢静脉,在放疗后或脑血管意外后的患肢。对慢性肾病患者,避免对血管通路上肢末端的外周静脉进行不必要的静脉穿刺	C5 护士 SPIV 置管部位规范(优先前臂静脉、避免使用下肢静脉、免屈曲位和触诊时有疼痛、患肢、手腕内侧等静脉穿刺)	护士按推荐意见选择 SPIV 置管部位患者人次数	所有 SPIV 置入患者人次数	问卷测试、监测单跟踪、现场审查

续 表

推荐意见(R)	审查指标(C)	分子	分母	审查方式
R6. 与患者讨论置入部位的选择，推荐选择满足治疗需求、增加留置时间、有助于自我护理、能预防并发症的非惯用手前臂 R7. 急诊和紧急情况下，当其他静脉无法穿刺时，执业护士可通过颈外静脉置入 SPIV；当预计输液治疗超过 96 小时的情况下，应尽快与执业医师协商，选择另外替代穿刺部位				
R8. 为慢性肾病、血液透析动静脉瘘、有人工血管及输液治疗导管患者置入前需要与床位医生沟通(急救除外)	C6 为慢性肾病、血液透析动静脉瘘、有人工血管及输液治疗导管患者选择穿刺肢体时需要与床位医生沟通(急救除外)	护士为慢性肾病、血液透析动静脉瘘或有人工血管或输液治疗导管患者选择穿刺肢体时与床位医生沟通的患者人数	所有需要静脉治疗的慢性肾病、血液透析动静脉瘘或有人工血管或输液治疗导管患者人数	问卷测试、监测单跟踪、访谈
R9. 置入 SPIV 时采取合适的方法促进血管扩张 R10. 请专业输液团队进行置管；护士结合可用资源如使用干热技术等促进血管扩张，借助血管可视化技术(红外线或 B 超)进行穿刺，提高穿刺成功率 R11. 每名护士尝试穿刺次数不超过 2 次，总次数不应超过 4 次。尝试穿刺失败，需要再次评估通路，与床位医生共同商讨适合患者的最佳方案	C7 对静脉穿刺困难患者，护士正确使用促进血管扩张的方法和血管可视化技术进行穿刺。当尝试穿刺次数≥4 次应报告护士长，与医生/患者共同讨论，选择适宜的血管通路装置	护士按推荐意见采取措施应对穿刺困难患者人次数	所有穿刺困难患者人次数	问卷测试、监测单跟踪、现场审查、访谈

续 表

推荐意见(R)	审查指标(C)	分子	分母	审查方式
R12. 为每位患者置管时使用已消毒的止血带，且单人单次使用	C8 为每位患者置管时使用已消毒的止血带，且单人单次使用	止血带单人单次使用患者人次数	现场审查 SPIV 置管患者人次数	问卷测试、现场审查
R13. 根据临床指征更换 SPIV，应每班评估，当出现临床指征时应及时拔除	拆分为 2 条审查指标： C9 护士每班评估 SPIV C10 护士根据临床指征更换 SPIV	护士每班评估 SPIV/根据临床指征拔管患者人次数	所有 SPIV 置入患者人次数	问卷测试、现场审查
R14. 置管使用消毒剂前如穿刺部位有可见污物，应先清洁，再消毒皮肤 R15. 如果有需要，应剃去穿刺部位过多毛发，便于使用敷料；患者应使用专用剪刀或一次性手术刀；不可使用剃刀，这会增加感染的风险	C11 置管使用消毒剂前，穿刺部位有可见污物时，应清洁后再消毒皮肤。如有必要，使用无菌剪刀/电动剃须刀去除穿刺部位过多毛发	置管前应按推荐意见清洁，必要时使用无菌剪刀/电动剃须刀去除多余毛发的 SPIV 置管人次数	现场审查 SPIV 置管的患者人次数	问卷测试、现场审查
R16. 置管全过程应严格执行无菌技术。皮肤消毒推荐首选含量大于 0.5%氯己定乙醇溶液，也可选用碘酊、碘伏或 75%乙醇。在穿刺前皮肤消毒部位应完全干燥；推荐使用一次性清洁手套并结合无接触技术置管	C12 置管过程严格执行无菌技术，置管前使用安而碘消毒皮肤，消毒范围内禁止触及，完全干燥后再行穿刺	置管前按推荐意见消毒、穿刺的 SPIV 置管人次数	现场审查 SPIV 置管的患者人次数	问卷测试、现场审查
R17. 在皮肤消毒剂充分干燥后用无张力贴固定	C13 在皮肤消毒充分干燥后用无张力贴固定	无张力贴固定的 SPIV 置管人次数	现场审查 SPIV 置管患者人次数	问卷测试、现场审查

(四) 障碍因素分析

2018 年 7 月 17～31 日，项目组成员对基线审查结果从人、机、料、环、法进行障碍因素分析，绘制鱼骨图，如图 18－2 所示。经过分析，共提炼 5 个障碍因素，见表 18－7。

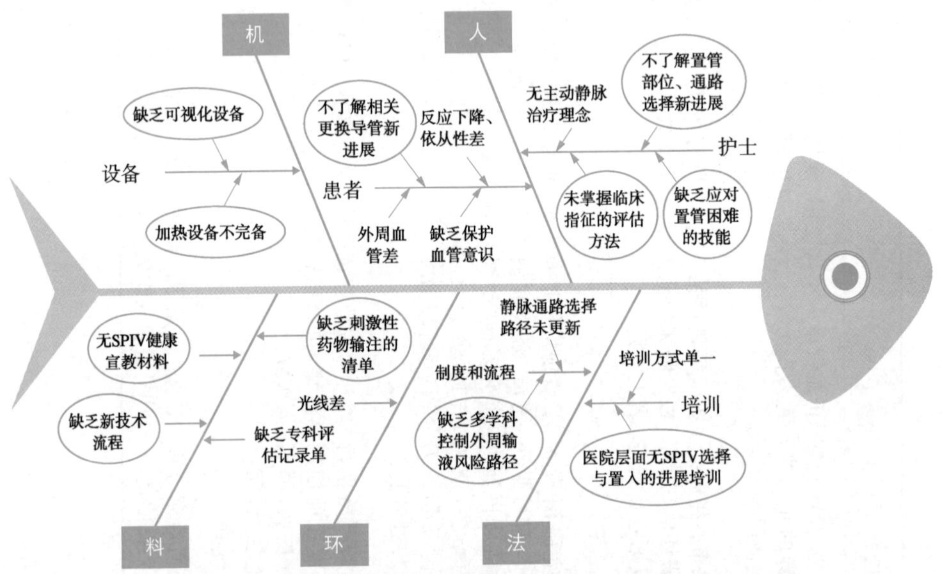

图 18－2　SPIV 选择与置入循证护理障碍因素分析鱼骨图

表 18－7　SPIV 选择与置入循证护理的障碍因素

指标条目	障 碍 因 素
审查指标 1	无多学科协作控制输液风险的意识，护士与医生、药剂师缺乏沟通
审查指标 5、6、10	护士缺乏主动静脉治疗理念，不了解通路选择路径、置管部位选择及准备的最新进展
审查指标 7	护士不了解应对置管困难的最新进展，缺乏相关设备和新技能
审查指标 3、4	患者对新进展不了解，缺乏保护血管意识，无 SPIV 相关健康宣教材料、宣教形式单一
审查指标 9、11、12	医院层面无 SPIV 选择与置入的新进展培训，护士未掌握临床指征的评估方法

从表18-7的障碍因素可以看出，护士对最佳证据缺乏认知，而这是证据转化的前提；部分证据的应用需要引进设备和拓展护士的新技能；组织环境中需要发展基于证据可及的护士版和患者版的教育资料，以提高护士和患者的循证依从性。系统层面变革是证据转化可持续性的保障，将证据融入操作流程中，以提高护士主动静脉治疗的理念，加强外周静脉输液的风险控制。

（五）临床变革策略

2018年8月1日～9月30日，项目组对障碍因素从人、机、料、环、法进行分析并制定相应的行动策略，进行临床变革，具体措施如下。

1. 开展多学科合作

邀请药剂师培训相关药理知识、核查输液医嘱、筛查配伍禁忌，制作2个常用刺激性注射剂列表并置于治疗室墙上，方便护理人员查看。此外，护士输液前主动向医生了解患者的治疗周期，以便正确选择导管。护士长参加查房，了解治疗动态，进行督导。

2. 流程再造、更新理念

基于最佳证据更新通路与选择路径，使护士明确SPIV的适应证及禁忌证，提高护士主动参与静脉治疗的理念。邀请血管条件差的患者及家属参与血管通路的规划，并使用近红外血管显影仪，便于直观判断患者的外周静脉情况，提高了患者及家属通路规划的主观能动性。对护理人员进行置管部位选择的培训，推荐优先选择非惯用手前臂中1/3，因该区域的血管直径较粗、不与神经毗邻，且平坦利于固定；其次为非惯用手前臂后1/3。而前臂的前1/3处神经和静脉交叉区的位置随机，无法确定安全区。在这些区域，医源性损伤桡神经的风险很大，应尽量避免在此区域穿刺。对于慢性肾病患者，优选惯用手，且尽量避免上肢末端的外周静脉进行静脉穿刺，以保证后期动静瘘的建立。对护理人员进行局部皮肤准备的培训，做到先清洁、再消毒，并用剪刀剪去多余的毛发。进一步完善发生率高的并发症处理流程，树立“预防重于处理”的观念。

3. 针对置管困难患者开展新技术

引进可视化设备及扩张血管的加热装置，针对置管困难患者开展3项新技术，如血管显影仪引导穿刺、B超引导置入SPIV及加热技术。前2项可视化技术弥补了护士肉眼无法判断静脉走向、分叉、深浅等缺陷。第3项技术适合血管弹性差、外周血管充盈不良的患者。制定相关操作流程，包括近红外线血管显影仪操作流程、B超引导外周静脉短导管置入流程、加热装置使用的操作流程及图示，为护理人员提供操作指导。

4. 开展多形式的宣教

SPIV 健康教育上墙，编制患者及家属版健康教育手册、患者版保护血管的易拉宝，开发近红外线显影仪的患者教育功能，让患者亲眼看到被钢针反复穿刺破环的血管，提高患者保护血管的意识。

5. 开展多元化培训及考核

对证据应用科室的护理人员采用微课、视频及临床指征案例探讨等多元化培训。规范临床指征评估流程，采用一看、二触推、三问的方法：在自然光线下对比患者双手，察看患者穿刺局部有无红肿、渗血渗液、湿疹等异常情况，看敷料有无卷边、潮湿、松脱，看导管有无移位、回血、打折、扭曲、破损、滑脱等情况，看输液是否通畅；触输液局部有无热、痛、肿胀及皮温改变等；用生理盐水先缓慢回抽和非暴力试推，感受有无阻力；问患者有无疼痛、肿胀等不适。将评估流程及规范纳入日常工作程序，如将留置针评估频率纳入科室等级护理制度、每班观察留置针穿刺部位情况纳入晨间晚间护理和交接班日常工作程序中、增加留置针情况监测单并每班做好记录。

（六）效果评价

2018 年 10 月 1 日～11 月 1 日，项目组对老年科和内分泌科的 30 名护士、20 名医生以及成人住院患者 164 人次（其中 SPIV 置入 145 人次）外周静脉穿刺开展变革后的再审查，同时从患者、实践者、系统 3 个层面评价证据转化效果。

1. 患者层面

证据应用前后两组患者在性别、年龄、意识、血管情况、穿刺肢体活动度和每日输液量等方面的差异无统计学意义（$P>0.05$）。

（1）证据应用前后 SPIV 并发症发生率下降（表 18－8），渗出、静脉炎的严重程度减轻，如图 18－3 所示。

表 18－8 证据应用前后 SPIV 并发症发生率比较

并发症	证据应用前（$n=129$）	证据应用后（$n=145$）	χ^2	P 值
渗出	23(17.83%)	12(8.28%)	14.736	0.004
静脉炎	10(7.75%)	5(3.45%)		
堵管	8(6.20%)	5(3.45%)		
脱管	5(3.86%)	1(0.69%)		

注：$1\leqslant T$（理论频数）<5，使用连续校正卡方检验。

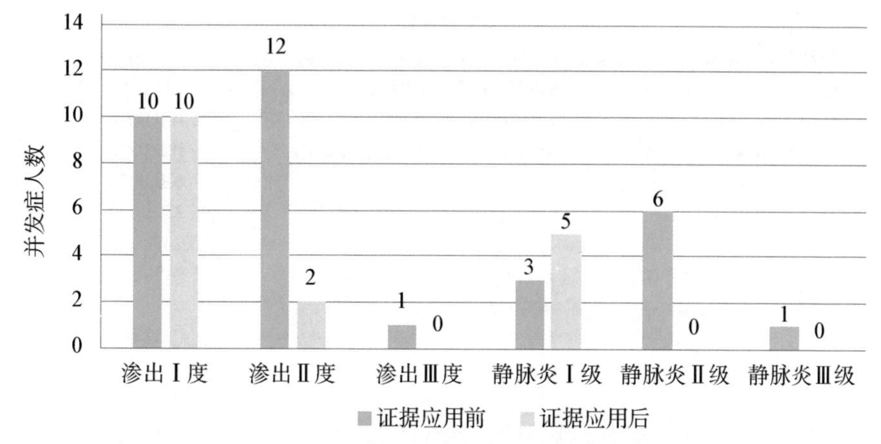

图 18-3　证据应用前后 SPIV 并发症严重程度比较

（2）证据应用前后 SPIV 留置时间延长，见表 18-9。

表 18-9　证据应用前后 SPIV 留置时间比较

项目	留置时间（小时）	Z 值	P 值
证据应用前（n=129）	48(25,73)	-5.991	<0.001
证据应用后（n=145）	72(48,120)		

注：留置时间括号内为 95%置信区间。

（3）证据应用后首次穿刺成功率提高，减轻了患者疼痛，置管困难患者应用 3 项新技术（红外线血管显影仪、B 超、加热装置联合红外线血管显影仪引导穿刺），首次穿刺成功率由 59.72%升至 83.33%。

2. 实践者层面

（1）促进护理、医疗和药剂之间的多学科合作。

（2）SPIV 选择与置入环节的认知调查问卷得分明显提高，补充证据应用前得分，证据应用后为(94.94±4.37)分。

（3）护士 SPIV 选择与置入的循证依从性提高，如图 18-4 所示。

（4）提高护士技能，减轻工作量。证据应用过程中，置管困难患者红外线使用率为 42.35%(36/85 例)，证据应用后红外线使用率为 83.33%(70/84 例)。使用红外线置管的患者穿刺时间较未使用红外线患者明显缩短，差异有统计学意义，见表 18-10。

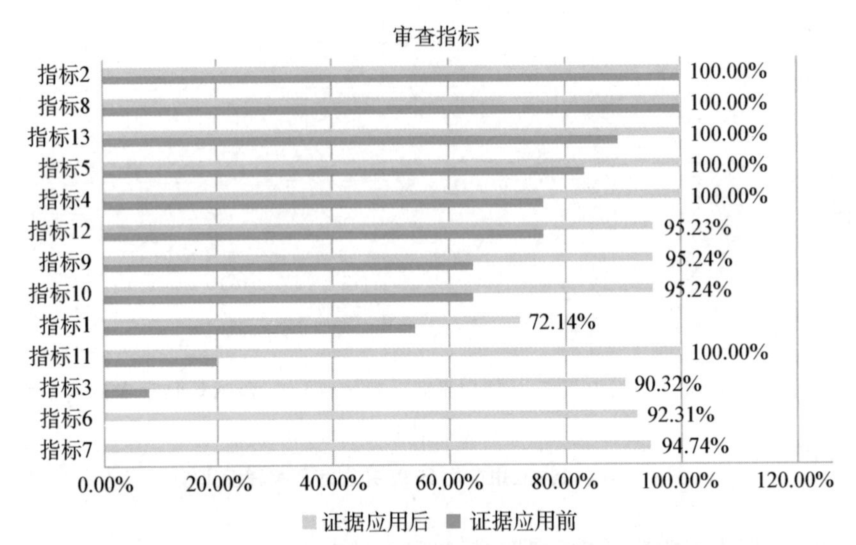

图 18-4 护士 SPIV 选择与置入循证依从性变化

表 18-10 穿刺困难患者使用红外线找血管时间与穿刺时间比较

组别	找血管时间		Z 值	P 值	穿刺时间		Z 值	P 值
	证据应用过程中	证据应用后			证据应用过程中	证据应用后		
使用红外线	60.00 (46.25, 87.50)	62.50 (50.00, 80.25)	−0.669	0.504	24.50 (16.50, 30.00)	23.00 (15.00, 30.00)	−0.168	0.867
未使用红外线	62.00 (52.00, 90.00)	66.50 (44.25, 136.25)	−0.240	0.810	35.00 (30.00, 47.50)	33.00 (27.50, 53.25)	−0.275	0.784
Z 值	−0.948	−0.433			−4.688	−2.934		
P 值	0.343	0.665			<0.001	0.003		

注：括号内为 95%置信区间。

3. 系统层面

由于证据临床转化，促进了 SPIV 选择和置入相关流程的更新和优化。如基于最佳证据更新了通路选择路径，增补了外周静脉输液流程；优化渗出、堵管和静脉炎的预防管理流程，树立“预防重于处理”的理念；增补了近红外线血管显影仪操作流程、B超引导外周静脉短导管置入流程、加热装置使用的操作流程；规范临床指征评估并将其纳入日常工作程序，将本项目开展的变革标准纳入护士质量考核。

四、案例总结

证据的临床转化是一个系统、复杂的变革过程，具有一定的风险，如何保障证据应用的科学性和安全性是证据应用者首要考虑的问题。本案例是基于 JBI 证据临床转化模式的循证实践。证据转化过程中，静脉治疗专科护士充分考虑证据的临床适用性，结合专业判断，权衡应用证据的利弊，并在实践中动态监测应用效果，优化相关流程，提高了护理人员的循证依从性。在临床变革过程中，针对置管困难患者开展新技术的风险控制方面，项目组成员首先追溯原始研究进行临床决策，包括规范技术应用人群的适应证和禁忌证、制作流程等；此外，静脉治疗专科护士选择典型案例进行证据应用的个案管理，关注患者体验、评价效果并优化操作流程；最后，对证据应用场所全体护理人员进行系统培训，循序渐进地促进证据传播，最终提升实践者理论及认知，为后续的临床转化打下了坚实基础，最终提升了护理质量，使患者获益。

（朱丽群　刘巧艳）

参考文献

[1] 胡雁，郝玉芳. 循证护理学[M]. 第 2 版. 北京：人民卫生出版社，2018.

[2] 郭金玉，杨洁，周颖，等. 留置针在静脉输液治疗中的应用进展[J]. 中华护理杂志，2015，50(10)：1240 - 1244.

[3] 刘巧艳，朱丽群，周英凤，等. 外周静脉短导管选择与置入的最佳证据分析[J]. 护士进修杂志，2020，35(6)：550 - 555.

[4] Alexandrou E, Ray-Barruel G, Carr PJ, et al. International prevalence of the use of peripheral intravenous catheters [J]. J HosP Med, 2015,10(8):530 - 533.

[5] BA-Hons TP. Peripheral intravenous cannula: insertion [EB/OL]. (2018 - 01 - 8) [2018 - 12 - 30]. http://ovidsp. dc2. ovid. com/sp-4. 04. 0a/ovidweb. cgi? &S. sh. 44%7c2%7csl_190.

[6] Fetzer SJ. Reducing venipuncture and intravenous insertion pain with eutectic mixture of local anaesthetic: a meta-analysis [J]. J Nurs Res, 2002,51(2):119 - 124.

[7] Fink RM, Hjort E, Wenger B, et al. The impact of dry versus moist heat on peripheral Ⅳ catheter insertion in a hematology-oncology outpatient population [J]. Oncol Nurs Forum, 2009,36(4):E198 - 204.

[8] Houston PA. Obtaining vascular access in the obese patient population [J]. J Infus Nurs, 2013,36(1):52 - 56.

[9] Infusion Nurses Society. Infusion therapy standards of practice [J]. J Infus Nurs, 2016,39(1S):S8 - S67.

[10] Lenhardt R, Seybold T, Kimberger O, et al. Local warming and insertion of peripheral venous cannulas: single blinded prospective randomised controlled trial and single blinded randomised crossover trial [J]. BMJ, 2002,325(7361):409 - 410.

[11] Marsh N, Webster J, Larson E, et al. Observational study of peripheral intravenous catheter outcomes in adult hospitalized patients: a multivariable analysis of peripheral intravenous Catheter Failure [J]. J Hosp Med, 2018,13(2):83 - 89.

[12] O'Grady NP, Alexander M, Burns LA, et al. Guidelines for the prevention of intravascular catheter-related infections [J]. J Clin Infect Dis, 2011,52 (9):e162 - 93.

[13] Röhm KD, Schöllhorn T, Gwosdek MJ, et al. Do we necessarily need local anaesthetic for venous cannulation? A comparison of different cannula sizes [J]. Eur J Anaesthesiol, 2004,21(3):214 - 216.

[14] Slade S, BScApp, Grad Dip Manip Ther, et al. Peripheral Venous Cannulas Insertion: Warming Devices (Benefits and Harms) [EB/OL]. (2017 - 01 - 23)[2018 - 12 - 30]. http:// ovidsp. dc2. ovid. com/sp-4. 04. 0a/ovidweb. cgi? &S. sh. 18%7c1%7csl_190.

[15] Stolz LA, Stolz U, Howe C, et al. Ultrasound-guided peripheral venous access: a meta-analysis and systematic review [J]. J Vasc Access, 2015, 16(4):321 - 326.

[16] Wallis MC, McGrail M, Webster J, et al. Risk factors for peripheral intravenous catheter failure: a multivariate analysis of data from a randomized controlled trial [J]. Infect Control Hosp Epidemiol, 2014,35 (1):63 - 68.

[17] Webster J, Osborne S, Rickard CM. Clinically-indicated replacement versus routine replacement of peripheral venous catheters [J]. Cochrane DB Syst Rev, 2015,(8):CD007798.

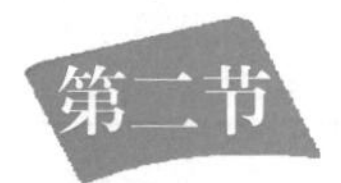

第二节　经外周静脉置入中心静脉导管置管的证据临床转化

一、背景及意义

经外周静脉置入中心静脉导管(PICC)是指经外周静脉(贵要静脉、肘正中静脉、头静脉等)穿刺,导管尖端送达中心静脉的导管。作为高级血管工具,至今已有90多年的历史,PICC已被证实是一种安全、有效、多用途的技术,主要用于中长期化疗、肠外营养输注或抗菌治疗等。由于PICC导管置入后最终到达中心静脉,以及随着置管时间的延长,会出现一些相关并发症。在大样本的研究中,PICC导管相关并发症的发生率为25%～50%或(4.6～11)次/千个导管日。国外诸多研究已证实,应用PICC置管程序指南中的证据能够有效减少导管相关性血流感染及其他非感染性并发症。本节将以渥太华研究应用模式(OMRU)为理论依据,阐述如何将PICC置管程序的证据在临床进行转化和应用,总结和分析证据临床转化过程中障碍和促进因素,制定全面的证据临床转化方案并实施,最终改善患者结局。

二、理论模式/概念框架

最新版本的OMRU包含6个关键因素(Graham等,2004):以证据为基础的变革、潜在实践人员、实践环境、实施干预措施、采纳变革和结果评价。在变革实践的前、中、后各个阶段,需对每个元素进行评估、监控和评价。首先评估实践环境、潜在实践人员和以证据为基础的变革这3个要素中的阻碍或促进因素,即哪些因素会阻碍或促进变革在实践中的应用。然后,制订合适的策略和实施计划以克服这些障碍,或强化积极的促进因素。因此,变革的实施策略应根据具体情况来制订。接着,需对实践过程进行监控,目的是为了确保实践人员对变革的认识和他们的期望值,并通过持续监控决定现行的措施是否需要修改或增加新的措施。最后是结果的评价,包括针对患者、执行者和系统的评价(周英凤等,2020)。

三、证据转化过程

(一) 证据来源

本证据临床转化案例的证据来源于《经外周静脉置管中心静脉导管(PICC)置管临床实践指南》(陆箴琦等,2019),以下简称"指南"。该指南发布于2014年

6月,2019年更新,共包括59个条目实践推荐建议,见表18-11。

表18-11 PICC置管实践推荐建议

项目	条目	相关证据及推荐建议	证据等级
环境卫生	1.	置管室各个角落应整洁,无积灰或无明显的污渍、血渍	Ⅰ
	2.	置管床、办公桌、门把手、橱柜、电脑键盘、皂液器、水槽、水龙头、地板及各类仪器设备等物体表面应定期使用消毒液擦拭消毒	Ⅰ
	3.	使用的消毒液及浓度的要求应符合《中华人民共和国卫士行业标准——医疗机构消毒技术规范》相关要求	Ⅰ
手卫生和无菌操作	4.	操作者手有明显污渍、灰尘或有机物污染时,应先用皂液和水清洗后再用乙醇擦手液	Ⅰ
	5.	操作者禁止涂抹指甲油、佩戴人工指甲及首饰,以免增加感染风险	Ⅲ
	6.	触摸置管部位前后,以及插入、重置、触碰导管前后,均应严格执行手卫生程序;手卫生可使用皂液和水,或乙醇擦手液	Ⅰ
	7.	置管部位消毒处理后,不应再触摸该部位,除非采用无菌操作	Ⅰ
	8.	消毒剂并不能杀灭皮肤上所有的微生物,应尽量减少触摸消毒后置管部位皮肤	Ⅱ
	9.	在PICC导管插管和置入过程中必须佩戴无菌手套,并严格无菌操作	Ⅰ
	10.	置管过程的任何一步违反了无菌操作原则,都必须停止操作	Ⅲ
静脉选择	11.	穿刺静脉首选贵要静脉,其他可选静脉有肘正中静脉、头静脉和肱静脉	Ⅱ
	12.	注意分辨和避开周围的动脉和神经	Ⅲ
患者体位	13.	平卧位,置管手臂外展45～90°	Ⅲ
	14.	有严重呼吸困难不能平卧者,可取半卧位或坐位,穿刺侧手臂与躯干垂直	Ⅳ
置管前准备			
体外测量	15.	用卷尺测量从穿刺点沿静脉走向,横过肩膀至胸骨上切迹右缘(位于胸骨柄上端),再向下反折至第三肋间隙	Ⅲ
	16.	末端修剪的导管,需额外预留穿刺点外的导管长度至少2.5 cm	Ⅳ
皮肤准备	17.	如预置管的部位有可见污物,应先用肥皂、清水清洗后再进行消毒处理	Ⅲ
	18.	使用单个患者专用的剪刀或一次性外科剪刀对置管部位多余的毛发进行清理	Ⅱ

续　表

项目	条目	相关证据及推荐建议	证据等级
置管部位消毒	19.	首选皮肤消毒液为2%葡萄糖酸氯己定乙醇溶液	Ⅰ
	20.	次选皮肤消毒液或禁忌使用氯己定者，可选用有效碘浓度不低于0.5%碘伏和2%碘酊溶液、75%酒精	Ⅰ
	21.	以穿刺点为中心进行消毒，消毒面积的直径应≥20 cm	Ⅰ
	22.	消毒液应至少消毒皮肤两遍或按消毒液使用说明书，消毒后皮肤表面应充分待干，2%葡萄糖酸氯己定乙醇溶液待干时间30秒，含碘溶液2分钟	Ⅰ
建立最大无菌屏障	23.	操作者戴口罩、帽子、无菌无粉手套，穿无菌隔离衣，铺无菌大单等；患者戴口罩和帽子，全身覆盖无菌布	Ⅰ
	24.	完成穿刺部位最初准备后，执行置管操作前应更换无菌无粉手套	Ⅲ
局部麻醉	25.	可采取一定措施减少患者静脉穿刺时的疼痛，包括浅表麻醉药或认知行为干预，如转移注意力、肌肉放松训练等	Ⅱ
	26	可选用的浅表麻醉药物：皮内注射利多卡因、局部经皮用药（包括但不仅限于复方利多卡因乳膏、丁卡因凝胶、利多卡因/丁卡因热辅助控释贴片、离子电渗利多卡因/丙胺卡因等，使用时应遵循药物使用说明书	Ⅱ
	27.	注意可能出现的不良反应及意外情况，如过敏反应、损伤组织或将局部麻醉药注入血管等	Ⅲ
置管过程与相关技术	28.	任意一名PICC专业护士置管穿刺的尝试应≤2次，否则应及时更换置管护士和穿刺血管，以免增加患者不必要的疼痛，因穿刺过多而影响后续的置管	Ⅲ
	29.	选择血管超声仪引导下结合改良塞丁格技术进行PICC置管并在肘上置管，可提高穿刺和置管成功率，减少机械性损伤及相关并发症	Ⅰ
	30.	若无血管超声仪设备，可单纯选用改良塞丁格技术进行穿刺置管	Ⅲ
	31.	血管超声仪引导和改良塞丁格技术应由经过此项技术专门培训的护士使用	Ⅱ
	32.	PICC置管的部位或技术的选择应同时尊重患者的选择意愿	Ⅳ
导管尖端位置定位			
导管尖端最佳位置	33.	导管尖端的最佳位置应在上腔静脉下1/3段到上腔静脉与右心房连接处之间，但不能进入右心房	Ⅰ
	34.	化疗PICC导管尖端的最佳位置应在上腔静脉与右心房连接处上1～2 cm	Ⅰ

续 表

项目	条目	相关证据及推荐建议	证据等级
X线胸片	35.	判断标识可参考气管隆突、右主支气管角、心影右上缘，以气管隆突下 4 cm 或 2 个胸椎椎体单元为宜	Ⅲ
定位系统	36.	可使用导管定位系统引导 PICC 导管尖端到达最佳位置，如腔内心电图、SherlockⅡ型尖端定位系统、VasoNova 血管定位系统等	Ⅲ
X线透视	37.	X线胸片较难确认尖端导管位置的患者，可在X线透视(数字减影血管造影、模拟机定位)或经食管超声心动图下置管，但不作为常规方法	Ⅲ
	38.	需放射科专业人员参与，同时应考虑到人力配置、成本和辐射等问题	Ⅲ
敷料选择	39.	置管当天用无菌纱布覆盖穿刺点，再使用无菌半透膜敷料覆盖穿刺点及导管外露部分至末端接头，并在 24 小时内及时更换敷料	Ⅱ
导管末端固定	40.	使用胶布、各类胶带或无缝线固定装置固定 PICC 导管末端接头	Ⅱ
	41.	无缝线固定装置可有效减少导管相关性感染	Ⅱ
并发症的预防与处理			
原发性导管异位	42.	导管尖端进入各种不正确位置，或在各类静脉内打圈、回折等，包括同侧或对侧锁骨下静脉、颈内静脉、头臂静脉、腋静脉、无名静脉、奇静脉、左右胸廓内静脉、右心房或右心室等	Ⅱ
	43.	应重视观察患者症状和体征，如患者主诉颈部过水声、手臂/肩部疼痛、胸闷/胸痛、心悸，或出现心律失常，甚至心跳骤停	Ⅲ
	44.	当导管送入至预测长度后，可使用超声探头探测置管侧颈部静脉，以排除导管尖端进入颈部静脉，并及时调整	Ⅱ
	45.	置管者应熟悉X线胸片检查结果的判断，需要时可进行正确的复位，并再次进行胸部X线检查以确认尖端位置，记录所有采取的措施	Ⅱ
	46.	发生导管异位后可采取以下方法复位：压迫颈内静脉、生理盐水推注、X线透视、模拟定位机监控下操作等	Ⅲ
	47.	导管的复位需在最大无菌屏障和无菌操作下完成	Ⅰ
	48.	复位时不应将 PICC 导管体外部分推进血管内，这部分导管已接触到穿刺点周围皮肤。皮肤不能提供无菌条件，尚无研究结果表明在置管后多长时间内可允许此项操作	Ⅲ
	49.	一般情况下，X线胸片采用后前位片，卧床患者则需要进行前后位胸部X线检查。必要时，需进行侧位胸部X线检查以确认异常的导管尖端位置，如奇静脉	Ⅳ

续 表

项目	条目	相关证据及推荐建议	证据等级
	50.	经过反复调整导管尖端位置，X 线胸片仍显示尖端位置异位，提示患者可能血管解剖异常，如永存左侧上腔静脉或双上腔静脉，该导管应谨慎使用	Ⅳ
	51.	PICC 导管尖端无法复位而影响到导管功能时，应重新置管或拔除导管	Ⅲ
误穿动脉或神经	52.	可借助血管超声仪分辨动静脉（静脉易压扁；动脉富弹性，不易压扁）和神经/神经束（神经/神经束在超声显像中呈高回声组织，即明亮点状或团块状回声）	Ⅱ
	53.	观察穿刺后针筒内回血的颜色和速度，正确判断是否误穿入动脉（动脉血呈鲜红色涌出状；静脉血呈暗红色）	Ⅱ
	54.	发生误穿动脉后，应立即拔除穿刺针或导管，局部按压彻底止血后加压包扎，定时观察穿刺点出血情况	Ⅲ
	55.	若患者使用抗凝药物时需适当延长按压时间，防止局部血肿形成	Ⅲ
	56.	告知患者如出现损伤到神经的症状和体征应及时反馈，如触电样疼痛、麻木、刺痛、手臂无力等，护士则应立即拔除穿刺针或导管，通知相关医生，评估患者的手臂活动能力并追踪观察	Ⅲ
	57.	置管结束后，应重视患者置管侧手臂疼痛、麻木、活动能力改变等主诉，排除神经损伤的可能性	Ⅲ
送管困难	58.	送管困难与患者静脉瘢痕致畸形、静脉解剖异常（先天性、手术后、疾病因素）、静脉痉挛、置管静脉的选择、体位、操作者经验不足、体型消瘦等因素有关	Ⅲ
	59.	发生送管困难时忌强行送管，应正确判断发生的原因并采取相应处理措施	Ⅲ

（二）证据可用性评估

1. 证据转化的场所

将该指南的相关证据传播至 PICC 管理者、置管专业护士及工作内容涉及 PICC 导管的相关医护人员，供他们制定 PICC 置管流程、培训和质控方案。本案例中的证据转化场所分别是国内某三甲专科医院和某三甲综合性医院的血管通路护理门诊。

2. 证据可用性评价

该指南中所有的证据是否均适合在两家医院进行临床转化呢？邀请两家医院的血管通路护理门诊护士长及 PICC 专职置管护士对指南 59 个条目的重要性、确切性和临床可操作性进行评价，每个评价标准的评分采用 10 分制。①重要性:0 分代表“不重要”,依次递增至 10 分为“非常重要”。②确切性:0 分代表“不确切”,依次递增至 10 分为“非常确切”。③可操作性:0 分代表“无法操作”,依次递增至 10 分为“可操作”。若条目的得分≥7 分,则该条目的重要性、确切性或可操作性较好;若评分<7 分,则评价者需提出修改建议。结果显示,各证据的重要性评分均数为 8.29~10.00,确切性评分均数为 8.29~10.00,可操作性评分均数为 8.00~10.00(排除 PICC 导管尖端位置定位系统条目)。其中,条目“PICC 导管尖端位置定位系统、腔内心电图的使用”,由于试点医院无上述设备,因此可操作性为 0,暂不纳入本次证据转化。最终纳入临床转化的证据共 58 条。

(三) 评价指标和研究工具

根据渥太华研究应用模式中“结果评价需针对系统、执行者和患者以确定变革实施的成效”,设置以下评价指标。

(1) 证据临床转化的系统改变　分析和记录证据临床转化过程中系统的变革,包括环境卫生监控、PICC 置管操作流程修订和拍摄操作录像、质量控制、PICC 置管护士培训、信息系统改进等。

(2) PICC 置管护士依据指南证据的执行率　依据指南相关证据,整理共 11 个步骤的 27 条临床审查项目及其审查方法,根据 PICC 置管审查项目自行设计《PICC 置管临床审查表》用于现场查看和记录。观察证据转化前后各 130 例 PICC 置管情况,计算:每个审查项目的护士执行率=该审查项目 PICC 置管护士实际例数÷该审查项目所观察总例数×100%。因审查项目不同,所观察的对象总例数不等。

(3) 患者 PICC 置管相关并发症的发生情况　包括患者一般资料、导管类型、置管手臂、置管静脉、一次穿刺成功、送管顺利情况、原发性导管异位、导管尖端最佳位置等。共收集证据临床转化前后各 867 例和 742 例患者置管及置管并发症情况。

(四) 证据引入临床的过程

组织多轮 PICC 置管证据临床转化实践项目,循序渐进地将 PICC 置管相关证据转化到血管通路护理门诊的工作系统中,包括以下 4 个阶段。

(1) 证据临床转化前评估　通过座谈会、查阅相关医院的规章制度、操作流程、资源设备、工作量、患者付费方式等方法,对证据临床转化的实践环境(血管通路护理门诊)、潜在实践人员(护士长和 PICC 置管护士)和证据为基础的变革(预实施指南的相关证据)进行评估。

(2) 比对证据与现有流程,决策变革策略　针对评估情况,分析促进或阻碍因素,利用资源拟定变革策略(表 18-12)。

表 18－12　临床应用前评估及拟定变革策略

证据内容		现况	促进或阻碍因素	变革策略
环境卫生	无积灰、污渍 仪器、物体表面定期消毒擦拭 消毒液浓度	① 工务员每天 2 次拖地板、更换垃圾袋、消毒空气；每天 1 次擦拭治疗车，墙面有污物时擦拭； ② 血管超声仪器定期擦拭记录； ③ 消毒液 500 ppm	促进：医院全面开展持续质量改进工作，后勤部门积极配合 阻碍：工务员除了承担清洁工作外，还要承担领物工作，工作量增加，可能会产生加班费	① 制定《血管通路门诊消毒隔离检核表》，增加定期擦拭水池、门把手、电脑键盘、墙面等； ② 制定《B 超定位仪维护保养记录本》
手卫生和无菌操作	手部明显污染，皂液、水、乙醇擦手液	先用洗手液、清水、乙醇擦手液	—	—
	不佩戴首饰等	不佩戴首饰	—	—
	置管等操作前后严格手卫生	严格执行“六步洗手”，更换手套，未强调手卫生	促进：手卫生是院感重点宣教和检查项目；护士主观反映及研究者观察能够做到	制定《PICC 置管临床审查表》并纳入手卫生审查项目
	尽量减少触摸已消毒部位	实际操作中可能存在不良习惯动作	阻碍：护士的主观意识，需要改变习惯	加强操作培训，并定期核查
	佩戴无菌手套	合格佩戴无菌手套	—	—
	违反无菌操作者应停止操作并进行评估	平时操作中未强调	促进：护士无菌概念很强，经过 PICC 置管的严格专业培训	加强操作培训考核，并定期核查

续 表

证据内容		现况	促进或阻碍因素	变革策略
置管前准备	静脉选择，动静脉、神经的辨别	首选贵要静脉，使用血管超声定位仪分辨动脉，部分护士在工作中未重视辨别神经	促进：除传统穿刺患者外，均使用血管超声定位仪进行静脉识别 阻碍：血管、神经的并发症很多且因人而异，有时难以分辨	邀请超声诊断科医生进行血管、神经的辨别及并发症识别的培训
	患者体位	平卧位外展手臂	—	—
	预测长度	右胸锁关节 5 ～ 7 cm，预留 2～3 cm	阻碍：体型肥胖或胸廓畸形的患者，无法辨别第三肋间隙	邀请放射诊断科医生进行体外测量方法的解读和培训
	皮肤准备	清洁消毒，偶尔会进行腋毛清理	—	—
置管部位消毒	消毒液选择	使用氯己定	—	—
	待干时间	符合，大于 30 秒	—	—
最大无菌屏障	无菌屏障	患者不戴口罩和帽子	阻碍：医院耗材增加，增加科室成本	耗材计入科室成本，未进行改变
	无粉手套	更换无粉手套	—	—
局部麻醉	疼痛缓解	利多卡因皮下注射	—	—
	不良反应	暂时未发生	—	临床应用前指南培训

续 表

证据内容		现况	促进或阻碍因素	变革策略
置管过程	护士穿刺失败超过 2 次，更换护士	平时操作中未强调一定更换置管护士	促进：专科医院目前门诊有定岗置管护士 4～5 名，可以及时更换置管护士 阻碍：综合医院目前门诊定岗置管护士 1 名，每天下午有 1 名护士轮转置管	强调穿刺失败超过 2 次时应及时更换置管护士，并进行监督；专科医院在条件允许的情况下，更换置管护士
	护士培训	护士获得上海护理学会 PICC 置管适任证书	—	—
	设备使用	根据患者意愿，＞90%患者进行超声引导+改良塞丁格技术	促进：护士积极性较高，希望能够规范操作手法	拍摄录像并进行操作培训
尖端位置定位	尖端位置	理想位置是上腔静脉下 1/3，不进右心房	促进：管理层和护士非常重视尖端位置的重要性	—
	X 线胸片读片	以后肋为标记； 放射诊断科出报告以胸椎为准	促进：护士愿意学习新的读片方法 阻碍：护士对尖端位置影像学标志认识不足	邀请放射诊断科医生进行中心静脉导管影像学标志识别的培训
	X 线透视	不作为常规方法	—	—
	定位系统	暂无相关设备	—	—
敷料选择	使用透明敷料	无菌纱布加压包扎，透明敷料覆盖穿刺点至接头	—	—
	24 小时内更换穿刺点敷料	周六、周日不开诊，未能做到所有患者 24 小时内更换敷料，穿刺点出血较多者在医院急诊更换	阻碍：护士人力不足，涉及后勤、供应室、财务科等部门的人力配置	暂时无法改变现状

续 表

证据内容		现况	促进或阻碍因素	变革策略
固定末端	使用胶带或胶布固定	常规使用胶布和透明敷料进行固定	—	—
位置固定	无缝线固定装置	导管附送思乐扣一副，置管期间根据患者意愿选择是否使用思乐扣	阻碍：思乐扣价钱较贵，不是所有患者能够医保报销，部分患者不选择使用该固定装置	涉及到费用问题，暂时无法改变现状
原发性导管异位	正确识别	护士能够通过 X 线胸片和患者主诉正确识别原发性导管异位	—	—
	置管侧颈内静脉	观察置管侧颈部静脉	—	—
	最大无菌化和无菌操作	重新建立最大无菌区域和在无菌操作下完成	—	—
	拔出血管的导管部分避免接触皮肤	导管拔出后，导管下垫无菌纱布	阻碍：无菌纱布有碎屑及小棉絮，易引起机械性静脉炎	联系供应室，将无纺布（减少碎屑）裁剪为合适尺寸并进行无菌消毒，综合医院由专科医院供应室提供尺寸合适的无菌无纺布
	复位手法	会采用压迫颈内静脉、推注生理盐水或 X 线透视下复位	—	—
	重摄胸片并记录	复位后重新拍摄 X 线胸片确认尖端位置并记录	—	—
	特殊异位的识别	护士根据经验能够及时识别特殊异位的导管	促进：管理层和护士非常重视特殊异位的识别和知识积累	进行特殊导管异位的案例分析和讨论
	无法复位	拔管或重新置管	—	—

续 表

证据内容		现况	促进或阻碍因素	变革策略
误穿动脉	超声下识别动脉	护士能够正确区分动静脉	—	—
	辨别动静脉血	护士能够正确辨别动静脉血	—	—
	误穿后按压	护士按压至彻底止血(至少20分钟)并加压包扎	—	—
误穿神经	超声下识别神经/神经束	护士在工作中未重视分辨神经	阻碍:周围神经相关的并发症很多,且因人而异,有时难以分辨	邀请超声诊断科医生进行神经及其相关并发症辨别的培训
	置管中患者主诉	护士会重视置管过程中误穿神经后患者的症状和体征	—	—
	置管后重视患者神经损伤的相关主诉	在患者的健康宣教中未强调置管后神经损伤的表现	促进:管理层和护士非常重视置管中并发症的辨别和处理,积极学习以往未接触过并发症的相关知识	护士培训:学习国外文献报道PICC置管后神经损伤的案例解析 增加患者健康宣教的内容,补充有关神经损伤的表现

（3）对需要改变的内容或流程进行转化前培训 在证据转化前，对参与本研究的PICC置管护士和管理者进行指南内容、相关专业知识、相关记录表和PICC置管的操作培训。为指南证据正式引入临床做好充分的准备工作。

（4）证据正式引入系统，阶段性反馈与总结 将所有与指南证据转化有关的记录表、审查表和PICC置管流程应用到临床，不定期组织核心小组成员答疑解惑，及时反馈并解决指南应用中遇到的问题。同时，组织案例分析会讨论置管过程中常见并发症的预防和解决措施。临床应用结束后，组织核心小组成员和全体PICC置管护士进行讨论与总结，进一步寻找改进的空间。

（五）证据转化的效果评价

1. 证据转化的系统改变

（1）环境卫生监控 设计《血管通路护理门诊消毒隔离检核表》和《超声定位仪维护保养记录本》，执行者记录签名。

（2）PICC置管流程修订 根据指南的证据要求，对两家医院的PICC置管流程进行修订，并拍摄视频，以进行PICC置管专业护士的操作培训。

（3）设计质控表单 根据指南证据，设计《PICC置管临床审查表》用于护士PICC置管操作质量监控，由护士长现场抽查填写。

（4）完善PICC置管护士培训课程 障碍因素分析显示，虽然多数护士取得PICC置管适任证书，但所接受的培训以技术操作为主，基础理论知识相对薄弱。通过本次证据临床转化前的理论培训和操作改进，进一步巩固PICC置管护士的专业知识，同时完善相关培训课程。

（5）血管通路信息系统改进 进一步完善血管通路管理软件，与放射诊断科医生协商，统一PICC尖端位置的病史记录内容。

2. PICC置管护士依据指南证据的执行率

在证据转化前，27条审查项目中有9条执行率已经达到100%，提示PICC置管护士无菌操作和预防导管尖端异位的执行率比较好。

“仪器消毒”在证据转化前的执行率是50%(1/2)。其中一家医院未制定超声仪定期消毒规范，参与证据转化后，该医院根据证据要求制定相关规定并监督执行，证据转化后该条目的执行率达100%。“环境卫生”在证据转化前的执行率为0%。经过对工务员的培训及制定《消毒隔离核检表》，证据转化后该条目的执行率为100%。在“护士资格”和“护士无佩戴首饰”的条目中，执行率均为80%(4/5)，即1位护士未取得上海市护理学会PICC置管护士适任证书，另1位护士有戴手链的习惯。经过相关机构和本研究的证据培训后，这2个条目均在证据转化后达到100%。“更换手套时洗手”和“不触摸已消毒部位”的执行率从 76.9%(100/130)和 83.8%(109/130)均增加到 100%，如图 18-5 所示。

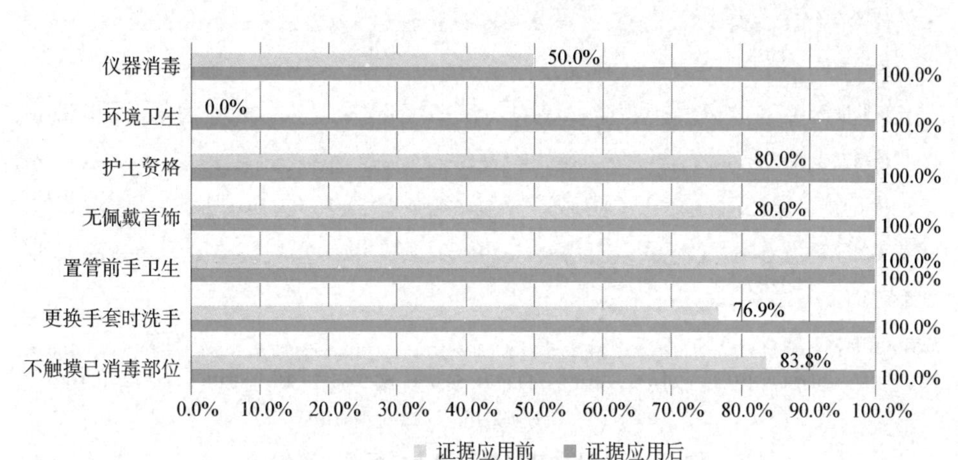

图 18-5　证据转化前后护士执行率比较(1)

两家医院均全面开展超声引导下结合改良赛定格 PICC 置管技术，因此在很大程度上提高了选择最佳静脉的成功率。在证据转化前，两家医院均未采用证据推荐的"体外测量"方法，因此执行率为 0%(0/130)。在证据应用过程中，护士经过培训及专业老师的现场指导，逐渐掌握了指南推荐的方法。但由于患者的个体差异性(肥胖、水肿或胸廓畸形)，部分患者的第三肋间很难分辨，证据转化后的审查执行率为 80%(104/130)。证据转化前，24 例患者的皮肤消毒范围未达到要求，执行率为 81.5%(106/130)。证据转化后，强调了消毒范围的重要性，并由护士长不定期督查，执行率达到 100%。条目"患者无菌屏障及患者戴口罩、帽子"在证据转化前的执行率为 0%，其中 1 家医院在证据转化的 3 个月内尽量做到给患者发口罩和帽子，执行率增加到 21.5%(28/130)。但该医院护士也表示考虑到耗材的成本，该条目无法长久坚持下去如图 18-6 所示。

证据转化前在 130 例患者中，"上腔静脉与右心房连接处在 X 线胸片上的影像学判断标志为气管隆突下 4 cm"的执行率从 20%(1/5)增加到 100%。在尖端位置判断的正确性方面，本研究中 PICC 导管尖端最佳位置定义为"气管隆突下 2～5 cm"。证据转化前，130 例患者 PICC 导管尖端最佳位置的执行率为 71.5%(93/130)，证据转化后尖端最佳位置执行率为 75.4%(98/130)，未有明显改善。提示，PICC 导管尖端最佳位置的定位可能需借助更新技术的支持才能达到精确定位，如图 18-7 所示。

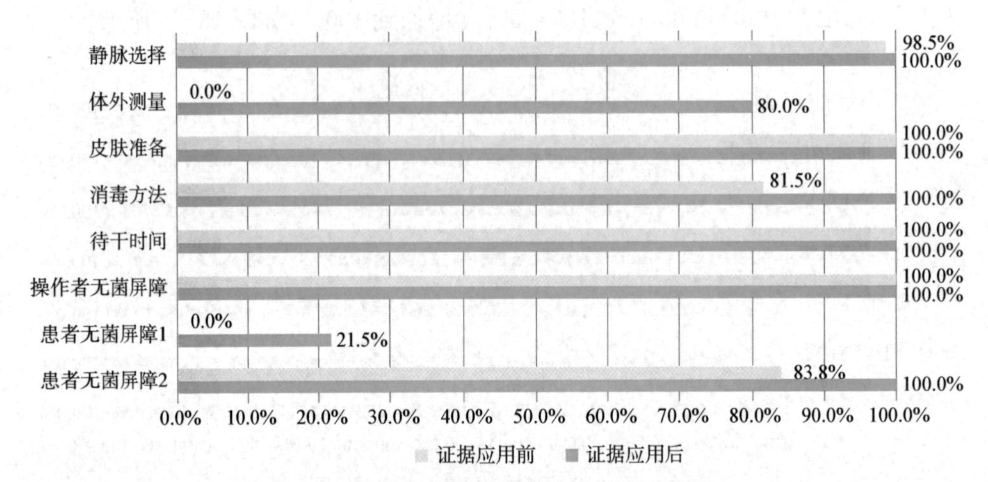

图 18-6 证据转化前后护士执行率比较(2)

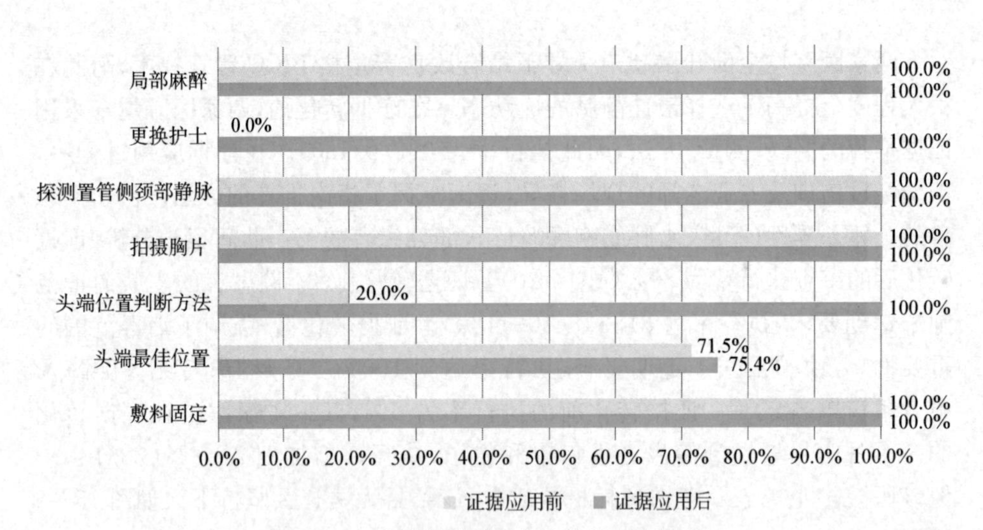

图 18-7 证据转化前后护士执行率比较(3)

证据转化前的 130 例患者共有 26 例导管尖端位置过深,其中 10 例进行导管尖端位置的调整,“调整尖端位置”的执行率为 38.5%(10/26)。证据转化后,130 例患者中共有 18 例导管尖端位置过深。其中,12 例进行导管尖端位置的调整,执行率为 66.7%(12/18)。提示护士在判断尖端位置方面,略提高了 X 线胸片上原发性导管异位(过深)的识别率,但还有改进的空间。在证据转化前,PICC 导管拔出重置的过程中均未做到需送进体内的导管不接触已消毒皮肤。

因此，该条目的执行率是0%(0/4)。由于指南证据培训强调了这一步骤的无菌操作，经证据转化小组成员的讨论，改进措施为：在需重新置入血管的导管下方垫无菌无纺布，以避免拔出的导管接触皮肤。证据转化后的130例PICC置管患者中，有2例患者调整过程中均做到导管的拔出部分100%(2/2)未接触已消毒皮肤，如图18-8所示。

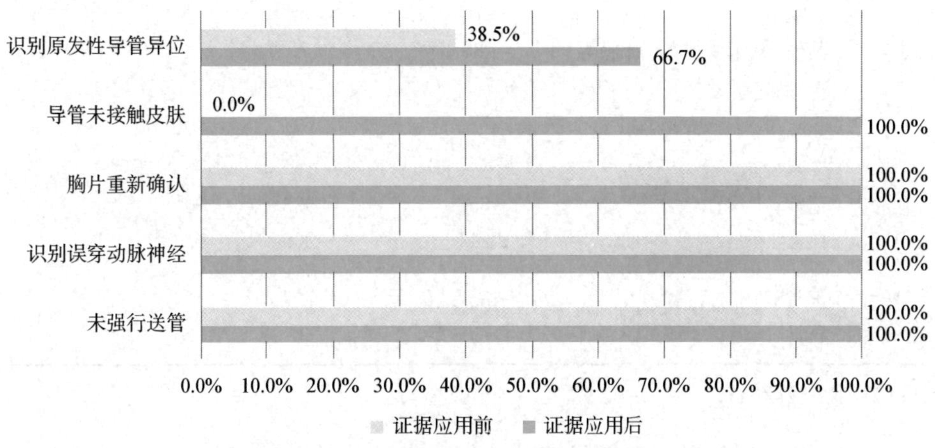

图18-8　证据转化前后护士执行率比较(4)

3. 患者PICC置管相关并发症发生情况

(1) 患者一般资料比较　证据临床转化前共收集到867例患者的PICC置管相关信息及置管过程的并发症，证据临床转化后共收集到742例患者的PICC置管相关信息及置管过程中的并发症。经t检验和卡方检验分析结果显示，两组患者在年龄、性别、诊断、化疗史、血常规和凝血功能方面都无显著差异($P>0.05$)。其中，血常规异常和凝血功能异常的患者，需经医生同意签字后方可行PICC置管(表18-13)。

表18-13　证据转化前后患者一般资料比较

项目		证据转化前($n_1=867$)	证据转化后($n_2=742$)	统计量	P值
年龄		51.61±11.939	51.92±11.424	-0.525^a	0.600
性别	男	265	209	1.106^b	0.293
	女	602	533		

续 表

项目		证据转化前 ($n_1=867$)	证据转化后 ($n_2=742$)	统计量	P 值
诊断	乳腺癌	392	357	3.908^b	0.419
	消化道肿瘤	250	195		
	妇科肿瘤	63	61		
	鼻咽癌	74	50		
	其他:软组织肿瘤、肺癌等	88	79		
化疗史	是	323	300	1.700^b	0.192
	否	544	442		
血常规	正常	656	533	3.041^b	0.081
	异常	211	209		
凝血功能	正常	817	707	0.881^b	0.348
	异常	50	35		

注:a 为 t 值;b 为 χ^2 值。

(2) PICC 置管及相关并发症的比较　卡方检验和校正 Pearson 卡方检验分析结果显示,两组患者 PICC 导管类型、置管静脉、一次穿刺成功、送管顺利、原发性导管异位的构成比无显著性差异($P>0.05$)。证据转化后,选择前臂传统置管方法的患者显著少于证据转化前的,差异有统计学意义($P<0.05$);PICC 导管尖端到达最佳位置的患者构成比显著高于证据转化前,且差别有统计学意义($P<0.05$)。提示,证据应用的 PICC 导管体外测量方法在一定程度上减少了 PICC 导管尖端位置过深的发生率,见表 18-14。

表 18-14　证据转化前后 PICC 置管及相关并发症比较

项目		证据转化前 ($n_1=867$)	证据转化后 ($n_2=742$)	统计量	P 值
导管类型	三向瓣膜	759	632	1.914^a	0.167
	末端开口	108	110		
置管手臂	右手上臂	608	515	6.562^b	0.038^*
	左手上臂	250	226		
	(左右)前臂	9	1		

续　表

项目		证据转化前（$n_1=867$）	证据转化后（$n_2=742$）	统计量	P 值
置管静脉	贵要静脉	764	635	4.173[a]	0.126
	肱静脉	87	97		
	头静脉	16	10		
一次穿刺成功	是	837	726	2.448[a]	0.118
	≥2 次	30	16		
送管顺利	是	818	721	2.216[a]	0.137
	有阻力	49	30		
原发性导管异位	无	852	725	0.646[a]	0.422
	有	15	17		
导管尖端位置	最佳位置	657	604	11.477[a]	0.003*
	过浅	45	43		
	过深	165	95		

注：a 为 χ^2 值；b 为校正 pearson 卡方值；* $P<0.05$。

在证据转化前 165 例 PICC 导管尖端位置过深的患者中，护士调整了 32 例患者的导管尖端位置；在证据转化后 95 例 PICC 导管尖端位置过深的患者中，护士调整了 45 例患者的导管尖端位置。卡方检验结果显示，证据转化后因置管过深进行导管调整的人数构成比显著高于证据转化前，且差别有统计学意义（$P<0.001$）。提示，证据转化过程中进行有关 PICC 导管尖端位置 X 线胸片读片的培训，显著提高了 PICC 置管护士对导管尖端位置过深的识别能力，见表 18－15。

表 18－15　证据转化前后因 PICC 置管过深调整人数比较

置管过深调整	证据转化前（$n_1=165$）	证据转化后（$n_2=95$）	χ^2	P 值
无	133	50	22.634	0.000***
有	32	45		

注：*** $P<0.001$。

四、案例总结

证据转化是一个主动、经过精心设计、渐进的过程，需应对各种影响因素。

本案例在证据转化过程中，研究者注重证据实践者之间的角色分配和功能、证据转化的可操作性和证据应用的常态化 3 个方面，促进证据与实际临床情景相结合，制定有效的变革措施，将证据引入到血管通路护理门诊的管理系统和日常操作中。

（张晓菊）

参考文献

[1] 周英凤，朱政，胡雁，等．推动证据向临床转化（二）：如何选择知识转化理论模式[J]．护士进修杂志，2020，35(8)：707－712．

[2] Graham I, Logan J. Innovations in knowledge transfer and continuity of care [J]. Can J Nurs Res, 2004，36(2)：89－103.

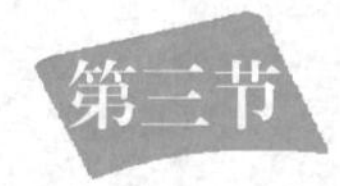

第三节 中心静脉置管维护的证据临床转化

一、背景及意义

中心静脉导管(CVC)是重症监护病房最常应用的血管通路之一，是经皮肤直接经颈内静脉、锁骨下静脉或股静脉进行穿刺，沿血管走向将导管直接置入腔静脉。临床上多经 CVC 输注静脉营养液、大量输血、补液及中心静脉压的测定，减轻了因反复穿刺静脉给患者带来的痛苦，且作为高效的静脉通路，为抢救患者赢得时间，提高了护士的工作质量和工作效率。但是，CVC 可能会带来较多并发症，例如导管相关性血流感染、导管堵塞、气胸、穿刺点出血、败血症等，可能会延长病程、增加治疗费用，甚至导致患者死亡。国内外多项对于 CVC 相关性血流感染高危因素调查发现，留置时间长、无菌操作观念以及 CVC 日常护理是导致 CVC 相关血流感染的主要高危因素。亦有研究报道与导管移除相关的并发症，空气栓塞最常见，颅内是最常见的部位。尽管美国疾病预防控制中心医院感染控制顾问委员会、JBI 循证卫生保健中心等均发布了大量关于中心静脉维护的证据资源，然而，在临床护理实践中，CVC 的维护过程与指南或者证据推荐仍存在较大差距。本节将以 i-PARIHS 为理论框架，阐述中心静脉维护相关证据在儿童重症监护病房现场环境的转化过程以及证据在系统层面的植入过程，旨在提高临床护理人员基于证据的实践行为，促进临床护理质量的持续改进。

二、理论模式/概念框架

本案例以 i-PARIHS 为理论框架，其核心观点为：促进作为活性元素，通过评估、调整并整合入变革、接受者和组织环境 3 个结构层面中，促进证据成功转化到临床实践。公式 $SI = Fac^{n}(I+R+C)$，其中 n 次方根意为“促进”这一核心元素的作用涉及变革、接受者和组织环境的各个层面。本案例中采用该模型来指导证据临床转化过程中障碍因素的分析及变革策略的拟定。

三、证据转化过程

（一）临床转化的证据来源

通过检索 JBI 循证护理数据库、Cochrane Library，BMJ-Best Practice 和 EBSCO-CINAHL 等相关数据库，同时检索相关指南网如美国输液协会、加拿大安大略护理学会网站、英国国家医疗保健优化研究所等。共检索到 4 篇来自 JBI 循证护理数据库的证据总结（Obeid 等，2017；Sai Sivapuram 等，2019；Biotech 等，2015；Manuel 等，2021），文献清单详见表 18－16。提取获得原始证据 44 条，通过去重和删除主题不符合的证据后，汇总共 20 条证据，详见表 18－17。

表 18－16　CVC 维护证据来源文献清单

序号	数据库	发布时间	文献类型	证据内容
1	The Joanna Briggs Institute EBP Database	2021	evidence summary	Intravascular Therapy：Maintaining Catheter Lumen Patency
2	The Joanna Briggs Institute EBP Database	2019	evidence summary	Central Venous Catheter（CVC）：Skin Antisepsis
3	The Joanna Briggs Institute EBP Database	2017	evidence summary	Central Venous Catheterization (Primary and Community Care)：Infection Control
4	The Joanna Briggs Institute EBP Database	2015	evidence summary	Central Venous Access Device (CVAD)：Removal

表 18－17 CVC 维护证据汇总

序号	证据内容	证据等级
1	纱布、胶带或聚氨酯透明敷贴均可用于 CVC 固定和保护。当插管位置出汗、出血或有渗出时，用无菌纱布优于透明、半渗透性敷贴	V
2	应每日评估敷贴部位，检查置管部位的情况	V
3	每 7 天更换透明敷贴，当敷贴出现潮湿、卷曲、滑脱、污染或敷贴下有液体积聚时应立即更换	V
4	常规使用生理盐水冲洗 CVC 管路	I
5	推荐使用正压脉冲式技术（每次 1 ml），该技术可在管路内形成湍流达到冲洗管壁碎片的目的	V
6	推荐在穿刺和更换敷料之前使用不低于 0.5%含氯已定溶液进行消毒。如果有使用氯已定的禁忌证，碘酊、含碘溶液或者 70%酒精均可以作为替代	V
7	管路护理及连接均需采用无菌技术	V
8	在对 CVC 进行评估和更换敷料前必须进行手消毒，选用杀菌皂液或者含乙醇洗手液都可以	V
9	明显污染的手或者被污物污染的手在用含乙醇洗手液洗手之前必须用肥皂和水清洗干净	V
10	当更换穿刺处敷料时，应遵循手卫生消毒、洁净手套，以及不接触技术或使用无菌手套	V
11	通常持续使用的给药装置在 72 小时内更换，无需频繁更换，除非管路断开或疑似导管相关性感染	I
12	输注血液或血液制品后应每 12 小时更换输液装置，或者根据制造商的要求	I
13	输注静脉营养液后应每 24 小时更换输注装置。如果 TPN 中仅包含糖或氨基酸，输注装置每 72 小时更换一次，无需频繁更换	I
14	置管后 24 小时内更换敷料，以后每周更换，除非有特殊原因更换（例如渗出）	V
15	在移除导管期间患者始终采取平卧位	V
16	在移除导管之前患者的血小板计数在 50×10^9/L 以上，凝血酶原时间的国际标准化比值在 1.5 以下	V

续　表

序号	证据内容	证据等级
17	导管移除后必须认真评估被移除导管的完整性	V
18	导管移除后应加压按住穿刺部位，并使用密封敷料封闭穿刺处，以防空气栓塞	V
19	如果怀疑导管相关性血流感染而移除导管应做导管细菌培养	V
20	移除导管时患者应做 Valsalva 动作或屏住呼吸，防止空气进入	V

（二）证据转化的场所

1. 证据转化的场所

本案例中证据转化场所是国内某三甲儿童专科医院的重症监护病房(PICU)，年收治患者 1 100 余人次，可进行各类外科监护、难治性呼吸衰竭、重大创伤急救、多脏器功能衰竭救治和脏器移植监护。临床护理人员共 74 名，包括护士长 1 名，专科护士 5 名，科研护士 2 名，其余为责任护士；学历结构为硕士 3 名，本科 32 名，其余为大专及以下；职称结构为副主任护师 1 名，主管护师 10 名，其余为初级职称护士。护理团队具有较强的团队凝聚力，善于学习，勇于变革，具有较强的探索精神，领悟力及执行力强，医护团队合作默契。

2. 证据的可用性评估

采用 FAME 策略对拟转化的 20 条证据进行适用性评估(周英凤等，2020)。经过讨论后达成共识，认为第 12 条证据“输注血液或血制品后应每 12 小时更换输液装置，或者根据制造商的要求”与国内权威机构公开发布的行业标准“输注血液或血制品后需更换输液装置”不一致，故予以删除，其余 19 条证据均可进行临床转化。

（三）临床护理实践现状审查

CVC 维护在重症监护单元是临床护理人员最为常见的护理实践活动之一，多年来的日常护理行为是否与证据一致？如何开展基于证据的 CVC 维护过程质量的审查？

1. PICU 护理人员 CVC 维护行为的现状审查方法

将拟进行临床转化的 19 条证据转化为审查标准共 24 项。通过现场观察、医疗文书记录查阅、询问被观察者等方式；以“是”(表示被观察者的实践行为符合推荐意见)、“否”(表示被观察者的实践行为不符合推荐意见)为评价结果。从证据到审查指标以及审查指标的测量方法详见表 18－18。

表 18-18 CVC维护审查指标及审查方法

序号	证据	序号	指标	审查方法
1	纱布、胶带或聚氨酯透明敷贴均可用于CVC固定和保护。当插管位置出汗、出血或渗液时用无菌纱布优于透明、半渗透性敷贴	1	可选用纱布、胶带或聚氨酯透明敷贴用于CVC固定和保护	现场查看
		2	插管位置出汗、出血或渗液时可使用无菌纱布	现场查看
2	敷贴部位应每日评估,检查置管部位的情况	3	每日评估敷贴部位并检查置管部位的情况	现场查看/病历回顾
3	透明敷贴可每7天更换,当敷贴出现潮湿、卷曲、滑脱、污染或敷贴下有液体积聚时应立即更换	4	每7天更换透明敷贴	现场查看
		5	当敷贴出现潮湿、卷曲、滑脱、污染或敷贴下有液体积聚时应立即更换	现场查看
4	常规使用生理盐水冲洗管路	6	选用无菌生理盐水冲洗管路	现场查看
		7	选用无菌生理盐水封管	现场查看
5	推荐使用正压脉冲式技术(每次1 ml),该技术可在管路内形成湍流,冲洗管壁碎片	8	采用正压脉冲式技术冲管	现场查看
		9	采用正压脉冲式技术封管	现场查看
6	推荐在穿刺和更换敷料前使用不低于0.5%的含氯己定溶液进行皮肤消毒。如果有使用氯己定禁忌证,碘酊、含碘溶液或70%乙醇均可以作为替代	10	穿刺时使用不低于0.5%的含氯己定溶液消毒皮肤;如果患者有使用氯己定溶液的禁忌证,可选择使用碘酊、含碘溶液或者70%乙醇进行皮肤消毒	现场查看
		11	更换敷料时使用不低于0.5%的含氯己定溶液消毒皮肤。如果患者有使用氯己定溶液的禁忌证,可选择使用碘酊、含碘溶液或者70%乙醇进行皮肤消毒	现场查看
7	管路护理及连接均需采用无菌技术	12	遵循无菌原则进行管路护理及连接	现场查看/监控录像回放
8	在对CVC进行评估和更换敷料前必须消毒手,选用杀菌皂液或含乙醇洗手液都可以	13	更换敷料前必须消毒手,可选用杀菌皂液或含乙醇的洗手液消毒	现场查看/监控录像回放
9	明显污染的手或被污物污染的手必须在用含乙醇洗手液洗手之前用肥皂和水清洗干净	14	明显污染的手或被污物污染的手,必须先用皂液及流动水清洗干净后再用含乙醇洗手液洗手	现场查看/监控录像回放

续 表

序号	证据	序号	指标	审查方法
10	当更换穿刺处敷料时应遵循手卫生消毒、洁净手套以及不接触技术，或使用无菌手套	15	更换穿刺处敷料时进行手卫生消毒、洁净手套，或使用无菌手套	现场查看/监控录像回放
11	通常持续使用的给药装置在72小时内更换，无需频繁更换，除非管路断开或疑似导管相关性感染	16	CVC管路的外接管道及三通应每72小时更换，当有疑似导管相关性感染时必须立即更换	现场查看
12	输注静脉营养液后应每24小时更换输注装置。如果TPN中仅包含糖或氨基酸，输注装置可每72小时更换一次，无需频繁输更换	17	输注TPN的CVC管路的外接管道及三通应每24小时更换。TPN中仅包含糖或氨基酸，可每72小时更换	现场查看
13	置管后24小时内更换敷料，然后每周更换，除非有特殊原因更换（如渗出）	18	置管后24小时更换敷料，当有渗出时应立即更换	现场查看
14	在移除导管期间患者始终采取平卧位	19	移除CVC导管期间患者始终采取平卧位	现场查看/监控录像回放
15	在移除导管前，患者的血小板计数在 50×10^9/L以上，凝血酶原时间的国际标准化比值（INR）在1.5以下	20	移除导管前确认患者血小板计数 $>50\times10^9$/L，INR <1.5	现场查看
16	导管移除后必须认真评估被移除导管的完整性	21	导管移除后评估被移除导管的完整性	现场查看
17	导管移除后应加压按住穿刺部位，并使用密封敷料封闭穿刺处，以防止空气栓塞	22	导管移除后在穿刺点处加压按压并使用闭合性敷料覆盖穿刺点	现场查看
18	如果怀疑导管相关性血流感染而移除导管应做导管细菌培养	23	怀疑导管相关性血流感染而移除导管应做导管细菌培养	现场查看/病历回顾
19	移除导管时患者应做Valsalva动作或屏住呼吸，防止空气进入	24	移除导管时护士应指导患者做Valsalva动作或屏住呼吸	现场查看/监控录像回放

2. PICU护理人员CVC维护行为的现状审查结果

本案例对PICU医护人员CVC维护行为的现状审查为期2周，共观察CVC维护172例次，CVC移除64例次。除第1、9、10、11、14、22、23审查指标的执行率为100%外，其余审查指标执行率为0～84.3%，如图18-9所示。

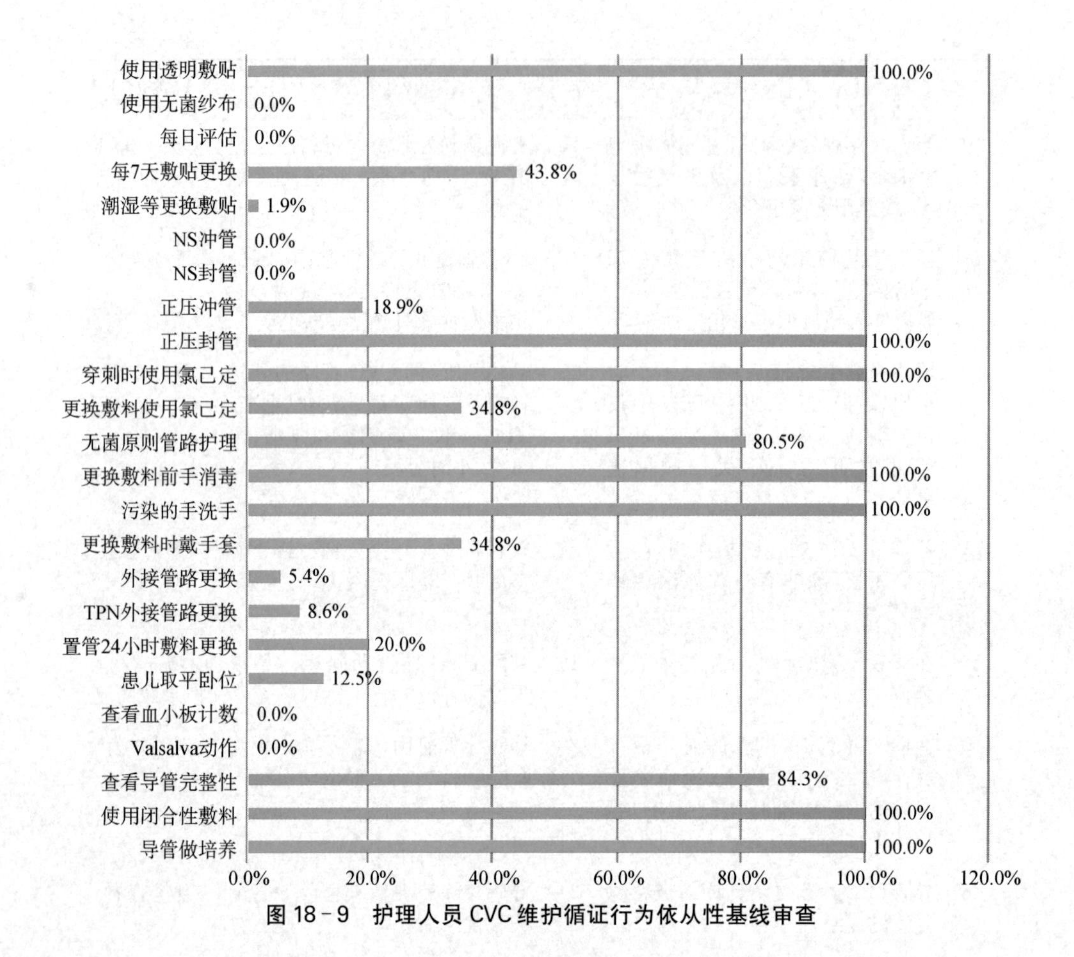

图 18-9 护理人员 CVC 维护循证行为依从性基线审查

(四) 证据转化障碍因素分析

采用 i-PARIHS 框架分析障碍因素，从变革(证据带来的改变)、接受者和组织环境 3 个维度进行分析(Harvey 等，2015)。

1. 变革维度

评估内容包括证据质量等级如何、是否适合现场环境、是否已转化成为可及可用的形式、是否需要对流程和(或)系统进行重大改变、是否会挑战护士的思维方式、是否提高医疗服务效率等，详见表 18-19。

2. 接受者维度

分为团队层面及个人层面，评估内容包括变革动机和变革能力，如是否希望变革、是否认为变革有价值、是否有地方意见领袖的角色、是否有必要的权力、知

表 18-19　CVC 维护证据转化障碍因素分析(变革维度)

评估内容	障碍(B)/促进(F)因素分析
①	证据 11,“持续使用的给药装置应在 72 小时内更换”来源于年代久远针对成人的 RCT(B); 证据 12,“置管后 24 小时内更换敷料”无可靠的原始研究可追溯(B)
②	证据 19,儿科患者因年龄及认知水平,无法有效执行 Valsalva 或屏气动作(B); 证据 15,凝血功能异常患者的血小板计数及 INR 始终为异常值(B)
③④	CVC 移除共包括 6 条证据,未形成护理流程(B); 未提供 CVC 置管的每日评估清单及评估流程(B); PICU 现行的 CVC 维护及移除流程中未能清晰地看到实践建议(B)
⑤	CVC 移除的护理流程从无到有,属于重大改变(B)
⑥	用生理盐水冲管封管、CVC 移除相关证据将挑战护士原有的思维方式(B)
⑦	增加了 CVC 移除、佩戴手套更换敷贴的护理操作需要更多护理时间,是否提高医疗服务效率不得而知(B)

注:①证据是否来自研究或临床共识或患者观点或本地信息/数据,证据质量等级如何;②证据是否适合现场环境;③证据是否已经被转化成为可及的、可用的形式,如临床指南、临床路径或实践法则;④是否可以容易、清晰地看到在临床实践过程中的建议;⑤是否需要对流程和/或系统进行重大改变;⑥是否会挑战护士的思维方式、心理模式和人际关系;⑦是否提高医疗服务的效率。

识和技能水平是否足够、是否需要更有效的协作等。接受者维度的障碍因素分析详见表 18-20。

表 18-20　CVC 维护证据转化障碍因素分析(接受者维度)

评估内容	障碍(B)/促进(F)因素分析
个人层面	
①②③	个别护士不认为 CVC 维护相关证据的应用是有价值的,过去的护理流程也没有发生空气栓塞等严重不良事件;增加了 CVC 移除的环节,反而增加护理工作量(B); 对生理盐水冲管封管可能引起 CVC 堵管率的增加表示担忧(B); 对佩戴手套进行 CVC 维护给操作带来不便,可能引起非计划性拔管率的增加表示担忧(B); 对使用无菌纱布是否会增加细菌定植,可能增加导管相关性血流感染发生率表示担忧(B)
④	个别护理小组组长“地方意见领袖”的角色对 CVC 维护证据应用持保守态度,虽不反对,也不够积极(B)

续 表

评估内容	障碍(B)/促进(F)因素分析
⑤	证据内容均在护理人员权限范围之内(F)
⑥⑦	护理人员知识缺乏,包括氯己定消毒液的理化性质、凝血功能的判断、Valsalva 动作的技术要点及原理、CVC 导管完整性的判断(B); 护理人员操作技能缺乏,包括 CVC 置管评估、无菌操作技术(B)
⑧	已确定需要支持的关键人员(PICU 护士、医生、麻醉师)均已参与讨论和计划的实施(F)
团队层面	
①	该证据临床转化案例未曾在 PICU 实施过,没有以往的经验和数据可参考(B)
②	团队中护理人员知识及技能缺乏,需要额外的培训(B)
③	团队中护理人员对即将更改的 CVC 移除流程缺少理解(B)
④	需要 PICU 医生团队的支持,包括 CVC 穿刺过程中使用氯己定、患者凝血功能的判断、导管尖端做培养(B); 需要医院物流供应部门支持,提供氯己定消毒液的长期配备(B)
⑤	潜在障碍已分析(F)

注:个人层面:①是否希望在实践中应用这些变革;②是否认为计划实施的变革是有价值的;③计划实施的变革是否符合他们现有的价值观和信仰;④是否有承担地方意见领袖的角色、是支持还是阻碍;⑤是否有必要的权力来执行提议的变革;⑥能否执行计划实施的变革;⑦是否在目前的知识和技能水平之内;⑧是否已确定需要支持的关键人员且已参与讨论和计划的实施?

团队层面:①有没有以往的数据可以用来强调改进的可能性;②是否需要额外的培训;③是否理解常规实践需要的更改以及如何改变和嵌入这些更改;④是否需要支持以发展更有效的协作和团队合作;⑤实施的潜在障碍是否已知并有适当的策略来解决这些问题。

3. 组织环境

组织环境分为现场环境(证据应用所在病房)、机构环境(医院)、外部现场环境(医疗卫生大环境),评估内容包括环境是否有利于变革、是否具有支持变革的文化及变革的经验、是否有适当的机制来支持变革植入、是否与该机构的决策优先级一致、关键个人和领导人是否支持、是否有资源(新技能、新设备、财政、专家资源)、是否与卫生系统的战略优先事项相一致、是否有奖励措施。组织环境维度的障碍因素分析详见表 18-21。

分析障碍与促进因素时应尽可能召集所有利益相关人群,包括变革可能影响的人员及提供支持的人员。本案例中,PICU 现场环境中不同年资的护理人员、不同层级的 PICU 医生团队、护理部主任、院感科主任、物流中心主任均应积

表 18-21　CVC 维护证据转化障碍/促进因素分析(组织环境维度)

评估内容	障碍(B)/促进(F)因素分析
现场环境层面	
①	PICU 尚未建立明确的物资或精神激励制度或章程(B); PICU 尚未建立清晰的分层支持流程(B)
②	PICU 有支持变革的文化(F)
③	该案例是 PICU 首个证据临床转化项目,没有相关变革经验(B)
④	PICU 有每月一次的科内业务学习,以专业知识及技能为主要学习内容(F); 没有将证据植入日常护理实践的经历和经验(B)
机构环境层面	
⑤	医院将院内感染相关指标作为院级质量监控指标,证据的实施与医院决策优先级一致(F)
⑥	该证据转化项目得到机构内关键个人及领导的支持,包括护理部主任、PICU 科主任、院感科主任(F)
⑦	该案例是 PICU 首个证据临床转化项目,没有成功变革以及将变革维持的经验(B)
⑧	医院在信息化建设方面有较大投入,护理部与循证研究机构有着密切的联系,可获取丰富的专家资源(F)
外部环境层面	
⑨	院内感染是国家卫生保健领域的重要关注点,为患者安全十大安全目标之一(F)
⑩	国家层面、专业协会层面均设立相关奖项,如"中国医院管理""公立医院高质量管理案例""护理质量提灯奖"等(F)

注:①是否通过激励和支持、强化变革过程创建了有利于变革的环境;②是否有支持变革的文化;③是否有过去引入变革的经验;④是否有适当的机制来支持学习并在日常实践中植入变革;⑤证据的实施是否与该机构的决策优先级一致;⑥是否得到组织机构内的关键个人和领导人的支持;⑦是否有成功变革并将实践改变维持下去的历史;⑧是否有资源支持证据应用(例如新技能开发、新设备提供时间和财政支持,专家支持和建议等);⑨所提出的证据是否与更大范畴的卫生系统的战略优先事项相一致;⑩是否在更广泛的卫生系统中有奖励措施来加强拟议的改革。

极地参与障碍因素的分析与讨论,从每个人的视角提出看法和观点,得出全面、深入的结论,为针对性地制定变革策略提供有价值的参考依据。

(五) CVC 维护证据转化的变革策略

基于障碍和促进因素分析的结果,应思考制定变革策略需要哪些资源,障碍因素如何克服,促进因素如何放大。i-PARIHS 框架为变革策略的制定提供了清晰的架构。由于证据审查实践现状、现状分析障碍/促进因素、获取资源、制定变革策略、实施变革策略、再审查实践现状是一个往复循环的过程，本案例从2016年5月开始至今，始终处于阶梯式改进过程中。

1. 变革维度的变革策略

针对上文中分析的障碍因素，制定如下变革措施。

(1) 证据11、证据12的证据质量极低且陈旧，故拟开展多中心随机对照研究来“创证”。

(2) 分析Valsalva动作的原理，制定不同年龄段屏气方案：能配合的大龄患儿，在CVC移除前指导屏气；新生儿及小婴儿，予以沾涂糖水的安抚奶嘴吸吮，避免哭吵，观察患儿呼吸状况，在呼气时移除导管；幼儿，指导其吹风车或吹哨子，使其处于呼气状态，护士抓准时机移除导管。

(3) 与PICU医生共同评估来判断凝血功能异常患者是否按正常流程移除CVC导管，包括全身有无出血点、穿刺处有无渗血、引流管内有无咖啡色液体等。

(4) 基于证据制定CVC移除护理流程，如图18-10所示。

(5) 制定CVC置管每日评估清单并整合入危重护理记录单，内容包括CVC穿刺时间、穿刺部位、外露长度、敷料是否完好、外接管路是否通畅等；将评估内容交由信息系统软件开发人员，将其植入护理电子文书的“导管模块”，实现结构化的护理评估。

(6) 修订现有的CVC维护流程，并清晰标注各护理环节的证据等级及推荐级别。

(7) 建立有效听取反馈意见的机制，包括每日晨晚间交接班的5分钟CVC专项交接班、每周PICU核心小组会议，了解护理流程改变后的实践现状，及时调整。

2. 接受者维度的变革策略

变革接受者是指变革实施的过程中所有涉及的工作人员及患者。制定的变革策略需同时关注他们是否“愿意”实施变革，以及是否“能够”实施变革。本案例中制定的变革措施如下。

(1) 增强PICU护士的变革意愿：①采用案例学习，如CVC移除导致的空气栓塞、院内感染暴发等促使其认识到证据转化的必要性和重要性，使其从主观意愿上接受因此带来的护理工作量的增加；②提高护理人员操作的熟练度，减少CVC移除所耗费的时间；③追溯原始研究，充分解读“使用生理盐水冲管封管”这条证据，提高PICU护士正确的脉冲式冲管技能，证据实施后并不增加堵

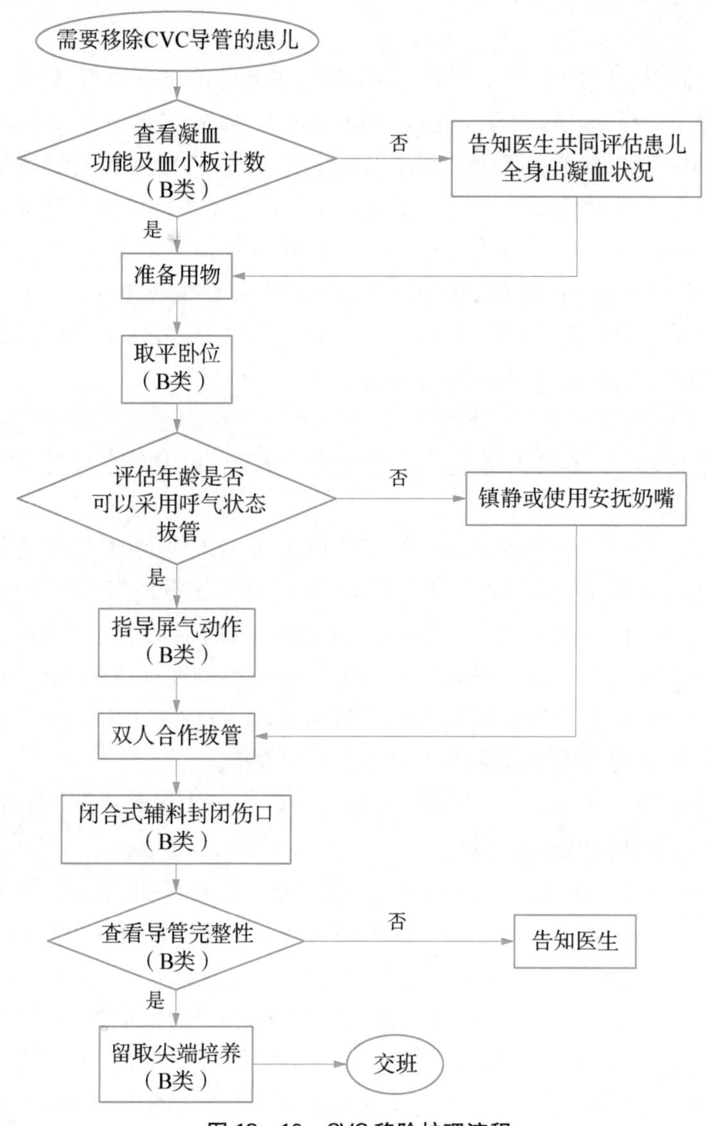

图 18－10　CVC 移除护理流程

管率，增强了 PICU 护士应用证据的意愿；④在模拟人身上进行 CVC 维护的操作，使其熟练掌握相关技巧；⑤严密跟踪使用无菌纱布覆盖的 CVC 导管是否发生导管相关血流感染。

（2）通过正式及非正式征询，收集参与本案例的医护人员的想法和意见，促进持保守态度的“地方意见领袖(个别护理小组组长)”的角色由障碍向促进转化。

(3) 提高PICU护士的变革能力：①制作多元化的培训资料，包括多媒体课件，CVC维护及移除的教学视频，关键步骤如脉冲式冲封管、不同年龄段Valsalva动作等教学视频，案例文献，彩页流程图等，将培训资料打印后放在护理人员可及处并在微信群内推送。②设计基于证据的“CVC评估常见问题及维护要点卡”，每位责任护士可随时查看。评估要点包括穿刺点、皮肤及敷料的评估；维护要点包括消毒液选择、外接管路更换及无菌操作观念等。

(4) 通过定期例会，与PICU医生团队、物流部门充分讨论，确定相关责权。物流部门协助进行氯己定消毒液的采购。

3. 组织环境维度的变革策略

(1) 建立PICU激励机制，包括月度的绩效奖励，以及选送优秀骨干人员参加院内外相关培训项目。

(2) 建立PICU基于岗位责权的支持机制，将CVC维护、拔除的过程质量控制及问题解决落实到专科护士岗位职责中，将基于证据的“CVC维护合格率”过程质量作为护理部层面的质量指标常规监控，其所对应的结果指标即“CVC相关血流感染发生率”，从过程质量及结果质量两个维度促进护理质量的提高。当过程质量指标作为护理常规监测的质量指标时，可促使PICU护士的行为自然而然地趋向于符合质量标准的方向去改变并维持。

(3) 建立“护士长抽查、专科护士巡查、CVC维护小组督查”的监督机制，保证CVC评估与维护的护理质量。

(4) 借助医院信息化建设的推动力，开发基于设备联机信息化平台的CVC维护临床决策支持系统、基于CVC维护相关证据构建知识库并将其植入护理信息系统。其功能包括：护理信息系统自动识别“中心静脉置管”医嘱时，弹窗提醒“是否触发‘导管相关性血流感染的风险’护理计划”，系统向护士自动推荐基于证据的护理措施；系统将根据知识库内容的不同触发引擎，对护理措施进行推送。如以结构化信息如日期、年龄、医嘱状态等为触发引擎的护理措施，则在满足指定日期、识别患者年龄、识别医嘱状态后对相应知识库内容进行弹窗推送，提醒护士进行相应的护理操作。

(5) 定期总结案例成果，申报相关奖项，激发PICU护理团队的积极性，提升其荣誉感并加强团队凝聚力。

(六) 证据转化效果评价

证据临床转化的效果从系统层面、实践者层面、患者层面进行评价。

1. 系统层面

(1) 制定或修订的工作流程及护理常规 修订了基于证据的CVC评估、维护、移除的制度，以及护理常规和操作流程；完善了危重护理记录单，增加了结构化CVC评估及维护的信息化模块，使护理记录规范并提高同质化，也为后期护理大数据的利用奠定基础。

(2) 护理质量管理系统完善 基于证据制定护理过程质量指标“CVC维护的合格率”，完善了护理质量指标体系。

(3) 形成一套CVC维护培训方案 包括纸质版培训资料、阅读资料、案例库、可视化电子培训材料，培训的实施方案如培训对象、课时及形式。

(4) 构建了基于循证知识库的CVC维护临床决策支持系统 实现将高质量的证据进行整合汇总，并根据其每条证据内容设置相应运行逻辑植入到护理信息系统中，在CVC维护护理程序的每个环节对护士提供决策支持。

(5) 硬件及设备 增加“CVC维护治疗车”使PICU护士的护理流程更流畅便捷。

2. 实践者层面

(1) 医护人员循证实践行为依从性 采用和现状审查同样的方法分别间隔2个月，对医护人员实践行为进行两次再审查。第一次共审查了PICU护士164例次CVC维护以及82例次CVC移除的护理行为，第二次共审查了PICU护士182例次CVC维护以及78例次CVC移除的护理行为。由结果可见，PICU护理人员基于证据的CVC维护行为依从性有明显提高，但“插管位置出汗、出血或有渗液时，可使用无菌纱布”“置管后24小时更换敷料”“输注TPN的CVC管路的外接管道及三通每24小时更换”3条证据的依从性仍有待提高。两轮再审查与基线审查护士循证实践依从性结果，如图18-11所示。

(2) PICU护士CVC维护的护理文书质量 在变革策略中，基于循证知识库的CVC维护临床决策支持系统的开发，不仅实现了证据植入临床护理流程，促进护理人员行为改善；也可通过结构化护理记录，提高PICU护士的CVC维护护理文书质量。本案例中，检验CVC维护记录的护理文书是否有缺漏项、是否填写完整来评价护理文书的完整性；检验文书内容与患者真实情况，包括患者CVC标签日期、输液装置标签日期、患者敷贴状态和穿刺点皮肤情况等是否一致等来评价护理文书的准确性。分析证据临床转化前的CVC维护护理文书133份及证据临床转化后116份，文书的完整性和准确性在证据临床转化后均有了明显提高。

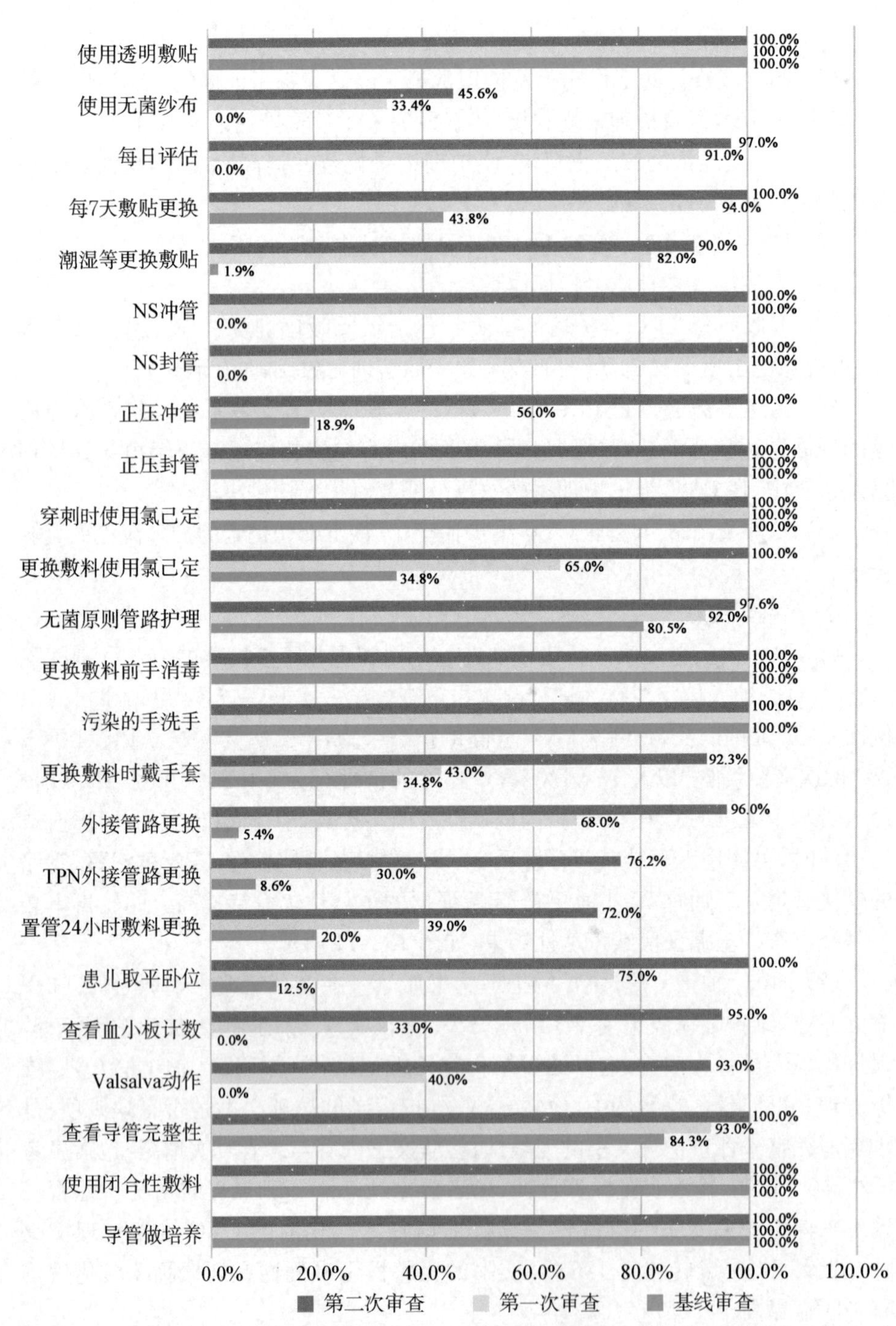

图 18－11　证据临床转化前后 PICU 护理人员循证行为依从性比较

3. 患者层面

本案例中，采用非同期对照研究设计比较证据临床转化前后患者层面的评价指标，包括CVC导管相关血流感染发生率，非计划性拔管发生率，CVC拔管相关不良事件如空气栓塞、皮下血肿等，医用黏胶性皮肤损伤发生率。

纳入观察期间所有在任何部位置入CVC导管的患儿，在收集统计患者层面结局指标数据时，排除入PICU时已发生CVC导管相关性血流感染以及因其他原因导致的皮肤损伤而影响结局指标判断的患儿。

来自医院院感系统的数据显示，在证据临床转化前后，CVC导管相关血流感染发生率从0.37%下降至0.25%，医用黏胶性皮肤损伤发生率从1.21%上升至3.9%，可能与"置管后24小时更换敷料"使得敷料更换频率增加有关。在整个证据临床转化过程中，未发生CVC非计划性拔管以及CVC拔管相关不良事件。

四、案例总结

本案例以i-PARIHS为概念框架，将CVC维护相关证据引入临床，从变革、接受者、组织环境3个维度分析证据临床转化的障碍及促进因素。显然，来自证据本身的障碍可能是较难跨越的证据与实践之间的鸿沟。如关于"CVC置管后24小时是否需要更换敷料"，因无法追溯到严谨可信的原始研究，证据的应用反而引起了患者不良的临床结局，即医用黏胶性皮肤损伤发生率的升高，变革接受者对证据的有效性及临床意义产生质疑。MAGIC组织提出的证据生态系统相关概念，要求最佳的证据必须在原始研究的研究者、证据合成的研究者、证据传播和证据应用的专业实践者之间进行无缝转化，以实现可持续循环（朱政，2017）。因此，本案例中所遗留的问题，将促使研究者开展高质量的多中心随机对照研究，以期获得科学证据以后，再次进入证据临床转化的循环。

（顾　莺）

参考文献

[1] 朱政，胡雁，周英凤，等. 构建数据化和可信的证据生态系统：首届全球循证高峰论坛报道[J]. 中国循证医学杂志，2017，17(12)：1378－1380.

[2] Biotech MS. Central venous catheter (CVC): skin antisepsis [J]. The JBI EBP Database, 2015.

[3] Kitson AL, Harvey G, McCormack B. Enabling the implementation of evidence based practice: a conceptual framework [J]. Qual Health Care,

1998. 7(3):149 - 58.

[4] Kitson AL, Harvey G. Methods to succeed in effective knowledge translation in clinical practice [J]. J Nurs Scholarsh, 2016,48(3):294 - 302.

[5] Manuel B. Evidence summary. Intravascular therapy: maintaining catheter lumen patency [J]. The JBI EBP Database, 2021(JBI - ES - 3691 - 1).

[6] Obeid S. Evidence summary. Central venous catheterization (primary and community care): infection control [J]. The JBI EBP Database, JBI @Ovid. JBI1543,2017.

[7] Sai Sivapuram MS. Evidence summary. Central venous access device (CVAD): removal [J]. The JBI EBP Database, JBI@Ovid. JBI14273, 2019.

第四节 气管插管非计划性拔管的证据临床转化

一、背景及意义

气管插管是重症监护领域最常见的维持呼吸道通畅的方法，适用于呼吸、心搏骤停行心肺脑复苏者，呼吸功能衰竭需有创机械通气者，呼吸道分泌物不能自行咳出而需直接清除或吸出气管内痰液者等。气管插管非计划性拔管(unplanned endotracheal extubation, UEX)是气管插管常见并发症之一，是指拔管时机尚未成熟时，患者自行拔除气管插管(自行拔管、故意拔管)，以及在对患者实施护理和运送过程中导致意外拔管(意外拔管)(Jarachovic 等, 2011)。UEX 发生率的报道变异性较大，国外文献报道 UEX 发生率 1.06%～22.5% (Birkett 等, 2005; Yeh 等, 2004)。国内缺乏高质量的描述性研究对 UEX 发生率进行报道，仅一些经验性文章或案例报告提到其所在医院的 UEX 发生率 2.89%～9.7%(薛曌平等,2009;廖常菊等,2010)。气管插管非计划性拔管不仅会影响患者预后，导致再插管率增加，机械通气时间和 ICU 入住时间延长，也会导致医疗成本增加，给医疗财政支出带来负担。

国内外开展了较多与预防 UEX 相关的研究，也生成了较多证据，但其中哪些证据适用于中国大陆地区，尚未进行梳理及研究。另外，受不同国家、地区、文化、宗教信仰的影响，基于系统文献检索的证据如何指导中国 ICU 护士开展临床实践，值得进一步探讨。本节以渥太华研究应用模式(OMRU)为理论依据，阐述如何将来自国内外证据引入临床并进行转化，探讨研究者、管理者、实践者如何在各个层面共同推进证据的临床应用。

二、概念框架

渥太华研究应用模式认为，将研究应用于实践是一个动态的、互动的过程，包括评估、监控和评价 3 个阶段，6 个核心要素，即以证据为基础的变革、潜在采纳者、实践环境、实施干预措施、采纳变革和结果评价。在证据应用于实践之前，需要评估基于证据的变革、潜在采纳者和实践环境开展障碍因素和促进因素，随之需要对干预措施及证据的应用程度进行监控；最后，需要对基于证据的变革结果进行评价。

三、证据转化过程

（一）临床转化的证据来源

1. 证据检索

（1）检索词　根据 P(population)、I(intervention)、O(outcome)、S(study) 确定检索词。① P：intensive care，critical care，mechanical ventilation，endotracheal tube，artifical airway，危重症，重症监护，机械通气，气管插管。②I：restraint，delirium，sedat*，analgesia，fixation，stabilization，约束，镇静，镇痛、谵妄、气管导管。③ O：unplanned/accidental/inadvertent/self/unintentional/unexpected/unintended extubation，treatment interference，非计划性拔管，意外拔管，自行拔管。④ S：guideline，systematic review，Meta-analysis，指南，系统评价，Meta 分析。

（2）数据库及网站　检索 PubMed、BMJ Best Practice、循证卫生保健数据库(JBI)、相关指南网（包括美国感染病学会、加拿大安大略护士学会网站、美国指南网、英国国立健康与临床优化研究所）和中国生物医学文献数据库。

（3）指南纳入标准　①国内外所有涉及预防 UEX 的实践指南；②采用循证方法构建；③2000 年至今公开发布的指南；④应用人群，包括危重症患者，ICU 机械通气患者；⑤干预措施，包括身体约束护理、镇痛/镇静/谵妄护理、气管插管护理、预防非计划性拔管护理；⑥指南使用者，包括在 ICU 为机械通气患者提供护理服务的卫生保健人员，如医生、护士、呼吸治疗师、管理者、社会工作者等。

（4）系统评价纳入标准　研究人群(P)，包括危重症患者、ICU 机械通气患者；干预措施(I)，包括身体约束护理、镇痛/镇静/谵妄护理、气管插管护理、预防非计划性拔管护理；结果(O)，包括非计划性拔管。

通过初检，共检索到相关指南/系统评价 68 篇，去除重复指南/系统评价 11 篇，对题目及摘要进行初筛排除 39 篇（语言非中英文 4 篇，非指南/系统评价 27 篇，研究对象仅限于儿童 3 篇，研究场所为养老院 4 篇，系统评价结果未发布 1 篇），阅读全文后排除 9 篇（缺乏指南制定的方法学描述 3 篇，指南使用场所非重症监护室 1 篇，研究内容未包括护理干预措施 5 篇），最终剩余 9 篇进行文献质量评价。

2. 证据质量评价

对符合纳入标准的 5 份指南采用 AGREE Ⅱ 进行质量评价，5 份指南均纳入。对符合纳入标准的 4 篇系统评价采用 OQAQ 进行质量评价，1 篇因文献质量较低而排除，系统评价纳入 3 篇。

3. 证据汇总

根据检索结果，构建《预防气管插管非计划性拔管循证实践方案》，方案包括 36 条证据，内容涵盖导管固定方法及护理、疼痛镇静评估、谵妄评估、身体约束期间护理 4 个方面。根据牛津大学循证医学中心 2011 版证据质量分级标准对证据质量等级进行标注，最终汇总与非计划性拔管相关的证据见表 18－22。

表 18－22 预防气管插管非计划性拔管证据汇总

序号	证据来源		证据内容	证据等级
1	Stabilisation of an endotracheal tube for the adult intensive care patient(NSW Health, 2007)；Best practice in stabilisation of oral endotracheal tubes: a systematic review (Gardner 等, 2005)	导管固定	没有证据显示胶布固定、系带固定、导管固定器固定哪种方法对于预防 UEX 更为有效	Ⅲb
2			病房导管固定方法需保持一致，使护士熟练掌握安全有效的固定方法	Ⅳ
3			面部皮肤完整性受损（如烧伤、蜂窝织炎）、多汗症及胡须浓密的男性患者避免使用胶布和导管固定器	Ⅳ
4			如果胶布或系带污染需要及时更换	Ⅳ
5			如果导管移动>1 cm，需要重新固定导管	Ⅳ
6			使用系带固定者，如在系带和皮肤之间不能插入 2 指，则需要重新固定导管	Ⅳ
7			如果 X 线摄片显示导管位置异常（导管顶端需距离隆突 2.5 cm 以上），需要重新固定导管	Ⅳ
8			如果导管固定方法与病房操作不一致，需要重新固定导管	Ⅳ

续　表

序号	证据来源		证据内容	证据等级
9			如果没有其他指征，至少每24小时更换一次导管固定方法，以确保能够评估皮肤和黏膜，并避免局部持续受压	Ⅳ
10			更换导管固定时要双人操作，一人更换胶布或系带，另一人扶住导管	Ⅳ
11			更换导管固定时，至少1人是ICU团队中具有丰富工作经验的护士	Ⅳ
12			面部评估内容需要包括面部、耳部和颈后部皮肤情况	Ⅳ
13			口腔卫生评估包括口腔、牙齿、牙龈、舌头、唾液、黏膜、口唇以及口腔护理的难易度	Ⅳ
14	Clinical practice guidelines for the management of pain, agitation, and delirium in adult patients in the intensive care unit (Barr等, 2013)；Clinical practice guidelines for evidence-based management of sedoanalgesia in critically ill adult patients (Celis-Rodriguez等, 2013)；护士参与滴速管理的程序性镇静对病人结局影响的系统评价(葛向煜等,2014)	疼痛评估	无论在休息抑或接受常规治疗期间，内科ICU、外科ICU和创伤ICU的成年患者通常会经历疼痛	Ⅱb
15			对于成年ICU患者需要常规进行疼痛评估	Ⅱa
16			疼痛评估可以每班1～2次或在需要时进行	Ⅱb
17			反对单纯根据生命体征(包括生命体征的观察性疼痛量表)评估气管插管患者的疼痛。建议生命体征作为患者需要接受进一步评估疼痛的提示	Ⅱb
18			不能自行描述疼痛的患者，但如运动功能正常且行为可以观察，疼痛行为量表(BPS)和重症监护疼痛观察工具(CPOT)是用于监测疼痛的最为准确和可靠的行为量表	Ⅱa
19		镇静评估及护理	除非存在禁忌证，推荐成年ICU患者调整镇静药物剂量，维持轻度而非深度镇静	Ⅱa
20			Richmond躁动镇静评分(RASS)和镇静躁动评分(SAS)是评估成年ICU患者镇静质量与深度最为有效和可靠的评估工具	Ⅱa
21			在护患比例充足，护士经过充分培训后，开展在程序性镇静流程指导下的镇静剂滴速管理具有可行性	Ⅱa
22			对于接受机械通气的成年ICU患者，建议使用非苯二氮䓬类镇静药物(异丙酚)或右美托咪啶，而不是苯二氮䓬类药物(咪达唑仑或劳拉西泮)以改善预后	Ⅰb

续 表

序号	证据来源		证据内容	证据等级
23	Delirium: diagnosis, prevention and management (National Clinical Guideline Centre, 2010); Clinical practice guidelines for the management of pain, agitation, and delirium in adult patients in the intensive care unit(Barr 等, 2013)	谵妄评估及护理	推荐对成年 ICU 患者进行谵妄的常规监测	Ⅱb
24			ICU 机械通气患者谵妄发生率较高，对于易发生谵妄的高危人群，运用准确可靠的评估工具至少每班评估一次谵妄	Ⅱb
25			ICU 意识模糊评估量表(CAM-ICU)和重症监护谵妄筛查表(ICDSC)是成年 ICU 患者谵妄监测最为准确和可靠的评估工具	Ⅱa
26			对谵妄患者需要确保有效交流和重复定向，可以考虑家人、朋友和照护者共同参与，为患者提供舒适环境	Ⅱb
27	身体约束在重症监护室应用的系统评价(葛向煜等, 2014)	身体约束	气管插管患者如出现病理性或治疗性意识丧失、病理性或治疗性肌无力、清醒并无定向力障碍(包括对人、对时间、对地点)、能被医护人员或亲属持续监护等情况，则无需使用身体约束。如不存在上述情况，则需要使用身体约束	Ⅲb
28			约束的替代方法包括：①优化环境，减少光线和噪声；②重复定向，尤其是处于麻醉苏醒期的患者；③要求家人或朋友陪伴，指导陪伴者安静地接触患者或轻声说话；④鼓励交流，如果存在言语障碍，则可使用专为患者设计的交流板；⑤评估并缓解患者的疼痛和焦虑；⑥评估患者有无出现人机对抗；⑦确保患者舒适，注意患者的体位是否合适，患者是否感到寒冷或炎热；⑧可以戴棉织手套或袜子，以取代腕部约束；⑨可以让患者手握足球形状的海绵针织物，防止抓握导管；⑩聆听音乐；⑪治疗性抚摸	Ⅳ
29			如果患者对自己或他人做出伤害行为，但情况不紧急，则在有医嘱和知情同意的情况下使用身体约束；如情况紧急，则使用身体约束，随后补上医嘱	Ⅳ
30			医嘱有效期是 24 小时	Ⅳ
31			每 8 小时评估一次患者是否可以解除约束	Ⅳ

续 表

序号	证据来源	证据内容	证据等级
32		使用身体约束的患者需要定期评估并记录,评估的内容包括有无约束所导致的损伤、营养状态/脱水、关节活动度、循环情况、重要体征、卫生情况、生理及心理状况、舒适度及停止约束的指征	Ⅳ
33		每2小时松开约束一次,如患者处于烦躁状态,则轮流放松肢体约束,放松期间需由专人看护	Ⅳ
34		使用身体约束时,需要对患者或家属进行相关教育,并签署知情同意书	Ⅳ
35		身体约束知情同意书需包括约束的目的、方法和潜在并发症	Ⅳ
36		需要对护士开展关于身体约束、镇痛/镇静护理、谵妄评估等继续教育	Ⅳ

(二)障碍和促进因素评估

1. 基于证据的变革

基于系统检索的证据是否均适合在ICU进行临床转化?因此,邀请8位IUC医疗护理专家及2位质控和护理管理专家对证据的可行性(F)、适宜性(A)、临床意义(M)和有效性(E)进行评价。8位ICU医疗护理专家均有10年以上ICU工作经验,两位质控和护理管理专家有1年以上ICU工作经验及10年以上质控及管理经验。对FAME评估有争议的推荐意见,进行专家咨询及焦点组访谈。最终,“在护患比例充足,护士经过充分培训后,开展在程序性镇静流程指导下的镇静剂滴速管理具有可行性”“对于接受机械通气的成年ICU患者,建议使用非苯二氮䓬类镇静药物(异丙酚)或右美托咪啶,而不是苯二氮䓬类药物(咪达唑仑或劳拉西泮)以改善预后”2条证据因可行性、适宜性和有效性均不确定而暂不纳入本次证据转化。

2. 潜在采纳者

采用问卷调查方式了解ICU护士对于预防UEX的知识、态度及行为;采用焦点组访谈了解ICU护士对于预防UEX现状的看法;对于即将开展的变革可能存在的障碍因素及促进因素是什么,访谈3位ICU工作团队中的关键人物(管理者、思想领袖),了解其对于即将开展的变革的看法及支持程度。

3. 实践环境

证据临床转化场所为某三级医院ICU,收治对象包括危重的急诊患者、各种复杂大手术患者，尤其是术前有合并症或术中生命体征不稳定者。ICU 内共有 28 张床位，每月平均收治 250～300 例患者，每月平均气管插管 30 例左右。该 ICU 目前有正副 2 位护士长，55 名在岗临床一线护士。ICU 安全管理工作由护士长及副护士长共同负责。ICU 采用 8 小时排班制，白天护患比例为 1∶(2～4)，夜班护患比例为 1∶4。

研究场所目前与预防 UEX 相关的护理实践均由护理部及 ICU 自行制定。气管导管固定方式是系带固定，最近一次开展的品管圈活动，对 ICU 患者镇静评估工具进行了改进，开始采用 RASS 评估 ICU 患者镇静水平。但是，气管插管患者的疼痛评估和谵妄评估均未开展，而且气管插管患者均常规予以身体约束。

(三) 监控

通过前期评估，逐条分析证据临床应用过程中可能存在的障碍因素或促进因素，在此基础上制定干预措施。证据应用的具体干预措施及审查指标、审查方式见表 18-23。

表 18-23 预防 UEX 证据临床转化的障碍因素、促进因素及干预策略

内容	现况	障碍因素或促进因素	干预措施	审查指标	审查方式
更换导管固定指征	ICU 内插管者均使用系带固定法，部分深度昏迷患者予以胶布固定气管导管	障碍因素：①部分护士认为，深度昏迷患者不是自行拔管的高危人群，鉴于胶布固定更为便捷，因此无需更换固定方法；②病房内没有更换气管导管系带固定操作流程。 促进因素：所有护士入 ICU 时均需通过气管导管系带固定法培训及考核	① 改进流程，在 ICU 内插管者使用系带法，插管后进入 ICU 者如 RASS≥-3 则更换系带固定，如 RASS≤-4，则在入 ICU 后第一次口腔护理时更换系带固定；②制定系带固定操作流程，并将流程发放于每位护士	① 病房内导管固定方法保持一致，使用系带固定法	现场查看
				② 患者口角至面颊处胶布/系带清洁无污染	现场查看
				③ 导管位置移动≤1 cm(刻度距离门齿或嘴唇的距离)	现场查看
				④ 系带松紧度合适(能插入 1～2 指)	现场查看
	个别患者在护士长审查时发现系带污染未及时更换	障碍因素：护士工作量大，有时因为工作繁忙并且认为系带污染不影响导管固定效果因此没有及时更换系带 促进因素：ICU 内护士长质量审查项目之一为系带清洁度	①加强护士教育；②持续开展质量审查工作	⑤ X 线显示导管顶端距离隆突≥2.5 cm	查阅病历
				⑥ 患者面部皮肤完好无损	现场查看

续　表

内容	现况	障碍因素或促进因素	干预措施	审查指标	审查方式
	大部分患者导管移动＞1 cm 更换导管固定，但是口腔没有牙齿的患者没有规定	障碍因素：没有针对没有牙齿的 ICU 患者的导管固定更换流程	改进流程	⑦ 患者颈部、耳后部皮肤完好无损 ⑧ 患者口腔卫生良好 ⑨ 患者口腔护理实施顺利	现场查看 现场查看 现场查看/实地询问
	护士未主动关注患者胸部 X 线摄片情况	障碍因素：①评估导管顶端距离隆突的长度尚未作为常规护理；②护士缺乏相关知识，护士需综合多种因素做出判断 促进因素：护士入 ICU 时接受过相关培训，掌握相关知识	①改进流程，帮助护士遵循流程做出正确决策；②设立护理组长，协助一线护士做出正确判断；③开展培训，指导护士评估导管顶端距离隆突长度的方法	⑩ 导管固定 24 小时内至少更换过 1 次 ⑪ 更换导管固定是否两人操作	翻看病历 现场查看，实地询问
导管固定期间护理	每日常规两次口腔护理，个别患者在护士长质量审查时发现口腔卫生状况不佳	障碍因素：夜班时间护士工作繁忙会忽略对口腔卫生的评估 促进因素：患者的口腔卫生状态是护士长质量审查项目之一	加强护士教育和质量审查	⑫ 两人中至少 1 人 ICU 工作经验 1 年以上	现场查看/实地询问
疼痛评估	对于没有气管插管的 ICU 患者应用疼痛尺评估疼痛，对于气管插管患者未开展疼痛评估	障碍因素：①护士不知道如何开展气管插管患者的疼痛评估；②病房内没有疼痛评估后的观察处理流程；③ICU 内较多医生对于 CPOT 亦不熟悉 促进因素：①护士都意识到镇痛对于 ICU 患者的重要性；②研究场所正准备将 ICU 疼痛评估纳入新一轮质量管理改进项目中	①推荐针对 ICU 患者应用 CPOT 工具开展疼痛评估；②培训护士正确应用 CPOT 工具进行评估；③请医生一起参与到质量管理项目中，多学科合作共同制定疼痛管理流程，以提升 ICU 疼痛管理；④将 CPOT 纳入医院病历记录系统；⑤将患者 CPOT 评分纳入交接班项目中	⑬ 护士是否评估并记录患者疼痛且每班至少一次 ⑭ 护士应用 CPOT 评估患者疼痛 ⑮ 护士没有单纯根据生命体征评估患者疼痛	翻看病历/实地询问 翻看病历 实地询问

续 表

内容	现况	障碍因素或促进因素	干预措施	审查指标	审查方式
镇静评估及护理	气管插管患者白天大多维持于浅度镇静水平，夜间维持于中度镇静水平。目前ICU内应用的镇静评分工具是RASS	障碍因素：①尚有部分护士未参加过镇静护理培训；②部分护士对于RASS评分的熟练度和准确度尚不够 促进因素：①ICU医生有较好的镇静经验和镇静理念；②ICU内已有镇静护理流程；③RASS是目前ICU内已经应用的镇静评分工具；④ICU内大部分护士参加过相关镇静护理培训；⑤镇静护理是ICU内持续质量改进项目，管理层和一线护士均非常重视镇静护理	①对于部分尚未参加过镇静护理培训的护士开展相关培训；②将RASS制作成塑封小卡片便于护士随身携带	⑯患者维持轻度而非深度镇静	实地观察
				⑰护士应用RASS评估患者镇静水平	实地观察/翻看病历
谵妄评估及护理	目前ICU内护士没有开展谵妄评估	障碍因素：①ICU内医生护士均不熟悉CAM-ICU的应用；②ICU内没有谵妄识别及处理流程；③增加护士工作负担。 促进因素：ICU管理层意识到早期识别谵妄的重要性	①开展护士培训，帮助护士熟练掌握CAM-ICU的应用以及谵妄的非药物处理方法；②与医生合作拍摄CAM-ICU应用的录像，帮助医生、护士熟悉评估流程；③将CAM-ICU评估流程制作成小卡片，便于护士随身携带，尽早熟悉评估流程；④加强谵妄评估考核	⑱护士是否评估并记录患者精神状态(谵妄)且至少每12小时一次	翻看病历
				⑲护士应用CAM-ICU评估患者是否出现谵妄	实地观察/翻看病历
				⑳对谵妄患者需要确保有效交流和重复定向	现场观察
	平时护理中未强调这一内容	障碍因素：有些外地患者由于方言差异，因此无法沟通 促进因素：ICU护士意识到有效沟通的重要性	①开展护士关于与谵妄患者沟通的培训；②必要时请家属陪护	㉑对谵妄患者可以考虑家属共同参与照护	现场观察

续 表

内容	现况	障碍因素或促进因素	干预措施	审查指标	审查方式
	ICU内常规21:00将灯光调暗，帮助患者睡眠；ICU墙面有钟以提醒患者时间；但进入ICU的患者未携带眼镜或助听器	障碍因素：护士需要额外保管患者的助听器和眼镜，增加工作负担 促进因素：护理管理层支持改善环境和制度以提供一个舒适的环境	改善流程，进入ICU允许佩戴眼镜或助听器		
身体约束	气管插管患者常规予以约束，如患者由于疾病因素导致GCS＝3则不予以约束	障碍因素：①ICU护士主观上对于身体约束预防UEX的效果深信不疑；②部分ICU护士缺乏评估肌力的相关知识或经验；③ICU患者病情波动使得护士对于RASS＝－4的患者不敢不使用身体约束；④护士配置不足	①开展护士培训；②设立护理组长，协助低年资护士判断患者是否具有身体约束指征	㉒ 患者是否具有身体约束指征（以下情况不用身体约束：病理性或治疗性意识丧失RASS≤－3；清醒且无定向力障碍 ㉓ 由护理组长和护士共同决策患者是否需要使用身体约束	现场观察 询问护士/翻阅病历
	日常护理中未强调使用身体约束替代方法	促进因素：ICU中备有棉织手套	开展护士培训；证据应用小组成员在工作中多加以示范	㉔ 约束期间有知情同意	翻看病历
	由护士启动身体约束，不需要医嘱	障碍因素：①增加医生工作量；②医生认为护士在其中承担着更多指责；③护士普遍认为气管插管应该常规予以身体约束	设立护理组长，由护理组长和主管护士共同启动身体约束	㉕ 对于不使用身体约束患者采用拳击手套等替代方法 ㉖ 每8小时评估一次患者是否可以解除约束	现场观察 实地询问
	每2小时翻身时会松开约束结，但是未完全松解约束部位，如患者出现身体约束相关并发症记录于特护单	促进因素：ICU管理层支持改进身体约束流程 障碍因素：增加护士工作负担	改进约束流程，交接班时评估患者符合身体约束指征；将身体约束评估记录表纳入ICU特护单，包括放松、评估及活动关节3项	㉗ 每2小时松开约束且评估一次 ㉘ 每2小时活动一次被约束肢体	现场观察/实地询问 现场观察/实地询问

续 表

内容	现况	障碍因素或促进因素	干预措施	审查指标	审查方式
	目前没有使用知情同意	障碍因素：增加护士工作负担	改进流程，患者入监时患者家属签署知情同意		

（四）变革采纳

变革采纳是实践者采纳证据并应用于实践的过程，包括以下4个过程。

1. 帮助ICU护士建立对预防UEX循证实践项目的认知

开展有研究者、管理者和实践者（ICU护士）共同参与的证据临床转化启动会，内容包括：①向ICU护士介绍循证护理的基本知识；②介绍开展预防UEX循证实践变革的目的和方法；③介绍相关证据的形成过程；④解读每一条证据及每一项流程的实施细则；⑤提问与答疑。

2. 说服ICU护士理解并采纳即将开展的变革

工作内容包括：①晨会解读，请ICU护士长在晨会上介绍该项目及拟将开展的变革；②比对流程，比对ICU现有护理流程或常规，将基于证据的导管固定决策流程和镇痛镇静流程与ICU现有流程整合；将身体约束护理记录单与ICU危重症特护单进行整合；③向护士微信推送信息，解析证据，帮助护士理解证据。

3. 帮助ICU护士尝试改变

工作内容包括：①授课培训，如CPOT应用及ICU镇痛管理、谵妄的临床表现及护理、CAM-ICU的应用及案例讨论、导管固定和身体约束使用流程。所有培训课程重复2次或以上，以保证80% ICU护士均能接受培训，其余未接受培训的护士观看上课视频并单独沟通讲解。②拍摄谵妄评估视频，滚动播放。③制作随身携带的疼痛评估卡及谵妄评估卡，帮助护士进一步熟悉评估流程。④谵妄评估考核，由ICU两位带教老师对所有ICU护士进行考核，每位护士完成两个真实案例的谵妄评估。如果不能全部正确，则再次考核另外2个案例的谵妄评估。

4. 创造良好的工作环境

工作内容包括：①选举护理组长，组建证据应用小组，在护理部支持下，由ICU全体护士匿名选择护理组长8名，护理组长予以一定的津贴补助。护理组长职责是对临床一线护士开展指导、示教及答疑解惑，反馈证据应用过程中的问题，对于应用困难的证据提出变革建议。护理组长负责对证据应用进行审查。

②建立“预防 UEX 证据应用”微信工作群，便于核心小组成员随时沟通，反馈及讨论证据应用过程中的问题。③获取医生支持，请医生一起参与到质量管理项目，多学科合作共同制定疼痛、谵妄管理流程，以提升证据应用的有效性。

（五）评价

从患者、实践者、系统 3 个层面评价预防 UEX 证据临床转化的效果。

1. 患者

基线调查期间和证据应用期间均没有发生气管插管非计划性拔管，但是基线调查期间证据应用小组进行质量审查时发现 3 例患者出现导管移位>1 cm，1 例没有牙齿者导管移位>2 cm，导管移位发生率为 7.4%，而证据应用期间 1 例患者发生导管移位，发生率 2.9%。证据应用前未对患者谵妄进行评估，证据应用后利用 CAM-ICU 识别 4 例谵妄患者。

2. 实践者

（1）预防 UEX 的知识、态度、行为　问卷调查结果显示，通过培训及相关干预，ICU 护士预防 UEX 的知识均有所提高；对于预防 UEX 的态度，除了镇痛态度方面分值差异没有统计学意义之外，其余部分 ICU 护士的态度在证据应用前后分值均有所提高，且差异有统计学意义；预防 UEX 行为方面，护士关于镇静行为及采用身体约束替代方法的行为得分没有改变，其他关于导管固定、镇痛、谵妄及身体约束流程的行为得分均有提高，且差异有统计学意义。

（2）证据应用前后 ICU 护士循证实践依从性　依从性审查方法，由研究者根据随机数字表分别抽取 20 个白班(7:30～17:30)、20 个晚班(17:30～0:30)及 20 个夜班(0:30～7:30)，由证据应用小组成员根据研究小组设计的质量审查表对各审查指标进行质量审查。

导管固定相关证据的依从性如图 18-12 所示，镇痛镇静相关证据的依从性如图 18-13 所示，谵妄评估相关证据的依从性如图 18-14 所示，身体约束相关证据依从性如图 18-15 所示。

3. 系统

预防 UEX 循证实践对系统的改变体现于以下 3 个方面。

（1）流程的改变

1）导管固定流程的改变：在原来的气管导管常规护理中，没有明确界定哪些特殊情况需要更换导管固定，新制定的流程对此作了明确界定。

2）镇痛镇静流程的改变：ICU 内原有镇静流程，但没有开展对气管插管患者的疼痛评估，而新流程中要求每班至少评估并记录一次气管插管患者的疼痛评分。当患者出现烦躁时，先评估疼痛再评估镇静；当 CPOT 评分≥4 分时，向

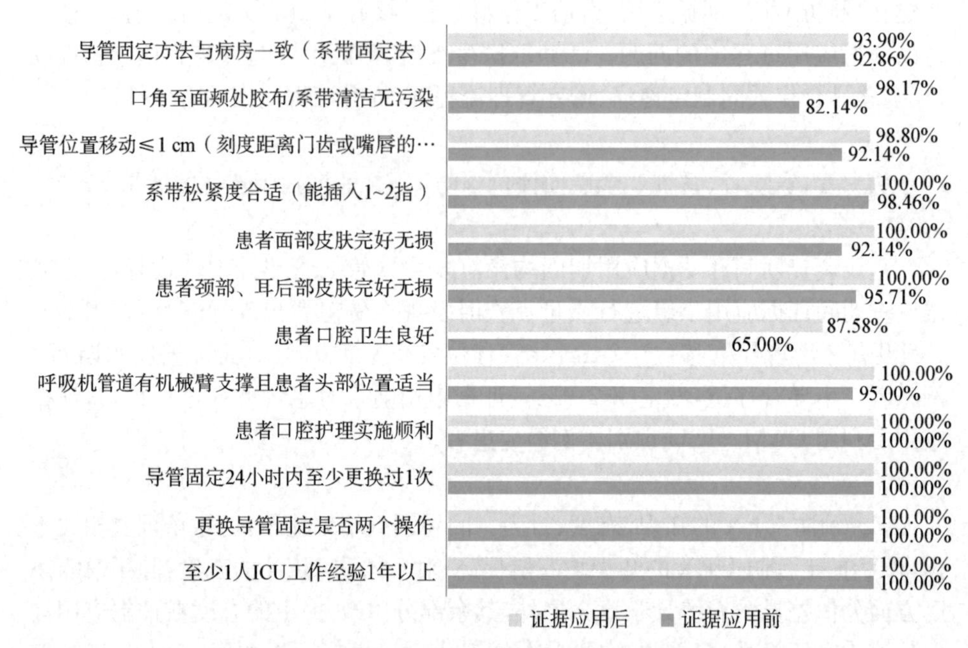

图 18-12 证据应用前后导管固定相关证据依从性比较

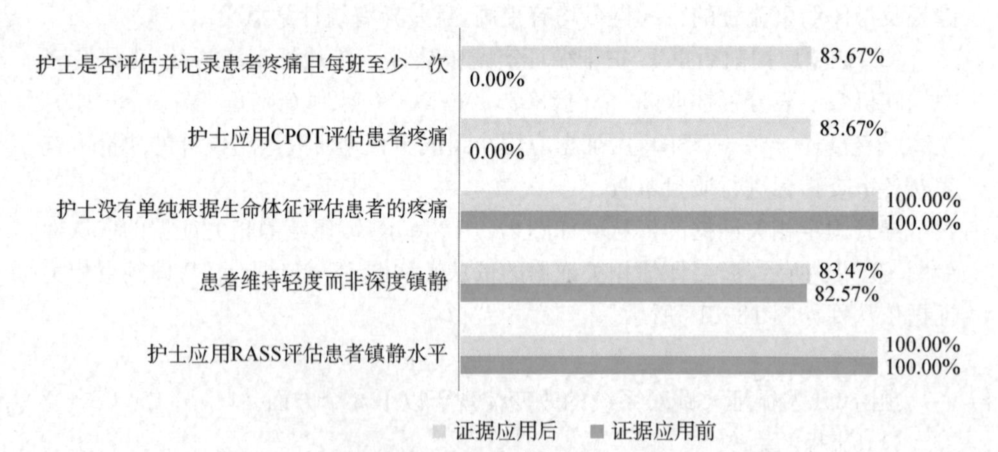

图 18-13 证据应用前后镇痛镇静相关证据依从性比较

医生汇报，由医生决策是否需要更改镇痛剂剂量；药物更改后 15 分钟再次予以 CPOT 评估。

3）身体约束流程的改变：证据应用前，ICU 使用身体约束未对患者家属进

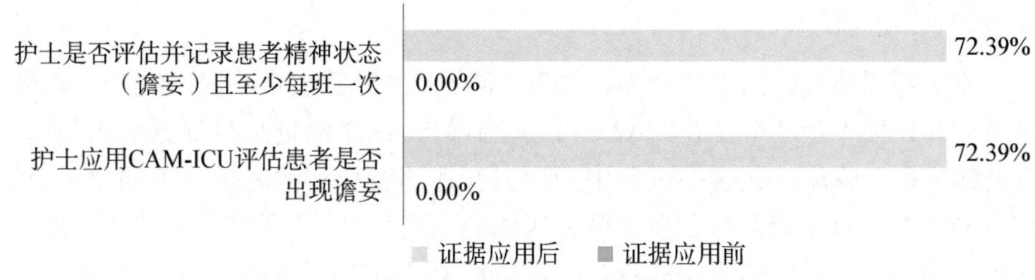

图 18－14　证据应用前后谵妄相关证据依从性比较

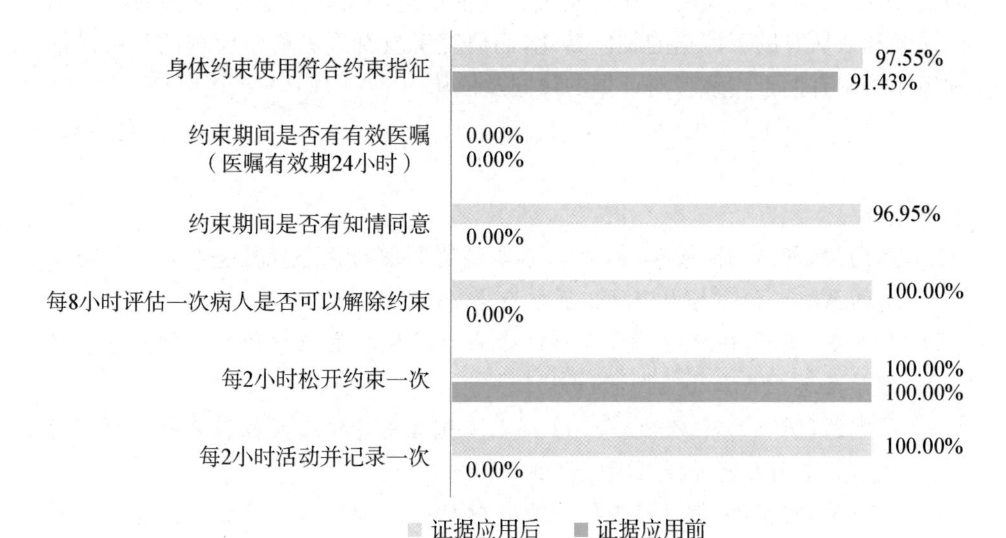

图 18－15　证据应用前后身体约束相关证据依从性比较

行告知，而证据应用后需要身体约束者由 ICU 医师对家属进行告知并签署知情同意书。

4）谵妄评估流程及方法的改变：证据应用后常规每日 9:00 和 21:00 进行患者谵妄评估，如患者出现病情变化则随时评估。

（2）人力资源配置的改变　证据应用期间护士总人数没有增加，但是新增 8 个护理组长岗位，每班护理组长需与主管护士一起评估患者，确定其是否需要使用身体约束，正确把握身体约束指征。

（3）信息系统的改变　将 CPOT 和 RASS 评估表纳入医院电子病历系统，护士每 4 小时评估并记录 RASS 评分，每班评估并记录 CPOT 评分；另外，将身体约束评估记录表整合到 ICU 危重症特护单内。

四、案例总结

本案例预防气管插管非计划性拔管，重点关注导管固定、镇痛镇静、身体约束及谵妄评估 4 个环节。在 ORMU 模式指导下，循序渐进地将证据引入临床，并持续应用于临床。在这一过程中，研究者、管理者和实践者扮演不同角色，承担不同工作。研究者参与管理者循证实践的顶层设计，共同对信息和知识进行梳理和综合后针对证据应用的目标人群，设计干预方案和审查工具。管理者在循证实践过程中，不仅是组织者，更是反思者、研究者及变革者，承担沟通、协调、激励、组织、反馈及决策的工作。实践者是证据应用阶段的主体，实践者对证据的认同和依从有助于证据的临床转化，而研究者及管理者科学合理的顶层设计和组织协调有助于实践者对证据的认同及依从。

（葛向煜）

参考文献

[1] 葛向煜，胡雁，徐建鸣，等. 护士参与滴速管理的程序性镇静对病人结局影响的系统评价[J]. 中国循证医学杂志，2015，15(4)：445－451.

[2] 葛向煜，胡雁，徐建鸣，等. 身体约束在重症监护室应用的系统评价[J]. 护理学杂志，2015，30(14)：94－99.

[3] 廖常菊，明淑兰，张会礼，等. 11 例人工气道意外拔出的原因分析及护理对策[J]. 中国医药导报，2010，7(20)：94－95.

[4] 薛婴平，刘莹，宋敏，等. ICU 经口气管插管患者非计划性拔管的原因分析和对策[J]. 吉林医学，2009，30(20)：2484－2485.

[5] Barr J, Fraser GL, Puntillo K, et al. Clinical practice guidelines for the management of pain, agitation, and delirium in adult patients in the intensive care unit [J]. Crit Care Med, 2013，41(1)：263－306.

[6] Birkett KM, Southerland KA, Leslie GD, et al. Reporting unplanned extubation [J]. Intensive Crit Care Nurs, 2005，21(2)：65－75.

[7] Celis-Rodriguez E, Birchenall C, de la Cal MA, et al. Clinical practice guidelines for evidence-based management of sedoanalgesia in critically ill adult patients [J]. Med Intensiva, 2013，37(8)：519－574.

[8] Gardner A, Hughes D, Cook R, et al. Best practice in stabilisation of oral endotracheal tubes: a systematic review [J]. Aust Crit Care, 2005，18(4)：158，160－165.

[9] Jarachovic M, Mason M, Kerber K, et al. The role of standardized protocols in unplanned extubations in a medical intensive care unit [J]. Am J Crit Care, 2011,20(4):304 - 311,312.

[10] National Institute for Health and Care Excellence (2010) [EB]. Delirium: diagnosis, prevention and management. https://www.nice.org.uk/guidance/cg103

[11] NSW Health Intensive Care Coordination and Monitoring Unit. Stabilisation of an endotracheal tube for the adult intensive care patient. Health: New South Wales, 2012.

[12] Yeh SH, Lee LN, Ho TH, et al. Implications of nursing care in the occurrence and consequences of unplanned extubation in adult intensive care units[J]. Int J Nurs Stud, 2004,41(3):255 - 262.

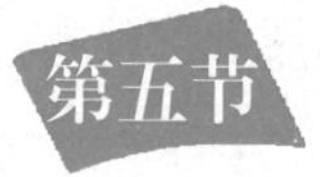

第五节　肝胆胰外科短期留置和早期拔除导尿管的证据临床转化

一、背景及意义

肝胆胰手术较复杂、手术时间长、创伤大，为便于术中及术后观察尿量和尿液颜色，及时判断病情变化，进行补液治疗，同时为预防术后尿潴留，围手术期通常短期留置导尿管。短期留置导尿管是指导尿管留置时间在 14 天(含 14 天)以内者(Lam 等, 2014)。留置导尿管会使患者有明显的下腹部坠胀感、疼痛感，给患者带来不愉快的就医体验，影响术后早期下床活动；还可能引起发热、畏寒等，增加导管相关性尿路感染(cather-associated urinary tract infection, CAUTI)的风险。CAUTI 是指患者留置导尿管后或者拔除导尿管 48 小时内发生的泌尿系统感染。留置导尿随时间的延长，CAUTI 的发生率每天增加 5%(Lam 等, 2014)。近年来，大量证据强烈建议一旦无需使用导尿管，应尽快为患者拔除，避免置管和早期拔管是加速康复外科围手术期的优化处理措施之一，而且既往常规拔管前间歇夹闭导尿管进行膀胱功能锻炼的做法缺乏明确、可靠的证据支持。也有研究调查发现，护士对多项导尿管维护策略的认知欠缺，如对留置导尿的适应证、是否采用提醒系统等都存在错误认识；56%的医院没有专门的导尿管管理监控系统，74%的医院不监测导尿管留置时间；许多留置导尿没有明确的适应证，即使插入时符合适应证，也未及时拔除。本节以肝胆胰外科短期留置和早期拔除导尿管为例，以复旦大学 JBI 循证护理合作中心提出的“基于证据的持续质量改进模式图”为理论框架，阐述如何将循证与持续质量改进相融合，推动证据的转化，促进临床护理质量持续改进的循证护理实践过程。

二、理论模式/概念框架

基于证据的持续质量改进模式图(The Framework of Evidence-based Continuous Quality Improvement)是由复旦大学 JBI 循证护理合作中心于 2017 年提出(周英凤等，2017)。该模式图的构建以持续质量管理的 PDCA 循环、循证实践及业务流程管理作为指导性方法，将循证实践理念融入 PDCA 循环中，把系统检索和质量评价的证据作为临床决策和质量管理的依据。全过程分为证据获取、现状审查、证据引入及效果评价 4 个阶段。该流程图为临床护理人员开展循证实践及促进证据向临床转化提供了思路、框架和方法，帮助护理人员遵循证据，科学决策，并促进临床护理质量持续改进。

三、证据临床转化过程

(一) 证据获取

证据获取阶段，包括确定问题、检索证据、评价质量和制订指标 4 个步骤。

1. 确定问题

研究者或实践者通过临床情景分析，根据临床现状及需求确定具体的临床问题。本案例采用以用证为目的的 PIPOST 形式构建循证问题，见表 18 - 24。

表 18 - 24 采用 PIPOST 形式构建循证问题

P:证据应用的目标人群(population)	肝胆胰手术短期留置导尿患者
I:干预措施(intervention)	早期拔除导尿管的系列证据 I1 开展员工教育 I2 评估患者是否必须留置导尿管 I3 每日评估导尿管留置的必要性 I4 不再符合适应证时采用多种策略提醒医生及时开拔除导尿管医嘱 I5 短期留置尿管患者拔管前不必夹闭导尿管
P:应用证据的专业人员(professional)	主管医生、护士

续 表

O:结局(outcome)	O1 手术患者导尿管的置管率、拔管后重置率 O2 患者舒适度(下腹部坠胀感、疼痛感) O3 患者首次自主排尿量、首次排尿所需时间、首次下床活动时间 O4 术后住院时间 O5 医生和护士对证据的知晓率、接受度、执行率 O6 肝胆胰外科留置导尿适应证及早期拔除的评估标准及流程
S:证据应用场所(setting)	本案例中的证据应用场所是国内某三级甲等医院肝胆胰外科五病区,床位数 48 张,医生 8 人,护士 23 人,年手术量 1 500~1 800 台;医护团队协作性强,已完成多项合作性创新项目,包括实施加速康复外科、开展多学科联合诊治等
T:证据类型(type of evidence)	临床实践指南、系统评价和基于原始研究的证据总结
D:设计(design)	前后对照研究

2. 检索证据

依据循证检索资源的 6S 分类模型(DiCenso, 2009),从证据顶端开始检索证据。本案例以 short-term, indwelling, urethral catheter/urinary catheter/catheterization, infection/urethral tract infection, removal 为英文关键词,以短期,留置,导尿,感染,移除/拔除/拔管为中文关键词,检索 PubMed、BMJ Best Practice、循证卫生保健数据库、相关指南网(包括美国感染病学会、加拿大安大略护士学会网站、美国指南网、英国国立健康与临床优化研究所)和中国生物医学文献数据库。检索时间为建库至 2017 年 4 月。

3. 评价质量

根据其类型,采用不同的评价工具,对检索到的文献进行严谨的质量评价,以确保证据真实、严谨、可靠。本研究纳入文献的标准:临床实践指南、系统评价和基于原始研究的证据总结。排除标准:质量等级为 C 级的所有证据。本案例转化的证据来源共纳入 13 篇相关文献,其中指南 3 篇、系统评价 3 篇、证据总结 4 篇、随机对照研究 3 篇。纳入文献的质量评价结果如下。

(1) 指南的质量评价结果 指南由项目组 4 名研究人员采用 AGREE Ⅱ进行评价。①范围和目的,评价分别为 98.6%、97.2%、97.2%。②牵涉人员,评价分别为 93.8%、90.6%、94.8%。③指南开发的严格性,评价分别为 93.5%、

92.9%、94.6%。④指南呈现的清晰性，评价分别为86.5%、88.5%、85.4%。⑤指南的适用性，评价分别为72.2%、73.6%、75.0%。⑥指南编撰的独立性，评价分别为93.8%、97.9%、85.4%。

(2) 系统评价的质量评价结果　系统评价采用系统评价的测评工具(assessment of multiple systematic reviews, AMSTAR)，由项目组2名研究人员独立进行评价，见表18-25。

表18-25　系统评价的质量评价结果

描述及说明	Griffiths 等(2007)		Moola 等(2010)		Meddings 等(2010)	
	评价者1	评价者2	评价者1	评价者2	评价者1	评价者2
1. 是否提供前期设计方案(在系统评价开展之前，应明确研究问题及纳入排除标准)	a	a	a	a	a	a
2. 纳入研究的选择和数据提取是否具有可重复性？至少要有2名独立的数据提取员，而且采用合理的不同意见达成一致的方法	a	a	a	a	a	a
3. 是否实施广泛全面的文献检索	a	a	a	a	a	a
4. 发表情况是否已考虑在纳入标准中，如灰色文献	a	a	a	a	b	a
5. 是否提供纳入和排除研究文献清单	a	a	a	a	a	a
6. 是否描述纳入研究的特征	a	a	a	a	a	a
7. 是否评价和报告纳入研究的科学性	b	c	b	c	b	c
8. 纳入研究的科学性是否恰当地运用在结论的推导上	b	b	b	b	b	b
9. 合成纳入研究结果的方法是否恰当	b	b	b	b	b	b
10. 是否评估发表偏倚的可能性	a	a	a	a	c	a
11. 是否说明相关利益冲突？应清楚交待系统评价及纳入研究潜在的资助来源	b	a	a	a	b	a
总体评价	纳入		纳入		纳入	

注：a为质量高；b为质量一般；c为质量差。

（3）随机对照研究质量评价结果　采用澳大利亚 JBI 循证卫生保健中心随机对照研究质量评价标准，由项目组 2 名研究人员独立进行评价，见表 18－26。

表 18－26　随机对照研究的质量评价结果

评价项目	胡晓昀等(2013)		Nyman 等(2010)		Boettcher 等(2013)	
	评价者 1	评价者 2	评价者 1	评价者 2	评价者 1	评价者 2
1. 是否真正采用随机分组方法	是	是	是	是	是	是
2. 是否对研究对象实施盲法	否	否	不清楚	否	否	否
3. 是否对分组者采用分配隐藏	否	不清楚	是	是	不清楚	不清楚
4. 是否描述失访对象的结局并将其纳入分析	否	否	是	是	否	否
5. 是否对结果测评者实施盲法	否	不清楚	不清楚	不清楚	不清楚	不清楚
6. 试验组与对照组在基线时是否具有可比性	是	是	是	是	是	是
7. 除了要验证的干预措施外，各组接受的其他措施是否相同	是	是	是	是	是	是
8. 是否采用相同的方式对各组研究对象的结局指标进行测评	是	是	是	是	是	是
9. 结果测评方法是否可信	是	是	是	是	是	是
10. 资料分析方法是否恰当	是	是	是	是	是	是
总体评价	纳入		纳入		纳入	

（4）形成最佳证据总结　本案例中的证据采用 JBI 循证卫生保健中心和美国感染病学会（Infectious Diseases Society of America，IDSA）所发布的分级和推荐标准（2009 版）。汇总与短期留置和早期拔除导尿管有关的最佳证据如下：①医疗机构应该公布留置导尿管的指征，开展员工教育并定期评估医疗机构对其依从性（Hooton 等，2010；IDSA，Ⅲ级证据）。②避免围手术期常规留置导尿管，除非特殊情况（王莹等，2016；JBI，Ⅰ级证据）。③医疗机构应考虑以护士为主导的方式或设置信息提醒系统来减少不适当的导尿管插入和导尿管相关感染（Hooton 等，2010；IDSA，Ⅱ级证据）；医疗机构应考虑自动停医嘱来减少不适当的导尿管插入（Hooton 等，2010；IDSA，Ⅰ级证据）。④一旦无需使用导尿管，应尽快为患者拔除（Hooton 等，2010；IDSA，Ⅱ级证据）。⑤随机对照试验

显示，拔管前夹管并未显示任何优势或劣势，拔管前夹管对护士来说是一项额外的任务(Nyman 等，2010；JBI，Ⅲ级证据)。⑥随机对照试验显示，膀胱逐渐减压与快速减压对尿潴留、血尿、循环衰竭的发生差异没有统计学意义(Boettcher 等，2013；JBI，Ⅲ级证据)。⑦普通外科术后短期留置导尿管患者拔管前夹闭导尿管没有缩短正常膀胱功能恢复时间，存在膀胱过度扩张等风险，提示短期留置导尿管患者拔管前不必夹闭导尿管(胡晓昀等，2013；JBI，Ⅲ级证据)。

4. 制订指标

在现有最佳证据的基础上制订质量审查指标，作为持续质量改进的标准。本案例基于以上系统检索的最佳证据总结，依据 FAME 原则进行证据可行性、适宜性、临床意义、有效性评价，并对 FAME 评价有争议的推荐意见进行焦点组访谈。依据纳入的 7 条证据，构建了 8 条质量审查指标：①建立肝胆胰外科短期留置导尿管的适应证；②开展科内医护人员培训(包括轮转、新进人员)并将其纳入岗前培训课程；③定期评估医护人员对适应证相关知识的掌握情况；④定期评估医护人员对适应证及拔管流程的依从性；⑤护士每天评估导尿管留置的必要性，并记录在护理电子病历中；⑥不符合适应证时采用多种策略提醒医生拔除导尿管；⑦建立肝胆胰外科短期留置导尿管和早期拔除的评估标准及流程；⑧经过评估，具有拔管指征时应即刻拔管，拔管前不必夹闭导尿管。

(二) 现状审查

现状审查阶段，包括构建团队、收集资料和分析比较 3 个步骤。

1. 构建团队

构建质量改进团队对促进证据的成功转化至关重要。本案例的质量改进团队共有 9 名成员组成，其中 1 名肝胆胰外科护士长担任组长，负责该项目的总体规划，并对组员进行培训，确保组员在质量审查中保持客观一致性；1 名研究生主要负责证据检索和文献质量评价；1 名护理部主任和 1 名副主任负责流程决策和项目推进；2 名病区医生和 2 名责任组长负责证据应用、数据收集和分析；1 名医院感染控制科人员负责感控指标的监测。

2. 收集资料

本案例质量改进场所为国内某三级甲等医院肝胆胰外科五病区；基线审查研究对象为肝胆胰手术短期留置导尿管的患者，排除因病情观察治疗需要，术后转入 ICU 及存在泌尿系统疾病的手术患者。本次基线审查共纳入符合标准的肝胆胰手术患者 111 例；同时纳入本科室 23 名护士和 8 名医生作为基线审查研究对象，以评价医护人员对留置导尿管适应证相关知识的掌握情况及循证实践行为的依从性。确定 8 条质量审查指标数据的收集方法，见表 18 - 27。

表 18-27 8条质量审查指标数据的收集方法和工具

审查指标		数据收集方法	工具
指标 1	建立肝胆胰外科“短期留置导尿管置管适应证”	查看文件记录	—
指标 2	开展科内医护人员培训(包括轮转、新进人员),并将其纳入岗前培训课程	查看科内培训记录、岗前培训计划	—
指标 3	定期评估医护人员对适应证相关知识的掌握情况	访谈法	—
指标 4	定期评估医护人员对适应证及拔管流程的依从性	临床查检	留置导尿查检表
指标 5	护士每天评估导尿管留置的必要性并记录在护理电子病历中	查看护理电子记录	—
指标 6	不符合适应证时采用多种策略提醒医生拔除导尿管	查看电子医嘱	—
指标 7	建立肝胆胰外科短期留置导尿管和早期拔除的评估标准及流程	查看文件记录:标准化操作流程(SOP)	—
指标 8	经过评估,具有拔管指征时即刻拔管,拔管前不必夹闭导尿管	观察法:护士长及责任组长每天现场观察	—

3. 分析比较

开展现状审查,由项目组成员采用统一的调查表收集资料,明确目前科内短期留置导尿管临床实践与审查指标之间的差距。原有的短期留置导尿管的流程:留置导尿作为肝胆胰外科围手术期的常规操作,评估拔管的及时性尚未形成科内统一的规范和标准,拔管前常规予以夹管训练。医护人员对留置导尿管的适应证认知不足。

(三) 证据引入

证据引入阶段,包括分析障碍、构建策略及采取行动 3 个步骤。

1. 分析障碍

在证据应用前,通过情景分析明确推动最佳实践实施过程中可能遇到的障碍因素,包括来自系统层面和个人层面的障碍因素。明确障碍因素有助于构建行动策略,促进变革的成功。系统层面的障碍因素主要包括组织文化、流程、规范、资源等,个人层面的障碍因素主要包括实践者层面(如知识、态度、技能、偏好等方面)及患者/家属层面(如知识、态度、需求、偏好、经济状况等)。本案例根据证据应用前的基线审查结果,提炼 4 个主要障碍因素:①留置导尿管作为肝胆胰外科围手术期的常规操作，目前科室内未明确肝胆胰手术短期留置导尿管的适应证。②医护人员对短期留置和早期拔除导尿管的证据缺乏认知，科室相关培训资料没有及时更新。③现有导尿管置管期间的评估流程中未提及术后当天评估留置导尿管的必要性，且原有规范要求拔管前夹闭导尿管。④未采用多种策略提醒医生，导尿管拔除时间滞后。

2. 构建策略

根据障碍因素发展并整合可利用的资源，包括合理的人力资源配置、必要的经费支持、合理的资源配备（如仪器、设备、材料等）、充足的信息支持（更新培训资料、提供评估表及健康教育资料等）、多学科团队的合作等，构建基于证据的质量改进策略和实施方案。

3. 采取行动

根据干预策略和行动方案，采取行动促进证据向实践的转化。本案例制订的行动策略如下。

（1）针对障碍因素1　留置导尿管作为肝胆胰外科围手术期的常规操作，目前科室内未明确肝胆胰手术短期留置导尿管的适应证。制订的行动策略为：由科室住院总医师及责任组长负责组织晨间专题证据解读，包括阅读和分析相关指南、共识、系统评价等，转变传统理念。成立以科主任、医疗组长、护士长为核心的质量小组，医护人员共同讨论，根据本科室疾病特征，确定符合肝胆胰外科围手术期"短期留置导尿管的适应证"：预计手术时间≥4小时；预计术中会大量输液或使用利尿剂；术中及术后需要密切监测尿量；手术涉及泌尿生殖道邻近结构；术前存在泌尿系统疾病（包括泌尿系统结石、感染及肿瘤）。

（2）针对障碍因素2　医护人员对短期留置和早期拔除导尿管的证据缺乏认知，科室相关培训资料没有及时更新。制订的行动策略为：开展科内业务学习，利用每天晨间阅读时间进行提问考核，加强对证据的系统学习和复习；同时，将晨间证据解读资料整理成《晨读汇编》放于科室培训文件资料中，并将该证据应用项目纳入岗前培训计划中，对新进人员进行规范化培训与考核，确保培训持续有效。

（3）针对障碍因素3　现有的导尿管置管期间的评估流程中未提及术后当天评估留置导尿管的必要性，且原有规范要求拔管前夹闭导尿管。制订的行动策略为：修订科内原有的标准流程，制订肝胆胰外科短期留置和早期拔除导尿管的标准化操作流程，新增及更新3个方面的内容。即①纳入"短期留置导尿管的适应证"标准。②明确职责，患者术后返回病房，责任护士即刻开始评估导尿管留置的必要性，之后每班至少评估1次，并记录于护理电子病历中；一旦无须使用导尿管,应即刻拔除。③拔管前无需夹闭导尿管。责任组长及医疗组长加强质量控制,每天查看医护人员对新流程的执行情况。定期分析新标准实施过程中的问题,持续质量改进。

(4) 针对障碍因素4　未采用多种策略提醒医生,导尿管拔除时间滞后。制订的行动策略为:科内医护人员达成共识,制订多模式提醒策略,减少不必要的导尿管留置时间。①使用掌上电脑设置提醒时间,每天提醒医护人员及时评估。②建立导尿管成组医嘱套餐,术后返回病房开立成组医嘱时将拔管时间设置在次日晨,以提醒医护人员及时评估导尿管留置的必要性,及时拔管。③科室设立以护士为主导的评估机制,直接授权分管病房的责任护士及病区责任组长,评估适应证后即可拔除导尿管。

(四) 效果评价

证据应用后进行效果评价,将本科室23名护士和8名医生,以及符合纳入标准的肝胆胰手术患者182例(其中短期留置导尿管患者146例)作为研究对象。比较最佳证据应用前后8条审查指标的达标情况。了解证据引入对组织及利益相关人群的影响,主要评价证据应用对系统、实践者及患者的影响3个部分。

1. 证据应用前后8条审查指标的达标情况

证据应用前,指标1、3、7、8的达标率均为0,指标2、4、5、6的达标率分别为3.23%、76.58%、43.24%、52.25%;证据运用后经第1轮审查,指标5、6的达标率分别提升至67.44%、69.77%,其余6条指标的达标率均达到100%;经第二轮审查,除医护人员对留置导尿管适应证相关知识掌握情况达标率为98.85%外,其余7条指标的达标率均达到100%。

2. 系统改变

持续质量改进关注证据引入对系统的影响,包括制度完善、流程规范、标准形成等,以及证据应用对系统资源的影响,如环境改善、设备更新、信息(如表单、评估表等)的完善。

(1) 制定/修订的工作流程及护理常规　修订了"肝胆胰外科短期留置和早期拔除导尿管的标准化操作流程"。本科室在实施加速康复的过程中,虽然已经关注到早期拔除导尿管,通过品管圈质量改进方法在一定程度上缩短了留置导尿管的时间(卢芳燕等,2014),但仍将留置导尿管作为肝胆胰外科围手术期的常规操作,未建立明确适应证。修订的标准化操作流程中新增了"短期留置导尿管的适应证",同时修订了导尿管留置期间评估及拔管流程,明确了责任护士及责任组长的工作职责。

(2) 完善信息系统　制订多模式提醒策略，包括掌上电脑的提醒以及建立导尿管成组医嘱套餐，充分利用信息化手段提高医护人员的依从性。

3. 实践者改变

证据应用对卫生保健系统最大的影响是实践者的改变，包括实践者对证据应用的态度、对最佳实践的执行率、对临床决策的建议，以及在知识应用过程中专业知识、技能及信念等改变。传统理念认为全麻手术患者术中及术后必须常规留置导尿管；且普通外科手术留置导尿管患者，通常先间歇夹闭导尿管进行膀胱功能锻炼，确认患者膀胱功能恢复、自觉尿意后夹闭导尿管，待膀胱充盈时拔管。该做法在临床上广泛实施，但缺乏可靠的证据支持。随着外科手术技术(如微创技术)的发展和围手术期管理水平的提高，传统的理念及习惯应该改变，导尿管留置应该合理化、规范化和个体化。相关研究也显示，夹闭导尿管并没有缩短膀胱恢复正常功能的时间，反而导致膀胱过度充盈、收缩功能障碍，更不利于膀胱功能的恢复。而且夹闭导尿管期间，无法随时观察尿液的性状、量，也无法及时发现少尿等情况，存在一定安全隐患。另外，护士在指导患者及家属进行间歇性夹管的同时，需要反复多次询问患者有无自觉尿意、有无及时开放导尿管，不仅增加了护士的工作量，也增加了照顾者的负担(胡晓昀等，2013)。通过本案例的证据临床转化，改变了医护人员的认知和行为。证据应用后医护人员对留置导尿管适应证相关知识掌握情况达标率由 76.58%提升为 98.85%，可见依从性显著提升。

4. 患者的改变

患者的改变是证据应用的终极目标，主要包括患者对疾病的认知、态度、自我效能、临床结局、不良事件发生率、成本与费用等。本案例运用前后对照研究，采用自行设计的"导尿管留置查检表"，比较证据应用前后肝胆胰手术患者导尿管置管率、导尿管留置时间、留置导尿患者下腹部坠胀感及疼痛感、患者首次下床活动时间、术后住院时间、拔管后首次自主排尿量、首次排尿时间、拔管后导尿管重置率等结局指标。证据应用前后分别纳入肝胆胰手术短期留置导尿患者 111 例及 146 例，两组患者在年龄、性别、手术类型、手术持续时间、术中出血量比较的差异无统计学意义。两组患者的临床结局指标比较如下。

(1) 导尿管置管率、导尿管留置时间比较　证据应用后肝胆胰手术留置导尿患者比例下降(80.2%与 100%，$P<0.001$)；导尿管留置时间缩短(18 小时与 25 小时，$P<0.001$)。

(2) 患者下腹部坠胀感、疼痛感比较　证据应用后留置导尿患者下腹部坠胀感发生率下降(34.9%与 93.7%，$P<0.001$)；疼痛感发生率下降(48.6%与

99%,$P<0.001$)。

(3) 患者首次下床活动时间、术后住院时间比较 证据应用后患者首次下床活动时间提前(24 小时与 40 小时,$P<0.001$);术后平均住院时间缩短(6 天与 8 天,$P<0.001$)。

(4) 患者首次自主排尿量、首次排尿时间、拔管后导尿管重置率比较 证据应用后患者首次排尿量差异无统计学意义(250 ml 与 200 ml, $P>0.05$);首次排尿时间长于证据应用前,但两组排尿间隔时间均属于正常现象(171.5 分钟与 120 分钟);导尿管拔除后重置分别为证据应用前 1 例(1/111 例)、证据应用后 2 例(2/146 例),均属小概率事件。早期拔除导尿管并未增加重置率,因此是安全可行的。

四、案例总结

证据临床转化通常被认为是循证实践中最具有挑战性的环节,其核心内容为研究结果的成功应用。本案例针对肝胆胰外科手术留置导尿存在的临床问题,采用复旦大学 JBI 循证护理合作中心提出的"基于证据的持续质量改进模式图",获取现有的短期留置导尿和早期拔除的最佳证据,并对证据进行严谨的质量评价和科学整合;制订审查指标,通过现状审查,明确实践与最佳证据的差距;结合实际临床情景、患者的需求和偏好,以及医护人员的专业判断,采取切实有效的行动策略;通过评价证据引入对系统、实践者及患者的影响,促进证据向实践的成功转化。该案例以解决临床实际问题为出发点,通过最佳证据的临床转化,降低肝胆胰手术患者导尿管的置管率,促进早期拔管。重视患者的主观感受和体验,提高了患者的舒适度,促进患者术后早期下床活动,加速患者康复进程,有效改善患者结局,同时也降低了护理风险,促进护理质量的持续提升。

(卢芳燕)

参考文献

[1] 胡晓昀,李秀萍,方海云,等.术后短期留置尿管患者拔管前夹闭尿管必要性的研究[J].中华护理杂志,2013,48(3):269-270.
[2] 卢芳燕,沈鸣雁,金琪.缩短Ⅲ、Ⅳ类手术患者术后留置导尿时间的实践与成效[J].中华护理杂志,2014,49(7):875-877.
[3] 王莹,黄丽华,冯志仙,等.基于循证和德尔菲法构建导尿管维护策略的研究[J].中华护理杂志,2016,51(2):155-160.
[4] 周英凤,胡雁,顾莺,等.基于证据的持续质量改进模式图构建[J].中国循

证医学杂志,2017,17(50):603-606.

[5] Boettcher S, Brandt AS, Roth S, et al. Urinary retention: benefit of gradual bladder decompression-myth or truth? A randomized controlled trial [J]. Urol Int, 2013,91(2):140-144.

[6] DiCenso A, Bayley L, Haynes RB. Accessing pre-appraised evidence: fine-tuning the 5S model into a 6S model [J]. Ann Int Med, 2009,151(6), JC3-2, JC3-3.

[7] Gould CV, Umscheid CA, Agarwal RK, et al. Guideline for prevention of catheter-associated urinary tract infections 2009 [J]. Infect Control Hosp Epidemiol, 2010,31(4):319-326.

[8] Griffiths R, Fernandez R. Strategies for the removal of short term indwelling urethral catheters in adults [J]. Cochrane Data base Syst Rev, 2007,7(2):CD004011.

[9] Hooton TM, Bradley SF, Cardenas DD, et al. Diagnosis, prevention, and treatment of catheter-associated urinary tract infection in adults: 2009 international clinical practice guidelines from the infectious diseases society of America [J]. Clin Infect Dis, 2010,50(5):625-663.

[10] Lam TB, Omar MI, Fisher E. Types of indwelling urethral catheters for short-termcatheterisation in hospitalised adults [J]. John Wiley Sons Ltd, 2014,9(9):CD004013.

[11] Lo E, Nicolle LE, Coffin SE, et al. Strategies to prevent catheter associated urinary tract infections in acute care hospitals: 2014 update [J]. Infect Control Hosp Epidemiol, 2014,35(5):464-479.

[12] Moola S, Konno R. A systematic review of the management of short-term indwelling urethral catheters to prevent urinary tract infections [J]. JBI Libr Syst Rev, 2010,8(17):695-729.

[13] Meddings J, Rogers MA, Macy M, et al. Systematic review and meta-analysis: reminder systems to reduce catheter-associated urinary tract infections and urinary catheter use in hospitalized patients [J]. Clin Infect Dis, 2010,51(5):550-560.

[14] Nyman MH, Johansson JE, Gustafsson M. A randomised controlled trial on the effect of clamping the indwelling urinary catheter in patients with hip fracture [J]. J Clin Nurs, 2010,19(3/4):405-413.

[15] Peters, Micah DJ [BHSc MA(Q) PhD]. Urinary catheterization: clinician information [J/OL]. JBI Evidence Summary. http://ovidsp.tx.ovid.com/sp-3.28.0a/ovidweb.cgi?&S=POBNFPMFECDDAHMLNCFKFFDCFEOGAA00&Link+Set=S.sh.17%7c1%7csl_190.
[16] The Joanna Briggs Institute. Management of short-term indwelling urethral catheters to prevent urinary tract infections. Best practice: evidence-based practice information sheets for the health professionals [J]. Best Practice, 2010,14(12):1-4.

第六节 消化道手术患者的营养筛查与营养干预的证据临床转化

一、背景及意义

加速康复外科(enhanced recovery after surgery, ERAS)是指为使患者快速康复,在围手术期采用一系列经循证医学证据证实有效的优化处理措施,以减轻患者心理和生理的创伤应激反应,从而减少并发症(Desiderio 等, 2018)。2016 年中国专家制定《中国加速康复外科围手术期管理专家共识(2016)》(中国加速康复外科专家组,2016),将 ERAS 理念细化为涵盖术前、术中、术后的医疗与护理的 8 项内容。其中,术前营养筛查与术前术后营养干预是其中的重要内容。共识指出,营养不良是术后并发症的独立预后因素,术前应进行营养筛查并治疗营养不良,术后需尽快恢复经口进食,降低感染风险及术后并发症发生率。

2016 年,WHO(2016)将营养失调定义为:"一个人摄入能量和(或)营养素的不足、过度或不平衡"(Woold Health Organization, 2016)。在临床实践中,营养失调通常指营养不良,即一个人摄入能量和(或)营养素的不足。研究表明,营养不良可增加并发症发生率、住院时间和费用,降低生活质量(Waitzberg 等, 2001)。营养不良在住院患者和外科患者中非常常见。成人住院患者营养不良发生率高达 20%~50%(Barker 等, 2011)。中国对 15 098 例住院患者的调查显示,营养不良发生率为 12%(Jiang 等, 2008)。

减少营养不良的发生率对患者的康复很重要。研究表明,营养风险筛查与干预措施相结合可以减少住院患者营养不良的发生。与无营养风险患者的

3.0%相比，有营养风险患者的死亡率为 28.6%（Kondrup 等，2003）。虽然 35.5%的营养高风险患者需要营养支持，但只有 5%的患者根据医院政策要求接受了营养风险筛查（Ferguson 等，1998）。因此，对住院患者，尤其是胃肠外科患者进行营养风险筛查，并进行合理的早期营养干预是必要的。对这些患者来说，由于疾病或手术原因，消化系统原有结构可能发生改变，从而影响其营养摄入，造成不良后果。

欧洲临床营养与代谢学会建议，应使用经验证的工具进行营养风险筛查和营养评估，营养风险筛查（NRS-2002）工具被认为更适合三级医院使用。在中国进行的两项大型调查研究表明，该工具是有效的，适合 81.6%～99.2%的患者（Wu 等，2015）。中国国家卫生和计划生育委员会也建议使用该量表对住院患者进行营养风险筛查（中华人民共和国卫生行业标准，2013）。

早期营养干预包括术前营养支持和术后早期进食。指南指出，即使需要推迟手术，在胃肠道手术前 7～14 天的营养支持对有严重营养风险的患者也是有益的。术后，患者应在 24 小时内重新开始肠道喂养，如正常进食或口服营养补充（Khanh-Dao 等，2019）。

拟开展该项证据临床转化的医院在项目开展前无营养风险筛查，制定营养干预计划也没有依据评估结果，存在手术前、后进行的营养干预不足。患者及其照护者、临床护士缺乏营养相关知识与信息。因此，实施该项目，并进行了两个随访周期，以确保项目为临床带来持续效益。

二、理论模式/概念框架

本研究遵循澳大利亚 JBI 最佳证据临床应用程序，证据实施采用 GRiP 理论方法。使用 JBI 在线工具 PACES 及 GRiP，用于计划的实施和提高依从性。促进证据临床应用的框架包括以下 3 个阶段：①建立项目团队，并根据证据提供的审查指标进行基线审查。②分析基线审查的结果，根据 GRiP 框架设计和实施策略，以解决基线审查中发现的审查指标未依从的问题。③进行证据应用后第一次审查，以评估为改进实践而实施干预措施的效果；进行证据应用后第二次审查，以评估实施策略的持续有效性。

三、证据转化过程

（一）临床转化的证据来源

通过检索 JBI 在线临床治疗及护理证据网络 JBI COnNECT＋数据库，获得关于消化道手术患者营养筛查及干预的 2 篇证据总结，选择其中 3 条相关证据汇总,详见表 18-28。

表 18-28 胃肠道手术患者的营养筛查与营养干预推荐意见

序号	证据来源	证据内容	证据级别
1	Lizarondo L. Malnutrition in surgical patients: screening. (JBI Evidence Summaries, 2015)	有许多有效的筛查工具适用于筛查住院患者的营养不良,临床判断应告知工具的选择	Ⅱ
2	Chen Z. Initiation of pre and post operative feeding in patients following gas-trointestinal surgery. (JBI Evidence Summaries, 2015)	严重营养风险的消化道手术应接受术前 7～14 天的营养支持	Ⅳ
3	Chen Z. Initiation of pre and post operative feeding in patients following gas-trointestinal surgery. (JBI Evidence Summaries, 2015)	所有消化道手术患者术后 24 小时内可进食正常食物或肠内喂养(口服营养补充或管饲)	Ⅰ

(二) 证据转化情景描述

1. 证据转化的场所

本案例的证据临床转化场所是国内某三级甲等综合性医院的 2 个普通外科病房,共有 92 张床位和 38 名护士,每月收治胃肠手术患者约 200 例。该院护理信息系统由医院自主研发设计,包含护理评估模块,能够根据临床需求添加或者修改相关内容。

2. 证据转化的对象

证据应用前后纳入拟行消化道手术的所有成年患者与所在病区所有护士。患者纳入标准为:年龄≥18 周岁,门诊入院患者,拟行消化道手术者。护士纳入标准为调查期间在实施场所工作的所有在职护士。

(三) 证据转化策略的产生与实施

1. 组建项目团队与基线审查

(1) 组建项目团队 确定项目利益相关人群,成立项目团队。项目组由护理部、普外科、营养科、网络中心人员组成,共 12 人:项目负责人 1 人,负责项目的管理和时间安排;护理主管 1 人,负责领导和授权;营养师 1 人,负责营养培训;1 名网络工程师负责网络平台实施,一名护士长和一名骨干护士(来自每个病房)负责项目实施和数据收集,一名主任和一名医生。小组会议在项目开始时和每个月定期举行,讨论项目的进展、障碍和策略。在对整个方案进行仔细讨论和安排后,纳入患者开展基线审查。

(2) 开展基线审查　本项目提取的3条证据共转为6条审查指标,通过医疗文书记录查阅、问卷调查等方式,评价各审查指标依从性,以"是""否"为评价结果,审查过程的数据收集及审查方式见表18-29。

基线审查时间为1周,连续纳入符合条件的审查对象。在审查前,对所有负责收集数据的护士进行教育和培训。与医生和营养师举行小组会议,讨论营养干预措施。表18-29显示了本项目中使用的审查指标(基线审查、证据应用后第一次审查和证据应用后第二次审查),以及衡量每项审查指标是否符合最佳做法的样本和方法的说明。

表18-29　基于证据的审查指标

审查指标	样本量			分子	分母	审查方式
	基线	第一次	第二次			
指标1:使用经过验证的筛查工具识别营养风险患者	62例患者	35例患者	51例患者	同期按推荐意见完成筛查的拟行胃肠外科患者人次数	统计周期内所有拟行胃肠外科患者人次数	审查患者文件,并统计通过有效筛查工具进行营养风险筛查的患者人数
指标2:患者及其照护者接受有关营养不良的教育	62例患者	35例患者	51例患者	同期接受营养不良和营养支持教育与信息的患者和(或)照护者人数	统计周期内调查的患者和(或)照护者人数	调查接受营养不良和营养支持教育与信息的患者和家属人数
指标3:护士接受过有关手术患者营养风险筛查的教育与信息	38名护士	38名护士	40名护士	同期接受过有关手术患者营养风险筛查教育与信息的护士人数	统计周期内病区在职护士人数	调查接受外科患者营养风险筛查教育和信息的护士人数
指标4:护士接受过有关外科患者营养支持的教育与信息	38名护士	38名护士	40名护士	同期接受过有关手术患者营养风险筛查教育与信息的护士人数	统计周期内病区在职护士人数	调查接受外科患者营养风险筛查教育和信息的护士人数
指标5:对消化道手术术前存在严重营养风险的患者进行7～14天的术前营养支持	12例患者	6例患者	1例患者	同期消化道手术术前存在严重营养风险且接受≥7天术前营养支持的患者人数	统计周期内消化道手术术前存在严重营养风险的患者人数	回顾患者资料,统计术前≥7天接受营养支持的严重营养风险患者人数

续 表

审查指标	样本量			分子	分母	审查方式
	基线	第一次	第二次			
指标 6:消化道术后患者在 24 小时内进行口服或肠内喂养	47 例患者	32 例患者	46 例患者	同期完成消化道手术且在 24 小时内进行口服或肠内喂养的患者人数	统计周期内完成消化道手术患者人数	查阅患者资料,统计术后 24 小时内开始肠内喂养的患者人数

2. 设计和实施改进实践的策略(GRiP)

第二阶段为期 10 周。根据基线审查的结果,项目组分析了实践环境,包括参与者的知识和态度、技术支持、教育材料等,以确定障碍因素,并根据现有资源制定克服障碍因素的策略。

3. 变革策略实施后的再次审查

证据应用后开展两轮审查,采用与基线审查相同的审查指标。数据收集由项目组两名成员完成。

(四) 临床实践变革结局

1. 第一阶段:基线审查结局

基线审查数据被输入 JBI 的 PACES 系统,如图 18-16 所示,6 项审查标准中有 3 项的依从率为 0。所有患者均未接受营养风险筛查以确定营养风险,所有患者及其照护者均未接受营养不良相关培训。此外,没有护士接受过有关外

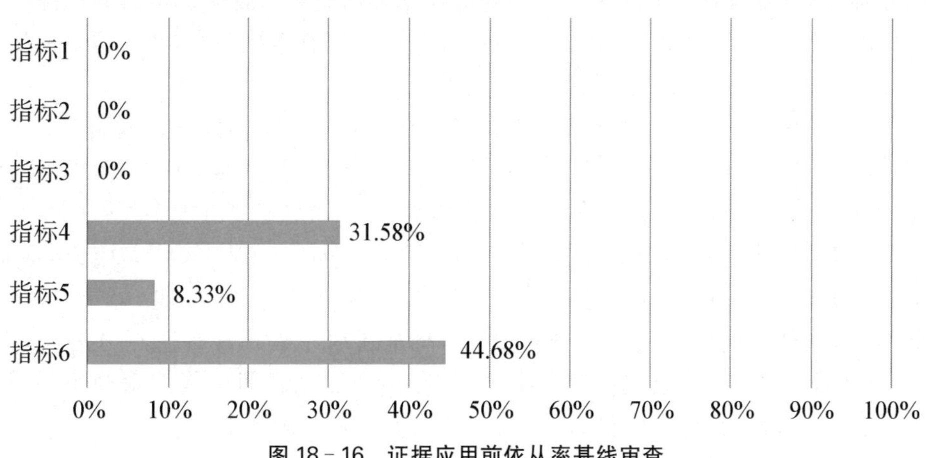

图 18-16 证据应用前依从率基线审查

科患者营养风险筛查的教育和信息。38 名护士中有 12 名(31.58%)接受了有关外科患者营养支持的教育和信息。62 例患者中有 12 例存在严重营养风险,只有 1 例(8.33%)接受了 7 天以上的术前营养支持。62 例患者中 47 例接受了胃肠手术,只有 21 例(44.68%)在 24 小时内接受了肠道喂养。

2. 第二阶段:制定研究向实践转化的策略

第二阶段为期 10 周,根据基线审查结果,确定主要障碍因素,针对障碍因素制定变革策略。

(1) 审查指标 1 使用经过验证的筛查工具识别营养风险患者。基线审查结果为 0,主要障碍因素为护士缺乏意识和工具来评估计划手术患者营养风险。针对障碍因素制定变革措施,即选择合适筛查工具,构建信息化平台。在此变革阶段,项目组基于证据选择由欧洲肠内肠外营养学会(ESPEN)推荐的营养筛查量表 NRS-2002,该量表被证明适用于 99%以上的中国住院患者,同时也被中国卫生行业标准推荐。将该量表电子化,嵌入护理信息系统与医院信息系统,构建信息化平台。在护理信息系统中包括 3 部分,分别为"NRS-2002 营养风险筛查表",用于患者筛查;"NRS-2002 营养风险筛查审核表",用于质量控制;"NRS-2002 营养风险筛查汇总表",用于查看单个患者不同时间节点筛查结果。医院信息系统包括两个部分,分别为"营养高风险患者提示",用于提醒医生关注患者营养风险状态;"营养高风险患者查询",用于查询全病区患者营养风险情况。在此变革阶段所需资源有病房采用中文版 NRS-2002 作为有效的筛查工具,使用有关 NRS-2002 的教育材料和 PPT,以及营养师和项目负责人制定的培养资料,对所有护士进行培训。变革效果为所有护士都接受了营养风险筛查培训。NRS-2002 嵌入护理信息系统并与医院信息系统联通,两个病区的护士使用 NRS-2002 来评估拟行胃肠手术的患者。

(2) 审查指标 2 患者及其照护者接受有关营养不良的教育。基线审查结果为 0,主要障碍因素为患者及其家属不了解或不感兴趣营养不良内容,患者及家属人数众多,覆盖面不足。针对障碍因素制定变革措施,即开展多途径的患者及照护者健康教育。在病区放置术后营养、口服营养补充制剂等营养相关内容展板;制作营养宣传单页供有需求的患者取阅,内容包括营养不良、体重监测、肠内肠外营养、住院膳食详解、口服营养补充制剂介绍及日常监测方法等内容;开发微信平台,将纸质材料电子化,患者扫描二维码即可获得营养相关教育与信息;举办患教会,由临床医生、护士、营养师组成营养健康教育小组,每周面向患者及家属展开营养相关健康教育。在此变革阶段,所需资源为项目组设计的宣传册、海报、BMI 监测转盘。为满足患者的营养信息需求,设计和开发了社交媒体(微信)。变革效果为所有患者及其家属均可在病房接受营养不良、体重监测、术前术后饮食等教育,他们还可以通过智能手机获取各种教育资料。

(3) 审查指标 3　护士接受过有关手术患者营养风险筛查的教育与信息,基线审查结果为 0。审查指标 4 是护士接受过有关外科患者营养支持的教育与信息,基线审查结果为 31.58%。主要障碍因素为护士缺乏营养风险筛查与营养支持相关知识,且护士人数较多,分布在不同病区。采取的变革措施是制定规范流程,线上线下分层次培训护士。具体措施包括:制定《NRS-2002 营养风险筛查量表评估细则》,统一筛查时点、筛查频率;制定《营养筛查—提醒—处置流程》,为临床护士提供依据。开展同质化培训,针对量表中需要护士根据患者实际情况评判的条目进行强化培训,给予详细计算法则与参考。开展由护理部、病区、护士的层级培训,并下发纸质资料与电子资料,保证人人学习,人人掌握。此阶段变革所需资源由项目组营养师、临床医生和护士制定的电子和纸质培训材料。变革效果为所有护士均接受营养不良及营养筛查知识的教育和培训,这一措施有助于提高护士对营养不良和营养筛查重要性的知识和认知。

(4) 审查指标 5　对消化道手术术前存在严重营养风险的患者进行 7～14 天的术前营养支持,基线审查结果为 8.33%。主要障碍因素为医生对审查指标"在手术前 7～14 天为严重营养风险患者提供术前营养支持"的认同度不高,患者入院至手术时间短。主要变革措施是联合多学科团队开展术前营养干预,具体措施有项目组召开启动会,为医生提供术前营养支持的最佳实践证据和口服营养补充剂清单。根据临床实际情况,配合有意愿的医生制定营养方式判断流程、营养筛查和营养支持流程。将严重营养风险患者的筛查结果与医生工作站进行链接,提醒医生注意患者的营养风险状况。此阶段变革所需资源是向医生提供 JBI 最佳实践证据和口服营养补充剂清单;获得科室主任支持;与 IT 部门合作帮助实现护理信息系统与医院信息系统的信息互联。此阶段变革效果为医生能够知晓院内口服营养补充剂的列表,根据患者营养风险筛查结果及疾病情况开具营养支持相关医嘱。

(5) 审查指标 6　消化道术后患者在 24 小时内进行口服或肠内喂养,基线审查结果为 44.68%。主要障碍因素为部分医生对 24 小时内的早期食物摄入缺乏认识,或担心早期进食可能对患者造成不良影响。主要变革措施是多学科团队合作术后尽早开放饮食,具体措施包括:向医生提供了有关早期食物摄入的最佳实践证据和口服营养补充剂清单;举行了小组会议,与有意愿的医生合作,在无禁忌证的情况下，尽早开放饮食；与医疗管理部门合作，规范口服营养补充剂的使用流程，包括营养筛选、知情同意和医嘱开立。此阶段变革所需资源是向医生提供JBI最佳实践证据和口服营养补充剂列表，且获得到科室主任支持。变革效果为医生能够知晓院内的口服营养补充剂的列表，部分医生综合分析患者情况，下达24小时内口服或肠内喂养医嘱。

3. 第三阶段：证据应用后审查

(1) 证据应用后第一次审查　证据应用后第一次审查结果如图18-17所示，可见所有审查标准依从率都有不同程度的提高。与营养筛查工具、患者及其家属营养不良教育和护士营养筛查教育相关的审查指标1～3的依从率从0%提高到100%；关于护士营养支持教育的审查指标4的依从性从32%提高到100%；关于术前营养支持的审查指标5的依从性由8.33%提高到50%；关于术后早期进食的审查指标6的依从性由44.68%提高到56.25%。

(2) 证据应用后第二次审查　证据应用后第二次审查在第一审查后的10个月进行，旨在检查变革中取得的积极成果是否持续用于临床。审查指标1～4的依从率为100%，与证据应用后第一审查的结果相似，见表18-30。然而，审查指标5的依从性从50%下降到0%，审查指标6的依从性从56.25%下降到47.83%。证据应用前后营养支持情况见表18-31。

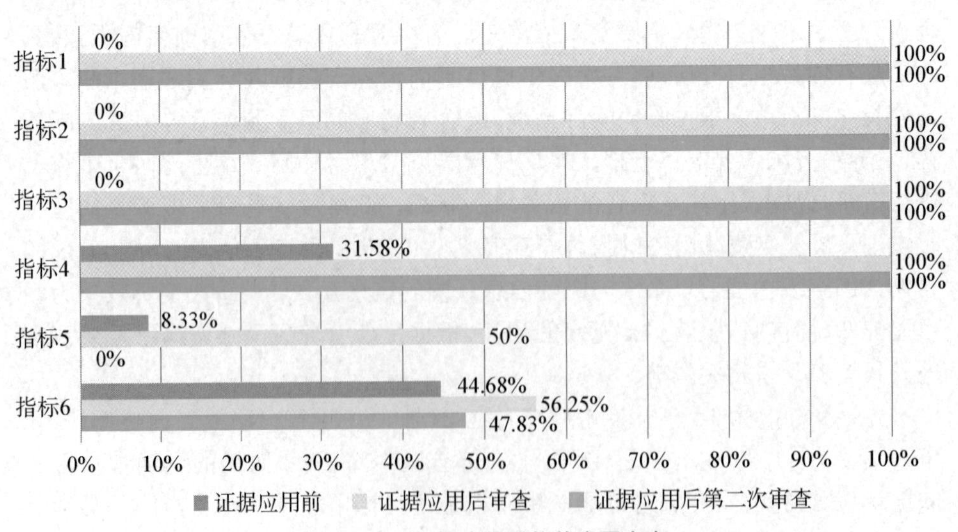

图18-17　证据应用后依从率再审查

表 18-30　证据应用前后审查结果

指标序号	证据应用前			证据应用后审查			证据应用后第二次审查			χ^2	*P* 值
	n	*Y*	(%)	*n*	*Y*	(%)	*n*	*Y*	(%)		
指标 1	62	0	0.00	35	35	100.00	51	51	100.00	148	0.000
指标 2	62	0	0.00	35	35	100.00	51	51	100.00	148	0.000
指标 3	38	0	0.00	38	38	100.00	40	40	100.00	116	0.000
指标 4	38	12	31.58	38	38	100.00	40	40	100.00	68.786	0.000
指标 5	12	1	8.33	6	3	50.00	1	0	0.00	4.46	0.174
指标 6	47	21	44.68	32	18	56.25	46	22	47.83	1. 047	0.603

注：指标 5 的 *n* 为术前营养筛查为高风险患者的例数，指标 6 的 *n* 为实际完成手术的患者例数。

表 18-31　证据应用前后营养支持情况比较

项目	证据应用前	证据应用后审查	证据应用后第二次审查	*F* 值	*P* 值
术前营养支持时间(天)	4.59±2.65	5.29±2.36	—	0.019	0.893
术后禁食时间(小时)	75.31±61.91	74.78±66.87	66.93±54.98	0.263	0.769

(五) 证据转化效果评价

根据目的和目标，确定了 5 个证据临床转化的主要障碍，并制定和实施了多项策略来解决这些障碍。证据应用后审查结果表明，大部分障碍都得到了解决，项目目标顺利实现。如后续第二次审查结果所示，大多数目标即使在 10 个月后仍得以维持。

1. 系统层面

该项目成功地将营养风险筛查纳入住院患者常规筛查，改变了护理规章制度与流程。在证据应用后第一次审查中，两个病房 100%的护士能够在入院后 24 小时内使用营养筛查量表对患者进行评估。同时，制定并实施了营养风险筛查流程和制度。在 10 个月后进行的第二次审查中，这一积极结果也得以维持。

营养筛查与干预流程的信息化管理是最佳证据能够持续应用于临床的关键。将营养筛查量表电子化并嵌入护理信息系统，利用计算机后台抓取年龄、身高、体重等基本资料，自动计算体重丢失百分率，逻辑判断各维度得分；借助信息系统，最大程度地减少人为计算误差，缩短评估时间，后台自动计算总分划分风险等级，联动护理措施，为临床护士提供参考，有利于护士简单、快速地进行临床评估与判断(虞正红等,2018)。

筛查完成后,医生、护士可通过各自操作平台查看患者详细信息,实现不同平台的数据互通共享,有利于医护沟通合作。所有患者数据后台存储,可随时查阅,可以依据需求分析不同患者的营养状态,提高数据利用率。

2. 实践者层面

该项目最主要的实践者是临床护士和医生,分别实现了不同程度的变革。首先,在护士方面,该项目提高了护士对营养风险评估、营养不良和营养干预的知识和认知。通过此项目,护理部制定了 NRS-2002 营养风险筛查规程,统一了筛查时间和筛查频次,为临床护士提供参考。对所有护士进行同质性培训。NRS-2002 中的一些项目需要护士根据患者的健康状况进行评估,因此加强了对这些项目的详细解释。提供纸质和电子材料,确保每个人都能学习和掌握这些知识。在证据应用后第一次审查结果所示,两个病区的护士均接受了相关的教育和信息,这一积极结果的持续性在证据应用后第二次审查中也得到印证。

其次,医生作为多学科团队成员参与实践变革过程,对审查指标 5、6 有着极为重要的作用。审查指标 5、6 聚焦术前营养支持与术后早期进食,与患者实际情况及临床医生的临床判断关系密切,需医生下达医嘱后才能落实。同时患者入院至手术时间较短,亦难以达到至少 1 周的术前营养支持。证据应用后第一次审查,指标 5、6 依从率有所提升,术前营养支持时间与术后禁食时间虽均有所改善,但差异无统计学意义。考虑临床实际情况,本项目从有意愿的医生着手逐步开展,因此患者覆盖面较小,导致证据应用后结果有待进一步提高。证据应用后第二次审查,指标 5、6 依从率下降与项目负责人撤离临床场景,而证据尚未与临床系统较好融合有关。因此,组建多学科团队、促进医护合作是最佳证据应用的重要步骤,各学科分工合作是最佳证据应用的关键与难点。证据应用效果的持续是证据临床转化的最终目的,将证据嵌入常规、规范、流程并上升到制度层面是维系成果持续应用的强有力手段。本次证据应用多学科合作仅在项目开展中进行,因项目负责人而召集,尚未形成制度或者机制,且主要通过与有意愿的医生合作推动,后续因医生轮岗或调离也可能是导致指标 5、6 依从率下降的原因。若要维持或进一步提高指标 5、6 的依从率,建议从医务处层面牵头实施,以指标结果为导向并进行考核或督查来推进措施的落地,进一步推进项目的落实。

3. 患者层面

该项目提高了患者及其家属对营养不良、营养支持和医院特殊饮食的知识、认知和获取知识的途径。项目实施前,患者营养信息主要由护士口头提供,内容简短有限。该项目实施后,制定并落实了一项针对患者及其家属的长期营养教育计划，包括医生、营养师和护士的健康教育团队，每周对患者及其家属进行营养教育。长期教育策略有助于审查指标 2 保持 100%的水平，这条证据应用后在第二审查中也得以印证。此外，为每位入院患者制作宣教册，病区走廊里张贴营养相关宣教海报方便患者及其家属阅读，以及开设营养健康教育微信订阅号，二维码张贴在病房中，为患者获取营养相关健康教育信息提供了更多途径。

四、案例总结

最佳证据应用项目能够弥合证据与临床场景之间的鸿沟。通过基线审查发现最佳证据与临床实践的差距，分析主要障碍因素，进一步制定对策，逐步将证据应用于临床的过程，达到实现临床变革的目的。在转化过程中，依据证据完善相关护理制度及流程，通过培训提高护士知识水平，改变护士行为，保障证据应用效果的延续性。通过证据应用的方法和步骤，逐步将最佳证据整合、植入临床系统，借助信息化手段助力质量持续改进。证据临床转化几乎是无法由护理单方面完成的过程，多学科合作是证据应用中的关键与挑战，各学科分工合作是最佳证据应用的关键与难点。

本案变革中最值得借鉴的是，通过循证方法筛选信效度较好、最为合适的营养风险筛查量表，并将量表引入临床使用。从初期的纸质版筛查表的应用到后期运用信息化手段固化评估流程，使得评估更加简便有效率。信息化手段的应用，使得评估结果能够同步到医生工作站，实现医护信息互通。同时，使营养风险筛查流程形成常规，写入护理规章制度。院内编写的《护理评估》手册也将其纳入，供全院参考，切实在系统层面实现转化，最大程度地保障审查指标的延续性与可持续性。本案例不足之处是，在医护合作的审查指标方面未能较好地深入，在提高术前高风险患者 7～14 天的营养支持上遇到了较多系统层面的障碍因素，如医生理念不同、平均住院天数要求等。因此，在后续研究中考虑将营养风险筛查前移至门诊初诊，以提高术前高风险患者 7～14 天的营养支持率。关于术后早期进食审查指标的应用，跟医生理念也非常相关。部分医生的患者已经落实 24 小时内饮水，并在小范围内实施推广。有些医生知晓该理念，但在实际操作中却未执行。建议未来可以联合医生共同制定术后早期进水的核查表或评估表；术后使用核查表常规核查患者情况；若满足早期饮水条件，且无禁忌证患者，督促医生更改饮食医嘱，并指导患者在术后 24 小时内循序渐进饮水。在此过程中也可形成渐进式饮水方案，在保证患者安全的前提下，实现该审查指标彻底转化，最终让患者受益。

（张 琦）

参考文献

[1] 中国加速康复外科专家组.中国加速康复外科围术期管理专家共识(2016版)[J].中华消化外科杂志,2016,15(6):527-533.

[2] 中华人民共和国卫生行业标准.临床应用风险筛查,中华人民共和国国家卫生和计划生育委员会(Ed.),2013,WS/T427-2013.

[3] 虞正红,张琦,徐建鸣,等.医护合作静脉血栓栓塞管理信息化平台的设计与应用,2018,18(03):387-390.

[4] Barker LA, Gout BS, Crowe, TC. Hospital malnutrition: prevalence, identification and impact on patients and the healthcare system [J]. Int J Environ Res Public Health, 2011,8(2),514-527.

[5] Chen ZL. Initiation of pre and post operative feeding in patients following gastrointestinal surgery [J]. The Joamna Briggs Institute, 2015.

[6] Desiderio J, Stewart CL, Sun V, et al. Enhanced recovery after surgery for gastric cancer patients improves clinical outcomes at a US cancer center [J]. J Gastric Cancer, 2018,18(3):230-241.

[7] Ferguson M, Capra S. (1998). Nutrition screening practices in Australian hospital. Aust J Nutr Diet, 1998,55: 157-159.

[8] Jiang ZM, Chen W, Zhu SN, et al. The prevalence of malnutrition (insufficient), nutrition risk and nutrition supplement in tertiary hospitals in west, middle, and east China [J]. Chin J Clin Nutr, 2008, 16(6):335-337.

[9] Khanh-Dao Le L. Evidence summary. Initiation of pre and post-operative feeding: following gastrointestinal surgery [J/OL]. The Joanna Briggs Institute EBP Database, JBI@Ovid, 2019,I4038.

[10] Kondrup J, Allison SP, Elia M, et al. ESPEN guidelines for nutrition screening 2002 [J]. Clin Nutr, 2003,22(4):415-421.

[11] Lizarondo L. (2015). Malnutrition in surgical patients: screening, The Joama Briggs Institute. 1-4.

[12] Waitzberg DL, Caiaffa WT, Correia MI. Hospital malnutrition: the Brazilian national survey (IBRANUTRI): a study of 4,000 patients [J]. Nutrition, 2001,17(7-8):573-580.

第七节　放化疗患者口腔黏膜炎管理的证据临床转化

一、背景及意义

口腔黏膜炎是癌症放化疗患者常见的并发症之一。依据患者疾病类型及治疗策略不同，口腔黏膜炎的发生率为 15%～100%（Pulito 等，2020；Konishi 等，2019）。口腔黏膜炎所引起的疼痛、语言障碍、进食障碍、身体形象受损、自尊心下降等一系列问题（史根芽等，2020），对患者的生活质量和临床结局影响甚远，可以严重影响癌症患者的生存率和死亡率，造成患者额外的经济负担（Niikura 等，2016）。因此，关于癌症放化疗患者口腔黏膜炎的预防和管理具有重要的临床意义。近年来，对于口腔黏膜炎的研究为癌症放化疗患者口腔黏膜炎防治的循证实践提供了一定的科学证据。然而，口腔黏膜炎的预防和管理是一个复杂的过程，且有明显的个性化特征。因此，本节以癌症放化疗患者口腔黏膜炎预防与管理为例，重点介绍如何以 KTA 为理论框架，将系统评价和指南结果以及相关循证资源依据临床情景进行筛选、精炼，以适宜临床实践使用，满足临床护理人员获取相应知识和信息的需求；同时，说明研究人员与临床实践人员如何将最佳证据科学转化为循证实践方案，试点应用于临床的循证实践过程。

二、理论模式/概念框架

KTA 理论框架以计划变革理论为依据，旨在为政策制定者、管理者、实践者、研究者、患者甚至公众将研究结果应用于实践中，促进知识转化与实践变革，改善临床照护质量及患者健康结局提供概念框架。本证据应用依据 KTA 框架进行实施，具体的技术路线如图 18-18 所示。

三、证据转化过程

（一）知识创造——最佳实践证据汇总

研究小组采用 6S 证据模型为检索结构，以中文关键词口腔黏膜炎、口腔溃疡、癌症、放疗、化疗，英文关键词 oral mucositis\stomatitis\cancer\chemotherapy\radiotherapy，计算机检索相关领域的临床实践指南、系统评价等循证资源。检索的数据库包括美国国立指南数据库、Cochran 图书馆、OVID 循证数据库、JBI

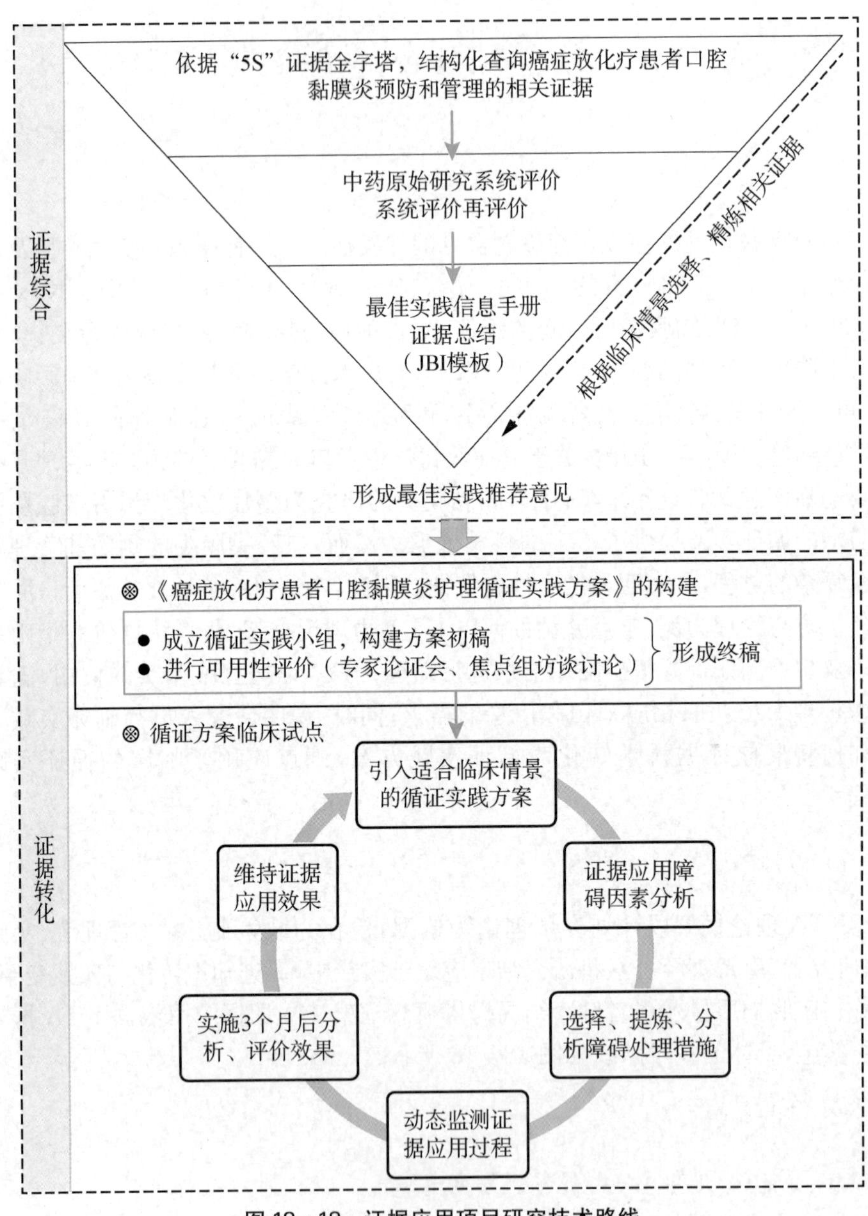

图 18-18 证据应用项目研究技术路线

循证卫生保健数据库、Nursing Consult 数据库、美国肿瘤护士协会网、PubMed、Web of Knowledge、中国生物医学文献数据库、中文期刊全文数据库、万方数据资源系统等。本证据临床转化案例的证据来源于临床实践指南3篇、系统评价17篇、基于系统综述的专家共识1篇、文献综述形成的专家意见2篇、多中心现况调查研究报告1篇、随机对照试验1项、JBI循证证据总结1篇。

依据澳大利亚JBI循证卫生保健机构发布的“最佳实践信息手册作者指南”的构建方法，对口腔评估、口腔护理措施、常用漱口液的选择及蜂蜜预防效果4个主题中高质量的系统评价进行分析、提炼，形成癌放化疗患者口腔黏膜炎护理相关主题的最佳实践信息。具体内容包括：①癌症患者口腔黏膜炎评估工具分析；②基础口腔护理在癌症放化疗患者口腔黏膜炎管理中的作用；③常用漱口液预防化疗所致口腔黏膜炎的效果；④蜂蜜预防头颈部癌症放化疗患者口腔黏膜炎的效果。采用澳大利亚JBI循证中心证据分级系统(2014版)，对选择、汇总、归纳的最佳证据标注相应的证据等级和推荐建议，形成放化疗患者口腔黏膜炎预防和处理的最佳实推荐意见，见表18-32。

表18-32　针对癌症放化疗患者口腔黏膜炎评估的最佳实践推荐

最佳实践推荐意见	证据等级
1. 对于癌症放化疗患者，应建立标准化口腔评估流程，流程中应说明有效评估工具的选择，明确描述评估过程、评估频率和确定的评估人员	Ⅰ
2. 患者应使用信效度良好的口腔黏膜炎自我评估工具进行自我评估，自我评估结果应纳入口腔黏膜炎评估流程	Ⅰ
3. 选择口腔黏膜炎评估工具时必须明确评估的目的、对象、临床结局及得分计算方法，工具的质量及是否简便易行	Ⅰ
4. 口腔评估指导(OAG)是评估癌症患者口腔黏膜炎最为适宜的测评工具	Ⅰ
5. 建议研究过程中使用简便、易于分级评分的口腔黏膜炎评估工具，如WHO分级量表、放疗肿瘤小组评估工具(RTOG)、美国国家癌症研究所常见毒性分级标准(NCI-CTC)，有助于比较各种干预措施对癌症放化疗患者口腔黏膜炎的防治效果	Ⅰ
6. 评估过程包括患者接受癌症治疗前基线评估和治疗过程中的持续评估。评估应持续到患者口腔黏膜炎痊愈或全部疗程结束后2～4周	Ⅱ
7. 定时进行评估，根据患者口腔黏膜炎的严重程度和危险因素，评估频率分别是每天1次、2～3天1次或每周1次	Ⅳ

续 表

最佳实践推荐意见	证据等级
8. 常规口腔评估应成为防治癌症患者口腔黏膜炎的策略之一。患者自我评估内容应成为完整评估的一部分	Ⅱ
9. 保持良好的光线对于准确评估口腔状况非常重要	Ⅳ
10. 癌症患者首次接受放化疗前应请口腔医生进行系统的口腔检查与口腔疾患治疗。随后每次治疗实施前也必须进行基线评估，以便观察口腔黏膜的变化	Ⅳ

研究所形成的信息手册与证据总结为癌症放化疗患者口腔黏膜炎护理提供有力的证据资源和证据传播工具(顾艳荭等，2014)。但是，证据的转化和应用仍需要研究人员与临床实践人员一起，根据具体的临床情景，对现有的证据资源再次进行筛选、精炼，以适宜临床实践使用。

(二) 行动阶段——方案构建与应用效果评价

1. 构建循证实践方案

研究小组依据证据前期完成的“癌症放化疗患者口腔黏膜炎预防与处理的最佳信息实践手册及最佳实践推荐意见”，结合前期国内文献计量分析、现况调查及患者需求访谈的结果，在对内容真实性、重要性和适用性进行评价的基础上，重点是评估口腔黏膜炎、基础口腔护理措施、疼痛处理、健康教育相关证据进一步提炼和净化，将相关适宜证据引入护理实践，并依据护理程序的评估、计划、实施、评价 4 个步骤进行护理流程的设计，初步制订循证实践方案。内容包括：①癌症放化疗患者标准化口腔评估流程；②癌症放化疗患者口腔黏膜炎护理流程；③口腔黏膜炎防治健康教育手册；④癌症放化疗患者口腔黏膜炎护理质量审查标准；⑤癌症患者口腔护理操作评分标准。引入流程的所有循证证据均按照澳大利亚 JBI(2014 年版)的推荐等级和证据水平分级系统标注证据推荐等级，以指导临床护理人员根据具体临床情景作出适宜临床决策。方案流程示例如图 18-19 所示。

在此基础上，采用专家现场论证会和焦点组成员访谈讨论形式，对方案初稿中各流程的具体条目和内容的临床适用性和可行性进行可用性评价，并依据专家现场论证修改意见和焦点组访谈结果，进一步调适方案内容以适应临床情景的应用(顾艳荭等，2014)。

本阶段研究以 KTA 为理论框架，采用结构化文献检索和策略进行证据查询；通过文献质量评价，结合国内临床情景，依据 JBI“最佳实践信息手册作者指南”“2014 年版证据推荐级别和证据分级方法”进行证据综合、提炼和裁剪，初步

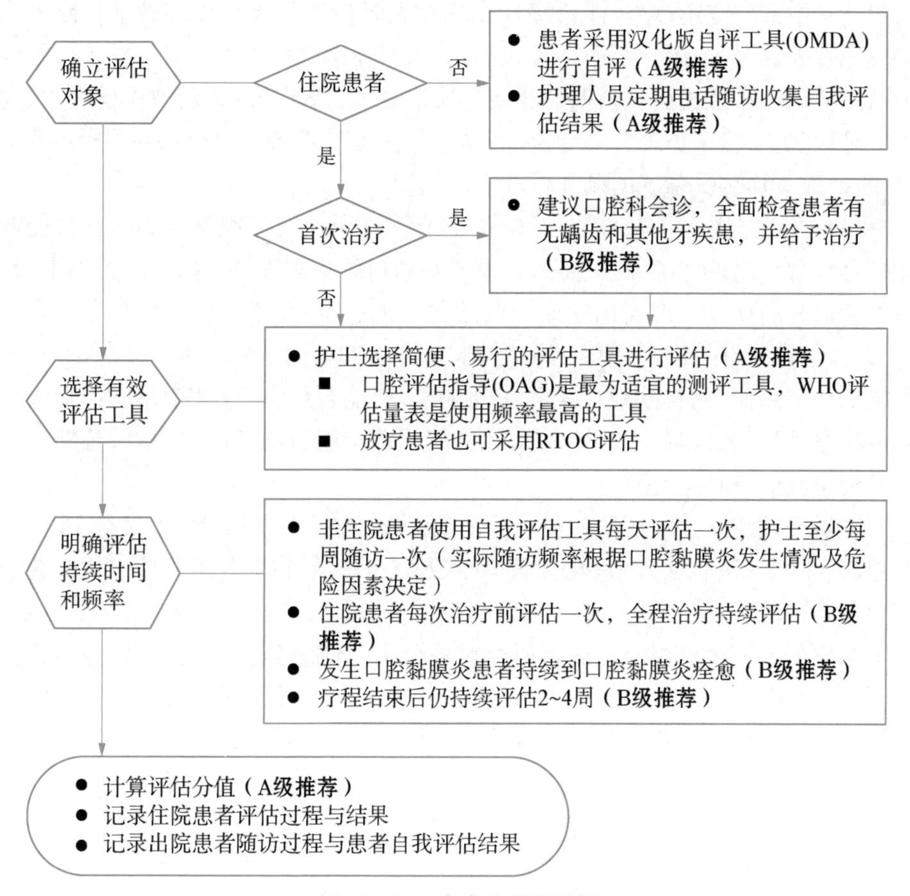

图 18－19　方案流程图示例

构建循证实践方案；采用专家现场论证和焦点组访谈方法，对方案初稿进行可用性评鉴和调整，最终确立循证实践方案。该方案构建过程科学、严谨、可靠，为循证证据转化和应用提供了参考和依据；方案内容循证依据充分，具有可操作性和安全性，经济成本可接受，适用于国内临床护理情景，对癌症患者口腔黏膜炎护理实践与质量管理具有指导作用。然而，由于本研究中证据来源均来自国外的循证资源，循证实践方案的有效性、可行性、适宜性及临床意义尚需要在临床情景中进一步应用与验证，因此，课题组在临床试点应用该循证实践方案，动态监测相关证据在临床应用的过程，评价其应用效果。

2. 评价循证实践方案的应用效果

行动阶段仍需依据制订的循证实践方案，动态监测相关证据有效地在临床实际情景中推广应用过程，评价癌症放化疗患者口腔黏膜炎护理循证实践方案的应用效果。因此，组建了循证实践小组，采用临床试验的方法对方案进行了临床试点应用。小组成员包括循证实践方法论专家、循证护理方向博士研究生、主管护理副院长、临床护理管理专家、肿瘤专科护理管理者、放化疗专科护士共15人，主要成员均接受系统的循证护理实践培训。

(1) 研究方法　抽取2014年6～9月在南通市某三级医院6个病区接受放化疗并符合入组条件的癌症患者，以及所在病房的护理人员。患者入组标准：经活检确诊为癌症且分别放化疗或同时放化疗的患者；年龄≥18岁，具有一定理解力，能够进行有效沟通；愿意参加本研究，并署知情同意书。患者排除标准：有严重的认知障碍、精神疾病及语言表达缺陷，不能合作者；近2个月发生重大个人或家庭事件，如离异、丧亲、失业、经济问题等可能影响情绪的患者；预期1年生存概率较低，预后较差者。

本研究共纳入306例癌症放化疗患者，其中放疗科121例，化疗科120例，血液科55例。医院放疗科、化疗科、血液科6个病区的所有注册护士均作为研究对象，共计77人。

采用分层随机分组的方法将研究对象分为对照组与实验组，具体分组方法如下：6个病区依照病区类别(放疗、化疗、血液)分为3层，然后采用抓阄方法将每层2个病区分为实验组与对照组，实验组为放疗二、化疗二、血液一3个病区，对照组为放疗一、化疗一、血液二3个病区；入住对应病区的患者与护理人员相应成为实验组或对照组的研究对象。

(2) 干预方法

1) 对照组：护理人员按所在病区原有的培训、质量管理与工作流程进行常规工作。主要采用N_0～N_4级分层培训的方法对护理人员进行培训。低年资护士主要以制度、护理常规、应急预案及基本操作为主，专科培训内容集中在肿瘤专科护理新知识、新技术及放化疗后胃肠道反应和骨髓功能抑制相关知识。质量控制按照医院护理部制订的质控标准每月进行小组质量检查，小组成员由病区护士长和高年资护士组成，护理人员按病区护理常规每日对患者实施护理。

2）实验组：组织多轮癌症放化疗患者口腔黏膜炎预防和护理循证实践小组成员会议；对实验组全体护理人员进行相关知识培训；启用新修订的口腔评估流程和口腔黏膜炎护理流程、健康教育手册对患者实施日常护理，采用新修订的口腔护理技术操作流程对患者实施口腔护理；护理三级质量控制增加证据应用审查内容；证据实践小组研究人员与管理者不定期巡视试点病区，参与和观察方案实施情况，指导试点病区证据应用过程，对现存的问题答疑解惑，对实施过程的障碍因素进行分析，共同寻求解决办法。

(3) 评价指标和研究工具　依据 KTA 理论框架，应从概念性应用效果、工具性应用效果和策略性应用效果 3 个方面进行监控；与之相对应的效果评价，主要从患者层面、护理人员层面、组织系统层面或应用过程层面展开。具体的评价指标和研究工具如下。

1）系统层面改变的评价指标和评价方法：分析和记录证据临床应用过程中系统的变革，包括试点病区护士培训、护理流程管理系统、质量控制方面的改变，新增的护理流程、规范以及护士床旁护理模式的变革等；评价癌症放化疗患者口腔黏膜炎护理循证证据应用的依从性，依据循证实践方案质量审查项目表，自行设计癌症放化疗患者口腔黏膜炎护理质量审查表，采用现场查看和记录方式，观察一定数量的癌症放化疗患者口腔黏膜炎护理质量情况。计算方法：每个条目的证据应用依从性＝该审查条目依从的患者数/审查该条目的患者总数×100%。因审查项目不同，每个护理单元患者的数量不同，因此每个护理单元、每个条目所观察的例数也不尽相同。

2）护理人员层面的评价指标和评价方法：①采用自行设计“癌症放化疗患者口腔黏膜炎护理知识、态度、行为调查问卷”，评价证据应用前后护理人员对癌症放化疗患者口腔黏膜炎护理知识、态度和行为的改变情况。该问卷包括两个部分：第一部分，护理人员一般资料，包括性别、出生年月、从事护理工作时间、从事放疗化疗专科工作时间、学历、职称、口腔黏膜炎患者护理经历、循证护理与口腔黏膜炎护理相关知识培训、病区有无护理流程等情况。第二部分，根据循证实践方案中应用的证据进行维度与条目设计，共 4 个维度，26 个条目。该问卷经过 5 位熟悉相关领域的护理专家和 1 位肿瘤放化疗医疗专家进行内容效度评价，最后 CVI 值为 0.91。②通过个人深入访谈的形式，使用半结构式访谈提纲，了解护士和护士长对于证据应用的实践体验。

3）患者层面的评价指标和评价方法：①患者住院期间口腔黏膜炎发生情况由护士采用口腔评估指导量表(OAG)进行评估。无论是用于临床实践还是临床研究，OAG 能提供结构化、严谨、清晰的指导，是评估癌症患者口腔黏膜炎最为适宜的测评工具。总分为 8 分，得分越高说明口腔黏膜炎的症状越严重。在内容效度方面，肿瘤专家认为 OAG 的 8 个参数能够对口腔问题进行有效评分。OAG 评定者间信度良好，护士和口腔科医生分别使用该量表对患者进行评估，一致性良好(K 值范围为 0.77～1.00)。②患者居家治疗期间采用课题组汉化的"口腔黏膜炎每日自评问卷"(OMDQ)进行评估。该问卷源自 Elting 等研制的口腔黏膜炎"每日患者自评问卷"(Elting 等，2008)。课题组在得到原作者 Elting 授权的前提下，对英文问卷进行汉化、调适及信效度检验(顾艳荭等，2014)。汉化后的 OMDQ 问卷总的内容效度为 0.924，Cronbach's a 系数为 0.902，OMDQ 问卷与 WHO 口腔黏膜炎评估量表的相关系数(r)为 0.959，两者呈强相关。问卷包含 9 个条目，每个条目的评分为 0～4 分，正常为 0 分。③癌症口腔黏膜炎患者生活质量的评估采用香港中文大学那打素护理学院的 Karis 等(2007)学者研制开发的口腔黏膜炎患者生活质量量表(OMQOL)进行评估。该量表为 4 个维度，31 个条目。其中，症状维度包含条目 1～9，进食维度包含条目 10～19，社交功能维度包含条目 20～26，吞咽功能维度包括条目 27～31；每个条目共分 4 个等级，即完全没有(1 分)、少许(2 分)、较多(3 分)、非常多(4 分)。量表每个维度的内在一致性信度较高，其 Cronbach's a 系数为 0.906～0.934。每个维度及总分得分范围为 0～100，得分越高，说明生活质量越好。

(4) 应用效果

1) 系统层面证据引入临床试点科室的过程及系统改变情况：①依据方案构建过程中循证实践小组成员焦点组讨论意见，循证实践小组成员中增加一名口腔科专科医生(P)，一方面满足了循证实践多学科合作的需求，另一方面也保证了癌症患者治疗前及治疗过程中能够及时得到口腔专科医生的会诊与处理。②召开循证实践小组成员恳谈会，比对试点病区原有护理常规和流程，对新构建的口腔黏膜炎护理循证实践方案再次进行讨论与分析，评估循证实践方案流程中证据应用的障碍因素。与所在科室科主任、科护士长、护士长及医院护理部主任进行沟通，获取相关利益人群的支持和帮助，共同协商解决方案实施过程中存在的问题。③召开试点科室全体护理人员大会，进行证据应用前宣讲和动员。会议由医院护理部主任主持，医院分管护理副院长亲自参加，并重点介绍研究目的、研究项目内容，以及循证证据应用对提升医院肿瘤专科临床护理服务质量的重要意义。④对试点病区护理人员分期分批进行癌症放化疗患者口腔黏膜炎护理相关知识的培训。考虑到临床护理人员的工作特点，每项内容的培训分两批进行。为了保证培训效果，每次培训过程及结束后进行评价考核，以帮助护理人员理解与掌握相关知识内容。⑤证据引入临床试点科室，并进行过程监测、反思与总结。一是将新修订的口腔黏膜炎护理循证实践方案纳入试点病房护士日常护理工作。研究小组在前期准备的基础上，对试点医院3个病房的日常护理流程进行变革，将“癌症患者口腔黏膜炎的护理流程”“癌症患者标准化口腔评估流程”引入病房日常护理常规与流程标准；对来院治疗的癌症患者依据《口腔黏膜炎防治健康教育手册》进行健康教育指导；护士长、科护士长及护理部对试点病房的护理质量管理增加癌症患者口腔黏膜炎护理质量审查内容。二是组织多轮循证实践小组成员研讨会，动态评估、分析实施过程中的障碍因素，制订相应的干预措施。例如，由于临床试点病区护理人力资源相对不足，护理部主任与所在科室科护士长协商，增派护理人员给予支持；放疗病区有相当一部分患者采取门诊放疗的形式接受治疗，病区护士对这类患者的评估与护理过程变革有一定的难度。为此，循证实践小组成员争取放疗科科主任的支持，动员放疗机房护士和技师参与患者口腔评估与护理工作；同时建议责任护士与床位医生协商，尽可能将患者放疗时间改在下午进行，以保证护理人员有更多的时间与患者进行沟通交流。研究者依据循证实践小组成员讨论的意见，对循证实践方案中的护理流程进一步细化，依据患者口腔黏膜的状态，制订了两份护理人员每日使用的观察记录单，分别是“口腔评估与预防情况动态记录表(未发生口腔黏膜炎)”“口腔评估与治疗情况动态记录表(发生口腔黏膜炎)”，为了提高护士对发生口腔黏膜炎患者的警觉性，特将口腔黏膜炎患者的观察记录单设计为红色，以示区别。为了提高临床护士对于相关证据应用的依从性，保证护士方便、高效对患者进行评估和护理，研究人员设计了可以随身携带、存放与使用的相关知识小卡片，便于护士工作过程中随时可以查阅、学习及参考。三是开展过程监控，动态评价实施效果，解决证据应用过程中的问题。循证实践小组核心成员不定期巡视试点科室，采用参与式观察方法对实施过程进行监控、督导、答疑解惑，帮助护理人员及时解决证据应用过程中的问题，同时鼓励病房护士结合具体的临床实际提出促进证据应用的有力措施和建议，并帮助实现。例如，循证小组成员巡察过程中发现，血液科病房患者参与研究的积极性不高，研究对象入组比较困难，依从性较差。针对这一问题，研究者通过与护理人员访谈及参与式观察发现，主要的原因在于护士与患者沟通交流方式存在问题，缺乏交流技巧。为此，研究小组邀请相关专家对试点病房护理人员进行沟通交流技巧培训，以提升护理人员的沟通交流技巧。在每个疗程间歇期居家过程中，患者需要进行口腔自我评估。然而在巡视中发现，该类患者居家期间口腔评估的依从性不好。分析原因主要是因为健康教育手册中的自我评估工具字体较小，不利于患者使用与记录。化疗病房护士为此重新设计相应的自我评估记录单，从而提高患者居家期间执行护理措施的依从性。

2）护理循证证据应用依从性情况：证据应用前后依从性改变情况采用Fisher精确概率法进行统计检验，结果显示：口腔黏膜炎评估、健康教育的所有项目及口腔黏膜炎护理项目1～7的依从性均有明显提高（$P<0.01$），但是项目8～11（分别为利多卡因止疼、冷冻疗法、蜂蜜及锌营养制剂）依从性没有明显的改善（$P>0.05$）。试点病区在方案应用前后3个维度证据应用总体依从性改变情况如图18-20～图18-22所示。

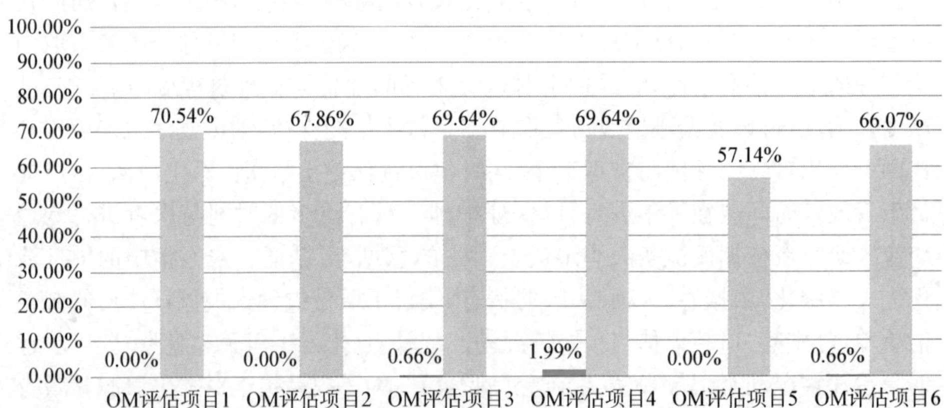

图18-20 口腔评估流程在试点病区证据应用总体依从性改变情况

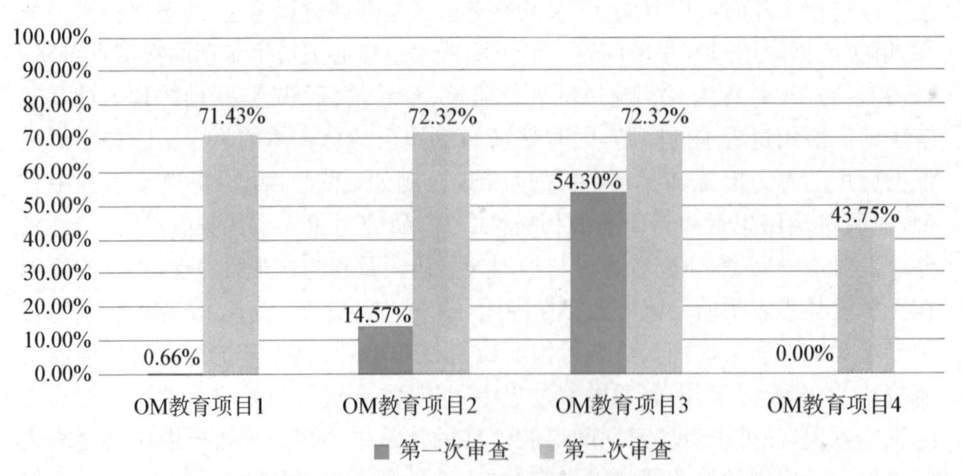

图18-21 健康教育流程在试点病区证据应用总体依从性改变情况

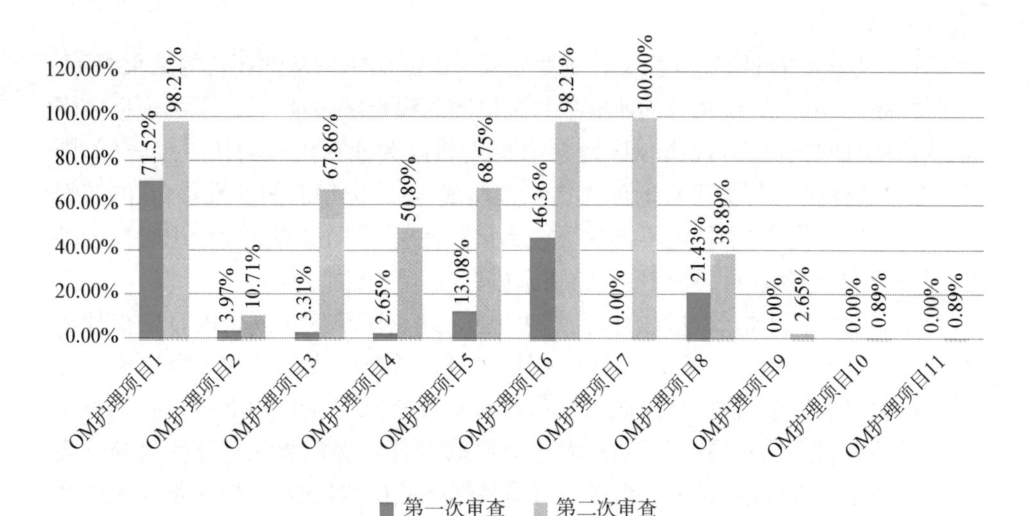

图 18－22　口腔黏膜炎护理流程在试点病区证据应用总体依从性改变情况

3）护理人员层面：实验组护士知识和行为改变得分明显高于对照组护士，且有统计学意义（$P=0.020$，$P=0.000$），但是态度得分差值比较没有统计学意义（$P=0.199$）。为了进一步探索实践小组护士对方案临床应用的感受，研究者对循证实践小组成员中 6 位责任护士、3 位病区护士长进行了访谈。经过深入分析 9 位访谈对象的资料，有关循证实践小组对方案临床应用的实践体验，依据实施过程的不同时期，提炼如下主题：初始阶段——被动与负担；证据引入 1 个月——磨合与认可；证据引入 2 个月——信任与融洽；证据引入 2 个月——自信与价值感；最后阶段——期待与反思。

4）患者层面

a. 口腔黏膜炎发生情况比较：实验组与对照组基线发生率分别为 27.5%（46 例）和 38.1%（53 例）。两组比较，放疗、化疗和血液科 3 个层面患者的基线发生率、总发生率及新发生率差异均没有统计学意义（$P>0.05$）；其中，放疗、化疗与血液科实验组的总发生率分别为 39.4%、25.0%、8.3%，均低于对照组的 50%、33.3%、27.6%。

b. 口腔黏膜炎患者生活质量影响因素分析：以口腔黏膜炎患者生活质量各维度得分及总得分为因变量，患者的年龄、性别、体质指数（BMI）、OAG 得分、组别、治疗方式（放疗、化疗、放化疗）及吸烟情况为自变量，进行多元逐步线性回归分析。结果显示，组别是口腔黏膜炎患者生活质量各维度及总体得分的影响因素，其中应用循证方案组患者的生活质量各维度得分及总得分均明显高于对照组($P<0.005$)。

(5) 方案可行性、适宜性及有效性分析　证据应用依从性评价的结果提示，口腔黏膜炎评估、健康教育的所有项目及口腔黏膜炎护理项目 1～7 的证据应用依从性均有明显提高，说明临床情景中相关利益者证据内容的接受度较好；同时，在对责任护士与护士长的深入访谈也发现，随着应用时间的推移，新的流程已融入护士工作常规，护士不再觉得这是一种负担，说明癌症放化疗患者口腔黏膜炎护理循证实践方案具有良好的临床适宜性、可行性。

证据引入临床情景过程的监控结果显示，试点医院 3 个病区的日常护理流程与质量管理流程已经发生变革。“癌症患者口腔黏膜炎的护理流程”“癌症患者标准化口腔评估流程”已经成为病房日常护理常规与流程标准；《口腔黏膜炎防治健康教育手册》已被用于对患者进行健康教育；“癌症放化疗患者口腔黏膜炎护理质量审查标准”已成为医院三级质控网络的质量检查标准；多学科人员共同参与了循证实践活动，这些说明循证实践方案已对试点科室及医院的系统运行产生了积极的影响。此外，证据临床试点应用后，护士的知识水平、行为发生了积极的改变。随着证据引入临床情景的深入与发展，护士的内心体验从初始的被动无奈转变为磨合与认可、信任与融洽、自信与价值感，直至对自身未来职业发展有了期待与反思。因为来自科学证据，护士在进行临床护理决策时更加充满自信，患者与医生对护士的信任度增加，从而进一步提升护士的自信心与专业价值感。此外，患者层面效果分析提示，方案的实施对于提高口腔黏膜炎患者的生活质量具有一定作用。

(6) 证据应用过程中的反思　证据应用的依从性结果提示，口腔黏膜炎护理流程中“冷冻疗法”“蜂蜜”及“锌营养制剂”3 个证据的依从性几乎为 0，说明本研究所提炼的证据没有被预期采纳和应用。这再次说明，循证实践是一个动态变化的过程，需要最佳证据、临床情景、专业人员的判断、患者意愿相结合。研究过程中还提示，动态评估实施过程中的障碍因素、及时调整干预措施、定期进行证据更新与评价是保证和维持证据应用的有效手段。另外，结合临床现有的护理理念和方法，设计简便易行的护理流程，将证据引入流程并标注证据等级，是临床护理人员可接受的证据转化形式。

四、案例总结

本案例重点阐述了如何基于 KTA 框架，结合现况调查结果，通过证据查询、证据综合筛选、提炼癌症放化疗患者口腔黏膜炎预防和管理的最佳证据。针对具体临床情景量身裁剪，制订循证实践方案，动态监测方案应用于临床实践的过程，评价方案的临床应用效果。研究分析显示，方案构建过程本身具有可行性与适宜性。试点应用的过程监控也提示，应动态评估实施过程中的障碍因素，及时针对临床情景的变化调整干预措施，制订相应的计划维持证据的应用，其中重新选择、提炼、审查没有被预期采纳和应用的证据是证据转化和应用的必要环节。

（顾艳荭）

参考文献

[1] 顾艳荭，胡雁，桑燕，等. 癌症放化疗患者口腔黏膜炎护理循证实践方案构建[J]. 中华现代护理杂志，2014，20(29)：3665－3671.

[2] 顾艳荭，龚丽俐，胡雁. 口腔黏膜炎每日自评问卷的汉化及信效度评价[J]. 中华护理杂志，2014，49(1)：108－112.

[3] 史根芽，刘宇，史铁英. 口腔冷冻疗法在癌症患者口腔黏膜炎中的应用研究进展[J]. 中华现代护理杂志，2020，26(13)：1807－1811.

[4] 王青春，胡雁. JBI 证据预分级及证据推荐级别系统（2014 版）[J]. 护士进修杂志，2015，30(11)：964－967.

[5] 周英凤，朱政，胡雁，等. 推动证据向临床转化（二）：如何选择知识转化理论模式[J]. 护士进修杂志，2020，35(8)：707－712.

[6] Cheng KKF, Leung SF, Thompson DR, et al. New measure of health-related quality of life for patients with oropharyngeal mucositis [J]. Cancer, 2007, 109(12): 2590－2599.

[7] Graham ID, Logan J, Harrison MB, et al. Lost in knowledge translation: time for a map [J]. J Contin Educ Health Prof, 2016, 26(1): 13－24.

[8] Elting IS, Keefe DM, Sonis ST, et al. Patient-reported measurements of oral mucositis in head and neck cancer patients treated with radiotherapy with or without chemotherapy: demonstration of increased frequency, severity, resistance to palliation, and impact on quality of life [J]. Cancer, 2008, 113(10): 2704－2713.

[9] Konishi M, Verdonschot RG, Shimabukuro K, et al. The effectiveness of mouthwashes in alleviating radiation-induced oral mucositis in head and neck cancer patients: a systematic review [J]. Oral Radiol, 2018, 35(3): 207－223.

[10] Niikura N, Ota Y, Hayashi N, et al. Evaluation of oral care to prevent

oral mucositis in estrogen receptor-positive metastatic breast cancer patients treated with everolimus (Oral Care-BC): randomized controlled phase Ⅲ trial [J]. Jpn J Clin Oncol, 2016,46(9),879-882.
[11] Pulito C, Cristaudo A, Porta CL, et al. Oral mucositis: the hidden side of cancer therapy [J]. J Exp Clin Cancer Res, 2020,39(1):210-225.

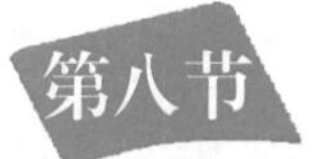

第八节 恶性肿瘤患者心理痛苦管理的证据临床转化

一、背景及意义

随着医疗水平的提升,恶性肿瘤患者生存时间不断延长。生存时间的延长势必对现有卫生保健服务提出更高的要求,以更好地提升患者的生活质量。恶性肿瘤患者因疾病本身和(或)相关治疗会出现一系列的生理症状和(或)心理症状,而症状负担是影响患者生活质量的重要因素之一,心理痛苦也是恶性肿瘤患者最常见的症状之一。当前,恶性肿瘤患者的心理痛苦较为严重,并且显著降低其生活质量。心理痛苦管理能够明确患者的心理痛苦现状,了解其对心理痛苦的体验,并通过相关管理策略有效缓解其心理痛苦。肿瘤护理领域的循证实践已经较为成熟,而心理痛苦管理是肿瘤护理的重要内容之一,因此开展循证实践将是心理痛苦管理的发展趋势。本节将以恶性肿瘤患者心理痛苦管理为例,采用指南整合和应用方法(a guideline adaptation and implementation planning resource, CAN-IMPLEMENT)为理论依据(Harrison 等,2012;傅亮等,2017),阐述如何整合国内外恶性肿瘤患者心理痛苦管理相关临床实践指南,以形成契合研究场所当前实践情景的《恶性肿瘤患者心理痛苦管理指南》;通过分析差距,评估指南应用障碍因素与促进因素,制定相应解决策略。以胃癌化疗患者为例,将指南逐步引入临床实践,监测和评价指南应用过程及效果,并在临床实践中维持指南应用。

二、理论模式/概念框架

CAN-IMPLEMENT 旨在聚焦现有的临床实践指南,并基于知识 KTA-行动框架整合、引入、应用及评价,以促进指南向临床实践的转化。CAN-IMPLEMENT 同样分为知识产生和知识转化两个部分,其中知识产生部分与知识 KTA-行动框架相同。但知识转化部分划分为了明确实践问题、制定解决方案、评价和维持证据应用3个阶段，并在明确实践问题中引入了ADAPTE方法，具体指导如何确定问题、明确知识与实践的差距以及检索、评价、选择知识。

三、证据转化过程

（一）明确实践问题

1. 启动指南整合

基于特定人群和情景，通过文献回顾、专家会议、问卷调查等方法明确指南整合主题。通过横断面研究调查，入组上海市某三级甲等肿瘤专科医院肿瘤内科的384例住院恶性肿瘤患者，进一步聚焦本课题的研究方向。

恶性肿瘤患者的症状发生率为5.3%～53.8%，发生率最高的10种症状分别为精力缺乏(53.8%)、口干(44.0%)、手脚麻木或刺痛(39.3%)、烦躁(38.2%)、脱发(36.5%)、疼痛(35.7%)、担忧(35.1%)、睡眠困难(34.0%)、食欲减退(33.4%)、难过(31.2%)。这些患者的MSAS-SF-SC生理症状困扰评分为(0.61±0.58)分，心理症状困扰评分为(0.61±0.70)分，总体困扰指数为(0.68±0.59)分，总分为(0.53±0.43)分。可见恶性肿瘤患者相关症状的负担较重，并且生理症状和心理症状的困扰程度相当，因此心理症状与生理症状同样值得关注。

2. 制定指南整合工作计划

采用PIPOH(适用于肿瘤学)界定指南整合的健康问题(Fervers等，2006)；通过初步检索现有指南，确定指南整合的可行性；成立指南整合指导委员会和工作小组；明确共识方法，包括非正式的共识方法和正式的共识方法；撰写指南整合工作计划。

课题组在开始指南检索前制定了本次指南整合的工作计划，以指导本次指南整合。

(1) 界定指南整合的健康问题　基于文献回顾和专业判断，采用PIPOH界定指南整合的健康问题。①目标人群：恶性肿瘤患者。②干预措施：筛查、评估、处置。③使用指南的专业人员/患者：肿瘤科医生、肿瘤科护士、社会工作者、心理咨询师等参与心理痛苦管理的专业人员，以及恶性肿瘤患者。④结局：心理痛苦；指南应用情景：肿瘤专科医院、综合医院肿瘤科等。

(2) 确定指南整合可行性　初步检索现有指南，发现恶性肿瘤患者心理痛苦管理相关的指南较为丰富，如NCCN的《心理痛苦管理指南》(national comprehensive cancer network，2018)、CPOS的《中国肿瘤心理治疗指南》(唐丽丽等，2016)、NCC的《心理痛苦管理指南》(Yu等，2012)等。

(3) 成立指导委员会和工作小组　本次指南整合由复旦大学附属肿瘤医院和复旦大学护理学院共同组织开展。

(4) 明确共识方法　经指南整合团队讨论，本次指南整合采用的共识形成方法为共识会议和投票，同时做好决策记录。

(5) 撰写指南整合工作计划　包括指南整合背景、指南整合问题、指导委员会和工作小组成员、共识方法、指南整合证据来源、报告临床实践指南的方法、指南整合步骤、利益冲突声明等内容。

3. 检索和筛选指南

通过全面检索以查找指南整合主题相关的所有指南，筛选检索结果并记录。建议设置筛选的限制条件，包括语言（如仅英文和中文）、出版时间、出版类型等，以缩小筛选范围。在筛选阶段，必须提供明确的纳入标准和排除标准（如目标人群、干预措施、实践情景、指南内容等），以协助评价员纳入或排除文献。文献筛选的顺序为标题、摘要、全文，并且每一份指南的名称、制定组织、作者、所属国家、发布日期、检索周期等信息都需要记录。

通过系统地、全面地检索和筛选现有的国内外恶性肿瘤患者心理痛苦管理相关临床实践指南，为指南评价和选择提供指南来源。以“Cancer/癌症”“Distress/心理痛苦”“Guideline/指南”为检索关键词，检索相关文献数据库，包括指南相关网站、肿瘤相关专业机构网站和医学相关数据库。此外，进一步检索纳入文献的参考文献，以尽可能追踪恶性肿瘤患者心理痛苦管理相关的临床实践指南。

检索获得相关文献 1864 篇，通过检索纳入文献的参考文献获得相关文献 8 篇。其中，英文文献 1843 篇，中文文献 29 篇。借助 NoteExpress 文献管理软件查找重复文献的功能，剔除重复文献 725 篇，获得初筛文献 1147 篇；通过阅读文题、摘要后，剔除研究主题、文献类型、研究对象、干预措施、结局指标、发布时间等明显不符的文献 1009 篇，获得复筛文献 138 篇；通过阅读全文，剔除文献类型、结局指标和发布时间不符的文献 137 篇，最终纳入文献 2 篇。1 篇是美国国家综合癌症网络于 2018 年 2 月发布在其专业网站上的《心理痛苦管理指南》（national comprehensive cancer network, 2018），另 1 篇是中国抗癌协会肿瘤心理学专业委员会于 2016 年 6 月出版的《中国肿瘤心理治疗指南》（唐丽丽等，2016）。

4. 评价和选择指南

指导委员会和工作小组召开现场会议，讨论并决定纳入哪些指南和推荐意见。推荐采用 AGREE Ⅱ 对获得的 2 篇恶性肿瘤患者心理痛苦管理相关临床实践指南进行评价和选择。由于 4 位评价员对 NCCN《心理痛苦管理指南》和 CPOS《中国肿瘤心理治疗指南》的总体质量评分较好,时效性也较好,决定将这两篇指南予以纳入。

5. 起草、修订和形成指南

对已纳入的两篇恶性肿瘤患者心理痛苦管理相关临床实践指南进行系统、严谨、规范的证据遴选、提取和整合,撰写《恶性肿瘤患者心理痛苦管理指南》初稿,初稿包括指南整合背景、指南整合证据、指南整合方法、指南整合过程、推荐意见描述、其他方面、参考文献、附件等 8 章内容。指南初稿共有 14 条推荐意见,涉及恶性肿瘤患者心理痛苦的筛查、评估和处置等。

通过目的选样方法,邀请护士、医生、心理咨询师、医院管理者、护理管理者、医院社工、方法学专家、患者等利益相关者 10 位作为同行评议专家,应用 AGREEⅡ和指南推荐意见 FAME 专家评审表进行评价。10 位同行评议专家对指南终稿总体评价较好,认为指南推荐意见具有可行性、适宜性、临床意义和有效性。指南终稿推荐意见共 13 条,涉及恶性肿瘤患者心理痛苦筛查、评估、护理、转介、治疗和随访等,见表 18-33。

表 18-33 《恶性肿瘤患者心理痛苦管理指南》推荐意见摘要

条目	推荐意见
1	每位患者就诊时都使用心理痛苦温度计进行筛查,脆弱期立即进行筛查
2	如果患者为轻度心理痛苦(心理痛苦温度计得分<4 分),由肿瘤科医务人员对患者可能出现的心理痛苦相关症状进行评估
3	根据对患者可能出现的心理痛苦相关症状的评估结果,肿瘤科医务人员对患者心理痛苦相关症状进行管理
4	肿瘤科医务人员对患者心理痛苦相关症状进行管理后,再次使用心理痛苦温度计进行随访筛查
5	如果患者为中重度心理痛苦(心理痛苦温度计得分≥4 分),则由肿瘤科医务人员提供进一步临床评估,包括临床访谈、焦虑/抑郁评估等
6	根据进一步临床评估结果,建议转介患者,精神卫生专业人员为需要的患者提供心理教育
7	根据进一步临床评估结果,建议转介患者,精神卫生专业人员为需要的患者提供认知行为疗法
8	根据进一步临床评估结果,建议转介患者,精神卫生专业人员为需要的患者提供支持性心理治疗

续 表

条目	推荐意见
9	根据进一步临床评估结果，建议转介患者，精神卫生专业人员为需要的患者提供家庭和伴侣疗法
10	根据进一步临床评估结果，建议转介患者，社会工作者为需要的患者提供支持和咨询
11	根据进一步临床评估结果，建议转介患者，宗教人士为需要的患者提供宗教和信仰关怀
12	根据进一步临床评估结果，建议转介患者，医务人员为需要的患者提供舒缓疗护
13	对转介或未转介至精神卫生专业人员、社会工作者、宗教人士、医务人员等处接受进一步诊疗后的患者，再次使用心理痛苦温度计进行随访筛查

（二）制定解决方案

1. 引入指南前的审查与分析

通过横断面研究，对开展《恶性肿瘤患者心理痛苦管理指南》应用的实践情景进行差距分析，包括医疗机构、医务人员、胃癌化疗患者等，并了解当前胃癌化疗患者的心理痛苦阳性率和水平。

医疗机构为上海市某三级甲等肿瘤专科医院，共有 1 个肿瘤内科、8 位医生、20 位护士和 34 张病床。此外纳入相关精神卫生专业人员 8 位、社会工作者 2 位、舒缓疗护医务人员 4 位。研究对象中男性 96 例(68.1%)，年龄 22～76 岁(54.80±12.502)，确诊时间 1～147 个月(12.94±17.994)。

研究场所胃癌化疗患者心理痛苦阳性率(中重度心理痛苦：DT≥4 分)为 22.7%，轻度心理痛苦(DT＝1～3 分)发生率为 42.6%。胃癌化疗患者心理痛苦得分最小值为 0 分，最大值为 9 分，中位数为 2.00 分。对心理痛苦为中重度的 32 例胃癌化疗患者进一步了解其焦虑和抑郁现状，其中 25 例患者接受了评估(7 例患者未填写评估表)，结果表明该 25 例患者焦虑和抑郁的阳性率(评分≥8 分)均为 40.0%，其焦虑水平为 0～14 分，中位数为 6.00 分；抑郁水平为 0～15 分，中位数为 7.00 分。

医务人员心理痛苦管理现状的基线审查结果表明，在为胃癌化疗患者提供心理痛苦管理各个审查条目的依从性为 0。在开展本次指南应用之前，研究场所尚未建立心理痛苦管理规范、流程、评估记录表，多学科合作团队，医务人员培训手册和患者教育手册等制度和资源。

2. 评估障碍因素和促进因素，选择、裁剪和实施解决策略

从指南、使用者、实践环境 3 个方面分析指南应用可能出现的障碍因素和促

进因素。首先工作小组需要考虑指南整合和推荐意见等情况(Carlfjord 等, 2010; Graham 等, 2004; Logan 等, 1998),其中了解指南使用者的意识、知识、技能、态度、期望、动机等非常重要。变革依从性会受到患者知识、认知和期望的影响,因此也必须考虑其利益和关切度。许多文献报道文化和领导对证据应用的重要性,并提出社会、政策、组织等多方面的影响因素。此外,经济因素、医疗、法律问题等都会促进或阻碍指南的应用(Graham 等, 2004)。

汇总指南应用可能的障碍因素和促进因素,并以此制定相应的解决策略。解决策略包括解决具体障碍因素、沟通变革等,以推动现有指南应用工作计划的实施,这是一个循环往复的过程。

本次指南应用障碍因素、促进因素的评估和解决策略的制定,共邀请 8 位相关专家,涉及心理护理、精神卫生、舒缓疗护、肿瘤护理、社会工作等专业领域。其障碍因素主要包括指南、使用者和实践环境 3 个方面的 6 个障碍因素,其促进因素与之相对应。解决策略涉及护士人力资源配置、质量控制护士督查、心理痛苦管理培训手册、护士培训会、医务人员工作小组会议、心理痛苦管理教育手册、心理痛苦管理宣传海报、医院决策者/管理者汇报、心理痛苦管理规范/流程/评估记录表等内容。

(三)评价和维持证据应用

1. 监测指南应用过程

工作小组需要考虑组织机构开展监测的能力,并尽可能采用简单有效的方法,可以选择多种评价指标,从指南应用的保真度到时间/花费的经济学评价等,建议将其纳入现有的质量控制体系之中。

2. 评价指南应用结局

工作小组需要建立一套系统的评价指标,以明确指南应用的效果。在第二阶段的环境评估和差距分析中,工作小组已经审查了临床实践现状。上述过程中的指标对于确定指南应用和应用结局的相关指标非常有用。

以胃癌化疗患者为指南应用对象,监测《恶性肿瘤患者心理痛苦管理指南》在研究场所的应用过程,并评价指南应用对胃癌化疗患者心理痛苦阳性率和水平,以及研究场所、医务人员心理痛苦管理依从性等产生的影响。通过历史性对照试验,入组开展指南应用的实践情景及指南实际应用的监测和评价。实验组干预措施以症状管理理论为指导,基于《恶性肿瘤患者心理痛苦管理指南》形成护士主导及多学科合作团队共同参与的心理痛苦管理规范。在指南应用前,医疗机构、医务人员、胃癌化疗患者一般情况同前。在指南应用阶段,医疗机构和医务人员同前。除体质指数外,指南应用前后两组患者的一般情况差异没有统计学意义($P>0.05$)。胃癌化疗患者心理痛苦阳性率由指南应用前的22.7%下降到指南应用后的9.3%,差异有统计学意义($P<0.05$),见表18-34。胃癌化疗患者心理痛苦水平从指南应用前的最小值0分,最大值9分,中位数2.00分,下降至指南应用后的最小值0分,最大值7分,中位数0分,差异有统计学意义($P<0.001$),见表18-35。

表18-34 胃癌化疗患者心理痛苦阳性率的比较

量表评分	指南应用前		指南应用后		χ^2	P值
	例数	阳性率(%)	例数	阳性率(%)		
DT≥4分(中重度心理痛苦)	32	22.7	18	9.3	11.440	0.001

表18-35 胃癌化疗患者心理痛苦水平的比较

量表评分	指南应用前($n=141$)			指南应用后($n=193$)			μ	P值
	最小值	最大值	中位数	最小值	最大值	中位数		
心理痛苦温度计评分	0	9	2.00	0	7	0.00	10023.000	<0.001

指南应用后,中重度心理痛苦胃癌化疗患者焦虑和抑郁的阳性率(评分≥8分)均为64.7%,稍高于指南应用前的40.0%,但差异无统计学意义($P>0.05$)。指南应用后,中重度心理痛苦胃癌化疗患者的焦虑水平最小值0分,最大值15分,中位数9.00分;抑郁水平最小值0分,最大值15分,中位数8.00分。两者均略高于指南应用前的得分,但差异均无统计学意义($P>0.05$)。

指南应用后,责任护士开展恶性肿瘤患者心理痛苦管理能力总分为(42.78±4.07)分。指南应用后,除条目9外,医务人员在为胃癌化疗患者提供心理痛苦管理各个审查条目的依从性都有所提高。其中条目1、2、3、5、6、10、11的依从性从指南应用前的0.0%提高到指南应用后的100.0%,差异有统计学意义($P<0.001$);而条目4、7、8分别提高至57.1%、70.6%、73.3%,差异有统计学意义($P<0.001$)。恶性肿瘤患者心理痛苦管理记录表的执行率从指南应用前的0.0%提高至指南应用后的97.9%,两者差异有统计学意义($P<0.001$)。指南应用阶段,研究所在病房建立了系统的心理痛苦管理相关规范、流程、评估记录表等制度和资源。

3. 维持指南应用

变革维持是指南应用的一大难点,建议通过规范、流程等进行固化,将推荐意见嵌入实践常规是指南应用成功的基本要求。通过重复评估障碍因素和促进因素,选择、裁剪和应用解决策略,监测指南应用过程,评价指南应用结局等步骤,使恶性肿瘤患者心理痛苦管理常规化,以维持和优化指南的应用。

例如,在指南应用评价阶段,工作小组发现责任护士开展恶性肿瘤患者心理痛苦管理的变异性较高。因此,基于恶性肿瘤患者心理痛苦管理流程设计了相关考核标准(责任护士),并对责任护士进行了操作考核。结果表明,责任护士开展恶性肿瘤患者心理痛苦管理的能力有待进一步提升。此外,经过 6 个月的恶性肿瘤患者心理痛苦管理,许多专业人员出现了工作疲倦感。因此,指南应用工作小组邀请多学科合作团队代表召开总结推动会,并基于促进因素制定了新的解决策略。

四、案例总结

恶性肿瘤患者相关症状的负担较重,并且生理症状和心理症状的困扰程度相当,因此心理症状与生理症状同样值得关注。经过检索、筛选、评价和选择,本案例纳入 2 篇心理痛苦管理相关的临床实践指南。整合形成的《恶性肿瘤患者心理痛苦管理指南》质量较高,并且指南中大部分推荐意见的可行性、适宜性、临床意义和有效性较好。当前研究场所心理痛苦管理实践与指南推荐意见的差距较大,胃癌化疗患者的心理痛苦现状不太理想;通过分析与识别指南应用障碍因素和促进因素,制定了可行的解决策略,构建了以护理为主导,医疗、心理、社工等共同参与的多学科胃癌化疗患者心理痛苦管理临床路径。恶性肿瘤患者心理痛苦管理实践的过程质量控制较好,证据转化项目能够培养责任护士的心理痛苦管理能力,推动医疗机构建立心理痛苦管理的制度和资源,促进医务人员提高心理痛苦管理依从性,并缓解恶性肿瘤患者的心理痛苦;指南应用维持能够较好地保持指南应用期间的临床转化效果。基于《恶性肿瘤患者心理痛苦管理指南》的整合和应用实践形成了"临床实践指南转化模式",能够为临床实践指南的整合、引入、应用及评价提供理论指导,以促进临床实践指南向临床实践的转化。

(傅　亮)

参考文献

[1] 傅亮,胡雁,周英凤,等. CAN-IMPLEMENT:指南整合和应用方法[J]. 中国循证儿科杂志,2017(01):69-73.

[2] 唐丽丽. 中国肿瘤心理治疗指南[M]. 北京:人民卫生出版社,2016.

[3] 谢利民,王文岳.《临床指南研究与评价系统Ⅱ》简介[J]. 中西医结合学报,2012(02):160-165.

[4] Brouwers MC, Kho ME, Browman GP, et al. AGREE Ⅱ: advancing

guideline development, reporting and evaluation in health care [J]. CMAJ, 2010, 182(18): E839 - E842.
[5] Carlfjord S, Lindberg M, Bendtsen P, et al. Key factors influencing adoption of an innovation in primary health care: a qualitative study based on implementation theory [J]. BMC Family Practice, 2010, 11: 60.
[6] Fervers B, Burgers JS, Haugh MC, et al. Adaptation of clinical guidelines: literature review and proposition for a framework and procedure [J]. Int J Qual Health Care, 2006, 18(3): 167 - 176.
[7] Graham ID, Logan J. Innovations in knowledge transfer and continuity of care [J]. Can J Nurs Res, 2004, 36(2): 89 - 103.
[8] Harrison MB and van den Hoek J. CAN-IMPLEMENT: a guideline adaptation and implementation planning resource[R]. Ontario: Queen's university school of nursing and Canadian partnership against cancer, 2012.
[9] Logan JO, Graham ID. Toward a comprehensive interdisciplinary model of health care research use [J]. Science Communication, 1998, 20(2): 227 - 246.
[10] National Comprehensive Cancer Network. NCCN clinical pratice guidelines in oncology: distress management [R]. Fort Washington: national comprehensive cancer network, 2018.
[11] The AGREE Collaboration. Appraisal of guidelines for research & evaluation Ⅱ[R]. Hamilton: The AGREE collaboration, 2017.
[12] Yu ES, Shim EJ, Kim HK, et al. Development of guidelines for distress management in Korean cancer patients [J]. Psychooncology, 2012, 21(5): 541 - 549.

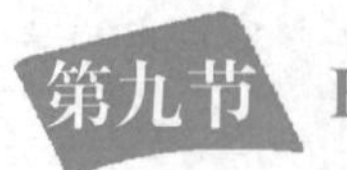

第九节 HIV/AIDS患者症状管理的证据临床转化

一、背景及意义

人类免疫缺陷病毒(HIV)导致的获得性免疫缺陷综合征(acquired

immunodeficiency syndrome，AIDS），又称艾滋病，由于累及人体多个系统，最终导致患者并发严重的机会性感染和肿瘤，导致患者死亡。近 10 年来，由于抗反转录药物的研发和联合使用，艾滋病患者生命周期得到延长，已经从一种快速致死的传染病渐渐演变成为具有传染特性的慢性疾病。HIV 在患者体内复制，破坏宿主的免疫系统，导致个体发生免疫缺陷。因此，当发生免疫缺陷时，其表现形式也是多样化的。由 HIV 引起的艾滋病相关症状和抗病毒药物导致的副作用往往无特异性，这些疾病特征加大了护理工作的难度，艾滋病的长期性和复杂性又恰恰体现了日常症状管理工作的重要性和意义。

本研究团队前期已经将国内外证据综合，从症状管理、心理、社会支持和服药依从性 4 个方面进行了系统性循证，形成了最新证据。但目前国内艾滋病临床护理仍然停留在执行医嘱、常规基础护理上，多数护理人员依旧是经验主义，缺乏一定的理论和科学的指导。证据的最终目的，在于被转化为特定领域的规范、方针或是规章、流程，在日常工作中被广泛使用。证据的临床转化过程牵涉决策者、执行者、临床患者、利益相关人群及管理者等。一个旧流程、旧制度的改变需要多方人群不断沟通，相互磨合，共同探索一套适合该研究场所的系统化流程体系，从而进一步提高护理服务质量。对于改善艾滋病患者躯体、心理症状、提高生存质量有着巨大帮助，同时对于规范上海市甚至中国的艾滋病临床护理实践有着榜样作用。

二、研究目的

以渥太华研究应用模式为概念框架，以循证护理的方法论为基础，探索《艾滋病临床护理实践指南》在艾滋病临床护理实践场所的转化，验证其有效性、适宜性、临床意义以及可行性。

三、概念框架

渥太华研究应用模式简单明确地阐述了证据从产生到临床应用，最后又产生新的证据附属物的过程，主要包括 3 个部分，即现状与支持程度的评估、模式制定与应用、结果评价。

（一）现状与支持程度的评估

现状与支持程度评估阶段包括对证据的评估、环境的评估、人员的评估。对证据的评估，即评估证据本土使用的可行性、有效性、适宜性和临床意义，根据研究者本人的专业决策和对相关文献进行评价；对研究环境进行评估包括临床实际环境是否合适进行相关应用性的研究，社会层面是否接受引入的新证据，所在研究场所的高层是否支持这项研究，是否对新的变革产生抵触或者不支持的情绪；对人员进行评估，评估研究者本人是否已经熟悉临床环境和日常的工作流程，实施证据的实践者是否具备相关操作技能。

本研究现状与支持程度评估阶段包括 3 个部分：①通过文献回顾或横断面调查，对证据的可行性、有效性、适宜性和临床意义进行分析；②运用观察法对研究场所的准备程度进行评估；③采用个人深入访谈，评估相关人员对于变革的准备情况。

(二) 模式制定与应用

模式制定与应用阶段是将证据与现有流程进行比对后探求可变之处，制定相关的工作模式，最后将证据引入临床的过程。其中，制定模式与应用模式是 2 个相互转化的阶段，当临床应用中出现问题时，应及时反思所制定的工作模式，修改并调整原先的方案。新模式的制定包括对工作内容、流程和人员配置的制定。

本研究模式制定与应用阶段包括：①小组讨论比对指南中的证据，探求可变之处；②培训，正式形成应用模式后对管理者和实践者介绍研究目的、主要内容和实施路径；③应用观察法对应用过程进行评估；④焦点组访谈，对新模式实践者进行深入访谈。

(三) 结果评价

结果评价是判断证据转化是否有效的重要衡量标志。结果评价的指标应是客观的。使用的指标可以是反映证据应用有效程度的指标，如躯体症状、心理状态量表的评分等，也可以是反应模式应用的客观指标，如患者满意度，住院费用等。本研究结果评价层面包括患者层面改变和护士层面改变。

四、证据转化过程

(一) 第一阶段：现状评估阶段

在开展《艾滋病临床护理实践指南》循证证据临床转化之前，需要系统、全面地分析研究场所的临床实践现状、临床工作的主要内容、工作重点以及存在的问题，为进一步的循证实践提供现实依据。

1. 研究场所护理实践的现场调查

采用现场调查的方法，了解研究场所的护理实践现状，明确存在的问题，为之后的循证实践提供依据。本课题组自 2012 年 2 月起对上海市公共卫生临床中心进行了为期 5 个月的现场调查。了解研究场所护理人员的配置、培训教育、工作内容等情况。

2. 研究场所临床护理实践者准备情况的质性研究

评估上海市公共卫生临床中心艾滋病病房和上海市皮肤病性病防治中心性病科的研究环境以及护理人员对开展艾滋病患者症状管理和心理支持循证实践的准备情况。采用目的抽样法，于 2013 年 10～12 月，以上海市公共卫生临床中心感染一科的护士作为研究相关人员。

本研究主要采用半结构式深入访谈的形式收集资料。访谈前根据相关知识初步编写访谈提纲，在访谈过程中不断完善形成访谈提纲终稿。主要内容有：①您知道《上海艾滋病临床护理实践指南》吗？②您所在医院的艾滋病护理在症状护理和心理支持方面是如何做的？是否存在问题？③临床上最常见的症状有哪些？进行一些症状评估（例如睡眠障碍、疼痛等）会对您的工作造成很大麻烦吗？④您愿意改变过去一些传统做法，而采用指南推荐的方法吗？⑤您是否能理解《最佳实践手册》的内容（评估执行者是否能够理会最佳实践手册的内容）？

3. 艾滋病患者特异性症状群及影响因素的调查

了解研究场所各类艾滋病相关特异性症状群的发生率、严重度以及影响因素，从而明确证据应用的重点。选取上海市艾滋病定点治疗医院——上海市公共卫生临床中心 2014 年 4～6 月期间接受治疗的 HIV 阳性患者共 302 例。采用艾滋病患者症状自评表，对 302 例艾滋病患者的 72 种症状进行调查。

（二）第二阶段：循证实践策略筛选和模式构建阶段

1. 组建循证应用研究团队

组建上海市艾滋病临床护理实践指南构建和应用的研究团队，团队成员包括临床专家、循证实践方法论专家、护理研究者、医院管理者、护理管理者、骨干护士、患者等。研究团队召开讨论会，确定指南构建的规范程序。所有团队成员已参加复旦大学护理学院研究生课程“循证护理”（54 学时）的系统培训和考核，保证所有的研究者熟练掌握循证护理的程序、方法，包括循证护理模式、文献质量评鉴方法、系统评价方法、临床护理实践指南构建方法、证据的临床应用方法、证据应用效果评价方法等。

2. 证据筛选与比对

通过“世界咖啡馆模式”讨论，根据临床适用性和可行性，逐条对指南中的证据进行筛选，并征询相关意见，为最终形成方案和流程提供参考依据。研究者依据第一次证据比对会议结果，从实践者的角度对证据进行了初步筛选。第二次证据比对会议采用焦点组成员讨论的方法，从管理者的角度对指南中的证据做进一步筛选，与会成员以医院管理者为主。

症状管理指南中共有 13 类主题（发热、疲乏、失眠症、阻塞性呼吸暂停综合征、疼痛、腹泻、口腔黏膜损害、皮肤黏膜损害、艾滋病相关消耗性症状、健忘和认知问题、焦虑、抑郁、悲伤)以及 98 条证据。通过两次证据筛选比对会议,最终纳入的证据共有 9 类主题(发热、疲乏、疼痛、腹泻、口腔黏膜损害、皮肤黏膜损害、艾滋病相关消耗性症状、健忘和认知问题、焦虑抑郁)以及 55 条证据。证据筛选过程如图 18-23 所示。

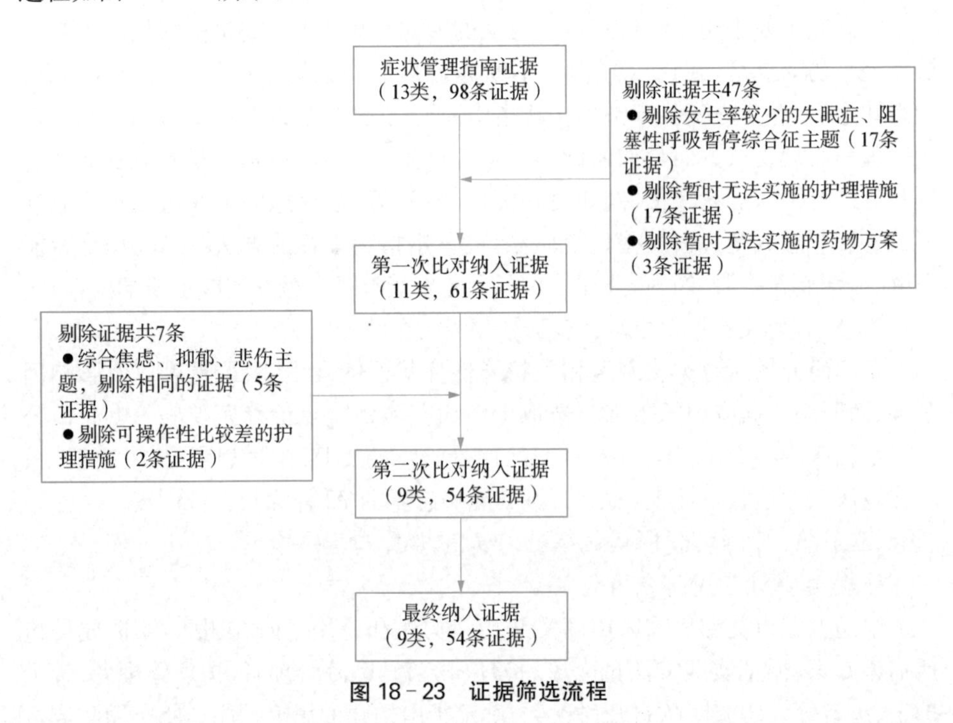

图 18-23 证据筛选流程

基于研究场所实际情况,最后共纳入 9 类 54 条证据。采用澳大利亚 JBI 循证卫生保健机构 2010 年版的推荐等级和证据水平分级系统,对选择、汇总、归纳的最佳证据标注相应的证据等级和推荐建议,形成《艾滋病症状管理最佳实践推荐意见》。

3. 构建《艾滋病临床护理指南症状管理最佳实践信息手册》初稿

研究小组依据前期完成艾滋病临床护理实践指南症状管理的证据筛选,结合第一阶段的现场调查、质性访谈和横断面研究的结果,在保证证据转化科学性的基础上,重点对不同症状主题的症状筛查、评估、护理措施、健康教育相关的证据进一步提炼和净化,将症状管理相关适宜的证据引入护理实践,并依据护理程序的评估、计划、实施、评价并记录 4 个步骤进行护理流程的设计,初步制订了

《循证实践信息手册》。内容包括 HIV/AIDS 患者发热护理流程、HIV/AIDS 患者腹泻护理流程、HIV/AIDS 患者皮肤黏膜损害护理流程、HIV/AIDS 患者口腔黏膜损害护理流程、HIV/AIDS 患者疲乏护理流程、HIV/AIDS 患者消耗性症状护理流程、HIV/AIDS 患者认知问题障碍护理流程、HIV/AIDS 患者焦虑抑郁护理流程、HIV/AIDS 患者疼痛护理流程、症状管理质量项目评价表、关爱患者健康教育手册。每一项流程还配有新增加的护理评估记录表单、具体护理措施的说明、使用方法、注意事项和标准化的健康教育内容。

4.《艾滋病临床护理指南症状管理最佳实践信息手册》可用性评价与调整

通过专家现场论证会和小组讨论的形式，对方案初稿中各流程的具体条目和内容的临床适用性和可行性进行可用性评价，并征询相关修改意见，在现场论证的基础上适当调整和修改方案内容，为方案终稿的形成和临床应用提供参考依据。

邀请医院管理者、护士长，临床实践护士等 10 位专家，召开了《艾滋病临床护理实践指南最佳实践信息手册》(初稿)现场论证会议。采用自行设计的“艾滋病症状管理最佳实践流程可用性评价表”对方案内容逐条进行 5 个方面的量化评价，即循证依据充分、适用于您所在机构的临床情景、具有可操作性、经济成本可以接受、具有安全性。评价等级按 4 分划等级，即 4 分(很同意)、3 分(同意)、2 分(不同意)、1 分(很不同意)。如果评分＜3 分，评价者需对流程中的措施提出修改建议。

研究小组依据专家论证的修改意见，对方案进行了初步调整与修改。同时对临床实践小组成员进行了循证方案解读，对循证实践小组中 2 位病区护士长、6 位护士进行了焦点组成员讨论，进一步调适方案内容以适应临床情景的使用。

(三) 第三阶段：艾滋病临床症状管理循证实践方案的应用分析

1. 诊断现有问题

本研究在前期，通过对研究场所进行现场调查，对临床实践护士进行半结构式的个人深入访谈，以及对研究场所患者进行症状调查，深度剖析了研究场所的艾滋病护理实践存在的一系列问题。

2. 明确方案应用目标

通过分析研究场所护理实践的问题，选择若干必须要求的目标，最后定性或者定量地进行审查。本研究的决策目标如下。

(1) 建立艾滋病症状管理的规章和流程，包括艾滋病患者发热护理流程、艾滋病患者腹泻护理流程、艾滋病患者皮肤黏膜损害护理流程、艾滋病患者口腔黏膜损害护理流程、艾滋病患者疲乏护理流程、艾滋病患者消耗性症状护理流程、艾滋病患者认知问题护理流程、艾滋病患者焦虑抑郁护理流程、艾滋病患者疼痛护理流程,流程在护理部和科室备案。

(2) 建立入院症状筛查模式,新增筛查内容包括腹泻、皮肤黏膜损害、口腔黏膜损害、疲乏、消瘦、认知障碍、疼痛。加强对患者症状的院内评估,新增评估表单,评估的症状包括皮肤黏膜损害、口腔黏膜损害、认知问题障碍、焦虑抑郁、疼痛。

(3) 护士知晓并熟练地将流程运用到临床工作中,并应用证据推荐的处理措施。

(4) 加强对患者的健康教育,患者有途径去获得证据推荐的处理方式,责任护士教会患者及家属自行缓解症状的方式。

(5) 加强对护士的培训(主动培训和被动培训),护士能将症状管理的方法融进护理查房中。

3. 拟定决策方案

在循证实践过程中,证据形成及转化应用均需要最佳证据、临床情景、专业人员判断及患者意愿的结合,从而保证循证实践方案的科学性、可行性,以及临床适宜性、有效性。应用方案也应当是建立在科学适用性的基础上。本研究基于研究场所临床情景,结合循证决策阶段所明确的决策目标,与临床决策者、医院管理者共同拟定决策方案。

(1) 决策方案执行的标准　基于《艾滋病临床症状管理最佳实践信息手册》和《艾滋病临床护理实践指南症状管理质量项目评价表》,即艾滋病临床护理实践流程所形成的质量审查标准,主要是审查总体方案中引入证据的执行情况。

(2) 决策方案的基本内容

1) 责任护士对新入院患者症状管理进行评估:责任护士是临床实践的主要人群,在艾滋病患者的症状管理实践中也起到了关键性作用。住院艾滋病患者往往是同时拥有多种相关症状,这就需要责任护士对入院患者的症状进行筛查,然后有选择性地进行相关症状的护理。因此,评估是责任护士在症状管理实践内容中十分重要的步骤,筛查与评估的结果直接关系到护士是否要启动相应的症状管理流程。对艾滋病患者的评估筛查包括新入院患者的筛查与评估和住院患者的症状再评估。责任护士对新入院患者症状管理的评估模式如图 18 - 24 所示。

2) 责任护士对住院患者症状管理的再评估:　再次评估是了解医疗决策是

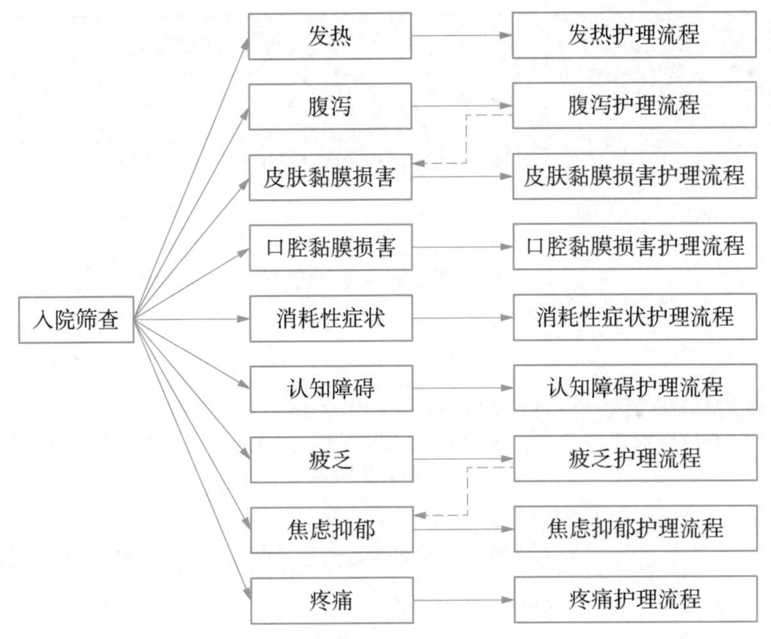

图 18－24　新入院患者症状管理评估

否合适和有效的关键，可以判定护理措施的效果，以制定进一步的措施和计划。在合适的时间间隔之后，责任护士需要对住院患者进行再次评估。不同症状的评估方法、评估指征不同，简单归纳见表 18－36。

表 18－36　责任护士对住院患者症状管理的再评估

症状	评估方法	入院患者再次评估指征
发热	腋温＞37.5℃	● 患者报告； ● 每日 14:00 测量体温、脉搏、呼吸； ● 发热患者每天测体温 4 次，体温正常后每天 1 次； ● 高热患者（＞39.0℃）每 4 小时测量体温； ● 物理降温、药物降温 30 分钟后复测体温
腹泻	水样便每天＞4 次，持续＞3 天	● 每日 14:00 询问患者排便情况
皮肤黏膜损害	皮肤损害评估记录表（非压疮）	● 患者报告； ● 责任护士每周一日班定期评估； ● 定期评估皮肤损害出现明显好转和加重； ● 初次出现腹泻的患者，当日进行皮损评估

续 表

症状	评估方法	入院患者再次评估指征
口腔黏膜损害	口腔评估记录表	● 患者报告； ● 责任护士每天日班定期评估； ● 定期评估口腔损害出现明显好转和加重
疲乏	疲乏评估记录单	● 患者报告； ● 责任护士每周一日班定期评估； ● 定期评估病情出现明显好转和加重
消耗	体重、BMI、体细胞数量	● 患者报告； ● 责任护士每周一日班测量体重
认知障碍	MMSE 简易智能精神状态检查量表	● 患者确认和家属确认不一致； ● 在患者意识清晰、能够语言交流的前提下，根据护士的专业判断，检查次数≥1 次
焦虑抑郁	医院焦虑抑郁量表	● 患者出现严重疲乏(>7 分) ● 根据责任护士专业判断，必要时对住院患者进行评估
疼痛	疼痛评估记录表(长海痛尺)	● 患者报告； ● 1～3 分：8 小时评估 1 次； ● 4～5 分：6 小时评估 1 次； ● 6～7 分：4 小时评估 1 次； ● 8～9 分：2 小时评估 1 次； ● 10 分：每小时评估 1 次； ● 疼痛干预后 30 分钟再次评估； ● 对合并中枢系统疾病、使用甘露醇降低颅内压的患者，每班仅评估 1 次甘露醇缓解头痛的效果

3) 责任护士对住院患者采取的症状干预措施：护理干预是根据护士对患者护理诊断的特点，根据患者和护士的能力确定护理干预措施。干预措施帮助患者达到预定的目标，包括预防并发症的发生、促进和恢复患者生理和心理功能。落实到责任护士的干预措施包括执行康复护理技术、对患者及家属的健康教育、心理支持、创造并实现康复条件等。本项目基于指南推荐的证据，经过筛选和转化，在原有护理措施基础上，按症状分类。责任护士应根据具体情况，有选择性地使用一种或多种方法。

4) 责任护士对住院患者症状管理评估和干预的记录：护理记录是护士在进行医疗护理活动过程中对患者提供一系列医疗措施的具体实施情况和结果的记录，反映了患者在住院期间全部的医疗情况。本研究不同的症状对应不同的评估、处理记录单，具体见表 18－37。

表 18－37　责任护士对住院患者症状管理评估和干预的记录

症状	护理记录单	形式	备注
入院症状筛查	艾滋病患者出入院记录单	2014 年 12 月进入医院护士工作站信息平台	系统编号：HLB－07－02－01
发热	体温记录单、护理记录单	医院护士工作站信息平台	
腹泻	体温记录单、护理记录单	医院护士工作站信息平台	
皮肤黏膜损害	皮肤黏膜损害记录表	纸质表单	逐步登录信息平台
口腔黏膜损害	口腔评估记录工具	纸质表单	逐步登录信息平台
消耗性症状	体温记录单、护理记录单	医院护士工作站信息平台	
认知功能障碍	MMSE 简易智能精神状态检查量表、护理记录单	纸质表单	
焦虑抑郁	医院焦虑抑郁量表、护理记录单	纸质表单	
疼痛	住院患者疼痛评估记录表	纸质表单	逐步登录信息平台 系统编号：HLB－07－02－27

5）患者的健康教育方案：本研究的健康教育内容是基于《艾滋病临床护理指南》推荐的证据。由于中国临床医疗环境的限制，有一系列证据无法在医院中开展，患者出院后可以自行在家中进行。基于指南的健康教育方案形式包括：按症状分类的护理教育单，由责任护士分发（参与研究的患者给予《关爱健康手册》）；建立症状管理健康教育园地，园地内按照不同症状分类，提供不同教育单，供患者取阅；提供艾滋病健康教育书籍借阅；病区电视每天上午 10 点滚动播放艾滋病基础知识健康教育内容；提供服药依从记录卡片。

6）护士培训方案：护士培训是加强护理质量管理的有效手段，对提高护理人员的操作同质性和症状管理质量有一定帮助，现根据病区的实际情况，拟定护士的培训要求、培训方式和内容、培训考核。

7）病区管理方案：良好的病区管理是保证医疗、护理工作顺利进行的重要条件。《艾滋病临床护理指南》中推荐的证据相当一部分是针对病区管理，护士长作为病区管理的首要负责人，为流程的顺利执行提供了系统上的支持。良好的病区管理方案保障了临床实践护士的操作规范化、病房设施的规范化、工作的制度化以及管理目标化。本研究中新增了与症状管理相关的病区人员管理方案、环境管理方案、物资管理方案和质量管理方案。

8）质量监督方案：为了确保满足规定的质量要求，拟对研究场所进行质量审查，审查严格按照《艾滋病相关症状管理质量评价项目表》的要求进行。审查的形式包括不定期的护士长自查、2次研究者和循证应用小组成员共同进行的质控检查、项目负责人和护理部主任共同进行审查。

4. 执行方案

（1）艾滋病症状管理循证方案应用的动员和培训

1）召开试点科室全体护理人员大会，进行证据应用前宣讲和动员。会议由医院护理部干事亲自参加，并重点介绍研究目的、研究项目内容及循证证据应用对提升医院艾滋病专科临床护理服务质量的重要意义。

2）对试点病区护理人员进行艾滋病症状管理护理相关知识培训。为了保证培训效果，采用PPT和床旁应用结合的方式；在每次培训后开展小组讨论，参与者交流对于培训的看法，以帮助护理人员理解和掌握相关知识和内容。

3）制作《艾滋病临床症状管理工作手册》，作为护士的被动培训材料，护士长晨间早会围绕工作手册的问题随机进行提问。

（2）方案引入试点科室的过程

1）艾滋病临床护理指南最佳实践方案纳入试点病房护士日常工作：2014年12月1日，研究小组在前期准备的基础之上，对试点病房的护理工作流程进行变革，分3个阶段将症状管理护理流程引入病房护理常规与流程标准。

第一阶段（2014年12月1～7日）引入"艾滋病患者发热护理流程""艾滋病患者腹泻护理流程"和"艾滋病患者消耗性症状护理流程"；第二阶段（2014年12月8～14日）引入"艾滋病患者皮肤黏膜损害护理流程""艾滋病患者口腔黏膜损害护理流程""艾滋病患者疲乏护理流程"和"艾滋病患者疼痛护理流程"；第三阶段（2014年12月15～21日）引入"艾滋病患者焦虑抑郁护理流程"和"艾滋病患者认知障碍护理流程"。

2）动态评估、分析实施过程中的障碍：在应用的过程中，研究者与实践小组成员紧密联系，动态评估分析实施应用过程中的障碍因素，制定相应的干预措施。例如，"皮肤黏膜损害评估记录单"在使用的过程中，发现表格的整体构架会对护理书写造成困难，表头内容有歧义。经过与护士长和实践护士的交流协商后，对皮肤黏膜损害评估记录单进行修改，修改后立即更换旧版评估记录单。对每2小时、每3小时使用甘露醇且疼痛评分>4分的患者过多地进行疼痛评估，会极大增加护士的工作量，尤其是中班、夜班护士。经过协商，对于此类患者，每班在使用甘露醇后加评的次数不少于1次。何时对颅内压过高引起的认知障碍的患者进行住院MMSE量表的再评估，经过与护士和病房医生的讨论，建议根据责任护士的专业判断并结合患者颅内压数值，选择住院患者再评估的时机。

5. 艾滋病临床护理实践指南症状管理循证方案应用执行情况

《艾滋病临床护理实践症状管理循证方案》实施后第1个月进行第1次审查；方案实施后第2个月进行第2次审查。每次审查抽查2名患者及其对应的责任护士，审查者包括2名护理部干事和1名研究者。基于《艾滋病临床护理实践指南症状管理质量项目评价表》进行审查。

（四）第四阶段：评价《艾滋病临床护理实践指南》应用效果

通过《艾滋病临床护理实践指南》在上海市公共卫生临床中心的临床试点应用，探索将证据引入后形成的新流程与动态管理模式，最终评价该指南在改变患者层面和实践者层面的应用效果。

1. 患者层面的评价

采用非同期临床对照试验，选取在上海市公共卫生临床中心2013年10月～2014年2月接受治疗的艾滋病患者纳入对照组研究对象；2013年11月～2014年2月接受治疗的艾滋病患者纳入实验组研究对象。

在2013年10月～2014年2月测量对照组在传统护理模式下HIV/AIDS住院患者的各项指标(躯体症状、心理状态、生活质量)。在2013年11月～2014年2月，由干预组护士严格遵守新模式进行护理工作，按照新模式的要求对患者进行以患者为中心的症状管理、健康教育、心理辅导等。引入新模式后进行效果测量，患者离院返家后进行随访。分别在入院初期、干预后第1个月、干预后第2个月，共3个时间节点从3个方面对干预后患者的结局进行评价，分别为躯体症状、心理状态、生活质量。通过这3个方面的纵向数据分析，评价应用证据的效果。

2. 实践者层面的评价

采用小组访谈的形式，使用半结构式访谈提纲，了解研究场所医院管理者和临床实践人员对于证据应用的实践体验，参加小组访谈人数为8名。本研究主要采用半结构式小组访谈的形式收集资料。访谈前根据相关知识初步编写访谈提纲，在访谈过程中不断完善形成访谈提纲终稿，主要内容包括实践过程中的感受、遇到的问题、建议和反思。半结构访谈提纲如下：①请谈一谈项目刚开展的时候，你的感受是什么？②方案的实施过程中，你的体会是什么？内心的想法有哪些改变？③应用过程中有没有遇到什么问题？你是如何解决的？④你认为在证据应用的过程中有哪些阻碍因素？⑤整个过程中你有什么收获和启示？⑥你觉得方案中哪些内容是需要进一步调整的？为什么？

五、研究结论

（一）研究结论

（1）《艾滋病临床护理实践指南症状管理证据汇总信息手册》内容包括证据摘要、发热护理流程、腹泻护理流程、皮肤黏膜损害护理流程、口腔黏膜损害护理流程、艾滋病相关疲乏护理流程、艾滋病相关消耗性症状护理流程、艾滋病相关认知问题护理流程、焦虑抑郁护理流程、疼痛护理流程。该方案的构建为循证证据转化和应用提供了参考和依据。

（2）形成的《艾滋病临床护理实践指南症状管理证据汇总信息手册》简洁明了，证据来源清晰，易于临床理解和应用，为艾滋病临床护理提供了证据资源和证据传播工具，满足临床护理人员获取知识和信息的需求。

（3）《艾滋病临床护理实践指南症状管理证据汇总信息手册》在临床情景中具有一定的可行性、适宜性、有效性及临床意义。该方案对提高艾滋病患者生活质量、改变护士的认知和行为、改善临床艾滋病症状管理实践与质量管理具有一定意义。

（二）对护理实践的启示

（1）循证应用的过程中，证据转化和循证决策都需要结合最佳证据、临床情景、专业人员的判断和患者的意愿，保证实施方案的可行性、适宜性、有效性及临床意义。

（2）动态评估证据应用的阻碍因素，在满足证据科学性的基础之上，可根据临床具体情景选择、提炼或拆解干预措施，最后将新模式的规章制度、流程、评估表单等嵌入医院管理平台，实现证据的可持续使用。

（3）本研究所构建的《艾滋病临床护理实践指南症状管理证据汇总信息手册》可应用于国内艾滋病患者症状管理的临床实践，也可在其他具体的临床情景中有针对性地选择、提炼干预措施和调适方案流程，这对改进临床护理质量、提升护理实践的科学性具有重要的作用。

（4）本研究的研究方法也为今后证据临床转化相关研究提供借鉴。

（朱　政）

参考文献
[1] 胡雁.循证护理学[M].北京:人民卫生出版社,2012.
[2] 朱政. HIV/AIDS 住院患者症状管理的循证实践[D].上海:复旦大学,2015.

第十节 促进 NICU 住院早产儿母亲早期泵乳的证据临床转化

一、背景及意义

母乳是婴儿最天然和安全的营养来源。与足月儿相比,早产儿体内免疫细胞含量低,免疫应答水平低,喂养不耐受和坏死性小肠结肠炎(NEC)发生率高。母乳喂养可以降低早产儿感染发生率和喂养不耐受发生率(Lewis 等, 2017)。与足月儿相比,早产儿母乳喂养率较低。由于早产儿,尤其是极低及超低出生体重儿常常需要入住新生儿重症监护病房(NICU),造成较长时间的母婴分离,影响了母乳分泌量(罗惠玉等,2017)。在母婴分离期间,泵乳(包括手挤奶和使用吸奶器吸奶)是为早产儿提供母乳、促进早产儿母亲乳汁分泌、保障早产儿母乳喂养的重要手段(Flaherman 等, 2013)。泵乳被认为是母亲与早产儿建立联系的重要方式,可减少母亲因为孩子早产而造成的内疚感(Rossman 等, 2013)。然而,研究表明,母婴分离期间泵乳的实践困难重重,一些母亲认为与直接母乳喂养相比,泵乳昂贵、费时、不舒适,从而影响泵乳行为;而且缺乏早期泵乳益处相关知识的母亲更容易停止泵乳,影响乳汁分泌,进而影响后期母乳喂养(Felice 等, 2017; Niela-Vilen 等, 2016)。临床实践中,医护人员也缺乏足够的人力资源和时间为早产儿母亲提供泵乳相关的健康指导(Parker 等, 2018)。将促进 NICU 住院早产儿母亲早期泵乳的最佳证据应用于临床实践,可以促进早产儿母亲的早期泵乳行为,提高其早期泌乳量,从而促进早产儿母乳喂养实践,有利于母婴健康。

本研究针对促进 NICU 住院早产儿母亲早期泵乳,采用 JBI 循证卫生保健中心的证据应用模式为理论框架,以 JBI 的 PACES 和 GRiP 为工具,通过基线审查、证据应用和再审查,将现有最佳证据应用于临床实践。本案例曾发表于期刊中(周菲菲等,2020;Huang 等,2020)。

二、理论模式/概念框架

JBI 证据应用模式认为,证据应用包括情景分析、促进变革及过程和结果评价3个部分。在情景分析环节，需要对证据应用的特定情景进行分析，了解证据与临床实践之间的差距，明确变革的促进及障碍因素；在促进变革环节，需要结合专业知识和经验，以及患者的需求，根据情景选取合适的证据，采取有效的改进策略，充分发挥领导力，通过制定新的工作流程、操作规范、质量标准、激励机制、专业培训等措施，促进医护人员达成共识，遵从新的基于证据的指引和规范，促进实践变革；在过程和结果评价环节，需要评价证据应用后对护理系统、实践者和患者层内产生的影响，明确变革的效果，并针对新问题不断引入证据，通过动态循环，促进持续质量改进(周英凤等，2017)。

三、证据转化过程

(一) 临床转化的证据来源

证据来源于JBI最佳证据总结(Lizarondo等，2018)。该证据总结汇总如下：①早产儿母亲需要及早泵乳，并每天泵乳8～12次。②相关医护人员需要对母亲进行健康教育，包括母乳喂养的好处，泵乳的最佳时间和频率，如何促进有效泌乳的措施。此项教育必须在孕期就开始进行，并在临产前再次强调。③相关医护人员需要接受关于母乳喂养和为早产儿泵乳的相关培训。④在产前需要为母亲提供关于泵乳益处的相关资料。⑤早产儿母亲需要得到支持干预(如提供功能齐全并容易使用的吸奶器、泵乳室、电话支持等)以促进泵乳。⑥相关医护人员需要鼓励父亲在母亲泵乳期间为母亲提供实用性支持。⑦需要对早期、频繁、有效泵乳的阻碍和促进因素进行评估，并采取相应的措施消除阻碍因素。

(二) 证据的可用性评估

1. 证据转化的场所

该证据转化项目的应用场所是国内某三甲妇产科专科医院的一个院区。该院区共有6个产科病房，设有172张床位，每月分娩量约为800例。新生儿科设有新生儿室和NICU，床位15～25张，每年收治早产儿约350例。项目开展时NICU有医生14名、护士17名、产科病房护士73名、产房助产士42名。

2. 证据的可用性评估

根据以上证据，审查小组邀请产科和新生儿科工作≥5年、对母乳喂养和新生儿照护有临床实践经验的医生和护士，根据FAME原则(王春青等，2015)对证据进行考察，并结合专业判断和该院临床实际情景，考虑证据⑥⑦较难进行“是”或“否”的判断，故不纳入临床审查。

（三）临床证据转化过程

本项目以JBI证据应用模式为理论框架，以PACES和GRiP为工具，通过基线审查、证据应用和再审查，将现有最佳证据应用于临床实践。

1. 基线审查阶段

（1）确定审查问题　本次审查问题是：现行的促进NICU住院早产儿母亲早期泵乳的临床实践与现存的最佳证据是否相符合？根据证据应用研究的PIPOST 6个方面进行研究问题结构化。①目标人群（P）：NICU住院早产儿的母亲，排除母乳喂养禁忌证者。②干预措施（I）：促进早期泵乳的循证措施。③证据应用实施者（P）：护士、助产士和医生。④结局（O）：包括系统层面的产科促进NICU住院早产儿母亲早期泵乳的护理新流程和规范；实践者层面的护士、助产士和医生关于促进早期泵乳的知识，对审查标准的执行率；患者层面的对早期泵乳的知识、早期泵乳次数和泵乳量。⑤证据应用场所（S）：某三甲妇产科专科医院产科病房、产房和NICU。该院产科为产妇提供的《母乳喂养指导手册》，并非针对早产儿母乳喂养及早期泵乳。在孕妇学校为孕妇提供母乳喂养相关培训，但培训率较低。产后由母乳喂养专科护士进行访视，指导母乳喂养及泵乳方法，并将初乳送至NICU。但因人力资源有限，母乳喂养专科护士不当班时该项工作开展情况不理想。⑥证据的类型（T）：证据总结、系统评价。

（2）建立审查小组　审查小组共6人，包括JBI循证卫生保健中心导师1名，负责项目指导和证据检索和提炼；护理学院教师1名，负责项目的整体设计，包括对组员进行方法学培训、证据应用方案的制定、数据汇总和分析等；相关部门护理人员4名，包括产科科护士长和病房护士长、NICU护士长和母乳喂养专科护士，其中产科科护士长和母乳喂养专科护士均具有国际哺乳顾问（international board certified lactation consultant，IBCLC）资格，负责人员沟通、证据应用的实施和数据收集等。

（3）确定审查标准　以Pre-term、Preterm、premature、Milk expression、Breast milk expression、Breastfeed*、Breast feed*、systematic review、evidence summary等关键词，搜索Cochrane Library、JBI Database、CINAHL和Medline数据库，共搜索到文献195篇。逐篇阅读文献后，根据文献的相关性和文献质量，最终选取JBI最佳证据总结1篇，共7条证据（Lizarondo，2018）。审查小组对证据进行考察，并结合专业判断和该院临床实际情景，考虑证据⑥⑦较难进行“是”或“否”的判断，故不纳入临床审查。审查小组最终确定的审查标准如下：①有一份为准备母乳喂养的母亲提供的关于母乳喂养好处和泵乳原则的手册；②相关医护人员接受了母乳喂养相关的教育，包括如何促进早期、频繁、有效泵乳；③早产儿母亲在怀孕期间和临产前均接受了关于母乳喂养重要性和价值的教育；④早产儿母亲在产后第一时间得到关于早期、频繁、有效泵乳的详细信息和指导；⑤早产儿母亲获得合适的吸奶器，并得到如何有效使用吸奶器的指导；⑥早产儿母亲在产后6小时开始泵乳；⑦早产儿母亲在产后48小时每天泵乳8～12次。

(4) 确定资料收集方法　针对以上7条审查标准，确定相应的资料收集方法和工具。①资料查阅，针对第1条审查标准，查阅院内是否有母乳喂养相关手册。②医护人员一般情况问卷，针对第2条审查标准，通过问卷了解医护人员是否接受过关于促进母乳喂养及泵乳的相关培训。③医护人员知识问卷，针对第2条审查标准，通过早产儿母婴分离期母乳喂养和泵乳知识问卷——医护人员问卷(30个条目，是非题，包括早产儿母乳喂养的优点、母乳成分、泵乳方法、母乳储存转运、母乳复温等，总分60分，由5位国际哺乳顾问评审，专家内容效度CVI=0.93)，调查其知识水平。④早产儿母亲一般情况问卷，针对第3～5条审查标准，通过问卷了解早产儿母亲接受泵乳相关信息和资源的情况。⑤早产儿母亲知识问卷，针对第3、4条审查标准，通过早产儿母婴分离期母乳喂养和泵乳知识问卷——父母问卷(20个条目，是非题，包括早产儿母乳喂养的优点、泵乳方法、母乳储存转运、母乳复温等，总分40分，由5位国际哺乳顾问评审，专家内容效度CVI=0.98)，调查其知识水平。⑥泵乳情况记录单，针对第6、7条标准，设计泵乳情况记录单，记录早产儿母亲泵乳的时间、频率和泵乳量等信息。此外，也对早产儿父亲的一般情况、母乳喂养和早期泵乳知识情况(采用早产儿母婴分离期母乳喂养和泵乳知识问卷——父母问卷)进行调查。

(5) 执行基线审查　于2018年7月2日～8月13日，针对7条审查标准进行基线审查，共纳入新生儿科医生14名，产科和新生儿科护士90名，助产士42名。通过方便抽样、连续入组的方式选取符合纳入条件的早产儿母亲和父亲各30名。

1) 早产儿母亲入选标准为：生产新生儿胎龄<37周；生产新生儿Apgar评分≥4分；生产新生儿入住复旦大学妇产科医院NICU；生产前表示自愿选择母乳喂养；无母乳喂养禁忌证；愿意参加本项研究。排除标准为：生产新生儿合并严重先天畸形者，如染色体或基因异常、先天性消化道畸形、复杂性先天性心脏病等；生产新生儿有严重并发症者，如坏死性小肠结肠炎、严重感染等；精神疾病患者；有理解或阅读障碍者。

2) 早产儿父亲入选标准为：配偶符合入选标准；与早产儿母亲共同居住；愿意参加本项研究。排除标准为：精神疾病患者；有理解或阅读障碍者。

针对每条审查审查标准进行是(Y)、否(N)和不适用(NA)的判断，并收集医护人员和早产儿父母的知识得分、产后48小时内早产儿母亲的泵乳次数和泌乳量等相关数据。数据收集由经过培训的研究人员进行，以保证资料的客观性和准确性。审查标准、审查对象和审查方法等汇总情况，见表18-38。

表18-38　审查标准、审查对象和审查方法

审查标准	审查对象	审查方法
① 为准备母乳喂养的母亲提供关于母乳喂养好处和泵乳原则的手册	科室文件	查阅科室文件，确定是否有相关手册
② 相关医护人员接受了母乳喂养相关的教育，包括如何促进早期、频繁、有效的泵乳	146名医护人员（包括90名护士、42名助产士、14名新生儿科医生）	问卷调查： ① 医护人员一般情况问卷，了解医护人员是否接受过关于促进母乳喂养及泵乳的相关培训 ② 医护人员知识问卷，了解医护人员对早产儿母婴分离期母乳喂养和泵乳的知识水平
③ 早产儿母亲在怀孕期间和临产前均接受了关于母乳喂养重要性和价值的教育 ④ 早产儿母亲在产后第一时间得到关于早期、频繁、有效泵乳的详细信息和指导	30名早产儿母亲	问卷调查： ① 早产儿母亲一般情况问卷，了解其是否、何时以及如何接受泵乳相关信息 ② 知识问卷，了解其对早产儿母婴分离期母乳喂养和泵乳的知识水平
⑤ 早产儿母亲获得合适的吸奶器，并得到如何有效使用吸奶器的指导	30名早产儿母亲	问卷调查：早产儿母亲一般情况问卷，了解其是否获得合适的吸奶器并得到相关指导
⑥ 早产儿母亲在产后6小时内开始泵乳 ⑦ 早产儿母亲在产后48小时内每天泵乳8—12次	30名早产儿母亲	问卷调查：泵乳情况记录单，记录早产儿母亲泵乳的时间、频率和泵乳量等信息

(6) 基线审查结果　通过基线审查发现，该院区有一份关于母乳喂养的手册，包含早产儿母乳喂养部分信息。104名(70.55%)医护人员表示曾接受过母乳喂养相关知识培训。但没有产妇表示在怀孕期间和临产前均接受母乳喂养相关培训。与之相比，产后健康教育率较高，有26名(86.67%)产妇表示产后第一时间得到母乳喂养相关信息和指导。18名(60%)产妇表示有合适的吸奶器，并

得到相关指导。仅有 7 名(23.33%)产妇能在产后 6 小时开始泵乳,但没有产妇能在产后 48 小时每天泵乳 8～12 次。基线审查结果如图 18－25 所示。

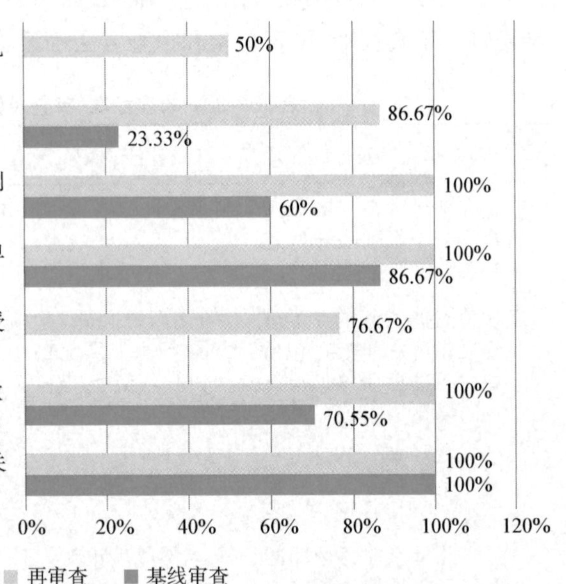

图 18－25 基线和再审查结果

2. 证据应用阶段:障碍因素及可用资源分析,制定改进措施

该阶段于 2018 年 8 月 14 日～9 月 2 日进行。基线审查后,审查小组召开 3 次小组面对面会议和数次微信在线会议,针对基线审查结果进行讨论,结合 GRiP 系统,分析证据应用过程中的障碍因素,寻求可利用的资源,制定质量改进策略,并评价策略应用后的结果。GRiP 系统分析情况见表 18－39。

(1) 障碍 1 医护人员缺乏早产儿母乳喂养和泵乳相关知识。通过对医护人员的调查发现,医护人员知识得分平均为 40.83±4.54,正确率仅为 68%。虽然大多数医护人员(70.55%)曾接受过母乳喂养相关知识培训,但培训多为入职时进行,缺乏入职后的定期培训,且无专门针对早产儿母乳喂养和泵乳的相关培训。针对该情况,通过 3 次面对面业务学习,由母乳喂养专科护士对产科护士和助产士进行集中培训,内容包括 WHO《成功母乳喂养 10 条措施》解读,早产儿母乳喂养概况,早产儿母乳喂养的好处,早产儿乳汁成分的特异性,早产儿乳汁的收集、储存和转运等知识。同时通过科室讲课,对无法参加业务学习的护士、助产士以及医生进行培训,为医护人员提供培训幻灯片以及相关阅读资料。

（2）障碍 2 早产儿母亲缺乏母乳喂养和泵乳相关健康教育。通过对早产儿母亲的调查发现，虽然医院为孕妇学校开设了母乳喂养相关课程，但培训内容中较少针对早产儿的内容，并且由于路途遥远、早产等原因，仅有 20%早产儿母亲在孕前接受过相关培训，相关内容在临产前并未被再次强调，导致标准 3 的执行率为 0%。针对上述情况，审查小组制作了专门针对早产儿母乳喂养和泵乳的指导手册，在产前孕妇学校课程的母乳喂养专题中增加如何泵乳以及早产情况下如何保持母乳分泌的相关培训，并且在临产前和产后由母乳喂养专科护士对母亲进行一对一指导。母乳专科护士具有国际认证的哺乳顾问资格，具备充分的母乳喂养和泵乳知识，有能力和时间为早产儿母亲提供适当和个性化的教育。这种一对一地提供准确信息，效果较好。在专科护士休假时，先由病房责任护士对母亲进行指导，再由专科护士指导，鼓励产房助产士和护士在临产前对产妇强调早期泵乳的重要性。同时，通过微信公众号向早产儿母亲推送母乳喂养相关知识。

（3）障碍 3 早产儿母亲可能没有及时准备合适的吸奶器。在基线审查时发现，由于早产，部分早产儿母亲来不及准备吸奶器，或者在产后第一天未将吸奶器带至病房。审查小组得到护理部支持，在产科病房免费提供双边电动吸奶器及其消毒设备，以供有需要的母亲使用，护士也向早产儿母亲及家属强调吸奶器的重要性，并鼓励自行购买并随时携带合适的吸奶器。

（4）障碍 4 早产儿母亲可能缺乏泵乳的动力和支持。由于母婴分离，部分早产儿母亲可能缺乏泵乳的动力，也缺乏来自家庭的支持。针对该情况，护士为产妇提供泵乳情况记录表，并鼓励产妇记录泵乳情况，包括时间、方法、次数、量、存在的问题等，由病房责任护士对母亲泵乳行为进行督促。产妇住院期间，由母乳喂养专科护士每天两次协助产妇进行泵乳，免费提供一次性注射器和储奶袋，协助将母乳转运至 NICU。护士也对早产儿母亲反馈早产儿喂养情况，通过微信提供早产儿在 NICU 内使用母乳进行口腔护理或进行母乳喂养的照片，NICU 医生和护士对早产儿父母送乳行为进行鼓励。同时也对早产儿父亲进行母乳喂养和泵乳相关健康教育，使他们理解早期、频繁泵乳的重要性，并感到有动力去提醒早产儿母亲每 2～3 小时进行一次泵乳。还鼓励父亲以切实可行的方式支持母亲，例如帮助手挤奶或使用吸奶器泵乳、调整母亲在泵乳时的位置，以及将母乳转运给 NICU 等。

表 18-39 GRiP 系统分析情况

障碍	策略	资源	结果
1. 医护人员缺乏早产儿母乳喂养和泵乳相关知识	①通过3次面对面业务学习，由母乳喂养专科护士对产科护士和助产士进行集中培训；②通过科室讲课，对无法参加业务学习的护士、助产士以及医生进行培训；③为医护人员提供培训幻灯片以及相关阅读资料	①培训幻灯片；②相关阅读资料	所有相关医护人员均接受培训
2. 早产儿母亲缺乏母乳喂养和泵乳相关健康教育	①为早产儿母亲提供专门针对早产儿母乳喂养和泵乳的指导手册；②在产前孕妇学校课程的母乳喂养专题中增加如何泵乳以及早产情况下如何保持母乳分泌的相关培训；③在临产前和产后由母乳喂养专科护士对母亲进行一对一指导；④在专科护士休假时，先由病房责任护士对母亲进行指导，再由专科护士再指导；⑤通过微信公众号向早产儿母亲推送母乳喂养相关知识	①早产儿母乳喂养和泵乳的指导手册；②微信公众号相关资料	所有母亲在产后均接受了相关健康教育，大多数母亲在孕期和产前接受了健康教育
3. 早产儿母亲可能没有及时准备合适的吸奶器	①在产科病房免费提供双边电动吸奶器及其消毒设备；②鼓励早产儿母亲自行购买并及时携带合适的吸奶器	双边电动吸奶器	所有早产儿母亲有可使用的吸奶器
4. 早产儿母亲可能缺乏泵乳的动力和支持	①提供泵乳情况记录表；②鼓励早产儿母亲记录泵乳情况；③产妇住院期间，由母乳喂养专科护士每天两次协助产妇泵乳；④通过微信提供早产儿在NICU内使用母乳进行口腔护理或母乳喂养的照片；⑤NICU医生和护士对早产儿父母送乳行为进行鼓励；⑥对早产儿父亲进行母乳喂养和泵乳相关健康教育，鼓励父亲对母亲提供实用性支持	①泵乳情况记录表；②一次性注射器和储奶袋；③微信照片	①所有早产儿母亲均记录了泵入情况；②大部分父亲接受了母乳喂养相关健康教育；③早产儿母亲首次泵乳时间提早，泵乳频率增加

3. 再审查阶段

2018年9月3日～10月21日，针对7条审查标准，使用与基线审查相同的选样方法、资料收集方法和工具，对相同样本量的研究对象进行证据应用后的再审查。经过两轮审查，除标准1在基线审查时已达100%，其余审查标准的达标率均显著上升，差异有统计学意义（$P<0.05$）。再审查结果见图18-25和表18-40。

表 18-40 审查标准执行情况(例数)

时段	标准 1 (n=1)	标准 2 (n=146)	标准 3 (n=30)	标准 4 (n=30)	标准 5 (n=30)	标准 6 (n=30)	标准 7 (n=30)
基线审查							
执行	1	103	0	26	18	7	0
未执行	0	43	30	4	12	23	30
再审查							
执行	1	146	23	30	30	26	15
未执行	0	0	7	0	0	4	15
χ^2		50.426	37.297	4.286	15.000	24.310	20.000
P 值		0.000	0.000	0.038	0.000	0.000	0.000

由图 18-25 可见,再审查时第 3、6、7 条审查标准的执行率并未达到 100%。这主要是由于部分产妇早产未及时参加产前孕妇学校的母乳喂养讲座;部分产妇居住地距离医院路程较远,不方便参加讲座;而临产前部分产妇可能半夜急诊入院,未能接受母乳喂养专科护士一对一的健康教育。因此,标准 3 的执行率仅为 76.67%。对于标准 6 和标准 7,第一次泵乳时间开始晚和分娩后 48 小时泵乳频率低的原因可能是多数妇女通过剖宫产分娩(基线审查时为 73.33%,再审查时为 70%)。据报道,剖宫产是早期母乳喂养的阻碍因素(勾桢楠等,2019)。与自然分娩产妇相比,剖宫产的产妇在分娩后必须呆在苏醒室里观察更长时间,这意味着她们很难尽早开始泵乳。此外,伤口疼痛和麻醉引起的副作用可能使泵乳更加困难(Zhao 等, 2017)。而泵乳启动时间延迟,意味着 48 小时内泵乳频率会降低。此外,每天泵乳 8~12 次意味着产妇必须每 2~3 小时泵乳一次。当母婴分离时,产妇更难有泵乳的动力,特别是在夜里。尽管如此,在证据应用后,泵乳频率和量仍有大幅提高,表示所采取的策略是有效的。

(四) 证据转化效果评价

除了以上审查标准的执行情况外,证据临床转化的效果还可以从结构、过程和结局 3 个维度进行评价。

1. 结构维度:系统评价

(1) 制定新的业务培训规范和流程　虽然母乳喂养一直是产科护士的培训内容,但之前未有系统化的早产儿母乳喂养相关知识培训,而且并非所有医护人员均接受过相关培训,导致医护人员相关知识水平不足,难以为患者提供全面的健康教育。通过本项目,相关科室制定了新的培训规范和培训流程,除了提供集中面对面的业务学习外,还针对无法参加业务学习的医护人员提供科室小讲课,以及网络学习,提供电子版和纸质版培训资料,保证培训能做到全覆盖。同时规定每年进行一次相关培训并进行考核,保证医护人员对相关知识进行复习和更新,确保新员工能接受相关培训,掌握相关知识。该培训规范和流程也用于其他业务知识的培训,使培训工作更加有序进行。

(2) 制定新的岗位职责和工作流程　虽然以往产科有母乳喂养专科护士为产妇提供母乳喂养健康教育和挤奶等相关服务,但专科护士工作时间为工作日白天,无法在周末和夜晚为产妇提供服务,且以往服务局限于产后。通过本项目,制定了新的岗位职责,明确母乳喂养专科护士在产妇临产前也需要为其提供母乳喂养健康教育,保证产妇明白产后尽早开奶的重要性并予以实施。新的岗位职责也明确规定在专科护士不当班时,由产科护士提供相关服务,保证每位产妇接受相关健康教育。

(3) 制定新的记录工具　通过本项目,产科病房制作了"泵乳情况记录表",该表格可以记录泵乳情况,包括时间、方法、次数、量、存在的问题等。通过使用该表格,产妇可以明确自己的泵乳情况,护士也可以对产妇情况进行客观评估,以便提供有针对性的个性化指导。

(4) 添置重要的设备和资料　通过本项目,在产科病房添置了双边电动吸奶器及其消毒设备,以供有需要的产妇免费使用。免费吸奶器的提供解决了一些产妇因突然早产未及时购买吸奶器,或因紧急入院忘记携带吸奶器的问题。该项目实施过程中,还制作了专门针对早产儿母乳喂养和泵乳的指导手册,内容全面,图文并茂,方便早产儿母亲和家庭使用。

2. 过程维度:实践者评价

基于循证的质量审查发现了医护人员的知识短板,促进了对医护人员,包括产科和新生儿科护士、助产士和医生的培训和再培训。最终,所有医护人员均接受了早产儿母乳喂养和早期泵乳相关知识培训,医护人员的相关知识得分显著提高,差异有统计学意义($P<0.01$),见表 18-41。

表 18-41　医护人员母乳喂养和早期泵乳相关知识得分

时段	医护人员知识得分($n=146$)	t 值	P 值
基线审查	40.83±4.54	−23.196	0.000
再审查	54.58±5.53		

3. 结局维度：患者评价

本项目采用非同期对照研究设计，比较证据临床转化前后早产儿父母的母乳喂养和早期泵乳相关知识水平，以及早产儿母亲的泵乳情况。结果显示，证据应用后，早产儿母亲和父亲的母乳喂养和早期泵乳相关知识得分均显著提高，差异有统计学意义（$P<0.01$），见表18-42。证据应用后，早产儿母亲第一次泵乳距分娩时间显著缩短，产后第一天和第二天的泵乳次数和泌乳量均显著增加，差异有统计学意义（$P<0.01$），见表18-43。

表18-42　早产儿母乳喂养和早期泵乳相关知识得分

时段	母亲知识得分（$n=30$）	父亲知识得分（$n=30$）
基线审查	28.13±3.46	26.70±3.96
再审查	32.17±3.23	30.80±3.44
t 值	−4.668	−4.283
P 值	0.000	0.000

表18-43　早产儿母亲泵乳情况

时段	样本量	第一次泵乳距分娩时间(h)	第一天泵乳次数	第二天泵乳次数	第一天泵乳量(ml)	第二天泵乳量(ml)
基线审查	30	13.43±8.91	2.73±1.82	4.80±2.14	2.10±5.45	7.08±12.98
再审查	30	4.90±5.26	6.77±2.30	7.47±1.93	7.72±17.19	43.77±80.86
统计量			−7.536[a]	−5.074[a]		
P 值		0.000[b]	0.000	0.000	0.008[b]	0.002[b]

注：a为 t 值；b为秩和检验。

四、案例总结

本案例重点关注了早产儿母亲早期泵乳的相关证据，以及如何有效地应用于临床实践，改善了早产儿母亲早期泵乳和早产儿母乳喂养的临床实践在系统、实践者和患者层面的过程和结果。本案例以JBI证据应用模式为理论框架，以JBI的PACES和GRiP系统为工具，通过基线审查环节发现证据与临床实践之间的差距；通过证据应用环节，分析证据应用过程中存在的障碍因素，寻找可利用的资源，制定有效的应对策略，将证据真正有效地应用于临床实践；通过再审查环节，采用非同期对照研究设计，评价证据应用后的效果，为进一步改进临床实践提供依据。但该案例由于时间限制，仅开展了一轮质量审查，今后可考虑延长项目时间，进行长期持续的质量审查，以评价证据应用的长期效果。

（黄晓燕）

参考文献

[1] 勾桢楠，张晓菊，陈雅琼，等. 妇科肿瘤患者术后导尿管管理的循证实践[J]. 护士进修杂志，2019，34(1)：35-40.

[2] 罗惠玉，姚熹，葛方英，等. 早产儿母乳喂养现状的调查[J]. 中国妇幼保健，2017，32(11)：2442-2444.

[3] 王春青，胡雁. JBI证据预分级及证据推荐级别系统(2014版)[J]. 护士进修杂志，2015，30(11)：964-967.

[4] 周菲菲，黄晓燕，张俊平，等. 促进NICU住院早产儿母亲早期泵乳的最佳循证实践项目[J]. 护士进修杂志，2020，35(1)：47-52.

[5] 周英凤，胡雁，朱政，等. JBI循证卫生保健模式的更新及发展[J]. 护理学杂志，2017，32(3)：81-83.

[6] Felice JP, Geraghty SR, Quaglieri CW, et al. “Breastfeeding” without baby: a longitudinal, qualitative investigation of how mothers perceive, feel about, and practice human milk expression [J]. Matern Child Nutr, 2017，13(3)：1-11.

[7] FlahermanVJ, Lee HC. “Breastfeeding” by feeding expressed mother's milk [J]. Pediatr Clin North Am, 2013，60(1)：227-240.

[8] Huang X, Zhang J, Zhou F, et al. Promotion of early breast milk expression among mothers of preterm infants in the neonatal ICU in an obstetrics and gynaecology hospital: a best practice implementation project [J]. JBI Evidence Implementation, 2020，18(3)：278-287.

[9] Lewis ED, Richard C, Larsen BM, et al. The importance of human milk for immunity in preterm infants [J]. Clin Perinatol, 2017，44(1)：23-47.

[10] Lizarondo L. Evidence summary. Expression of milk for pre-term infants [J]. The Joanna Briggs Institute EBP Database, JBI@Ovid, 2018，JBI15951.

[11] Parker AL, Hoffman AJ, Darcy-Mahoney AA. Facilitating early breast milk expression in mothers of very low birth weight infants [J]. Am J Matern Child Nurs, 2018，43(2)：105-110.

[12] Rossman B, Kratovil AL, Greene MM, et al. "I have faith in my milk": the meaning of milk for mothers of very low birth weight infants hospitalized in the neonatal intensive care unit [J]. J Hum Lact, 2013,29(3):359-365.

[13] Zhao J, Zhao Y, Du M, et al. Does caesarean section affect breastfeeding practices in China? A systematic review and Meta-analysis [J]. Matern Child Health J, 2017,21(11):2008-2024.

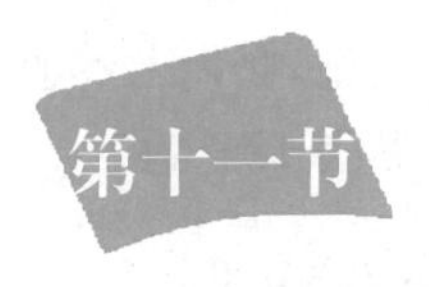

第十一节　婴儿先天性心脏病营养风险筛查及评估的证据临床转化

一、背景及意义

婴儿先天性心脏病(congenital heart disease, CHD)患者实施肠内营养面临较多障碍,其原因包括心脏结构畸形导致异常血流灌注、多阶段的心脏结构重建手术治疗、单心室体肺循环分流及同时供应体肺循环而致心脏负荷增加等,使肠内营养的启动滞后以及推进困难。研究报道,婴儿 CHD 患者中度及以上的营养不良(年龄别体重 Z 值<-2)的发生率为 21%～29%。国内外学者在 CHD 患儿肠内营养实践领域已开展相关研究,包括肠内营养制剂种类、喂养途径、喂养方式、营养支持的时机、肠内营养效果监测、单病种营养支持方案等,相关的专家共识或循证实践指南也为本领域医护人员的临床实践提供了决策依据。但是,有文献报道,住院期间的喂养方案没有给婴儿 CHD 提供足够的能量及营养物质的摄入,医护人员营养支持过于保守且非系统化,未见相关专家共识或循证实践指南的推荐意见应用于临床。本节将以营养风险筛查及评估为例,采用促进证据临床转化的修订版 i-PARIHS 为理论依据,阐述如何将来自循证实践的证据引入临床并进行转化,总结 i-PARIHS 框架在评估证据转化场所的循证实践准备度、分析证据转化面临的障碍及促进因素等方面的具体过程及意义。

二、理论模式/概念框架

本案例采用 i-PARIHS 为理论框架,指导证据临床转化过程中障碍因素的分析。

三、证据转化过程

(一) 临床转化的证据来源

本证据临床转化案例的证据来源于《婴儿先天性心脏病肠内营养临床护理实践指南》(顾莺等,2018),以下简称《指南》。该指南发布于2018年6月,遵循《世界卫生组织指南制定手册》的标准型指南制定方法构建而成,使用GRADE体系(2011版)进行证据质量等级及推荐强度的分级。《指南》共包括38条实践推荐,内容涵盖婴儿CHD肠内营养护理实践活动相关的5个临床问题,即营养风险筛查、营养评估、肠内营养方案制定、肠内营养方案实施、肠内营养监测与评价。其中,营养风险筛查及评估相关推荐意见共12条,见表18-44。

表18-44 婴儿CHD营养风险筛查及评估实践推荐意见

	证据来源	证据内容	证据质量	推荐强度
1	ESPEN guidelines for nutrition screening 2002 (Kondrup等, 2003)	对婴儿CHD进行营养风险筛查,内容包括评价目前的营养状况、营养状况的稳定性、营养状况是否有恶化,以及目前的疾病状态对营养状况的影响	D	1
2	ESPEN guidelines for nutrition screening 2002 (Kondrup等, 2003)	选择营养风险筛查工具时综合考虑其敏感度、特异度、可重复性,以及工具使用的便捷性和花费时间	D	1
3	STRONGkids量表筛检住院儿童营养不良风险的Meta分析(杨玉霞等,2015)	STRONGkids量表可用于婴儿CHD营养风险筛查	B	1
4	guidelines for the use of parenteral and enteral nutrition in adult and pediatric patients (ASPEN, 2002)	住院CHD患儿入院后24小时内完成首次营养风险筛查	D	1
5	Accuracy of nutritional screening tools in assessing the risk of undernutrition in hospitalized children (Huysentruyt等, 2015)	对婴儿CHD定期进行营养风险筛查,筛查频率取决于上一次筛查结果及所用筛查工具	C	1
6		可以由非营养学专业人员对婴儿CHD进行营养风险筛查	C	1
7	ESPEN guidelines for nutrition screening 2002 (Kondrup等, 2003)	对经筛查后有中度以上营养不良风险的婴儿CHD由营养学专家进行全面的营养评估	D	2

续　表

	证据来源	证据内容	证据质量	推荐强度
8	ASPEN pediatric nutrition support core curriculum（ASPEN，2012）	婴儿CHD营养评估内容包括疾病史、喂养史、用药史、体格检查、人体测量、实验室数据	D	1
9	ASPEN pediatric nutrition support core curriculum（ASPEN，2012）	对婴儿CHD进行喂养困难及风险因素评估	D	1
10	Consensus statement of the academy of nutrition and dietetics/American society for parenteral and enteral nutrition：indicators recommended for the identification and documentation of pediatric malnutrition（Becker等，2014）	采用HAZ、WAZ、HCAZ、WHZ作为婴儿CHD营养评估指标并结合标准*Z*值曲线图判断生长速率	D	1
11		采用中上臂围作为危重婴儿CHD营养评估的辅助指标	D	2
12	ASPEN guidelines for the use of parenteral and enteral nurtrition in adult and pediatric patients（ASPEN，2002）	根据营养评估结果形成书面总结及婴儿CHD营养干预计划	D	2

（二）证据可用性评估

1. 证据转化的场所

将《指南》综合的婴儿CHD肠内营养相关证据传播至心脏专科临床实践者，供制定营养支持方案时参考。本案例中的证据临床转化场所是国内某三甲儿童专科医院的心脏中心，设有心内科病区、心外科病区及心脏重症监护病区，隶属于同一行政单元即心血管中心，床位数分别为34张、40张及18张，收治各类儿童先天性心脏疾病。年收治病例数分别约为500例、900例、1 300例。其中，小于1岁的婴儿CHD比例分别约为40%、55%及68%。

2. 证据的可用性评估

《指南》所有的证据是否均适合在该心脏中心进行临床转化，采用FAME策略对证据进行适用性评估（周英凤等，2020）。

邀请在该心脏中心工作≥1年、对婴儿CHD肠内营养有临床实践经验的护理人员及心脏专科医生评估上述营养风险筛查及评估的11条推荐意见，主要依据证据的可行性、适宜性、临床意义和有效性4个方面进行评价，并对FAME评估有争议的推荐意见进行焦点组访谈。推荐意见“建议采用中上臂围作为危重婴儿CHD营养评估的辅助指标(D2)"因适宜性、临床意义和有效性均不确定而暂不纳入本次证据转化,最终纳入临床转化的证据共11条。

(三) 临床护理实践现状审查

尽管《指南》中关于婴儿CHD营养风险筛查和评估的推荐意见十分明确,但临床心脏专科医护人员的实践行为与证据是否有差距?如何识别这种差距?因此,开展临床护理实践现状审查。

1. 营养风险筛查和评估实践行为的现状审查方法

将拟进行临床转化的11条推荐意见转化为审查标准,要求审查指标应来源于证据、简洁明了、具有可测量性。通过现场观察、医疗文书记录查阅、询问被观察者等方式,评价医护人员对婴儿CHD营养风险筛查和评估相关证据的循证实践行为的依从性;以"是"(表示被观察者的实践行为符合推荐意见)、"否"(表示被观察者的实践行为不符合推荐意见)为评价结果,审查过程的数据收集及审查方式,见表18-45。

表18-45 医护人员循证行为依从性审查方法

推荐意见(R)	审查标准(C)	分子	分母	审查方式
营养风险筛查				
R1.进行营养风险筛查,内容包括评价目前的营养状况、营养状况的稳定性、营养状况是否有恶化,以及目前的疾病状态对营养状况的影响	C1护理人员对婴儿CHD患者进行营养风险筛查,筛查内容同左	按照推荐意见完成筛查所要求内容的人次数	所有需要营养风险筛查的人次数(新病人+住院患儿每7天筛查一次)	现场观察:观察者根据筛查流程图旁观护士进行营养风险筛查的过程
R2.选择营养风险筛查工具时综合考虑其敏感度、特异度、可重复性,以及工具使用的便捷性和花费时间	C2护理人员使用STRONGkids对婴儿CHD进行营养风险筛查(合并第2、3条证据)	一次性评价指标		查阅医院相关制度
R3. STRONGkids用于婴儿CHD营养风险筛查				
R4.住院CHD患儿入院后24小时内完成首次营养风险筛查	C3护理人员在患儿入院后24小时内完成首次营养风险筛查	24小时完成筛查的人数	新入院患者数	查阅护理入院评估单

续　表

推荐意见(R)	审查标准(C)	分子	分母	审查方式
R5. 对住院婴儿 CHD 定期进行营养风险筛查	C4 护理人员每周进行营养风险筛查	确实每 7 天进行营养风险筛查的人次数	所有需要每 7 天进行营养风险筛查的人次数	查阅营养风险评估记录单
R6. 可以由非营养学专业人员进行营养风险筛查	C5 由护理人员进行营养风险筛查	一次性评价指标		查阅医院相关制度
R7. 对经筛查后有中度以上营养风险的婴儿 CHD 患者由营养学专家进行全面的营养评估	C6 由病区营养支持(NST)小组/营养师分别对筛查结果为中/高营养风险患儿进行全面的营养评估	中风险由病区 NST 小组营养评估的人次数；高风险由营养师评估的人次数	所有营养风险筛查结果为中风险及高风险的人次数	查阅营养风险评估记录单及护理记录单
营养评估				
R8. 营养评估内容包括疾病史、喂养史、用药史、体格检查、人体测量、实验室数据	C7 对婴儿 CHD 营养评估的内容同左	完成所有评估内容的患者人次数	所有营养风险筛查结果为中风险及高风险的人次数	查阅医疗病史录及护理记录单
R9. 进行喂养困难及其风险因素的评估	拆分为两条审查指标：C8 对婴儿 CHD 进行喂养困难的评估；C9 对婴儿 CHD 进行喂养困难风险因素的评估	进行喂养困难及风险因素评估的人次数	所有营养风险筛查结果为中风险及高风险的人次数	①现场观察：观察者根据喂养困难的条目旁观护士或营养师执行营养评估的过程中是否包括；②查阅护理记录单、医院相关制度、诊疗护理常规
R10. 采用 HAZ、WAZ、HCAZ、WHZ 作为婴儿 CHD 营养评估指标，并结合标准 *Z* 值曲线图判断生长速率	C10 营养评估采用 *Z* 值评分	一次性审查指标		查阅医院相关制度、诊疗护理常规
R11. 根据营养评估结果形成书面总结并形成婴儿 CHD 营养干预计划	C11 营养评估结果应形成书面总结及营养支持计划	形成书面营养评估总结及干预计划的人次数	所有接受营养评估的人次数	查阅医疗病史录及护理记录单

2. 营养风险筛查和评估实践行为的现状审查结果

本案例中医护人员循证实践行为的依从性基线调查共持续 4 周，C1、C5、C10 作为一次性审查指标。查阅医院《患者评估制度》《营养管理制度》，确定目前临床实践与证据符合。其余指标通过对护理人员的实践行为进行审查收集资料，共审查了护理人员 96 次 CHD 营养风险筛查和评估相关实践行为。审查结果提示，心脏专科医护人员对 CHD 患儿进行营养风险筛查和评估的行为与证据存在差距，在营养评估的全面性上尤其不足，如图 18-26 所示。

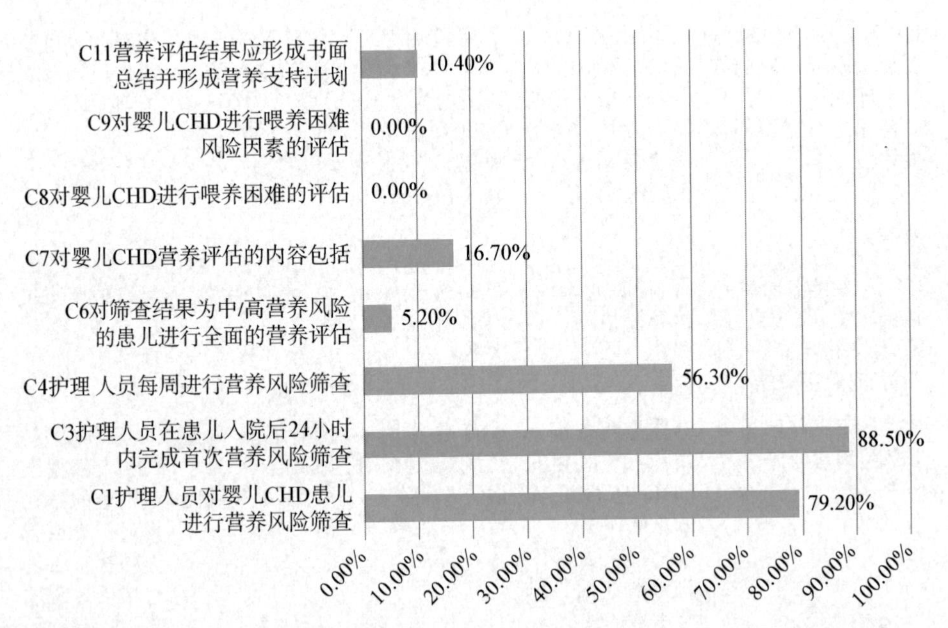

图 18-26 心脏专科医护人员营养风险筛查及评估的循证行为依从性基线审查结果

(四) 证据转化障碍因素分析

采用 i-PARIHS 模型进行婴儿 CHD 营养风险筛查和评估证据临床转化的障碍因素分析；从变革（证据带来的改变）、接受者和组织环境 3 个维度进行分析（Harvey 等，2015），见表 18-46。

1. 变革

变革维度的评估内容包括：①证据是否来自研究或临床共识或患者观点或本地信息/数据，证据质量等级如何；②证据是否适合现场环境；③证据是否已经被转化成为可及的、可用的形式，如临床指南、临床路径或实践法则；④是否可以容易、清晰地看到在临床实践过程中的建议；⑤是否需要对流程和（或）系

表 18-46 营养风险筛查及评估证据转化障碍因素分析

实践现状	依从性(%)	障碍因素分析(i-PARIHS)		
		变革	接受者	组织环境
护理人员进行4个方面的营养风险筛查	79.2	证据未转化成为可及的、可用的形式	知识和技能水平不足	缺乏护士及营养师的人力资源;缺乏决策支持机制,如提醒护士按时、定期完成以支持证据应用;没有将变革植入日常实践中
护理人员在患儿入院后24小时内完成首次营养风险筛查	88.5		不认为计划实施的变革是有价值的	
护理人员每周进行营养风险筛查	56.3			
对筛查结果为中/高营养风险的患儿进行全面的营养评估	5.2	无法清晰地看到在临床实践过程中的建议	知识和技能水平不足	
营养评估的全面性	16.7	对流程和(或)系统需进行重大改变	关键人员未参与讨论和计划;护士缺乏必要的权力来执行营养评估;需要发展更有效的多学科协作	
进行喂养困难的评估	0	证据未转化成为可及的、可用的形式	知识和技能水平不足	
进行喂养困难风险因素的评估	0	会挑战护士的思维方式	需要额外培训	
营养评估结果应形成书面总结并建立营养支持计划	10.4	证据不适合现场环境对流程和(或)系统需进行重大改变	关键人员(营养师、心脏专科医生)未参与讨论和计划	

统进行重大改变;⑥是否会挑战护士的思维方式、心理模式和人际关系;⑦是否提高医疗服务的效率。

2. 接受者

接受者维度分为团队层面及个人层面,评估内容包括变革的动机和能力。

(1) 个人层面 主要有:①是否希望在实践中应用这些变革;②是否认为计划实施的变革是有价值的;③计划实施的变革是否符合他们现有的价值观和信仰;④是否有承担地方意见领袖的角色,是支持还是阻碍;⑤是否有必要的权力来执行提议的变革;⑥能否执行计划实施的变革;⑦是否在目前的知识和技能水平之内；⑧是否已确定需要支持的关键人员且已参与讨论和计划的实施。

（2）团队层面　主要有：①有没有以往的数据可以用来强调改进的可能性；②是否需要额外的培训；③是否理解常规实践需要的更改，以及如何改变和嵌入这些更改；④是否需要支持和发展更有效的协作和团队合作；⑤实施的潜在障碍是否已知并有适当的策略来解决这些问题。

3. 组织环境

组织环境分为现场环境（证据应用所在病房）、组织机构环境（医院）、外部环境（医疗卫生大环境）现场环境。评估内容包括：①是否通过激励和支持、强化变革过程创建了有利于变革的环境；②是否有支持变革的文化；③是否有过去引入变革的经验；④是否有适当的机制来支持学习并在日常实践中植入变革；⑤证据的实施是否与该机构的决策优先级一致；⑥是否得到组织机构内的关键个人和领导人的支持；⑦是否有成功变革并将实践改变维持下去的经验；⑧是否有资源支持证据应用（例如新技能开发、新设备提供和财政支持、专家支持和建议等）；⑨所提出的证据是否与更大范畴的卫生系统战略优先事项相一致；⑩是否在更广泛的卫生系统中有奖励措施来加强拟开展的变革。

从表 18-46 可以看出，证据需要进一步转化为护士可及的、可用的形式，如护理操作流程或路径；而部分证据的应用会使现有的流程发生重大改变，如营养风险筛查结果为中高风险时的后续处置等；证据接受者的变革意愿和能力也有待增强和提高，如护士对营养风险筛查条目的理解缺乏同质性、缺乏喂养困难评估相关的知识和技能。组织环境中缺乏资源，尤其是营养师的人力较匮乏，证据整合植入护理系统所需要的信息资源。

（五）婴儿 CHD 营养风险筛查及评估证据转化的变革策略

在推动证据临床转化的过程中，构建有效策略是促进最佳实践开展及变革成功的保障，在明确障碍因素的基础上，寻求可利用的资源，发展有效、可行的应对策略，确定行动计划，促进变革的成功。

1. 变革维度的变革策略

（1）营养风险筛查需要涵盖的内容　即 STRONGkids 量表的 4 个评估条目转化为“一问二看三称重四看图”的筛查流程，包括 10 个问题，便于护士理解，可及可操作。

（2）通过文献检索　确定婴儿 CHD 喂养困难及其风险因素的评估清单，并做成提示小卡片，供护士随身携带并使用。

（3）修订相关医疗及护理常规　将营养风险筛查结果的处置、营养评估需要包含的内容均写入相关制度及护理常规，使变革的内容在实践过程所依据的标准清晰可见。

（4）明确可使护理流程发生重大改变的环节 包括营养中风险患儿需由科室NST小组完成营养评估，护士需完成喂养困难及其风险因素的评估，需多学科合作完成书面的营养支持计划。

2. 接受者维度的变革策略

（1）增强接受者的变革意愿 首先确定哪些人可以促进者的身份来帮助增强变革接受者的变革意愿。通过正式及非正式征询，对参与婴儿CHD营养风险筛查及评估证据转化医护人员的想法和意见进行收集；检索文献分析已有的研究结果，以提高接受者对证据应用的认可度；召开动员会，让核心人员如心血管中心主任对参与证据转化的相关人员进行鼓励；项目进展过程中，任何婴儿CHD好的结局都是促进接受者变革意愿增强的重要因素。根据促进者自身的能力和特质以及在循证实践领域的经历，将促进者分为新手型促进者、经验型促进者以及专家型促进者（顾莺等，2020）。在本案例中，这3种角色分别为专科护士或责任小组组长、具有变革经验的护士长、具有丰富循证护理理论及实践经验的护理管理者。

（2）提高接受者的知识及技能 借鉴树状结构的概念层层推进培训，即项目负责人→护士长/专科护士→责任组长→责任组护士，达到全覆盖，课程包括婴儿CHD营养与喂养现状、营养风险筛查工具STRONGkids使用方法、Z值及生长曲线、婴儿CHD喂养困难的评估与处理；采用碎片式即每个项目＜10分钟的培训方式，将内容庞大冗长的知识团分解为相对独立的知识碎片，包括主观评价有无营养不良、营养评估的内容、喂养困难评估条目解读等；采用多种形式进行培训，包括讲解、案例示范、看视频、微信推送电子版学习材料。

（3）赋权 明确在营养风险筛查中，中风险患儿由心脏专科营养支持小组（NST）进行全面的营养评估，并对执行营养评估的医护人员进行系统培训；高风险患儿由营养师会诊，进行全面的营养评估。

（4）建立多学科团队合作机制 与营养科协商，由营养师负责心脏专科患儿的临床营养管理，每周两次参加晨间查房，与专科护士、责任护士、心脏专科医生共同讨论存在营养问题的患儿，制定营养支持方案。

3. 组织环境维度的变革策略

（1）改善心脏专科护理人力资源配置 营养风险筛查和营养评估主要由日班护士承担，故增加心脏专科日班护士2名；对专科护士的岗位内容进行调整，增加对营养不良中风险患儿进行全面营养评估的工作职责。

（2）营养师人力资源配置提高 与营养科主任沟通协商，争取到1名营养师，专门负责心脏专科患者的临床营养管理，使高风险营养不良患儿接受全面营养评估的流程能贯彻执行。

(3) 优化医院信息系统　设置高风险患儿警示提醒，当营养风险筛查结果为中风险及以上时，临床护理信息系统的患儿一览表界面出现“营”的警示提醒，促使医护人员关注；且评估结果推送至医生工作站界面，护理评估信息在医护间共享，提高医生及营养师主动介入的可能性。

(4) 嵌入临床决策支持的营养风险筛查流程　首次营养风险筛查应在24小时内完成，每7天再筛查。将该时间规则植入移动护理信息系统，系统自动判断是否已完成，并列入护理任务清单，提醒护士在规定时间内完成。

(5) 工具的引入　引入并汉化《婴儿先心病喂养及营养评估清单》，用于量化评价患儿有无喂养困难及其风险因素；与营养师讨论后共同修订营养评估记录表，包含推荐意见所涉及的内容，用于书面呈现营养评估的结果。

（六）证据转化效果评价

证据临床转化的效果从结构、过程和结果3个维度进行评价。

1. 结构维度：系统评价

证据的临床转化关注证据引入对系统的影响，包括基于证据的制度、流程、规范的修订或完善，硬件设备、设施环境的改善或优化，信息系统的开发及构建等。

(1) 人力资源配置或人员岗位管理改变　证据应用期间护士总人数没有增加，但对部分与婴儿CHD肠内营养流程相关的岗位进行调整。3名心脏专科护士替代原NST小组的高年护士加入科室NST小组，并经过专业营养师的培训，承担营养风险筛查及评估流程的重要角色；1名医院营养师更多地参与心脏专科临床营养的指导及咨询。

(2) 引入或新制定护理评估工具　①婴儿CHD喂养及营养评估清单：由课题组根据英文版原量表进行汉化，用于评价患儿有无喂养困难及喂养困难的风险因素，在营养评估过程中使用。②Z值评分标准参考曲线：用于营养评估及监测患儿的营养状态。③中风险患儿营养评估记录表：采用项目勾选式并附Z值评分标准参考曲线，供病区NST成员（专科护士）进行营养评估时使用，记录的内容即书面的营养评估记录及营养干预计划。④高风险患儿营养支持方案表：由专业营养师引入使用，用于高风险患儿书面营养评估记录、营养干预计划的制定以及营养状况的监测追踪。⑤SBAR交接班工具：用于CICU内医护联合查房时结构化的信息呈现，保证EN方案制定时得到全面信息，也帮助护士全面总结过去24小时内患儿的喂养情况。

（3）制定/修订的工作流程及护理常规　新修订"住院婴儿 CHD 营养风险筛查流程"。护士未完全掌握 STRONGkids 营养风险筛查工具的使用。工具中的条目缺乏统一的解析和理解，护士表示对部分条目的评价没有把握，从而导致不同人员进行营养风险筛查时的异质性。新修订的流程将该工具的每一个评价条目转化为可通过客观测评或明确的提问即可获取评价依据的具体动作；并根据工作环境的物品放置规则、对事物判断的习惯顺序，调整需要筛查的内容，增加护士使用的便捷度，且符合临床工作思维。

2. 过程维度：实践者评价

（1）医护人员循证实践行为依从性　变革策略促使实践者基于证据对婴儿 CHD 进行营养风险筛查和评估。采用和现状审查一样的方法再一次对医护人员实践行为进行审查，证据转化后共审查 189 次护理人员 CHD 营养风险筛查和评估相关实践行为。心脏专科医护人员能依从大部分的证据进行营养风险的筛查及营养评估，但"营养不良中/高风险患儿进行全面的营养评估"以及"对婴儿 CHD 进行喂养困难的评估"这两条证据的依从性仍有待提高，将纳入下一轮的障碍因素分析和变革，如图 18－27 所示。

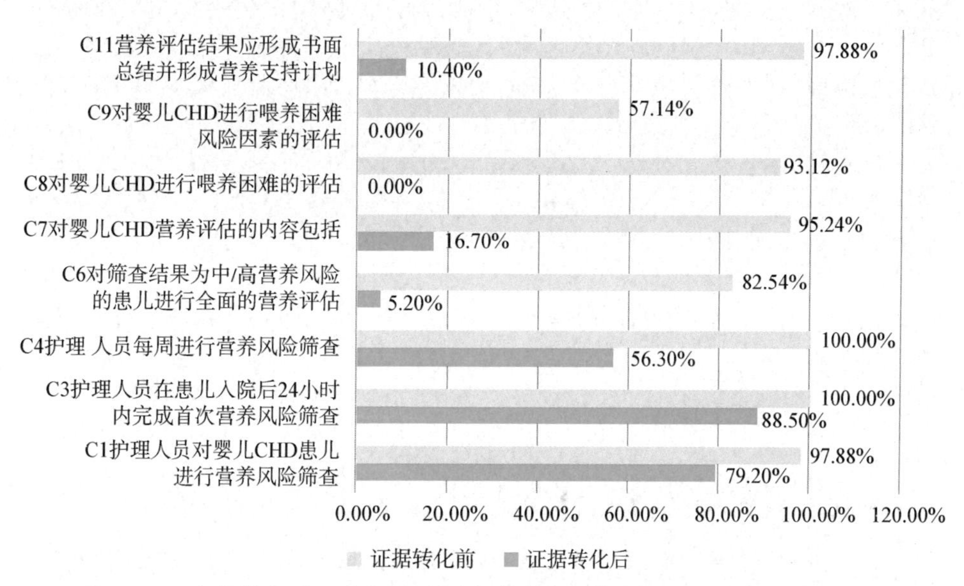

图 18－27　证据转化后心脏专科医护人员营养风险筛查及评估的循证行为依从性

（2）医护人员关于婴儿 CHD 肠内营养管理知、信、行评价得分　证据临床转化过程最大的影响是对实践者知识、态度（信念）和行为的改变。将营养风险筛查和评估的11条推荐意见作为测评条目，分别从知识、态度、行为3个方面进行自我评价。证据临床转化以后，心脏专科的医护人员对营养风险筛查和评估的知识水平显著提高，认为能“经常或完全做到”，证据所指内容亦显著提高，见表18-47。

表18-47 医护人员关于婴儿CHD肠内营养管理知、信、行评价结果

内容	知识				态度				行为			
	证据应用		χ^2	*P*值	证据应用		χ^2	*P*值	证据应用		χ^2	*P*值
	前	后			前	后			前	后		
营养风险筛查内容	34.6	81.3	22.52	0.000	82.7	97.9	—	0.017[a]	36.5	87.5	27.92	0.000
营养风险筛查工具	38.5	85.4	24.64	0.000	78.8	100.0	11.41	0.003	40.4	87.5	25.21	0.000
首次营养风险筛查的时机(24小时)	78.8	87.0	6.587	0.037	96.2	100.0	—	0.496[a]	84.6	100.0	8.027	0.045
营养风险筛查频率	71.2	91.7	7.457	0.024	86.5	100.0	—	0.013[a]	63.5	91.7	11.80	0.003
营养风险筛查执行者	53.8	89.6	16.58	0.000	73.1	97.9	2.12	0.002	51.9	95.8	24.71	0.000
营养筛查结果处理	44.2	87.5	21.97	0.000	80.8	100.0	10.26	0.006	28.8	79.2	30.20	0.000
营养评估的内容	53.8	85.4	13.15	0.001	90.4	97.9	3.178	0.204[a]	34.6	89.6	34.14	0.000
喂养困难及风险因素的评估	42.3	89.6	25.11	0.000	90.4	100.0	—	0.057[a]	48.1	91.7	23.48	0.000
*Z*值用于营养评估	21.2	75.0	33.62	0.000	71.2	91.7	7.457	0.024	17.3	62.5	38.61	0.000
营养评估书面总结及计划制定	28.8	79.2	30.66	0.000	67.3	97.9	15.93	0.000	17.3	72.9	35.85	0.000

3. 结果维度：患者评价

证据临床转化是通过改善护士的行为，帮助护理人员建立严谨、科学、实事求是的专业态度和工作方法，促进科学的护士实践活动，提高或保持患儿健康水平，持续提高护理质量，最终达到改善目标人群的健康状况及近远期的临床结局的目的。采用非同期对照研究设计比较证据临床转化前后目标人群即婴儿CHD的营养状况及临床结局。纳入标准为：①经症状、体征、超声和影像学检查确诊为先天性心脏病；②年龄0～12个月。排除标准为：①确诊存在有重大非心脏疾病导致营养摄入障碍的患儿，如胃肠畸形、术前胃食管反流、与生长受限有关的遗传疾病；②研究期限内接受全胃肠外营养的患儿。证据临床转化前后分别获得符合纳入排除标准的婴儿CHD 70人及72人，两组在月龄、性别、诊断、心脏危重指数评分的构成上无差异。两组患儿的临床结局指标比较如下。

（1）真正有营养不良风险患者被检出的正确率　评价证据临床转化对提高护士理解并正确应用营养风险工具的有效性，以Z值评分判断营养不良风险为金标准，真正有营养风险的婴儿CHD被检出的比例显著增加（52.9%对比81.9%，$P=0.000$）。

（2）中度以上营养不良风险全面营养评估的比例　评价证据临床转化对改善营养风险结果处理的效果。结果显示，经营养风险筛查，为中风险及高风险的患儿接受全面营养评估的比例显著增高（24.3%对比83.3%，$P=0.000$）。

（3）住院体重丢失　证据应用前的观察人群住院期间平均体重丢失值为（0.005±0.334）kg，而证据应用后患儿住院期间体重变化为增长趋势，出院时平均增长值为（0.136±0.303）kg，差异具有统计学意义（$P=0.004$）。

（4）肠内营养相关医疗费用　患儿住院期间与肠内营养直接相关的医疗费用即营养制剂及一次性医用耗材的总费用，在证据应用后显著提高，增加的EN相关医疗费用提示选择更多种类的肠内营养制剂（高能量配方、深度水解配方）和途径方法（EN泵及配套的输注系统）。可以认为，营养风险筛查的准确率提高，接受全面营养评估的患儿比例增加，心脏专科医护人员基于评估结果制定更完善的营养支持方案。

四、案例总结

证据临床转化过程的复杂性以及多方面影响因素决定了基于研究的知识是否以及怎样融入卫生保健体系及临床工作实践。本案例重点关注了婴儿CHD营养风险筛查及评估的相关证据是否及如何有效地引入临床实践，如何促进证据成为本专科领域医护人员实践工作的决策支持资源；以i-PARIHS为概念框架，分析证据临床转化面临的障碍并针对性地制定变革策略，改善了心脏专科医护人员在婴儿CHD营养风险筛查及评估的临床实践在个体层面、团队层面以及系统层面的过程及结果。本案例以i-PARIHS为概念框架设计证据引入、实施、评价的过程，经过实践中应用该框架，反思并凝练其中的核心环节，深入剖析证据临床转化过程的复杂性，总结 i-PARIHS 各元素在促进证据临床转化过程中可采取的行动，为临床实践者使用该框架提供实践经验。

（顾　莺）

参考文献

[1] 顾莺. 婴儿先天性心脏病肠内营养循证护理实践指南[EB]. http://nursing.ebn.fudan.edu.cn，2018.

[2] 顾莺，胡雁，周英凤，等. 推动证据向临床转化(十二)：促进者角色与促进策略[J]. 护士进修杂志，2020，35(18)：1685－1689.

[3] 杨玉霞，顾莺. STRONGkids 量表筛检住院儿童营养不良风险的 Meta 分析[J]. 护士进修杂志，2015，30(11)：980－983.

[4] 周英凤，朱政，胡雁，等. 推动证据向临床转化(七)：证据的可用性评价[J]. 护士进修杂志，2020，35(13)：1193－1196.

[5] ASPEN. Guidelines for the use of parenteral and enteral nurtrition in adult and pediatric patients [J]. JPEN J Parenter Enteral Nutr，2002，26(1)：138.

[6] Becker PJ，Nieman CL，Corkins MR，et al. Consensus statement of the academy of nutrition and dietetics/American society for parenteral and enteral nutrition：indicators recommended for the identification and documentation of pediatric malnutrition (undernutrition)[J]. J Acad Nutr Diet，2014，114(12)：1988－2000.

[7] Harvey G，Kitson A. Implementing evidence-based practice in healthcare：a facilitation guide [M]. London & New York：Routledge，2015.

[8] Harvey G，Kitson A. PARIHS revisited：from heuristic to integrated framework for the successful implementation of knowledge into practice [J]. Implement Sci，2016. 11(1)：33－45.

[9] Huysentruyt K，Devreker T，Dejonckheere J，et al. Accuracy of nutritional screening tools in assessing the risk of undernutrition in hospitalized children [J]. J Pediatr Gastroenterol Nutr，2015，61(2)：159－166.

[10] Kitson A，Harvey G，McCormack B. Enabling the implementation of evidence based practice：a conceptual framework [J]. Qual Health Care，1998，7(3)：149－158.

［11］ Kitson AL，Harvey G. Methods to Succeed in Effective Knowledge Translation in Clinical Practice［J］. J Nurs Scholarsh，2016,48(3):294-302.
［12］ Kondrup J. ESPEN guidelines for nutrition screening 2002［J］. Clin Nutr，2003,22(4):415-421.
［13］ Mark R. Pediatric nutrition support core curriculum［M］. Maryland: ASPEN，2012.

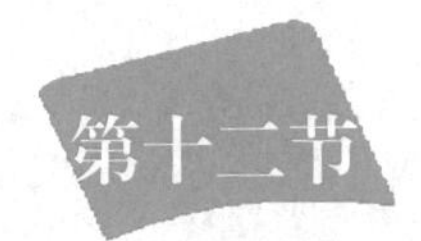

第十二节　护士职业腰背痛管理的证据临床转化

一、背景及意义

腰背痛是当前全球公共卫生领域突出问题。*Lancet* 刊登全球疾病负担最新报告（GBD，2019）指出，腰背痛是导致人群伤残调整生命年（disability adjusted life year，DALY）的重要因素。由于护理工作特殊性，如特殊个人因素（如职业群体性别比例差异性大）、特殊职业因素（如频繁夜班、静态负荷等）、特殊环境因素（如病床高度不合理）和特殊心理因素（如医患关系紧张等），护士是发生职业性腰背痛的高危群体。有一项 Meta 分析（金莉雅等，2013）表明，中国护士职业性腰背痛患病率达 72%。不仅如此，中国护士职业性腰背痛发病年龄亦呈年轻化趋势。做好腰背痛管理对护士职业健康至关重要，临床实践指南则是做好腰背痛管理的基础。鉴于国内外尚未有针对护士职业性腰背痛管理的相关指南，上海市循证护理中心及复旦大学循证护理中心于 2018 年启动了《护士职业性腰背痛预防和护理临床实践指南》构建工作，历时两年完成。为评价指南可行性、适宜性和有效性，课题组以 i-PARIHS 模式为理论框架，将指南引入临床环境，开展证据临床转化研究。

二、理论模式/概念框架

相对于其他理论，i-PARIHS 模式具有以下特点：①螺旋线形框架更具连贯性、全面性和直观性，以综合视角阐述了实施科学的具体过程。②对组织环境的分析更为层次化、系统化，并且新增了“接受者”元素。③在各类组织环境层面上，以及变革内容和接受者维度上，为不同类型的促进者制定相应的干预措施提供了具体方向。

促进者工具包(facilitator's toolkit)明确提出临床变革的4个阶段:澄清与参与、评估与测量、行动与实施、回顾与分享(Harvey等, 2015),这为实施临床变革提供了路径参考,如图18-28所示。

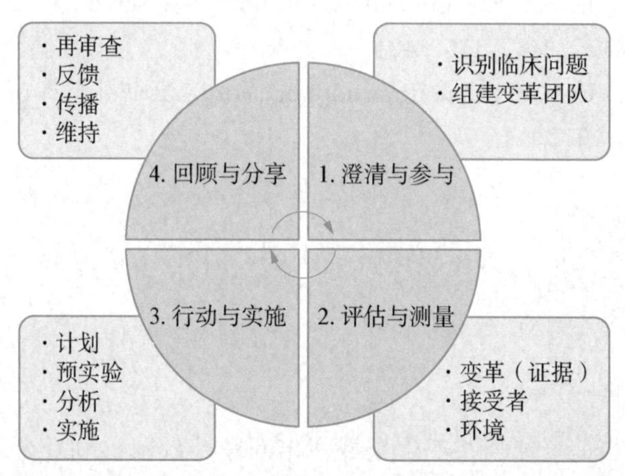

图18-28 基于i-PARIHS模式的变革实施四阶段模式图

可见,i-PARIHS模式理念灵活,视角综合,路径连贯,有利于变革项目的设计、实施与推行,契合该临床转化研究的实施阶段性、环境层次性、利益相关者多维性等特点,故临床转化采用该模式作为理论框架。

三、证据转化过程

(一) 研究设计

非随机同期对照试验。

(二) 转化场所

胸心外科疾病多需开胸手术,风险系数高,临床护理专业性要求高,胸外科护士面临着较重工作负荷。此外,胸外科专科操作多需要弯腰完成,严重影响护士腰背部健康。鉴于此,按照自愿参与、护理强度相似原则,选择南京市某三级甲等医院胸外科两个病区(110病区和106病区)作为试点,两个病区全体护士作为研究对象,开展临床对照试验,实施指南临床转化。通过抽签法,110病区确定为变革组(干预组),106病区为对照组。变革组实施指南转化研究,对照组接受腰背痛管理的口袋书干预。

(三) 临床转化证据来源

该案例证据来源于《护士职业性腰背痛预防与护理临床实践指南》(杜世正

等,2021)。该指南参考了 WHO 出版的《世界卫生组织指南制定手册》,以及 GRADE 指南制定原则,并采用健康照护实践指南的报告条目规范(reporting items for practice guidelines in healthcare, RIGHT),包括影响因素评估、腰背痛性质评估、干预措施 3 个维度,机构和个人两个层面,共 44 个条目。具体概要见表 18-48。

表 18-48　指南推荐意见概要

类别		推荐意见描述	证据水平(JBI/GRADE)	推荐等级
影响因素评估	机构层面	(1) 医院职业防护氛围和制度要求(如小组搬运等操作规程)	3b	强↑↑
		(2) 操作台及病床高度	4b	强↑↑
		(3) 病区患者搬运设备配备情况	3a	强↑↑
		(4) 医院对护理工效学原理的培训情况	4a	强↑↑
		(5) 是否采用可穿戴运动监测设备对腰背痛进行监测	5b	弱↑
	个人层面	(1) 体重指数,重点关注 BMI≥25 的护士	4a	强↑↑
		(2) 腰部外伤史	4a	强↑↑
		(3) 腰部手术史	4a	强↑↑
		(4) 焦虑	4a	弱↑
		(5) 抑郁	4a	弱↑
		(6) 职业性腰背痛自我防护意识	4b	强↑↑
		(7) 职业性腰背痛自我防护知识,如职业性腰背痛概念、发病机制、高危因素、常见干预措施和转归等	4b	强↑↑
		(8) 护理操作中工效学原理的依从性	4a	强↑↑
腰背痛性质评估		(1) 腰背痛病程	5b	强↑↑
		(2) 腰背痛具体部位	5b	强↑↑
		(3) 腰背痛强度	5b	强↑↑
		(4) 腰背痛症状类型(痉挛牵涉痛、胀痛、持续固定痛、刺痛等)	5b	强↑↑
		(5) 腰背痛发病频次(持续性、周期性、间断性、偶尔发作等)	5b	强↑↑
		(6) 腰背痛对生活产生的影响	5b	强↑↑
		(7) 腰背痛对工作产生的影响	5b	强↑↑

续 表

类别		推荐意见描述	证据水平(JBI/GRADE)	推荐等级
干预措施	机构层面	(1) 营造职业防护安全氛围,并对患者搬运等腰背痛防护措施做出制度性要求	5c	强↑↑
		(2) 采用合理高度的护理治疗操作台(建议不低于1 m),有条件者购置可调节高度的病床和操作台	4b	弱↑
		(3) 病区配备患者搬运设备	3a	强↑↑
		(4) 岗位培训中增加护理工效学内容,如扩大身体支撑面、降低身体重心、减少重力线改变、利用杠杆原理、使用大肌肉群等	4a	强↑↑
		(5) 增加护士体适能(身体对各种突发状况应变能力)的促进资源,如规划健身场地、配备健身器材	5b	强↑↑
	个人层面	**预防措施**		
		(1) 增强职业性腰背痛防护意识	4b	强↑↑
		(2) 学习腰背痛防护知识,帮助护士正确理解职业性腰背痛发生发展的原因及防护措施	4b	强↑↑
		(3) 加强体育锻炼,积极参加慢跑、瑜伽、太极拳、游泳等活动,以预防腰背痛的发生	低等质量	强↑↑
		(4) 在日常临床工作中,确保采用"好"的工作姿势;即便是正确的工作姿势,也不能长时间保持,须经常变换工作体位	4a	强↑↑
		(5) 不建议持续佩戴护腰带作为腰背痛的预防策略	高等质量	弱↑
		(6) 不建议将软鞋垫作为腰背痛的预防策略	低等质量	弱↑
		症状护理措施		
		(1) 腰背痛急性发作 48 小时后,建议采用热水袋、电热垫等在疼痛部位进行热敷	中等质量	强↑↑
		(2) 腰背痛急性发作 48 小时以后,可尝试由专业人员所实施的按摩推拿,作为辅助干预策略	中等质量	弱↑
		(3) 对于腰背痛护士,尤其是急性/亚急性病程者,鼓励其坚持正常生活,避免长时间卧床休息	低等质量	弱↑
		(4) 除非在使用腰部用力操作时,一般情况下不推荐长期佩戴护腰带来缓解腰背痛	极低质量	弱↑
		(5) 急性腰背痛护士,必要时在运动医学、康复医学等专业人员指导下进行运动锻炼,作为常规治疗的补充	低等质量	强↑↑

续　表

类别	推荐意见描述	证据水平(JBI/GRADE)	推荐等级
	(6) 亚急性或慢性腰背痛护士，建议开展多种形式的锻炼，包括太极、瑜伽、游泳、慢走、ROM、伸展运动等；在选择具体运动形式时，需要考虑其特殊需求、习惯偏好及运动能力等；有条件时，可选择运动辅助设备(如手机 APP、智能手环等)	中等质量	强↑↑
	(7) 急性腰背痛护士，可根据其偏好和医务人员的经验，决定是否开展核心肌群锻炼	低等质量	强↑↑
	(8) 慢性腰背痛护士，应由运动医学、康复医学等专业人员指导进行核心肌群锻炼	极低质量	强↑↑
	(9) 急性腰背痛护士，建议采用认知行为疗法以缓解症状	5b	强↑↑
	(10) 慢性腰背痛护士，建议采用认知行为疗法以缓解症状	低等质量	强↑↑
	(11) 慢性腰背痛护士，建议采用正念减压心理干预以缓解症状	低等质量	强↑↑
	(12) 慢性腰背痛护士，建议采用渐进式放松疗法以缓解症状	低等质量	强↑↑
	(13) 尝试采用接纳和承诺疗法以改善腰背痛症状	5a	强↑↑

注：数字标注的等级为 JBI 2014 证据预分级标准；以高、中、低、极低等标注的等级为 GRADE 证据体质量分级标准。

(四) 临床转化过程

1. 阶段一：澄清与参与

首先确定变革的范围与焦点，定位现场环境变革需求，识别临床问题，进行证据匹配与裁剪，并组建变革团队。

(1) 临床问题识别及证据裁剪　采用关键知情人焦点访谈，确定护理部干事、胸外科护士长、护理组长以及一线护士等访谈对象 6 名；围绕指南概要表，采用 FAME 原则，探讨推荐意见可行性、适宜性和临床意义。最终共提炼 5 类问题与需求：①医院和病区对职业性腰背痛防护尚不够重视，缺乏系统培训；②护士个人对腰背痛防护意识不强；③护士对职业性腰背痛发生发展机制理解不深入；④护士欠缺职业性背痛预防和管理知识；⑤护士长期不正确弯腰习惯，短期内难以完全纠正。

围绕上述 5 类问题，基于 FAME 原则，课题组完成了相关证据匹配与裁剪。

对于指南的某些推荐意见，医院和病区暂不具备执行条件的，如购置可调节高度的病床和操作台等，本次研究中暂不执行。指南的44条推荐意见中，确定32条推荐意见予以转化，其余12条暂不具备执行条件。

(2) 组建变革团队　在专家型促进者指导下，新手型促进者和经验型促进者召开项目协调会，就变革团队的组建达成共识：①明确促进者任务定位；②多途径吸引团队成员；③形成变革团队。变革团队的组建为推动项目实施奠定了团队基础。

2. 阶段二：评估与测量

该阶段研究聚焦于变革（证据）、接受者和环境（包括现场环境、组织机构环境及外部环境）三要素的评估与测量。

(1) 三要素评估　遵循 i-PARIHS 模型指导手册中对变革（证据）、接受者和组织环境的操作性定义及反思性问题清单（Harvey 等，2015）；在专家型促进者指导下，新手型促进者、经验型促进者以及护理部人员、临床护士召开座谈会，分别对项目三要素，进行评估与测量。

(2) 基线审查与测评　为明确医院、病区以及护士个人对职业性腰背痛管理现状，课题组开展基线审查与测评。针对拟执行的推荐意见分别进行基线审查，以明确目前现状与证据之间的差距。

1) 机构层面的基线审查：具体审查指标、审查对象、审查方法及结果见表18-49。

表18-49　机构层面基线审查结果

审查指标（变革，I）	审查对象	审查方法	审查结果
I 1. 机构层面要素评估			
(1) 医院职业防护氛围和制度要求（如小组搬运等操作规程）	医院和病区	访谈护士长和护理部干事	防护氛围有待增强，无具体制度要求
(2) 操作台及病床高度	病区治疗室操作台2张，病床48张	现场考察	操作台符合要求，病床高度不可调节
(3) 病区患者搬运设备配备情况	病区	现场考察	配有过床易设备
(4) 医院对护理工效学原理的培训情况	病区	访谈6位护士	经过评估，未进行系统培训
(5) 是否采用可穿戴运动监测设备对腰背痛进行监测	病区	现场考察，访谈6位护士	经过评估，未进行系统监测

续 表

审查指标(变革,I)	审查对象	审查方法	审查结果
I 2. 机构层面拟实施的干预措施			
(1) 营造职业防护安全氛围,并对患者搬运等腰背痛防护措施做出制度性要求	医院和病区	访谈护士长和护理部干事	防护氛围有待增强,无具体制度要求
(2) 岗位培训中增加护理工效学内容,如扩大身体支撑面、降低身体重心、减少重力线改变、利用杠杆原理、使用大肌肉群等	病区	访谈6位护士	未开展系统培训

2) 个人层面基线审查:通过审查,发现两组间基线资料均无统计学差异($P>0.05$),组间基线可比性较好。同时,审查结果亦表明,参与研究的两组护士对职业性腰背痛防护的意识、知识和实践行为均有待改善。具体结果见表18-50。

表18-50 变革组和对照组基线资料比较

项目	变革组($n=26$)	对照组($n=25$)	$t/\chi^2/z$	P值
年龄(岁)	31.65±7.69	30.44±7.69	0.563	0.576
性别				
男	1	1	—	0.999[†]
女	25	24		
身高(m)	1.63±0.06	1.64±0.05	−0.681	0.499
体重指数[‡](kg/m^2)	20.83±1.93	20.67±2.28	0.280	0.781
婚姻状态				
未婚	10	9	0.033	0.856
已婚	16	16		
生育史[§]				
无	13	11	0.186	0.666
有	12	13		
腰部外伤史				
无	23	25	—	0.235[†]
有	3	0		

续 表

项目	变革组 (*n*=26)	对照组 (*n*=25)	$t/\chi^2/z$	*P* 值
腰部手术史[¶]				
无	26	25	—	—
有	0	0		
学历学位				
大专	7	4		
本科	17	20	−0.580	0.562
硕士	2	1		
职称				
护士	7	3		
护师	14	17	−0.884	0.377
主管护师	4	4		
副主任护师	1	1		
工龄[年,M(QR)]	9.00(9.25)	4.00(8.75)	−0.662	0.508
工作性质				
护理管理	1	1		
临床护理	25	24	—	0.999[†]
不需要值夜班	5	6		
值夜班频次				
1次/周	13	15		
2次/周	3	4	−1.237	0.216
≥3次/周	5	0		
抑郁				
阳性	23	23	—	0.999[†]
阴性	3	2		
焦虑				
阳性	23	23	—	0.999[†]
阴性	3	2		
腰背痛症状				
无	14	15	0.197	0.657
有	12	10		

续 表

项目	变革组 (n=26)	对照组 (n=25)	$t/\chi^2/z$	P 值
腰背痛防护意识				
无	5	8	−1.829	0.067
较弱	8	10		
中等	9	7		
较强	4	0		
腰背痛防护知识得分	11.31±1.41	11.12±1.74	0.424	0.673
有氧运动次数 [次/周,M(QR)]	1.00(1.625)	0.00(1.00)	−1.169	0.243
护理操作时工效学原理遵从程度				
观察胸腔引流瓶时				
从不	4	4	−0.532	0.594
偶尔	12	8		
有时	4	7		
经常	6	6		
搬运患者时				
从不	1	3	−1.032	0.302
偶尔	8	7		
有时	9	11		
经常	8	4		
静脉输液时				
从不	5	3	−0.344	0.731
偶尔	9	10		
有时	7	7		
经常	5	5		
为患者拍背时				
从不	7	6	−0.088	0.930
偶尔	5	7		
有时	9	7		
经常	5	5		

续 表

项目	变革组 (n=26)	对照组 (n=25)	$t/\chi^2/z$	P 值
为患者更换床单时				
从不	2	4	—	—
偶尔	9	9		
有时	7	8		
经常	8	4		
协助患者翻身侧卧时				
从不	5	4	−0.225	0.822
偶尔	7	9		
有时	8	7		
经常	6	5		

注：†Fisher 确切概率法，无统计变量值；‡ 变革组和对照组分别有 1 位和 2 位护士的 BMI 指数 > 25 kg/m²，该 3 人均自诉有职业性腰背痛症状；§ 仅纳入女性护士进行分析；¶ 因为四格表中两个格子数值为 0，没有开展卡方检验。

3. 阶段三：行动与实施

根据 i-PARIHS 模式，采用质量改进研究策略的 PDSA 循环，循序渐进，逐步开展证据转化。

(1) 计划阶段(P) 以上述要素评估和基线审查结果为依据，重点分析转化变革中的障碍因素和促进因素，并遵循 FAME 原则，初步拟定相应变革转化行动计划，具体见表 18 - 51。

表 18 - 51 护士职业性腰背痛预防与护理证据转化的障碍因素、促进因素和初步行动计划

审查指标	障碍因素	促进因素	变革计划(对应的 i-PARIHS 要素)
Ⅰ 1. 医院和病区营造职业防护安全氛围，对患者搬运等腰背痛防护措施做出制度性要求，如小组搬运等操作流程	1. 医院和病区对护士职业性腰背痛的防护意识不强； 2. 医院和病区缺乏明确的职业性腰背痛防护制度流程	1. 医院护理部非常重视该项目，提供大力支持； 2. 医院和科室人文关怀氛围较好，护士群体凝聚力较强； 3. 医院和科室善于听取一线护士意见，有意愿及时改进工作流程； 4. 护士迫切希望医院和科室关注职业性腰背痛的防护	1. 在护理部指导下，制作、张贴宣传海报，增强科室的职业性腰背痛防护氛围(ORC、LOC)； 2. 创建微信群，进行项目宣传，增强护士腰背痛防护意识(LOC)； 3. 在护理部指导下，病区初步制订《常见护理操作过程中腰背痛防护要点建议》，护士长通过组会、周会等进行学习传达(ORC、LOC)

续 表

审查指标	障碍因素	促进因素	变革计划(对应的 i-PARIHS 要素)
I2. 岗位培训中增加护理工效学内容,如扩大身体支撑面、降低身体重心、减少重力线改变、利用杠杆原理、使用大肌肉群等	既往岗位培训几乎不涉及此类内容,缺乏相关理念和材料准备	1. 护理部和科室非常有意愿在岗位培训中增加职业性腰背痛防护内容; 2. 课题组前期准备较丰富的学习资料,有了充分的知识储备	在护理部指导下,由科室护士长牵头,研究者在病区开展护理工效学原理培训,为未来在全院推广提供实践基础(ORC、LOC)
P1. 护士有较强的职业性腰背痛防护意识,尤其是BMI≥25、有焦虑和/或抑郁症状、有腰部外伤史/手术史的护士	护士个人既往对腰背痛防护意识较弱	护士希望能够有效防护自身腰背痛,参与意愿度较高	1. 病区张贴宣传海报,创建主题微信群(LOC); 2. 为护士发放护士职业性腰背痛防护口袋书,人手一册(R:病区全体护士); 3. 研究者和护士长识别可能发生腰背痛的护士,追踪、记录其腰背痛情况(R:高度可能发生腰背痛的护士)
P2. 护士知晓职业性腰背痛防护知识,正确理解腰背痛发生发展的原因及防护措施	1. 护士对职业性腰背痛防护知识有一定了解,但不够系统、不够深入,且有误区; 2. 缺乏系统学习材料	1. 护士有较强的学习意愿; 2. 科室护士长支持开展腰背痛防护知识讲座; 3. 课题组前期准备相对丰富的学习资料,储备了相关知识	1. 在病区开展系列讲座,系统讲解职业性腰背痛防护知识(LOC); 2. 为护士发放护士职业性腰背痛防护口袋书,人手一册(R:无腰背痛护士); 3. 布置示教室活动角,摆放腰背痛防治相关资料,以供查阅(LOC)
P3. 无腰背痛护士积极参加有氧运动等体育锻炼,以预防职业性腰背痛	1. 临床工作负荷较重,业余时间运动锻炼参与意愿不高; 2. 对具体运动要求(类型、形式、时间、频次等)理解不够深入	1. 护士是专业医务工作者,比较认同运动对健康的益处; 2. 某些有氧运动形式易于开展	1. 在病区开展系列讲座,系统讲解常见有氧运动的类型、形式、时间和频次等,护士长和研究者一起帮助护士制定个性化运动方案(LOC); 2. 鼓励护士利用午休时间,在示教室进行 10 分钟的伸展运动(R:无腰背痛护士)

续 表

审查指标	障碍因素	促进因素	变革计划(对应的 i-PARIHS 要素)
P4. 护士在日常临床工作中,确保采用"好"的工作姿势;即便是正确的工作姿势,也不能长时间保持,须经常变换工作体位	1. 对护理操作中的正确工作姿势理解不全面; 2. 临床工作节奏太快,加上长期的工作习惯,工作姿势短期内难以完全改变	护士有较强的腰背痛防护意愿	1. 在病区开展系列讲座,系统讲解工效学原理在护理工作中的应用(LOC); 2. 向护士演示正确的工作姿势,并强调应经常变换工作体位(R:病区全体护士)
P5. 护士在腰背痛急性发作48小时后,采用热水袋、电热垫等在疼痛部位进行热敷	1. 护士担心热敷会加重疼痛; 2. 发生腰背痛时,由于工作忙碌可能忽略采用热敷措施	方法简单,易于实施	向病区护士系统讲解、演示热敷的作用原理和注意事项(R:腰背痛护士)
P6. 腰背痛护士,尤其是急性/亚急性病程者(<3个月病程),应坚持正常生活,避免长时间卧床休息	该建议与传统观念有冲突	课题组整理系统性的支持证据和专家观点,并听取多方观点,结合中国护士工作强度的特点,对建议表述进行了调整,得到大部分护士认可	基于多方证据和观点,向病区护士系统讲解,使其理解腰背痛情况下活动与休息的关系(R:腰背痛护士)
P7. 腰背痛护士积极参加有氧运动等体育锻炼,以缓解和改善症状	1. 临床工作负荷较重,业余时间运动锻炼参与意愿不高; 2. 对具体运动要求(类型、形式、时间、频次等)理解不够深入	1. 护士是专业医务工作者,比较认同运动对健康的益处; 2. 某些有氧运动形式易于开展	1. 在病区开展系列讲座,系统讲解常见有氧运动的类型、形式、时间和频次等,护士长和研究者一起帮助护士制定个性化运动方案(LOC); 2. 鼓励护士利用午休时间,在示教室进行10分钟的伸展运动(R:腰背痛护士)

续 表

审查指标	障碍因素	促进因素	变革计划(对应的 i-PARIHS 要素)
P8. 慢性腰背痛护士可尝试采用正念减压、渐进式放松以及接纳等心理舒缓技巧,以缓解腰背痛症状	1. 专业名词过于专业,有些护士不太熟悉; 2. 需要一定的专业技巧	1. 通过事先裁剪,选择相对易学的心理技巧; 2. 与心理学专家有长时间合作关系,可以寻求跨专业合作	1. 邀请国家二级心理咨询师,在病区开展系列心理讲座,介绍职业性腰背痛心理相关知识和技巧(LOC); 2. 向护士演示正念减压、渐进放松等心理舒缓技术(R:腰背痛护士)

注:计划表中所对应的 i-PARIHS 模式的核心要素:I:变革(裁剪自证据概要表);R:接受者;C:环境;LOC:现场环境;ORC:组织机构环境。

(2) 执行阶段(D,预实验阶段) 为了解变革可行性和适宜性,采用目的抽样,选择病区 4 位护理组长作为研究对象,开展预实验:①在病区张贴宣传画;②向 4 位参与者发放护士职业性腰背痛防治知识口袋书;③解读指南概要;④介绍主要的护理相关工效学原理。其中,干预措施③和④采用纸质材料和 PPT 现场讲解相结合的方式进行,每次授课持续 60 分钟,每周 1 次,开展 2 周。

(3) 学习阶段(S) 预实验结束后,通过开展小组访谈,了解干预措施可行性和适宜性,并对项目进行优化调整,包括调整授课频次、时间和时长安排,优化授课内容,拍摄可视化视频资源,建立微信沟通群,等等。

(4) 执行阶段(A) 方案优化调整后,在变革组 110 病区开展转化研究,包括现场环境(病区)和接受者(护士个人)两个层面。

1) 现场环境(病区)层面:变革措施具体包括:张贴"护士职业性腰背痛"宣传海报,营造关注腰背痛的文化与氛围;向病区护士发放护士职业性腰背痛防治知识口袋书,人手一册;在病区示教室布置示教室活动角;构建可视化视频资源,主题包括扩大身体支撑面、降低身体重心、减少重力线改变、利用杠杆原理、使用大肌肉群等工效学原理。

2) 接受者(护士个人)层面:根据预实验反馈结果,开展为期 2 个月系统培训,共计 8 个主题。各主题培训授课先后开展 2 次,其课程内容完全一致。护士根据自身工作安排,可选择参加其中任何一次培训。新手型促进者与经验型促进者一起,每两周对项目措施的执行情况和阶段性成效进行总结,发现问题及时调整。

4. 回顾与分享

该阶段旨在分析变革项目成效,并以此为基础,进一步扩大项目实施范围,将相关证据植入系统中。

(1) 变革后接受者(护士个人)层面改变　干预结束后,变革组护士($n=26$)在职业性腰背痛防护意识、相关知识、每周有氧运动次数等指标上均优于对照组($n=25$),差异均具有统计学意义(均 $P<0.05$);在护理操作时工效学原理的遵从程度,除观察胸腔引流瓶两组比较无统计学差异外,其他操作项目均优于对照组,差异均具有统计学意义(均 $P<0.05$)。具体见表 18-52,以及图 18-29、图 18-30。

表 18-52　变革干预后两病区护士职业性腰背痛相关指标情况比较

项目	变革组($n=26$)	对照组($n=25$)	$t/\chi^2/z$	P 值
腰背痛症状				
无	23	18	1.271	0.260[†]
有	3	7		
无	0	3	−2.926	0.003
腰背痛防护意识				
较弱	8	11		
中等	5	9		
较强	13	2		
腰背痛防护知识得分	13.62±1.68	10.60±1.85	6.109	<0.0001
有氧运动次数[次/周,M(QR)]	2.00(2.00)	0.00(1.00)	−3.450	0.001
护理操作时工效学原理遵从程度				
观察胸腔引流瓶时				
从不	0	2		
偶尔	9	9	−1.501	0.133
有时	7	10		
经常	10	4		
搬运患者时				
从不	0	2		
偶尔	5	9	−2.885	0.004
有时	8	11		
经常	13	3		

续 表

项目	变革组(n=26)	对照组(n=25)	$t/\chi^2/z$	P 值
静脉输液时				
从不	0	3	−2.409	0.016
偶尔	9	11		
有时	7	9		
经常	10	2		
为患者拍背时				
从不	0	5	−2.573	0.010
偶尔	6	7		
有时	7	8		
经常	13	5		
为患者更换床单时				
从不	0	4	−2.544	0.011
偶尔	7	9		
有时	7	8		
经常	12	4		
协助患者翻身侧卧时				
从不	0	3	−3.386	0.001
偶尔	4	11		
有时	8	7		
经常	14	4		

注:† 采用连续性校正卡方检验。

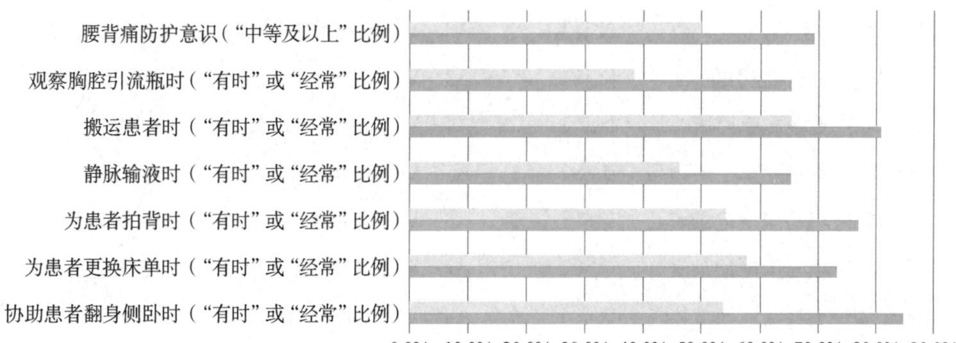

图 18-29 变革组护士干预前后腰背痛防护意识及常见护理操作工效学原理遵从度比较(n=26)

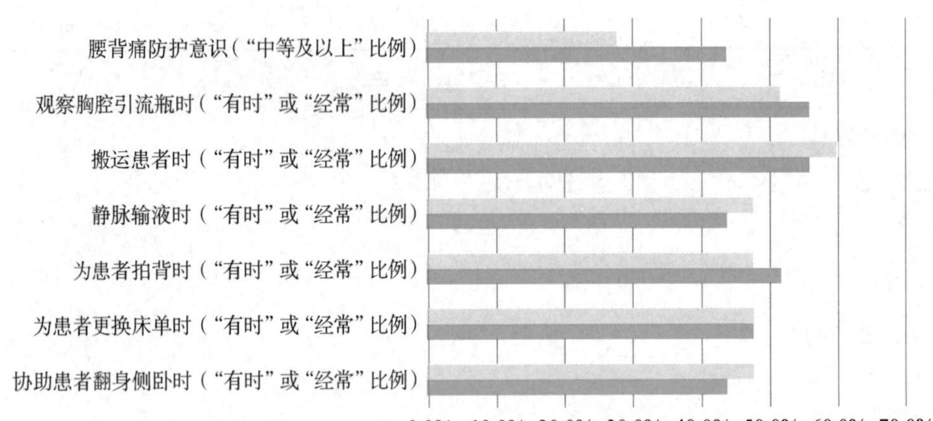

图 18-30 对照组护士对照前后腰背痛防护意识及常见护理操作工效学原理遵从度比较($n=25$)

在上述问卷调查基础上,开展非参与式观察。分别随机选择拍摄两病区护士的护理操作过程,每个科室共选择 10 个动作,共计 20 个动作视频,请两位专家分别对其工效学原理遵从程度进行盲评。结果表明,相对于对照组,变革组护士的操作行为对工效学原理的遵从程度更高($P<0.05$),具体见表 18-53。

表 18-53 两组护理操作工效学原理遵从程度的专家盲评结果

变革组			对照组		
视频编号-盲评编号-操作名称	专家	评分	视频编号-盲评编号-操作名称	专家	评分
B1-V7-更换 CVC	专家 1	9	A1-V4-观察胸腔引瓶	专家 1	4
B2-V5-更换 CVC	专家 1	9	A2-V8-更换胸腔引瓶	专家 1	2
B3-V2-观察胸腔引瓶	专家 1	8.5	A3-V1-协助患者翻身	专家 1	1
B4-V15-更换胸腔引瓶	专家 1	8.5	A4-V11-更换病人床单	专家 1	1
B5-V17-取治疗车下层物品	专家 1	9	A5-V6-静脉推注	专家 1	3
B6-V12-填写床尾记录表	专家 1	9	A6-V9-静脉推注	专家 1	2
B7-V10-填写床尾记录表	专家 1	9	A7-V14-静脉推注	专家 1	3
B8-V13-更换输液架液体	专家 1	9	A8-V16-静脉输液	专家 1	8
B9-V20-留置针封管	专家 1	7	A9-V18-填写床尾记录表	专家 1	8
B10-V3-工作台坐姿	专家 1	10	A10-V19-工作台坐姿	专家 1	1

续 表

变革组			对照组		
视频编号-盲评编号-操作名称	专家	评分	视频编号-盲评编号-操作名称	专家	评分
B1-V7-更换 CVC	专家 2	9	A1-V4-观察胸腔引瓶	专家 2	5
B2-V5-更换 CVC	专家 2	10	A2-V8-更换胸腔引瓶	专家 2	2
B3-V2-观察胸腔引瓶	专家 2	9	A3-V1-协助患者翻身	专家 2	2
B4-V15-更换胸腔引瓶	专家 2	8	A4-V11-更换病人床单	专家 2	1
B5-V17-取治疗车下层物品	专家 2	10	A5-V6-静脉推注	专家 2	2
B6-V12-填写床尾记录表	专家 2	10	A6-V9-静脉推注	专家 2	2
B7-V10-填写床尾记录表	专家 2	10	A7-V14-静脉推注	专家 2	3
B8-V13-更换输液架液体	专家 2	9	A8-V16-静脉输液	专家 2	8
B9-V20-留置针封管	专家 2	7	A9-V18-填写床尾记录表	专家 2	9
B10-V3-工作台坐姿	专家 2	10	A10-V19-工作台坐姿	专家 2	2
平均秩		29.65			11.35
Z 值			−5.017		
P 值			<0.0001		

注：视频编号是指 20 个视频在随机编号前研究者事先设置的序号，其中 A 表示该视频拍摄于对照组病区，B 表示视频拍摄于变革组病区；盲评编号 V 是指 20 个视频的随机编号，供两位专家做评价标识；仅有研究者本人知晓视频编号和盲评编号对应关系。

（2）变革后现场环境（病区）层面的改变　为深入了解变革实施后病区层面改变，对变革组病区护士长开展个人深度访谈，提炼 3 个主题：①病区对职业性腰背痛的关注氛围明显增强；②病区初步制定胸外科护士职业腰背痛的防护流程要点；③病区设置了腰背痛防护宣传活动角。

（3）变革后组织机构环境（医院）层面的改变　在医院层面，护理部结合医院实际，将其中关键变革措施推广到全院所有病区，包括全院病区推广张贴职业性腰背痛防治宣传海报、全院推广发放护士职业性腰背痛防护知识口袋书、构建护士职业性腰背痛防护知识资源库，并计划将护理工效学原理纳入新进护士的岗前培训体系。

上述结果表明，变革项目能够较显著地改善护士职业性腰背痛的知-信-行结局，在病区和医院层面上也完成了变革的系统内推广、植入和维持，体现了变革项目较好的可行性、适宜性和临床效果。

四、案例总结

本案例关注护士职业性腰背痛这一重要职业健康问题，以 i-PARIHS 模式为理论框架，采用非随机同期对照试验，就前期构建的指南，开展包括澄清与参与、评估与测量、行动与实施、回顾与分享等 4 阶段临床转化研究。在变革过程中，对变革(证据)的匹配裁剪，使指南的转化内容更加因地制宜；促进者与接受者的互动反馈，使指南的转化路径更加清晰合理；对组织环境的分层研判，使指南的转化节奏更加高效可控；注重促进者之间的协调合作，使指南的转化流程更加通畅顺利。结果表明，裁剪后的指南呈现较好的可行性、适宜性和有效性，临床转化取得积极成效。

（杜世正）

参考文献

[1] 杜世正，胡雁，金克峙，等. 护士职业性腰背痛预防和护理临床实践指南[J]. 护士进修杂志，2021，36(13)：1227－1236.

[2] 金莉雅，贾曼，许飞珠. 国内护理人员腰背痛患病率的 Meta 分析[J]. 中国实用护理杂志，2013(20)：45－47.

[3] GBD 2019 Diseases and Injuries Collaborators. Global burden of 369 diseases and injuries in 204 countries and territories，1990～2019：a systematic analysis for the Global Burden of Disease Study 2019 [J]. Lancet，2020，396(10258)：1204－1222.

[4] Harvey G，Kitson A. Implementing evidence-based practice in healthcare：a facilitation guide [M]. Oxon：Routledge，2015.

图书在版编目(CIP)数据

循证护理:证据临床转化理论与实践/胡雁,周英凤主编. —上海: 复旦大学出版社, 2021.10
(2024.4 重印)
ISBN 978-7-309-15972-1

Ⅰ.①循… Ⅱ.①胡… ②周… Ⅲ.①护理学 Ⅳ.①R47

中国版本图书馆 CIP 数据核字(2021)第 205929 号

循证护理:证据临床转化理论与实践
胡　雁　周英凤　主编
责任编辑/张志军

复旦大学出版社有限公司出版发行
上海市国权路 579 号　邮编: 200433
网址: fupnet@fudanpress.com　http://www.fudanpress.com
门市零售: 86-21-65102580　团体订购: 86-21-65104505
出版部电话: 86-21-65642845
上海四维数字图文有限公司

开本 787 毫米×960 毫米　1/16　印张 29　字数 521 千字
2021 年 10 月第 1 版
2024 年 4 月第 1 版第 5 次印刷

ISBN 978-7-309-15972-1/R · 1917
定价: 158.00 元